방제학 도표해

方劑學 圖表解

주편저
최 훈, 최 전

편집위원
이청학

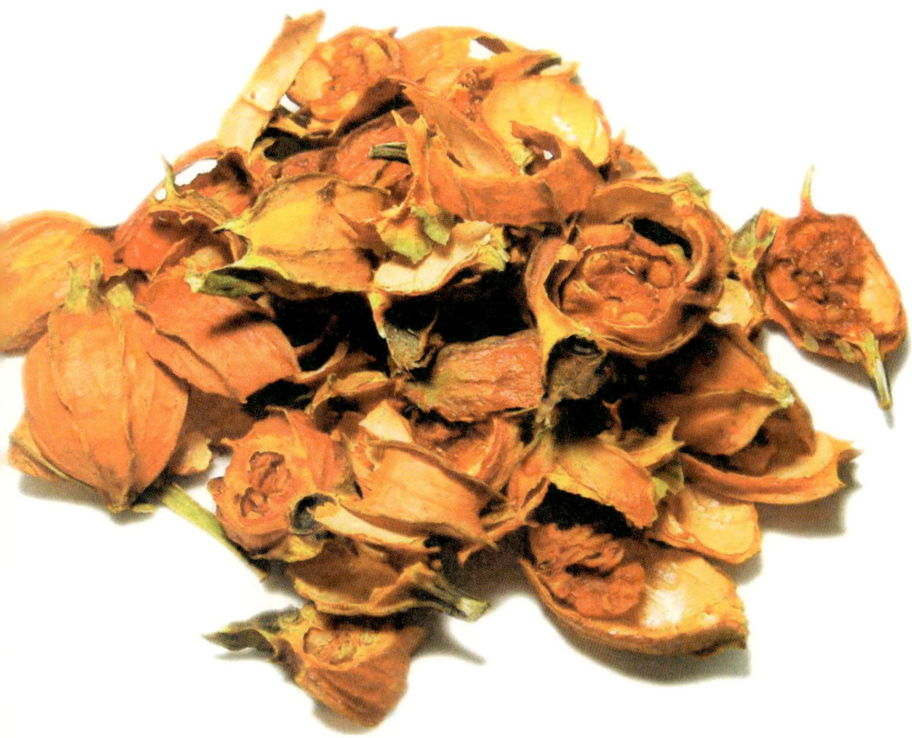

집문당

방제학 도표해

2010년 4월 1일 1판 1쇄
2017년 9월 5일 2판 1쇄

주편저 | 최훈 · 최전
발행인 | 임동규
발행처 | **집문당**
등　록 | 1971. 3. 23. 제300-2012-69호
영업부 | 10881 경기도 파주시 광인사길 85
(02)743-3192~3　팩스(02)742-4657
전자우편 | sale@jipmoon.co.kr
편집부 | 03134 서울시 종로구 돈화문로 82 집문당빌딩 5층
(02)743-3096~7　팩스(02)743-0227
전자우편 | edit@jipmoon.co.kr
홈페이지 | www.jipmoon.co.kr

편　집 | 남시중
디자인 | 임용우

ISBN 978-89-303-1768-9 94510
978-89-303-1460-2(세트)

가격 50,000원

이 도서의 국립중앙도서관 출판시도서목록(CIP)은 e-CIP홈페이지(http://www.nl.go.kr/ecip)와
국가자료공동목록시스템(http://www.nl.go.kr/kolisnet)에서 이용하실 수 있습니다.
(CIP제어번호: CIP2017021086)

주 편 저

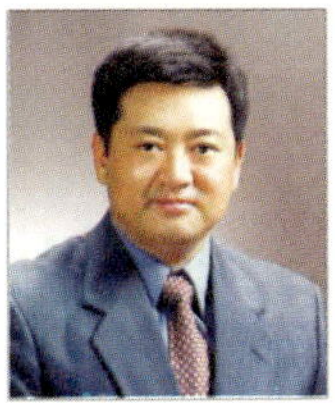

최훈(崔勛)

❀ 학력

1980. 8－1985. 7　中國 黑龍江中醫藥大學 學士
1986. 8－1989. 7　中國 南京中醫藥大學 大學院(鍼灸學 專攻) (中)醫學 碩士
1992. 8－1995. 7　中國 北京中醫藥大學 大學院(方劑學 專攻) (中)醫學 博士
1998. 3－2001. 2　한국 경희대학교 한의과대학 대학원(병리학 전공) 한의학 박사

❀ 경력

1985. 8－1986. 7　中國 黑龍江哈爾濱民族醫院 中醫師
1989. 8－1992. 7　中國 黑龍江中醫藥大學 鍼灸學院 專任講師
1995. 8－1997. 11　中國 北京中醫藥大學 基礎醫學院 副教授
2005. 12－2009. 12　世界中醫藥聯合會中藥專業委員會 副會長
2013. 12~2017. 11　世界中醫藥聯合會中藥專業委員會 副會長
2001. 4－현재까지　한국 우석대학교 한약학과 부교수
2003. 3－2005. 2　한국 우석대학교 한약학과 학과장, 대학원 주임교수
2009. 7－2011. 7　한국 보건의료인국가시험원 한약사시험출제위원회 위원

❀ 주요저서

≪鍼灸眼科學≫(共著), ≪實用中醫臨床學≫(共著), ≪內經病理學≫(譯書), ≪方劑學 문제집≫(主編著), ≪本草學문제집≫(主編著), 中國少數民族醫藥概論≫(共著), ≪神奇藥草野罌粟≫ (主編著), ≪常用韓藥材眞僞鑑別≫(主編著)－학술원 선정 우수학술도서, ≪진단학 도표해≫(主編著), ≪東醫病理學 圖表解≫(主編著), ≪東醫生理病理學 圖表解≫(主編著), ≪동의학 기초이론 도표해≫(主編著)

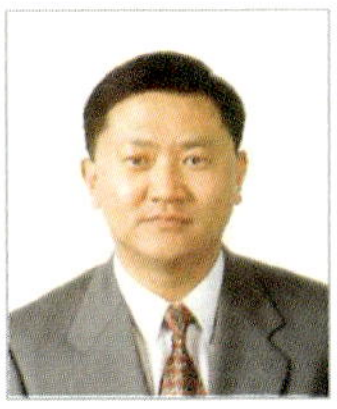

최전(崔箭)

❀ 학력

中國(中)藥學博士

❀ 경력

中國 少數民族傳統醫學研究院 院長
中國 教育部 創新Team(IRT0871) 責任者
中國 教育部 重點實驗室 主任
中國 國家科學技術獎 評審專門家

❀ 수상

中國 教育部 寶鋼狀
中國 少數民族優秀個人(稱號)
中國 北京市優秀教師(稱號)

❀ 특허

中國 蒙藥野罌粟抗腹瀉有效提取物及其制備方法
中國 蒙藥阿給止血有效成分的炮制工藝

편집위원

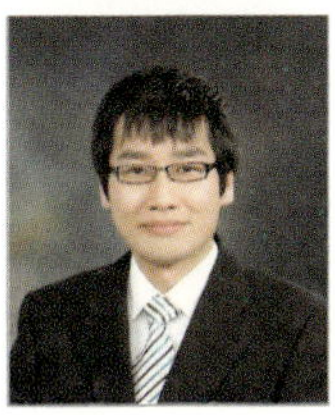

이청학(李青學)

❀ 우석대학교 약학대학 한약학과 한약학 학사
우석대학교 약학대학 한약학과 대학원 한약학 석사
❀ 고양 행복가득한약국 운영
❀ ≪東醫生理病理學 圖表解≫(편집위원), ≪동의학 기초이론 도표해≫(편집위원)

序

대학 강단에서 한의학의 기초 과목인 병리학・진단학・방제학 등을 가르친 지도 벌써 10년이란 시간이 흘렀다. 그간 우수한 학생들과 함께 호흡하면서 한의학을 가르치는 것은 즐거움이자 큰 보람이었다. 그러나 한의학의 기초이론을 배우는데 생소한 한자가 가득 씌어 있어 그 핵심과 요점을 잡아내기 힘들어하는 학생들을 보면서 매우 안타까운 마음이었다. 특히 기초이론을 바탕으로 하여 최종적으로 귀납이 되는 방제학은 생리학・병리학・진단학・본초학이 종합되어 이루어지는 학문으로 조금이라도 쉽게 방제학을 접할 수 있는 방법에 대한 고민은 마음 한 구석의 아쉬움이자 숙제였다.

그리하여 이번 기회에 10년간의 강의 경험과 연구 결과를 정리하고 편집하여 방제학의 참고서를 출간하게 되었다. 자료를 수집, 분류, 정리하는 데 있어 한의학을 심도 있게 공부하고자 하는 학생들과 함께 학기 중은 물론 방학기간에도 아침부터 밤늦게까지 강의실과 연구실을 종횡무진하며 공동으로 초안을 마련하였다. 뿐만 아니라 학생들과 함께 중국에 가서 현지를 탐방하고 중국의 전문 의가들의 특강을 경청하여 참고자료로 삼기도 하였다. 그 결과 10년 동안의 이러한 귀중한 경험과 지혜의 '결정체'로 새로운 형태의 방제학의 참고서를 완성하게 되었다.

이 책의 특징은 크게 세 가지로 말할 수 있다.

첫째, 증상 분석과 약리작용을 그림으로 설명하고 최대한 핵심적 내용만을 기재하고자 서술적 방식을 최소화하였다.

둘째, 방제에 들어가는 본초의 약리를 한의학적 사고방식으로 구체적으로 해석하여 도표화하였다.

셋째, 부가 설명을 통해 방제의 특징, 주요 약물의 배오 의의를 밝힘으로써 방제의 주요 포인트와 그 방제에서의 약물 운용을 명확히 인식시키고자 하였다.

수천 년의 역사를 가진 전통이론을 완벽히 깨닫고 완벽한 방제 이론서를 만든다는 것은 불가능한 일이라고 생각한다. 하여 본 편저자 역시 한의학을 접한 지 30여 년이 되지만 지식과 깨달음의 한계로 인하여 이 책의 내용에 부족한 부분이 많으리라 생각한다. 이는 앞으로 지속적인 수정・보완을 통하여 완성시켜 나갈 것을 약속하며 한의학을 공부하는 동료, 선후배님들의 조언과 충고를 부탁 드리는 바이다. 한편으로 이 책이 방제학을 공부하는 후학들에게 미력하나마 도움이 된다면 감사할 따름이다.

이 책을 출판하기까지 함께 고생한 편집위원과 도움을 준 류현민을 비롯한 연구실 출신 제자들에게 진심으로 감사를 표하는 바이다.

2010년 2월 8일
편저자 대표
崔 勛

목 차

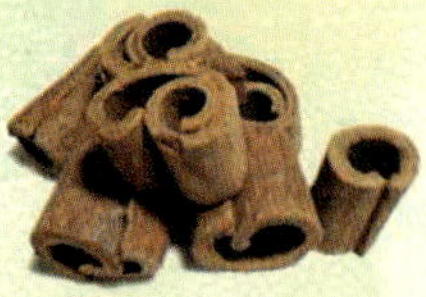

一. 總 論

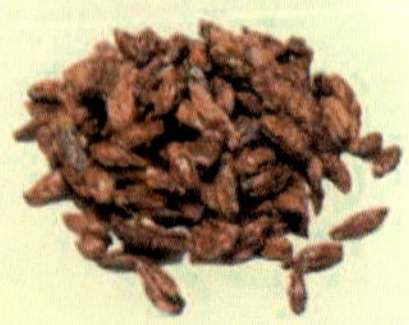

二. 各 論

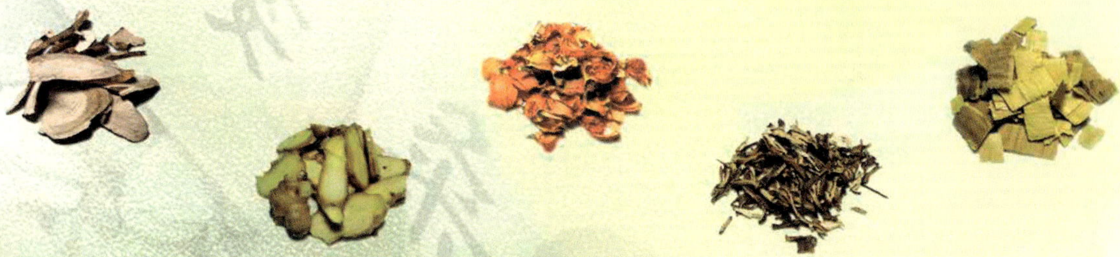

일러두기

1. 本書는 총론과 각론으로 크게 분류하여 총론에는 방제의 개념 및 치법, 방제의 조성 및 제형 등을 설명하였으며 각론은 21가지로 분류하여 정방 200여 수와 부방 150여 수를 소개하였다.
2. 本書는 이해도를 높이기 위하여 그림을 통하여 약리작용을 설명하였으며, 서술적 설명을 최소화하여 간단명료하게 핵심적인 내용만 기재하고자 하였다.
3. 각 장에서 꼭 알고 넘어가야하는 중요한 생리・병리의 내용은 '생리・병리 짚고 넘어가기'를 통해서 설명하였다.
4. 본서 각론의 방제 해설은 다음과 같이 구성되어 있다.
    1) 효능과 주치 : 효능과 대표 주치를 기재하였다.
    2) 조성 : 방제에 사용된 약물들을 君・臣・佐・使로 구별하여 기재하였으며 각 약물들의 藥性과 효능, 용량을 기재하여 본초학 서적을 찾아보는 번거로움을 덜고자 하였다.
    3) 증상분석 : 그림을 통해 증상이 나오게 된 病機를 분석하였다.
    4) 방제해설 : 君・臣・佐・使로 구분하여 각 방제에 사용된 약물의 약리를 四氣五味를 통하여 해설하였다.
    5) 약리작용 : 방제에 사용된 약물을 다음과 같은 방식으로 君・臣・佐・使와 藥性을 구별하여 설명하였다.

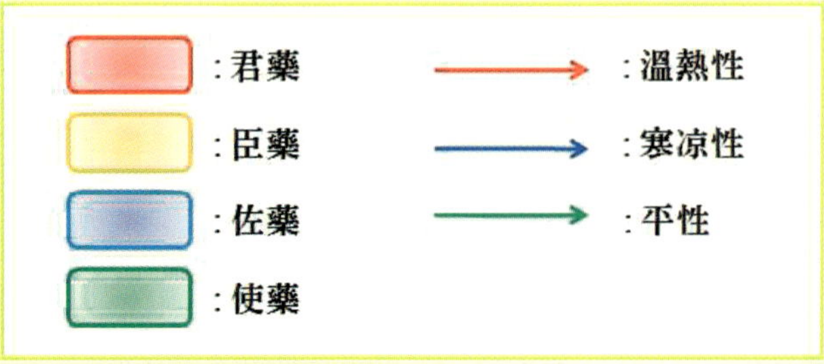

    6) 참고 : 방제의 적용, 중요 약재의 배오 의의, 방제의 특징, 복용 방법, 방명의 의의 등 각 방제에서 꼭 알고 넘어가야하는 사항을 추가적으로 기재하였다.

一. 總　論

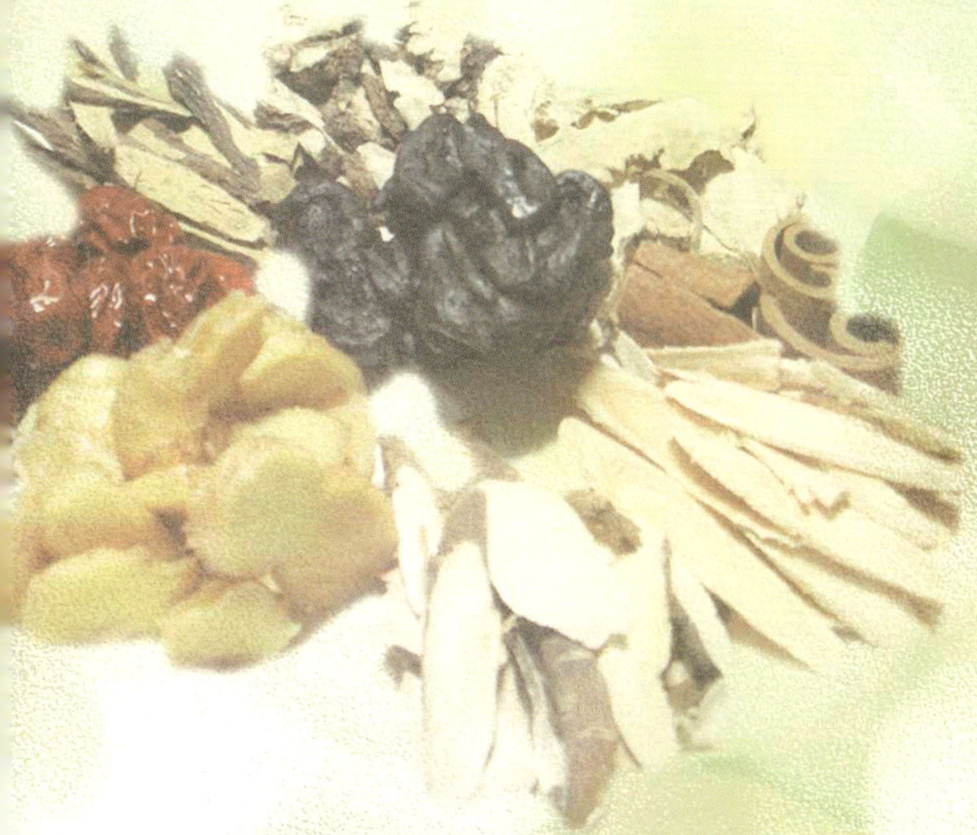

一. 總　論

1. 方劑의 개념

정의	· 辨證論治의 주요 수단 · 理・法・方・藥[1)]의 구성부분 중 하나 · 辨證立法의 기초상에서 적합한 藥物을 선택하여 構成한 것 · 藥物의 配合原則과 治療經驗에 根據하여 만든 處方
과정	· 辨證論治을 통한 治法 확정 → 적합한 藥物 선택 → 構成原則에 따라 用量선정 → 配合 辨證(症의 病因, 病機, 부위, 성질을 변별) → 治法(效用) → 藥物 → 方劑 診斷 ↔ (辨證) ／ 方劑 ↔ (治法 → 藥物 → 方劑) 生理・病理 ↑ 診斷 ／ 藥物 ↑ 方劑

1) 理－이론(生理, 病理), 法－치료방법, 方－처방의 구성원칙, 藥－약물정보(포제, 약량, 부위, 산지)

2. 상용되는 治法(八法)

八 法	내 용
汗法	·"其有邪者, 漬形以爲汗, 其在皮者, 汗而發之"≪素問·陰陽應象大論≫ ·"脈浮者, 病在表, 可發汗"≪傷寒論≫ ·腠理를 開泄하여 發汗을 촉진시켜 外感六淫의 邪氣가 肌表로부터 汗을 따라 解除하게 하는 治法 ·效用 : 宣發肺氣, 調暢營衛 ·主治 : 外感表證, 透疹初期, 瘡瘍初期, 水腫 ·表證者에게 적용 ·汗出 : 外感六淫이 肌表로부터 體外로 나가는 標志
吐法	·"其高者, 引而越之"≪素問·陰陽應象大論≫ ·咽喉, 胸膈, 胃脘部位의 痰涎, 宿食, 毒物을 입으로 排出하는 治法 ·效用 : 催吐 ·主治 : 痰飮阻滯, 宿食, 毒物胃脘停留 ·虛弱者, 妊婦, 肝陽上亢으로 吐衄하는 者에게는 愼用
下法	·"中滿者, 瀉之于內, 其下者, 引而竭之"≪素問·陰陽應象大論≫ ·胃腸의 宿食, 實熱, 燥屎, 冷積, 瘀血, 痰結, 水飮 등을 大便 또는 小便으로 排出하는 治法 ·效用 : 瀉下積滯, 攻逐水飮, 破瘀通經, 逐痰催生 ·主治 : 熱結便秘, 冷積便秘, 蓄血蓄水, 水腫水脹 ·有形實邪가 停留腸胃되어 있는 裏實證에 적용 ·孕婦, 産後, 月經期, 年老體弱者, 失血者에게는 愼用
和法	·"陰盛以陽虛, 先補其陽, 後瀉其陰而和之, 陰虛而陽盛, 先補其陰, 後瀉其陽而和之"≪靈樞·終始篇≫ ·表裏, 寒熱, 虛實의 복잡한 症候와 臟腑, 陰陽, 氣血의 偏盛偏衰 등을 平調하게 하는 治法 ·效用 : 和解少陽, 調和肝脾, 調和腸胃, 調和氣血 ·主治 : 少陽不和, 瘧疾, 肝脾不和, 腸胃不和, 氣血不和 ·邪氣不在半表半裏者, 病在 肝胃中一位者에게는 忌
溫法	·"寒者熱之""治寒以熱"≪素問·至眞要大論≫ ·"溫者, 溫其中也, 臟受寒侵, 必須溫劑"≪醫學心悟≫ ·裏寒을 除去하여 陽氣를 回復하게 하고 經脈을 通達하게 하는 治法 ·效用 : 溫中去寒, 回陽救逆, 溫經通脈 ·主治 : 中焦虛寒, 亡陽厥逆, 經脈寒凝 ·裏寒證에 적용

	· 表寒證에는 禁用
淸法	·"熱者寒之""溫者淸之"≪素問·至眞要大論≫ ·"淸者, 淸其熱也, 臟腑有熱則淸之"≪醫學心悟≫ · 淸熱, 瀉火, 凉血을 통하여 裏熱을 제거하는 治法 · 效用 : 淸熱瀉火, 凉血解毒, 淸臟腑, 淸虛熱 · 主治 : 熱盛氣分, 熱入營血, 熱盛成毒, 虛熱, 臟腑熱 등의 熱證 · 裏熱證에 적용 · 裏寒證에는 禁用
消法	·"堅者削之""結者散之"≪素問·至眞要大論≫ · 氣血痰食 등이 結聚하여 된 有形實邪를 疏散되게 하는 治法 · 效用 : 消食導滯, 削癥消散結 · 主治 : 飮食積滯, 癥瘕秘結 · 正氣虛者는 補法과 결합하여 적용
補法	·"虛則補之""損者益之"≪素問·三部九候論≫ · 補虛하여 人體의 氣血陰陽不足을 바로 잡아주는 治法 · 效用 : 補益, 扶正祛邪 · 主治 : 氣血陰陽不足으로 인한 虛證, 正氣虛衰 + 實邪 · 不虛者는 忌

3. 方劑(藥物)의 組成

1) 方劑의 分類

분 류		내 용	예
七方 基原 : ≪黃帝內經≫ 命名 : 成無已(金)	大方	· 藥物의 作用이 세고 가짓수와 用量을 많이 한 處方 ① 藥의 作用이 센 것 ② 藥의 가짓수가 많은 것 ③ 藥의 分量이 많은 것 ④ 藥의 分量이 많으면서 한 번에 다 먹게 하는 것 ⑤ 下焦의 病과 蒸病을 治療할 수 있는 것 · 處方構成이 主藥 1가지, 臣藥 3가지, 佐藥·使藥 9가지로 된 處方 · 病이 急性的으로 重하게 進行되며 合病症을 兼했을 때 사용	小承氣湯에 비하여 大承氣湯은 大方에 속함
	小方	· 藥物의 作用이 弱하고 藥의 가짓수와 用量을 적게 한 處方 ① 藥의 作用이 강하지 않은 것 ② 藥의 가짓수가 적은 것 ③ 藥의 用量이 적으면서 여러 번에 나누어 먹는 것 ④ 上焦의 病과 經病을 治療하는 것 · 處方構成이 主藥 1가지, 補助藥 2가지로 된 것 · 病이 經하고 合病症이 없을 때 사용	小柴胡湯, 蔥豉湯
	緩方	· 藥의 作用이 緩和하게 나타나도록 만든 處方 ① 藥의 가짓수가 많아 相互制約하여 個別的 藥效가 적게 미치는 것 ② 毒性이 없는 藥으로 正氣를 傷하지 않도록 한 것 ③ 藥의 性質과 맛이 平한 藥으로 되어 있는 것 ④ 甘味藥을 配合하여 藥의 强한 作用을 緩和시킨 것 ⑤ 丸藥을 만들어서 邪氣를 천천히 몰아내게 한 것 ⑥ 緩和한 藥을 써서 病의 本을 治療하게 하여 몸의 抵抗力을 높여 病이 저절로 낫도록 한 것 · 몸이 虛弱한 데와 慢性疾病에 사용	四君子湯, 小建中湯
	急方	· 藥의 作用이 빨리 나타나게 한 處方 ① 病症이 危急할 때 써서 빨리 藥效를 나타나도록 하는 것 ② 湯藥으로서 비교적 藥效가 빨리 나타나도록 하는 것 ③ 藥性이 峻烈한 藥으로 處方을 構成하는 것	四逆湯

<table>
<tr><td rowspan="7"></td><td></td><td>④ 病이 急할 때 標를 治療하는 原則에서 處方을 構成하는 것
· 急性疾病, 重病에 사용</td><td></td></tr>
<tr><td>奇方</td><td>· 藥物이 한 가지로 되었거나 배합한 藥의 가짓수가 홀수로 된 處方
· 病의 症狀이 비교적 단순할 때 사용</td><td>獨蔘湯, 葶藶丸, 五味異功散</td></tr>
<tr><td rowspan="3">偶方</td><td>· 藥物의 수가 짝수로 된 處方</td><td></td></tr>
<tr><td>· 病因이 단순하지 않을 때 쓰는 處方으로서 2가지 이상의 藥物로 되어 있으면서 전체의 약 가짓수가 짝수를 이루고 있는 處方</td><td>四物湯, 六味丸, 八珍湯</td></tr>
<tr><td>· 藥의 作用이 비슷한 2가지 藥物을 配合하여 만든 處方</td><td>腎氣丸 ⇒ 肉桂, 附子</td></tr>
<tr><td rowspan="2">復方</td><td>· 2개 또는 그 이상의 處方을 合해서 만든 處方</td><td>四君子湯 + 四物湯 = 八物湯</td></tr>
<tr><td>· 基本處方에 다른 藥物를 더 넣은 處方</td><td>四君子湯 + 半夏, 陳皮 = 六君子湯</td></tr>
<tr><td rowspan="4">十劑
徐之才
(北齊)</td><td>宣</td><td>· 上焦에 몰린 邪氣를 헤치고 疏散시켜 없애는 藥物과 藥劑(壅 제거)</td><td>生薑, 陳皮, 梔子豉湯</td></tr>
<tr><td>通</td><td>· 막힌 것을 잘 通하게 하는 藥物과 藥劑(滯 제거)
* 通劑와 瀉劑의 作用은 비슷하나 通劑는 좀 弱하고 瀉劑는 强함</td><td>通草, 防己, 五苓散, 十棗湯</td></tr>
<tr><td>補</td><td>· 虛弱해진 몸을 추세워 건강하게 하는 藥物과 藥劑 (弱 제거)</td><td>補氣 : 人蔘, 黃芪
補血 : 當歸, 白芍
補陰 : 熟地, 龜板
補陽 : 附子, 鹿茸</td></tr>
<tr><td>泄</td><td>· 甚한 便秘가 있을 때 써서 泄하게 하는 藥物과 藥劑 (閉 제거)</td><td>大黃, 芒硝, 大承氣湯,</td></tr>
</table>

			抵當湯
	輕	・무게가 가벼우면서 邪氣를 發散시키는 作用을 하는 藥物과 藥劑. 邪氣가 表에 있을 때 사용(實 제거)	麻黃, 葛根, 麻黃湯, 藿香正氣散
	重	・心神을 안정시키는 무거운 藥物과 藥劑(怯 제거)	磁石, 朱砂, 磁朱丸, 朱砂安神丸
	澁	・몸에서 津液이 빠져나가지 못하게 하는 藥物과 藥劑(固脫)	牡蠣, 龍骨, 金鎖固精丸
	滑	・大便이 굳어 잘 나가지 않는 것을 排出시키는 藥物과 藥劑(著 제거)	麻子仁, 五仁丸, 麻子仁丸
	燥	・濕을 없애는 藥物과 藥劑(濕 제거)	蒼朮, 二妙丸
	濕	・마른 것을 눅여주는 藥物과 藥劑(燥 제거)	麥門冬, 地黃, 淸燥救肺湯

2) 方劑의 構成 및 變化

구 성		내 용
君藥		① 主病 또는 主證에 대한 주요한 治療作用을 하는 藥物 ② 藥物 자신이 사용 가능한 藥量의 最大量을 쓰는 藥物 예 白朮(3~12g) 12g을 쓰면 君藥으로 작용, 9g을 쓰면 臣
臣藥		① 君藥을 補助하여 主病 또는 主證의 治療를 强化하는 藥物 ② 兼病 또는 兼證에 대한 주요한 治療作用을 하는 藥物
佐藥	補助藥	君, 臣의 補助
	制御藥	君, 臣의 毒性과 峻烈한 성질을 制御. 예 辛散위주로 할 때 酸收斂으로 佐
	反佐藥	君藥의 性味와 相反되게 配合하여 相成作用을 일으키는 藥物. 예 左金丸에서 黃連과 吳茱萸는 6:1로 배오되어 吳茱萸의 辛溫으로 黃連의 苦寒을 反佐
使藥	引經藥	藥效를 원하는 곳으로 이끄는 藥物. 예 桔梗(咽喉), 柴胡(少陽經)

<table>
<tr><td></td><td>調和藥</td><td>모든 藥物의 藥效를 調和되게 하는 藥物. 예 甘草</td></tr>
<tr><td rowspan="3">變化</td><td>藥味加減
(藥物配用)</td><td>
<table>
<tr><th></th><th>麻黃湯</th><th>三拗湯</th></tr>
<tr><td rowspan="4">약 재</td><td>麻黃</td><td>麻黃</td></tr>
<tr><td>桂枝</td><td>生薑</td></tr>
<tr><td>杏仁</td><td>杏仁</td></tr>
<tr><td>炙甘草</td><td>甘草</td></tr>
<tr><td>주 치</td><td>外感風寒表實證</td><td>外感風寒, 鼻塞, 咳嗽痰多</td></tr>
<tr><td>효 능</td><td>發汗解表</td><td>宣肺散寒</td></tr>
</table>
</td></tr>
<tr><td>藥量加減</td><td>
<table>
<tr><th></th><th>小承氣湯</th><th>厚朴三物湯</th></tr>
<tr><td rowspan="3">약 재</td><td>大黃 4兩</td><td>厚朴 8兩</td></tr>
<tr><td>枳實 3枚</td><td>枳實 5枚</td></tr>
<tr><td>厚朴 2兩</td><td>大黃 4兩</td></tr>
<tr><td>복 용</td><td>1일 2회</td><td>1일 3회</td></tr>
<tr><td>주 치</td><td>陽明腑實證</td><td>氣滯便秘</td></tr>
<tr><td>효 능</td><td>峻下熱結</td><td>行氣通便</td></tr>
</table>
</td></tr>
<tr><td>劑型更換</td><td>丸劑(緩治), 湯劑(急治) (예 抵當湯－抵當丸)</td></tr>
</table>

4. 제 형

제 형		특 징	예
湯劑		淸水나 黃酒를 浸透시킨 후 적당한 불을 이용하여 일정시간 끓인 다음, 汁만 취하여 복용 · 장점 : ① 吸收容易 ② 效果迅速 ③ 加減容易 · 단점 : ① 끓이기 번거로움 ② 服用不便 ③ 大量生産과 貯藏 不可能	桂枝湯, 麻黃湯
散劑		配伍된 藥物을 말린 다음 細粉이 되도록 갈아서 만든 것 · 장점 : ① 製作簡便 ② 服用容易 ③ 携帶便利 ④ 吸收容易 ⑤ 藥物節約 ⑥ 大量生産 可能	銀翹散, 藿香正氣散
丸劑		배합된 藥物을 곱게 갈아 補料를 이용하여 만든 원형의 固體劑型 · 장점 : ① 吸收가 緩慢하여 작용이 지속 ② 부피가 작아 복용과 휴대, 저장이 편리	
	蜜丸	· 꿀을 이용하여 丸을 제조 · 濡潤, 緩和, 補益작용 증강	補中益氣丸, 石斛夜光丸
	水丸	· 물, 술, 식초로 丸을 제조 · 蜜丸이나 糊丸에 비하여 分解力이 좋아 흡수가 빠름	六神丸, 保和丸
	糊丸	· 멥쌀가루나 찹쌀가루, 밀가루로 丸을 제조 · 粘性이 높아 분해시간이 길어 藥效가 오래가며 胃腸에 刺戟 減少	犀黃丸
	濃縮丸	· 일부 藥物을 煎汁 濃縮하여 膏로 만들고 기타 藥物의 粉末과 混合하여 말린 다음 물, 술, 또는 처방 중 일부 藥物의 煎液으로 丸을 제조 · 有效成分 함유가 높으며 부피와 약량이 작아 服用容易	
膏劑		藥物을 물이나 식물성 기름에 煎熬하고 濃縮하여 만든 劑型 · 內服 : 流浸膏, 浸膏, 煎膏 · 外用 : 軟膏, 硬膏	
	流浸膏	有效成分을 抽出하여 만든 液體性 抽出劑型	甘草流浸膏
	浸膏	藥物 중 可溶性 有效成分을 함유한 半固體나 固體狀의 浸出劑型	龍膽草浸膏
	煎膏	藥液을 數回 끓여서 汁液을 濃縮한 후 적당량의 蜂蜜과 氷糖을 넣어 煎熬하여 만든 것	瓊玉膏
	軟膏	적당한 기질, 藥物을 혼합해 皮膚와 粘膜에 바르기 좋게 만든 半固體性 外用劑型	三黃軟膏

	硬膏 (膏藥)	油類를 이용하여 藥物을 어느 정도 煎熬한 후 찌꺼기를 버리고 黃丹, 白蠟 등을 加하여 暗黑色의 膏藥肉을 만들어 포나 종이에 발라 皮膚에 바르는 外用劑型	狗皮膏
丹劑	・水銀과 硫黃 등을 함유한 鑛物性 藥物을 加熱昇華시켜 만든 化合劑型 ・관습적으로 비교적 귀중한 藥物이나 특수한 效能을 가진 약물제제를 丹이라고 칭함 ⇒ 고정된 劑型이 없어 散, 丸, 錠 등 다양한 劑型이 존재		天王補心丹
酒劑	白酒 혹 黃酒에 藥物을 浸劑하거나 끓여서 찌꺼기를 버리고 난 후의 맑은 抽出液		十全大補酒
茶劑	藥物의 粗末과 粘合劑를 混合하여 만든 固體의 劑型으로 사용할 때 뚜껑이 있는 용기에 끓는 물로써 泡汁하여 茶를 대신하여 마시게 함		午時茶
藥露	신선한 揮發性 成分을 함유한 藥物을 水中에서 加熱하여 蒸溜한 蒸溜液		金銀花露
錠劑・餠劑	藥物을 粉末하여 단독 또는 부형제를 混合하여 만든 고르지 않은 形狀의 固體製型		紫金錠
條劑	桑皮紙에 藥物을 묻혀 가늘게 만들어 瘡口에 삽입하거나 化腐拔管하는 것. 주로 外科에 사용		化管藥條
線劑	綿線을 藥液中에 浸泡시켜 藥液과 같이 끓인 다음 乾燥하여 만든 一種의 外用劑		
灸劑	艾葉을 絨狀처럼 찧어 일정한 크기의 形狀으로 만들어 뜸으로 사용하는 外用劑型		
糖漿劑	藥物 濃縮液에 적당량의 蔗糖을 넣고 溶解하여 製造		
片劑	藥物을 가공, 정제한 후 補助劑를 混合・壓迫하여 원편상으로 만든 劑型		銀翹解毒片
衝服劑	藥物을 정제하여 진한 膏로 만든 후 적당량의 糖分과 補助劑로 混合해 顆粒으로 만든 劑型		咳露衝劑
針劑	주사제로서 藥物의 抽出, 錠劑의 配合 등 절차에 따라 만든 멸균된 溶液劑型		柴胡주사액

5. 방제의 용법

1) 煎法

<table>
<tr><td>煎藥用器</td><td colspan="3">·'銀 그릇이 최상이요, 瓷器는 그 다음이다'
·銅, 錫, 鐵器는 쓰지 않음(成分을 변화시킴), 현재는 陶瓷用器 사용</td></tr>
<tr><td>煎藥用水</td><td colspan="3">長流水, 泉水, 甘瀾水, 米泔水, 酒水, 麻沸湯漬(蒸溜水)를 사용, 현재는 수돗물, 우물물, 증류수 등을 주로 사용</td></tr>
<tr><td>煎藥火候</td><td colspan="3">先武後文(急火－武火, 慢火－文火)</td></tr>
<tr><td rowspan="8">煎藥方法</td><td colspan="3">藥物을 容器에 넣고 40분간 浸泡(成分의 浸出을 容易하게 하기 위하여)
→ 끓기 시작 후 5~7분 후 藥液을 뺌(成分의 40% 정도 煎出)
→ 浸泡하지 않고 再湯하여 끓기 시작 후 5~7분 후에 藥液을 뺌(成分의 35% 정도 煎出)
→ 두 藥液을 섞어 복용(총 성분의 75% 정도 煎出液을 복용)
* 解表藥이나 淸熱藥, 芳香類 藥物은 武火로 急煎
* 厚味한 滋補藥物은 文火로 久煎
* 烏頭, 附子, 狼毒 등 毒性藥은 慢火로 30시간 久煎 ⇒ 毒性低下</td></tr>
<tr><td>先煎</td><td>甲殼類, 鑛石類는 煎出이 어려우므로 粉碎하여 30~60분 후 다른 藥物을 넣음</td><td>鱉甲, 代赭石</td></tr>
<tr><td>後下</td><td>芳香性 藥物은 精油에 藥效가 있기에 다른 藥物이 끓은 후 넣고 4~5분간 달임</td><td>薄荷, 砂仁</td></tr>
<tr><td>包煎</td><td>藥物의 混濁防止, 消化道와 咽喉刺戟 減少 ⇒ 藥物을 가제에 싸서 煎煮</td><td>赤石脂, 旋復花</td></tr>
<tr><td>別煎</td><td>貴重藥의 有效成分 保存</td><td>人蔘, 犀角</td></tr>
<tr><td>溶化</td><td>膠質, 粘性이 많고 쉽게 溶解되는 藥物은 藥物을 다 달인 후 藥液에 넣어 溶解</td><td>阿膠, 飴糖</td></tr>
<tr><td>泡服</td><td>揮發性 成分 함유 藥物은 물로 服用하거나 달인 藥物에 浸泡하여 服用</td><td>肉桂, 藏紅花</td></tr>
<tr><td>沖服</td><td>散劑, 丹劑, 小丸, 天然汁, 芳香藥이나 貴重藥을 물에 풀어 가루약처럼 服用</td><td>琥珀末, 紫雲丹</td></tr>
</table>

2) 服法

(1) 복약시간

시 간	구 분
식전	대부분의 보통제제
식후	治療劑, 胃腸에 刺戟을 주거나 眼科疾病 治療藥劑
공복	滋膩한 補益劑
발작 2시간 전	瘧疾治療藥劑
취침 전	安神藥劑
시간에 구애되지 않음	急病
새벽 공복시	鷄鳴散

(2) 복약 방법

① 一劑를 二服으로 나누거나 三服으로 나눔, 病情이 緊急할 때는 單番에 頓服

② 湯劑는 주로 溫服(* 發汗解表藥 : 溫服 후 따뜻하게 하여 微汗을 취함)

③ 熱證에는 寒藥을 冷服, 寒證에는 熱服, 眞寒假熱에는 熱藥을 冷服, 眞熱假寒에는 寒藥을 熱服

3) 藥量(단위) [≪傷寒論≫ 1兩 = 現在 1錢]

	g	斤	兩	錢	分	厘	豪
宋代 兩錢分厘豪 使用	500	1	16				
	31.25		1	10			
	3.125			1	10		
	0.3125				1	10	
	0.03125					1	10

* 漢・晋代는 現在보다 用量이 적다. 중국국무원 지시에 따라 1979년 1월 1일부터 g을 씀

二. 各 論

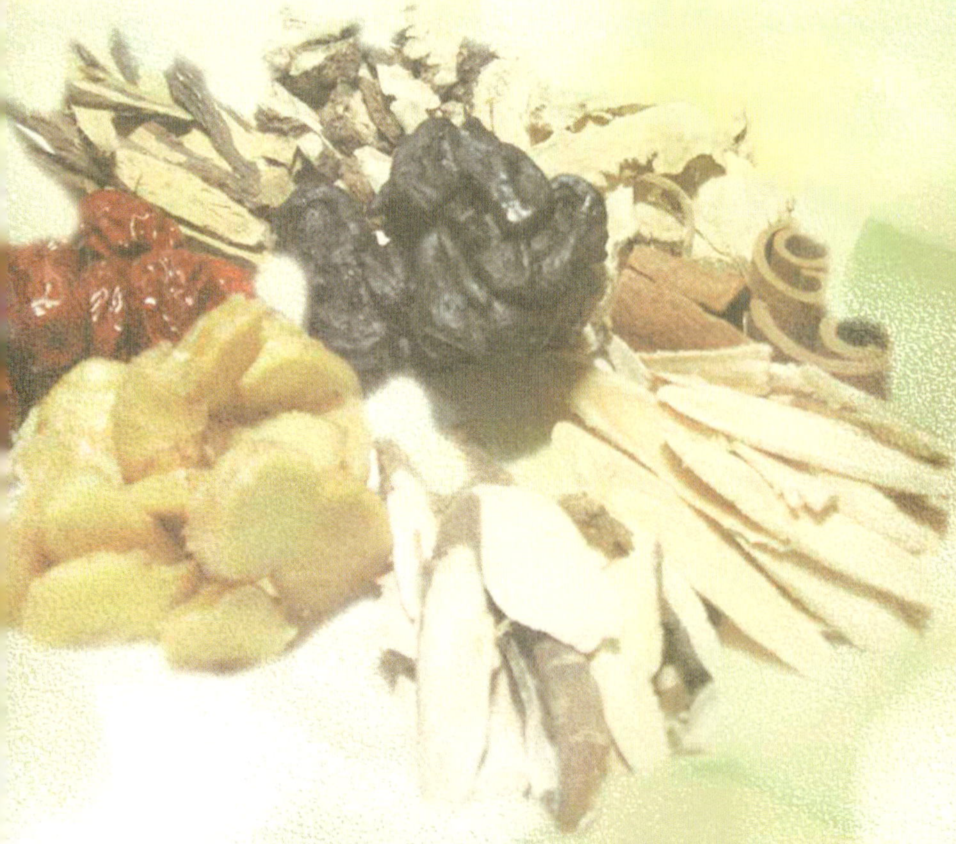

二. 各 論

1. 解表劑

❀ 發汗, 解肌, 透疹 등의 작용으로 表證을 치료하는 방제

① 表證의 특징

病因	外感六淫
病位	肌表肺衛

② 立法 原則 : "其在皮者, 汗而發之", "因其輕而揚之" ≪素問・陰陽應象大論≫
⇒ 八法 중 汗法에 屬

③ 表證의 구분

구 분		대표증상		治 法
表證	表寒證	表實	惡寒, 發熱, 無汗, 口不渴, 苔薄白, 脈浮緊	辛溫解表法
		表虛	發熱, 惡風, 汗出, 口不渴, 苔薄白, 脈浮緩	
	表熱證	發熱惡寒, 有汗, 口渴, 苔薄黃, 脈浮數		辛凉解表法

* 外感燥邪, 外感濕邪로 인한 表證은 治燥劑・祛濕劑 참조

④ 사용 시 주의사항
ⓐ 久煎하면 辛散輕揚藥의 藥性을 耗散
ⓑ 溫服하며 微微汗出을 유도 ⇒ 복용 후 이불을 덮어 汗出을 助
ⓒ 과도한 汗出로 인한 氣津耗傷과 腠理不固로 인한 外邪感受에 주의
ⓓ 表邪가 이미 裏에 들어간 者, 痲疹已透, 瘡瘍已潰, 虛性水腫, 吐瀉傷津 등에는 愼用

解表劑의 종류 및 대표방제

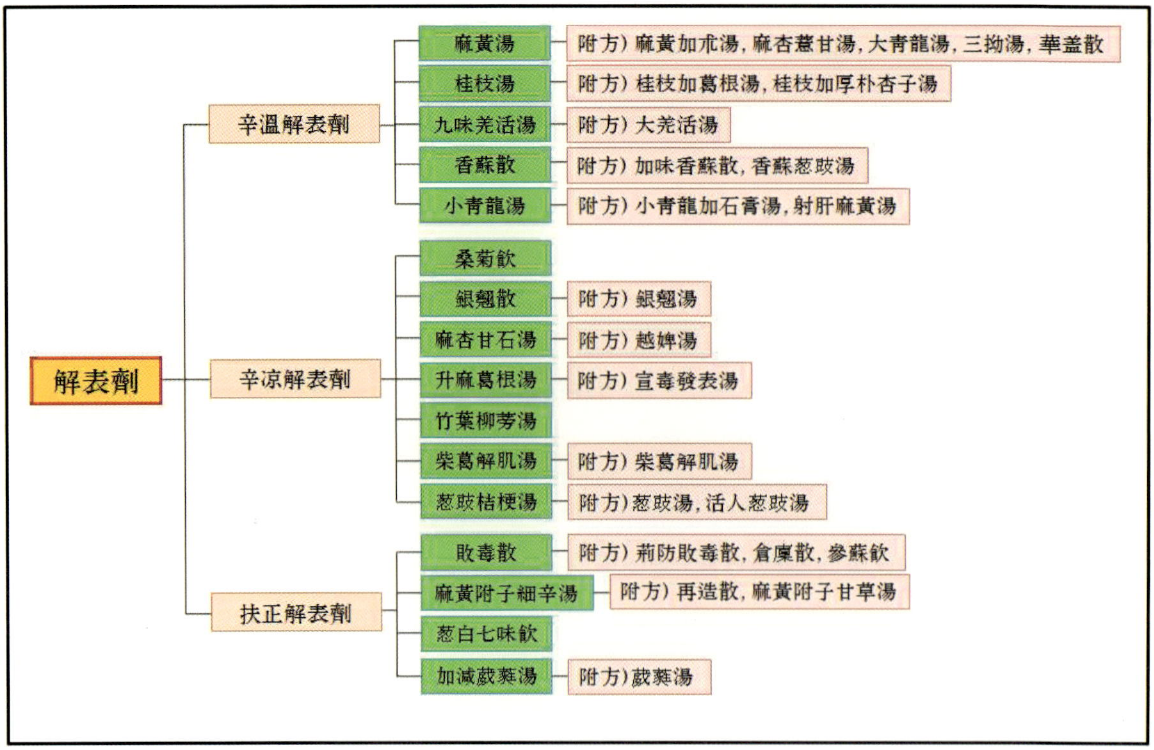

1) 辛溫解表劑

① 發汗解表, 宣肺의 작용으로 外感風寒의 表證을 치료하는 방제
② 대표증상 : 惡寒發熱, 頭項强痛, 肢體痠疼, 口不渴, 無汗 或 汗出, 舌苔薄白, 脈浮緊 或 浮緩
③ 대표약물 : 麻黃, 桂枝, 荊芥, 防風, 蘇葉

生理·病理 짚고 넘어가기 : 風邪와 寒邪의 구분

<table>
<tr><th>外邪</th><th colspan="2">개 념</th><th>특 성</th><th>外感의 증상</th></tr>
<tr><td rowspan="2">風邪</td><td colspan="2">外風 : 正氣虛 상태에서 風邪가 侵襲
(風邪는 약하여 正氣虛하지 못하면 侵襲하지 못함)</td><td rowspan="2">① 陽邪로 성질이 輕揚開泄하며 인체의 陽位를 쉽게 침범
② 善行하고 數變
③ 主動(內風)
④ 百病의 始이며 兼邪하여 發病
⑤ 肝과 相應(內風)</td><td rowspan="2">惡風, 汗出, 頭痛, 脈緩</td></tr>
<tr><td colspan="2">內風 : 臟腑機能 失調로 인하여 발생</td></tr>
<tr><td rowspan="2">寒邪</td><td rowspan="2">外寒</td><td>傷寒 : 肌表를 侵襲</td><td rowspan="2">① 陰邪로 人體의 陽氣를 쉽게 傷하고 寒은 陰氣가 盛한 표현(陰勝則寒)</td><td rowspan="2">惡寒, 無汗, 頭痛, 身痛, 脈緊</td></tr>
<tr><td>中寒 : 臟腑에 直中</td></tr>
</table>

	內寒 : 陽虛로 인한 虛寒內生	② 凝滯 ③ 收引 ④ 腎과 相應	

麻黃湯 ≪傷寒論≫

效用	發汗解表 宣肺平喘
主治	**外感風寒表實證.** 惡寒發熱 頭痛身痛 無汗而喘 舌苔薄白 脈浮緊

組成					
君	麻黃 3兩(去節)	辛微苦 溫 / 肺 膀胱	發汗散寒 宣肺平喘 利水消腫	3~12g
臣	桂枝 2兩	辛甘 溫 / 肌表 心 膀胱	發汗解肌 溫經通陽 助陽化氣	3~9g
佐	杏仁 70個	苦辛 微溫 / 肺 大腸	止咳平喘 潤腸通便	3~10g
使	甘草 1兩(炙)	甘 平 / 脾 胃 肺 心	調和諸藥 和中緩急 潤肺 解毒	3~10g

증상 분석

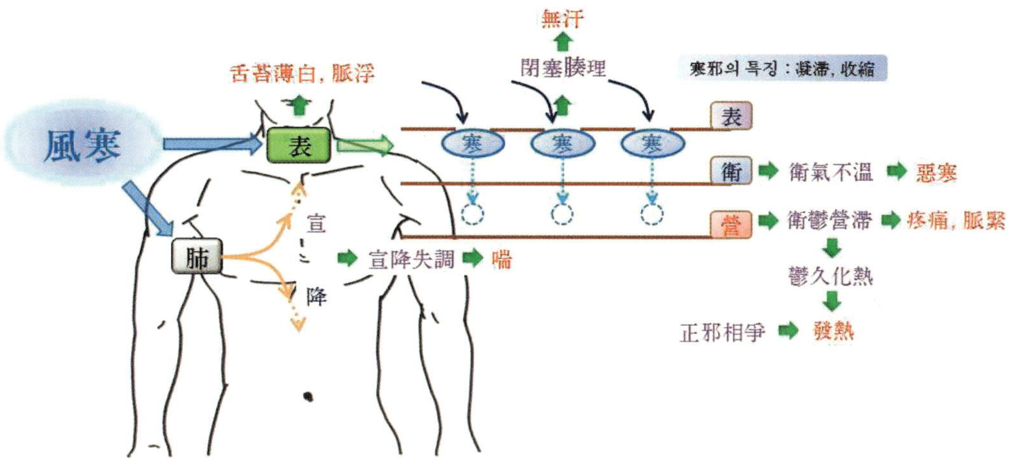

방제 해설

君	麻黃 : 辛升 → 助宣發 → ① 宣肺平喘 辛散 → 腠理를 開泄 → ② 發汗解表 微苦 → 降 → ③ 肺의 肅降을 助
臣	桂枝 : 辛散 → ① 麻黃의 작용을 助 辛行 → ② 行氣血(解肌) 辛甘化陽 → ③ 衛氣를 益
佐	杏仁 : 苦降 → 助肅降 → ① 降氣平喘 微辛 → 升 → ② 麻黃의 宣肺를 助
使	甘草 : 甘 → ① 調和諸藥, ② 辛散의 성질 緩和, ③ 효과를 연장

	麻黃 ＋ 桂枝 ： 麻黃－開泄腠理, 桂枝－益衛氣 ⇒ 腠理를 원상태로 회복 麻黃 ＋ 杏仁 ： 一升一降, 肺의 宣發肅降의 기능 회복
약리 작용	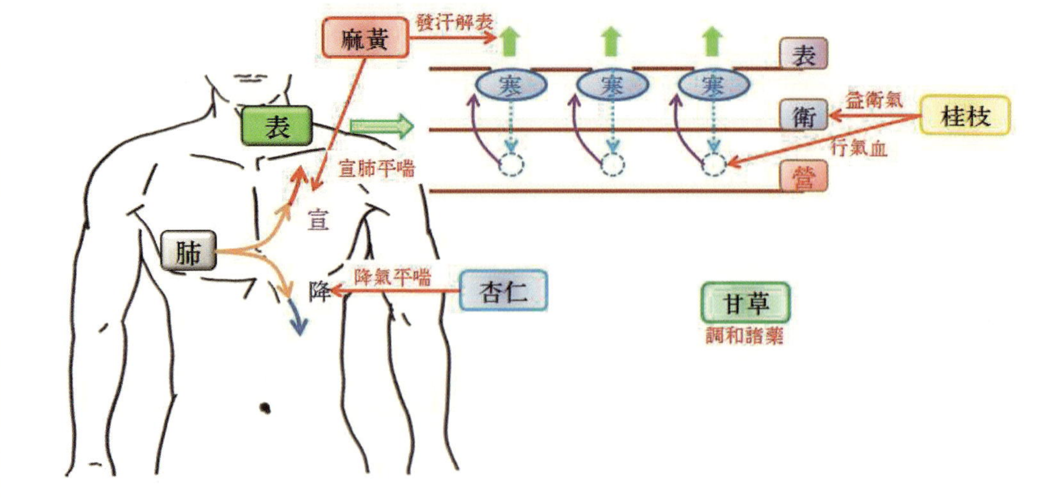
참고	① 外感風寒表實證에 적용 ⇒ 營衛, 皮毛, 肺氣의 鬱閉 ② 瘡家, 淋家, 衄家, 亡血家, 傷寒表虛自汗이 있는 者는 禁(血汗同源) ③ 煎湯法 ： ⓐ 麻黃을 먼저 달여 거품 제거(麻黃의 부작용인 흥분작용을 제거) ⓑ 武火로 짧게 끓여 辛散輕揚한 약성의 손실을 최소화 ④ 복용 방법 ： 溫服하고 이불을 덮어 發汗을 도움. 微汗이 보이면 복용 중지, 津液이 傷하지 않은 상태이므로 桂枝湯과 달리 죽을 먹을 필요는 없음

附	大青龍湯	≪傷寒論≫			
效用	發汗解表 清熱除煩				
主治	**外感風寒表實重證**. 發熱重 惡寒重 頭身疼痛 無汗 煩躁 脈浮緊				
組成	君	麻黃 6兩(去節)	辛微苦 溫 / 肺 膀胱	發汗散寒 宣肺平喘 利水消腫	3～12g
	臣	桂枝 2兩	辛甘 溫 / 肌表 心 膀胱	發汗解肌 溫經通脈 助陽化氣	3～9g
	佐	石膏 如鷄子大	辛甘 大寒 / 肺 胃	解肌淸熱 除煩止渴	10～60g
		杏仁 40粒	苦辛 微溫 / 肺 大腸	止咳平喘 潤腸通便	3～10g
		生薑 3兩	辛 溫 / 肺 脾 胃	解表散寒 溫中止嘔 化痰止咳	3～9g
		大棗 12枚	甘 溫 / 脾 胃	補脾和胃 益氣生津 調營衛 解藥毒	3～10g
	佐使	甘草 2兩(炙)	甘 平 / 肺 脾 大腸	調和諸藥 和中緩急 潤肺 解毒	3～10g

증상 분석	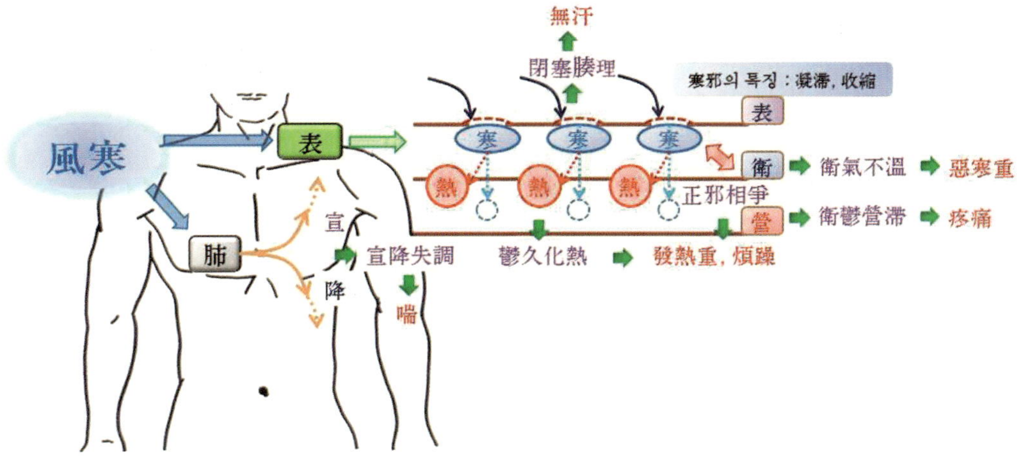	
방제 해설	君	麻黃 : 辛升 → 助宣發 → ① 宣肺平喘 辛散 → 腠理를 開泄 → ② 發汗解表 微苦 → 降 → ③ 肺의 肅降을 助 * 麻黃湯 중 麻黃 2배 → 發汗力 强化
	臣	桂枝 : 辛散 → ① 麻黃의 작용을 助 辛行 → ② 行氣血(解肌) 辛甘化陽 → ③ 衛氣를 益 * 麻黃湯과 同量 → 煩燥하기에 增量하지 않음
	佐	石膏 : 辛散 → ① 肌表의 熱邪를 밀어냄(散表熱) 甘 + 大寒 → 甘寒滋陰 → ② 生津 大寒 → ③ 淸熱(陽明經熱), ④ 麻黃, 桂枝의 溫性을 제어 * 부작용 : 大寒하여 傷胃 杏仁 : 苦降 → 助肅降 → ① 降氣平喘 微辛 → 升 → ② 麻黃의 宣肺를 助 生薑 + 大棗 ① 甘味로 緩和 + 辛味로 壅滯 방지 ② 甘辛化陽 : 脾胃를 돕고 表로 가서 衛氣를 도움 ③ 脾의 昇騰之氣를 助(脾 → 肺 → 四肢肌肉) ④ 지나친 發汗과 石膏의 傷脾胃를 막음 ⑤ 大棗 : 補益營血 / 生薑 : 助衛發汗 → 營衛調和
	佐使	甘草 : 甘 → ① 調和諸藥, ② 辛散의 성질 緩和, ③ 효과를 연장 * 麻黃湯 중 甘草 2배 → ④ 補脾胃 작용(石膏의 부작용을 보완)

약리 작용	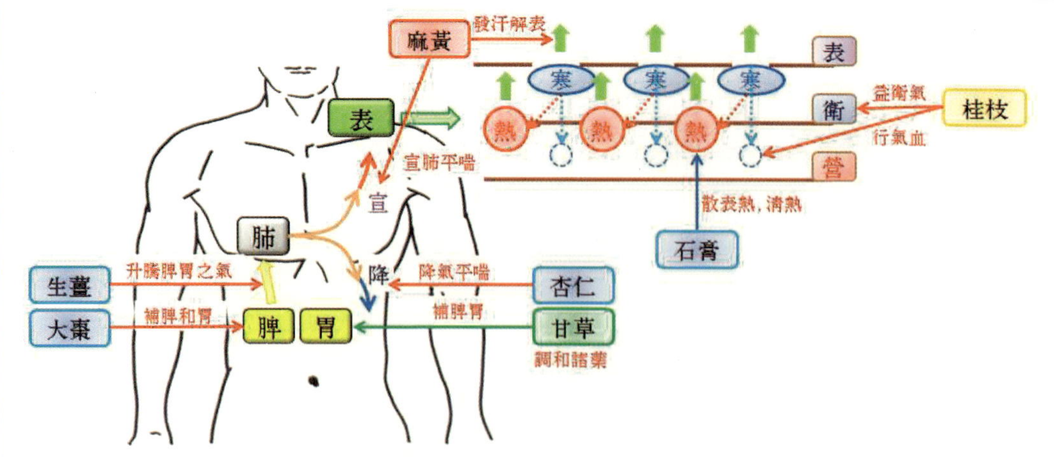
참고	① 外感風寒實證에 陽明經熱을 겸한 者에게 적용 ② 煩躁의 病機 : ⓐ 外感寒邪重 → 凝滯·閉塞汗孔重 → 煩躁 ⓑ 正邪相爭極烈 → 發熱重, 煩躁 ③ 石膏 배오의 의의 ⓐ 麻黃湯에 비하여 麻黃은 2倍量, 桂枝는 同量으로 그 溫燥한 性味를 大寒한 性으로 制御 ⓑ 辛甘大寒의 性味로 正邪相爭으로 인한 煩躁를 治療 ④ 복용 방법 : ⓐ 汗出이 많은 者는 溫粉(파우더)을 바름(津液이 傷하는 것을 방지) ⓑ 微汗이 보이면 중지
附	麻黃加朮湯 ≪金匱要略≫
效用	發汗解表 散寒祛濕
主治	**外感風寒濕表實證**. 濕家身煩疼
組成	麻黃 3兩, 桂枝 2兩, 白朮 4兩, 杏仁 70個, 甘草 1兩
참고	① 麻黃湯證에 濕을 겸한 者에게 적용 ② 解表劑인 만큼 表濕을 없애는 蒼朮이 적합(≪傷寒論≫ 집필 당시 蒼朮이 없었을 것임) ③ 麻黃湯 ⊕ 白朮
附	麻杏苡甘湯 ≪金匱要略≫
效用	解表祛濕
主治	**外感風濕表實證**. 風濕으로 인한 一身盡疼 發熱이 해질 무렵 극심한 者
組成	麻黃·薏苡仁 각 半兩, 杏仁 10個, 甘草 1兩
참고	① 麻黃湯 ⊖ 桂枝(麻黃, 杏仁 量 감소) ⊕ 薏苡仁 ⇒ 發汗力 弱, 祛濕熱 增强 ② 濕熱로 인하여 惡寒이 없거나 弱하고 發熱(해질 무렵)이 甚한 者에게 적용
附	三拗湯 ≪太平惠民和劑局方≫
效用	宣肺解表
主治	**外感風寒表實證**. 感冒風邪 鼻塞聲重 咳嗽胸悶 語音不出

組成	麻黃・生薑・杏仁・甘草 각 등분
참고	① 風寒束肺한 者에게 적용 ② 麻黃湯 ⊖ 桂枝(麻黃, 杏仁, 甘草 同量)

附	華蓋散 ≪太平惠民和劑局方≫
效用	宣肺解表 祛痰止咳
主治	**外感風寒證.** 咳嗽上氣 吐痰色白 胸膈痞滿 痰多
組成	麻黃・杏仁・桑白皮・紫蘇子・赤茯苓・陳皮 각 1兩, 甘草 半兩
참고	① 風寒襲肺로 인한 痰濕壅肺氣逆證에 적용 ② 麻黃湯 ⊖ 桂枝 ⊕ 桑白皮, 紫蘇子, 赤茯苓, 陳皮 ⇒ 發汗力 감소, 平喘力 증가

桂枝湯 ≪傷寒論≫

效用	解肌發表 調和營衛
主治	**外感風寒表虛證.** 頭痛發熱 汗出惡風 鼻鳴乾嘔 脈浮緩 浮弱

組成					
	君	桂枝 3兩	辛甘 溫 / 肌表 心 膀胱	發汗解肌 溫經通脈 助陽化氣	3~9g
	臣	白芍 3兩	苦酸 微寒 / 肝	養血柔肝 緩中止痛 斂陰收汗	6~24g
	佐	生薑 3兩	辛 溫 / 肺 脾 胃	解表散寒 溫中止嘔 化痰止咳	3~9g
	佐	大棗 12枚	甘 溫 / 脾 胃	補脾和胃 益氣生津 調營衛 解藥毒	10~30g
	佐使	甘草 2兩(炙)	甘 平 / 肺 脾 大腸	調和諸藥 和中緩急 潤肺 解毒	3~10g

증상 분석

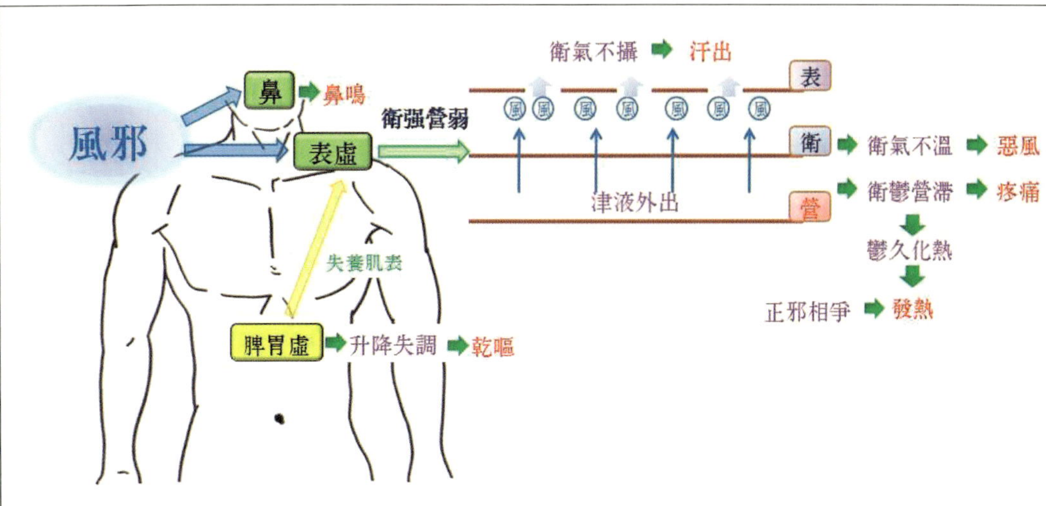

<table>
<tr><td rowspan="5">방제 해설</td><td>君</td><td>桂枝 : 辛甘化陽 → ① 衛氣를 益
辛行 → ② 行氣血(解肌)</td></tr>
<tr><td>臣</td><td>白芍 : 酸 → 斂肝血 → ① 養血 → 補營血 → 滋汗源</td></tr>
<tr><td>佐</td><td>生薑 + 大棗
① 甘味로 緩和 + 辛味로 壅滯 방지
② 甘辛化陽 : 脾胃를 돕고 表로 가서 衛氣를 도움
③ 脾의 昇騰之氣를 助(脾 → 肺 → 四肢肌肉)
④ 大棗 : 補益營血 / 生薑 : 助衛發汗 → 營衛調和</td></tr>
<tr><td>佐使</td><td>甘草 : 甘 → ① 調和諸藥, ② 辛散의 성질 緩和, ③ 효과를 연장
甘草 2兩 → ④ 補脾胃 작용 ⇒ 佐使藥으로 사용</td></tr>
<tr><td colspan="2">桂枝 + 芍藥 : 調和營衛 → ① 辛散(桂枝) + 酸斂(白芍)
↘ ② 助衛陽(桂枝) + 助營陰(白芍)</td></tr>
<tr><td>약리 작용</td><td colspan="2">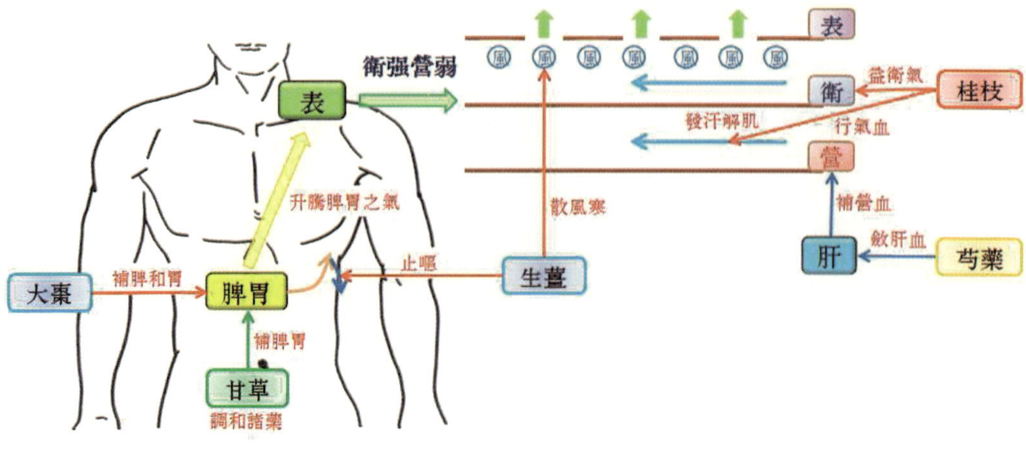
</td></tr>
<tr><td>참고</td><td colspan="2">① 外感風寒表虛證(有汗)에 적용(風邪에 傷할 정도의 正氣虛)
② 生冷, 粘滑, 肉, 麵類, 五辛菜, 酒, 냄새가 나쁜 것은 禁(끈적한 것, 辛味가 强한 것)
③ 복용 방법 : 微汗이 나면 服用을 멈춤, 죽을 먹어 脾胃를 補
(죽의 효능 : ⓐ 脾胃를 補, ⓑ 津液 생성)
④ 衛强營弱(邪氣實正氣虛) : 脈外의 衛氣는 脈中에 흐르는 營氣를 固攝하며 營氣는 衛氣를 營養. 따라서 衛氣虛 ⇄ 營氣虛, 表證이 많이 나타나 衛氣가 强한 것으로 보이지만 실제로 衛弱營弱 상태</td></tr>
</table>

附	桂枝加葛根湯	≪傷寒論≫
效用	解肌舒筋	
主治	**外感風寒表虛證**. 項背强几几 汗出惡風	

組成	葛根 4兩, 桂枝・白芍 각 2兩, 生薑 3兩, 大棗 12枚, 甘草 2兩
참고	① 桂枝湯證에 項背强几几한 者에게 적용 ② 葛根 자체의 효능으로 죽을 먹지 않아도 됨 갈근의 효능 : ⓐ 溫胃補脾, ⓑ 生津, ⓒ 升發胃氣, 津液上行 ③ 桂枝湯 ⊕ 葛根

附	桂枝加厚朴杏子湯 ≪傷寒論≫
效用	解肌發表 下氣平喘
主治	宿有喘病 ⊕ 桂枝湯證 或 風寒表證 下劑誤用後 表證未解 而微喘者
組成	桂枝・白芍・生薑 각 3兩, 大棗 12枚, 厚朴 2兩, 杏仁 50粒, 甘草 2兩
참고	桂枝湯證에 喘을 겸한 者에게 적용 ⇒ 桂枝湯 ⊕ 厚朴, 杏仁

九味羌活湯 ≪此事難知≫

效用	發汗祛濕 兼淸蘊熱
主治	**外感風寒濕邪 內有蘊熱證**. 惡寒發熱 肌表無汗 頭痛項强 肢體痠楚疼痛 口苦 口渴

組成

君	羌活 1錢 半	辛 溫 / 膀胱 腎	散寒祛風 除濕止痛	3~9g
臣	防風 1錢 半	辛甘 溫 / 膀胱 肝 脾	解表祛風 勝濕止痛	4.5~9g
	蒼朮 1錢 半	辛苦 溫燥 香 / 脾胃	散濕 燥濕	6~10g
佐	細辛 5分	辛 溫 / 肺 腎 心	祛風散寒 通竅止痛 溫肺化飮	1~3g
	川芎 1錢	辛 溫 / 肝 膽 心包	活血行氣 祛風止痛	4~12g
	白芷 1錢	辛 溫 / 肺 胃	散寒除濕 通竅止痛 消腫排膿	6~10g
	生地黃 1錢	大苦 大寒 / 心 肝 腎	淸熱生津 凉血止血	12~30g
	黃芩 1錢	苦 寒 / 肺 心 肝 大腸	淸熱燥濕 瀉火解毒 止血 安胎	6~12g
使	甘草 1錢	甘 平 / 肺 脾 大腸	調和諸藥 和中緩急 潤肺 解毒	3~10g

증상 분석

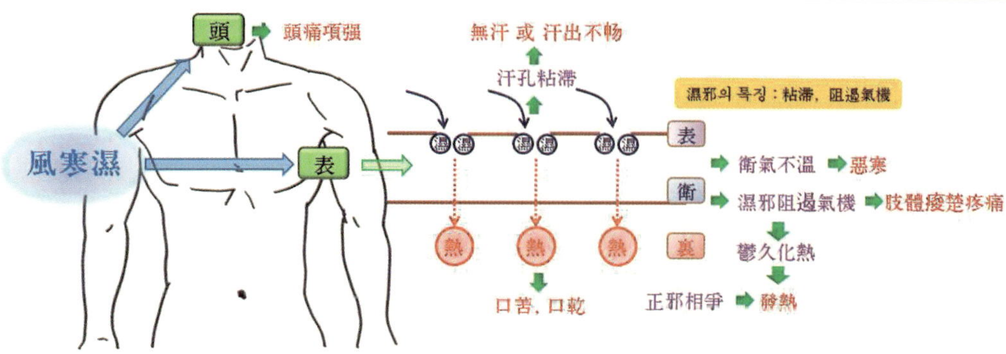

<table>
<tr><td rowspan="4">방제
해설</td><td>君</td><td>羌活 : 辛升 → 達表 → ① 散風寒濕
溫燥濕 → ② 祛濕(上焦)</td></tr>
<tr><td>臣</td><td>防風 : 辛散 + 溫通 → 入膀胱 → ① 散上焦風寒濕邪 → ② 勝濕止痛
蒼朮 : 辛香 → 化濕 → ① 頭, 表의 濕을 祛</td></tr>
<tr><td>佐</td><td>細辛 : 辛散溫陽 → 入腎 → ① 散少陰伏寒(少陰頭痛)
川芎 : 辛行溫通 → ① 理氣活血(諸頭痛, 少陽頭痛)
白芷 : 辛升散 → 入胃經 → ① 散風寒(陽明頭痛)
黃芩 : 苦寒 → 淸熱 → ① 淸熱燥濕(上焦 氣分)
生地黃 : 苦寒 → 淸熱 → ① 淸熱生津(血分)
② 苦寒한 性質로 辛溫藥의 燥性을 제어</td></tr>
<tr><td>使</td><td>甘草 : 甘 → ① 調和諸藥, ② 辛散의 성질 緩和, ③ 효과를 연장</td></tr>
<tr><td>약리
작용</td><td colspan="2">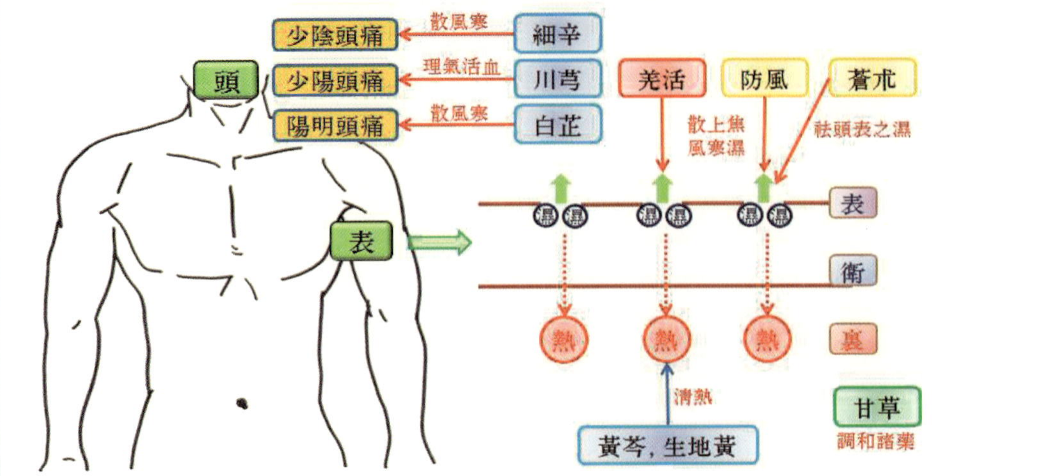
</td></tr>
<tr><td>참고</td><td colspan="2">① 外感風寒濕와 蘊熱을 겸한 者에게 적용
② 生地, 黃芩의 배오 의의 : 羌活, 防風, 細辛, 白芷는 麻黃만큼 강한 辛溫藥은 아니지만 적은 양이라도 여러 약을 쓰게 되면 辛溫燥熱이 강해지므로 苦寒약물을 少量 사용하여 제어 兼 淸熱生津
③ 류마티스성 관절염에 적용가능
④ 본방에는 生地黃을 쓴다고 하지만 大苦大寒한 生地黃보다 生津을 겸한 乾地黃이 더욱 적당
⑤ 口苦, 口渴이 없고 舌苔白膩하면 黃芩, 生地黃을 줄이고 枳殼·厚朴 첨가
⑥ 頭痛의 약물
<table>
<tr><th>약 물</th><th>부 위</th><th>약 물</th><th>부 위</th></tr>
<tr><td>羌活</td><td>太陽經 : 後頭痛(風濕의 頭痛)</td><td>川芎</td><td>少陽經 : 偏頭痛,
諸頭痛(血瘀 頭痛)</td></tr>
<tr><td>細辛</td><td>少陰經 : 齒頭痛(風寒의 頭痛)</td><td>蔓荊子 藁本</td><td>厥陰經 : 巓頂頭痛</td></tr>
<tr><td>白芷</td><td>陽明經 : 眉稜骨頭痛(風濕의 頭痛)</td><td>葛根</td><td>陽明 + 太陽 : 頭痛</td></tr>
</table></td></tr>
</table>

附	大羌活湯 ≪此事難知≫
效用	風寒發散 祛濕清熱
主治	**外感風寒濕表證 + 裏熱**. 頭痛發熱 惡寒 口乾煩滿 渴症
組成	羌活・獨活・防風・細辛・防己・黃芩・黃連・蒼朮・甘草・白朮 각 3錢, 知母・川芎・生地黃 1兩
참고	① 九味羌活湯보다 淸熱祛濕力 强 ⇒ 外感風寒濕邪와 裏熱이 비교적 심한 者에게 적용 ② 九味羌活湯 ⊖ 白芷 ⊕ 獨活, 防己, 黃連, 白朮, 知母

加味香蘇散 ≪醫學心悟≫

效用	發汗解表 理氣解鬱				
主治	**外感風寒輕證(四時感冒)**. 頭痛項强 鼻塞流涕 身體疼痛 發熱惡寒 或 惡風 無汗 胸脘痞悶 薄白舌苔脈浮				
組成	君	紫蘇葉 1錢 5分	辛 香 溫 / 肺 脾	解表散寒 行氣和胃	3~9g
	君	荊芥 1錢	辛 香 溫 / 肺 肝	解表散風 透疹	4.5~9g
	臣	防風 1錢	辛甘 溫 / 膀胱 肝 脾	解表祛風 勝濕止痛	4.5~9g
	臣	秦艽 1錢	苦辛 微寒 / 胃 肝 膽	祛風濕 止痺痛 淸虛熱 淸濕熱	3~9g
	臣	蔓荊子 1錢	辛苦 寒 / 膀胱 肝 胃	疏散風熱 淸利頭目	5~9g
	佐	香附子 1錢 2分	辛苦 香燥 平 / 肝 脾 三焦	理氣解鬱 調經止痛	6~12g
	佐	陳皮 1錢 2分	辛 溫 / 脾 胃 肺	理氣健脾 燥濕化痰	6~12g
	佐	生薑 3片	辛 溫 / 肺 脾 胃	解表散寒 溫中止嘔 化痰止咳	3~9g
	佐	川芎 5分	辛 溫 / 肝 膽 心包	活血行氣 祛風止痛	4~12g
	使	甘草 7分(炙)	甘 平 / 肺 脾 大腸	調和諸藥 和中緩急 潤肺 解毒	3~10g
방제 해설	君	紫蘇 : 辛, 芳香 → 散 → 入表 → ① 散風寒 ↘ 行 → 入脾胃 → ② 理氣寬中 荊芥 : 辛, 香輕揚 → 散 → ① 散風寒			
	臣	防風 : 辛散 + 溫通 → 入膀胱 → ① 散上焦風寒濕邪 → ② 勝濕止痛 秦艽 : 辛 → 散濕 → ① 祛風濕 → 通絡 蔓荊子 : 辛散質輕 → 入膀胱 → ① 升散除風(巓頂頭痛)			
	佐	↗ ② 疏肝解鬱 香附子 : 辛行苦降 → 入肝 → ① 理氣 活血 ↘ ③ 調經止痛 陳皮 : 辛微苦 → 苦辛通降 → 入肺脾 → ① 理氣健脾 辛散 → ② 化痰 ↙			

		生薑 : 辛散 → ① 散風寒 辛升 → 升淸而降濁 → ② 止嘔 川芎 : 辛行溫通 → ① 理氣活血(諸頭痛, 少陽頭痛)
	使	甘草 : 甘 → ① 調和諸藥, ② 辛散의 성질 緩和, ③ 효과를 연장
	紫蘇葉 + 荊芥 : 開腠理而散風寒 香附子 + 陳皮 : 肺·脾·肝의 氣機를 疏	
참고	① 外感風寒輕證과 氣鬱, 濕滯를 겸한 경우, 婦女子의 月經期 感冒에 적용 ⇒ 감기약으로 임상에서 常用(藥力이 부드러움) ② 복용 방법 : 溫服, 微汗이 나면 복용 중지 ③ 香蘇散 ⊕ 荊芥, 防風, 秦艽, 蔓荊子, 川芎, 生薑	

附	香蘇散 ≪太平惠民和劑局方≫
效用	疏散風寒 理氣和中
主治	**外感風寒 內有氣滯證**. 形寒身熱 頭痛無汗 胸脘痞悶 不思飮食 舌苔薄白而不膩 脈浮
組成	紫蘇葉·香附子 각 4兩, 陳皮 2兩, 甘草 1兩
참고	① 外感風寒輕證에 氣滯를 겸한 者에게 적용 ② 發散力이 弱
附	香蘇葱豉散 ≪通俗傷寒論≫
效用	發汗解表 調氣安胎
主治	妊婦의 傷寒
組成	香附·陳皮 각 1.5~2錢, 葱白 2~3枚, 紫蘇葉 1.5~3錢, 炙甘草 6~8分, 淡香豉 3~4錢
참고	① 香蘇散보다 發汗力 强(發汗力 비교 : 香蘇散 〈 香蔬葱豉湯 〈 加味香蘇散) ② 香蘇散 ⊕ 葱白, 淡香豉

小靑龍湯 ≪傷寒論≫

效用	解表淸飮 止咳平喘				
主治	**水飮內停(脾肺의 氣虛)外感風寒**. 惡寒發熱 無汗 咳喘 痰涎淸稀量多 胸痞 或 乾嘔 或 痰飮喘咳 不得平臥 或 身體疼重 頭面四肢浮腫 舌苔白滑脈浮				
組成	君	麻黃 3兩(去節)	辛微苦 溫 / 肺 膀胱	發汗散寒 宣肺平喘 利水消腫	3~12g
		桂枝 3兩	辛甘 溫 / 肌表 心 膀胱	發汗解肌 溫經通脈 助陽化氣	3~9g
	臣	細辛 1兩	辛 溫 / 肺 腎 心	祛風散寒 通竅止痛 溫肺化飮	1~3g
		乾薑 3兩	辛 熱 / 脾 胃 肺	溫中逐寒 回陽通脈	3~9g

	半夏 半升	辛 溫 / 肺 胃 脾	化痰止嘔 燥濕降逆 消痞散結	4~12g
佐	白芍 3兩	苦酸 微寒 / 肝	養血柔肝 緩中止痛 斂陰收汗	6~24g
	五味子 半升	酸鹹 溫 / 肺 心 腎	收斂固澁 益氣生津 補腎寧心	2~6g
佐使	甘草 3兩(炙)	甘 平 / 肺 脾 大腸	調和諸藥 和中緩急 潤肺 解毒	3~10g

증상 분석

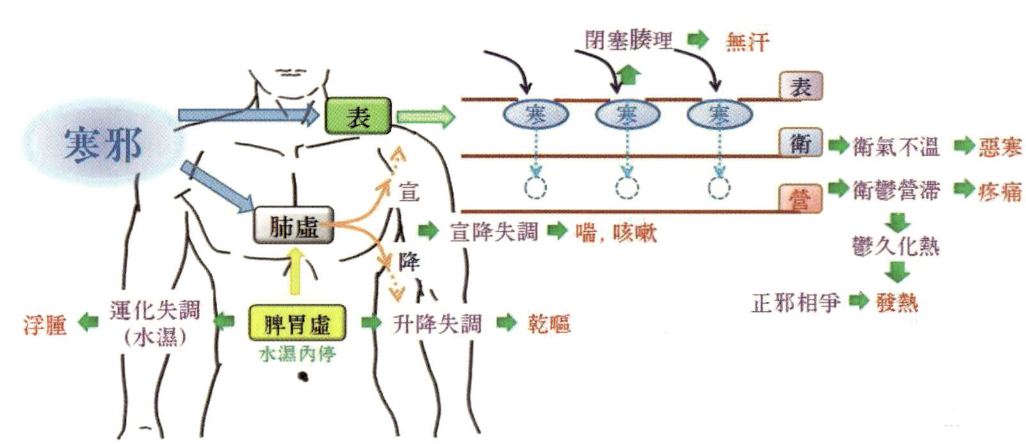

방제 해설

君	麻黃 : 辛升 → 助宣發 → ① 宣肺平喘 辛散 → 腠理를 開泄 → ② 發汗解表 微苦 → 降 → ③ 肺의 肅降을 助 桂枝 : 辛甘化陽 → ① 衛氣를 益 辛行 → ② 行氣血(解肌)
臣	細辛 : 辛散溫陽 → 入腎 → ① 逐寒 ↘ 入肺 → ② 散風寒, 溫肺化飮(助麻黃) 乾薑 : 熱 → 助陽 → 入脾 → ① 補脾陽 → 逐寒 ↘ 入肺 → ② 溫肺 ③ 半夏毒 解毒 半夏 : 辛溫 → 散, 燥濕 → ① 散濕化痰 辛升 → 入脾胃 → 升淸而降濁 → ② 止嘔
佐	白芍 : 酸 → 斂肝血 → ① 養血 ② 寒性으로 諸藥의 溫性을 제어 五味子 : 酸斂 → 入肺 → ① 收斂肺氣 → 定喘 ⇒ 辛散藥 제어(부작용 제거)
佐使	甘草 : 甘 → ① 調和諸藥, ② 辛散의 성질 緩和, ③ 효과를 연장 甘草 3兩 → ④ 補脾胃 작용 ⇒ 佐使藥으로 사용

麻黃 + 桂枝 + 細辛 + 芍藥 - 散中有收
麻黃 + 細辛 + 半夏 + 五味子 = 開中有合 ⇒ 傷正氣 하지 않음

	桂枝 + 白芍 = 營衛調和 桂枝用量 = 麻黃用量 ⇒ 麻黃湯(麻黃 3兩 〉 桂枝 2兩)과 달리 桂枝도 君藥
약리 작용	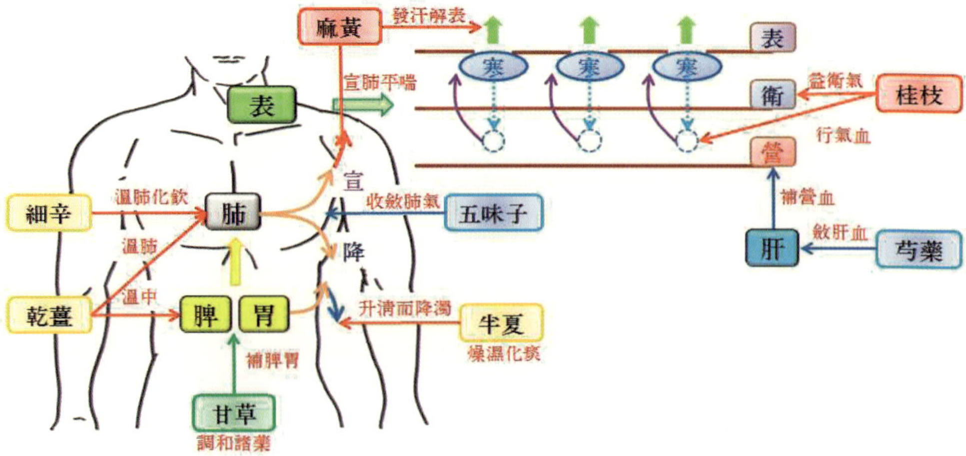
참고	① 본래 脾肺氣虛로 水飮內停한 상태에서 外感風寒을 받은 者에게 적용 ② 병기의 특징 : 表裏同病(表 - 風寒閉表, 裏 - 水飮內停) ③ 방제의 특징 ⓐ 辛散溫通藥(麻黃, 桂枝, 生薑, 細辛) 배오 : 辛散으로 風寒을 제거, 溫通으로 寒飮을 祛 ⓑ 辛散藥과 酸收藥 배오 : 芍藥·五味子로 麻黃·桂枝의 辛散으로 인한 過汗傷陽을 방지하고 細辛·乾薑의 溫燥로 인한 傷津을 방지 ⇒ "薑辛五味法"(溫化水飮의 상용 配伍藥) ④ 無汗의 病機 : 虛한 것 보다 寒邪의 凝滯가 더 강하여 腠理 閉塞 ⑤ 煎湯法 : 麻黃을 먼저 달여서 거품 제거 ⑥ 細辛은 辛散力이 강하므로 1錢을 초과하지 않음(麝香 〉 細辛 〉 麻黃) → 細辛은 辛散力이 강하여 腎으로 들어가므로 腎의 元氣를 散

附	小青龍加石膏湯 《金匱要略》
效用	解表蠲飮
主治	肺脹 心下(胃上脘)水氣로 인한 咳 上氣 煩燥而喘 脈浮者
組成	麻黃·桂枝·乾薑·白芍·半夏·半升·甘草 각 3兩, 細辛 1兩, 五味子 半升, 石膏 2兩
참고	① 小青龍湯證에 裏熱을 겸한 者에게 적용 ② 小青龍湯 ⊕ 石膏

附	射肝麻黃湯 《金匱要略》
效用	宣肺祛痰, 下氣止咳
主治	咳 上氣 喉中에서 水鷄聲

組成	射干・細辛・紫苑・款冬花 각 3兩, 麻黃・生薑 각 4兩, 大棗 7枚, 半夏・五味子 각 半升
참고	小青龍湯證에 咳喘痰稀證이 甚한 者에게 적용

辛溫解表劑의 정리

방제	麻黃湯	桂枝湯	九味羌活湯
병기	外感風寒表實證	外感風寒表虛證	外感風寒濕 ＋ 蘊熱
효능	發汗解表 宣肺平喘	解肌發表 調和營衛	發汗祛濕 兼淸蘊熱
방제조성	辛溫解表(寒) ＋ 宣肺	辛溫解表(風) ＋ 補營衛	辛溫解表(風寒濕) ＋ 淸熱 ＋ 活血
대표약물	麻黃, 桂枝, 杏仁, 甘草	桂枝, 芍藥, 生薑, 大棗, 甘草	羌活, 防風, 蒼朮, 生地黃, 黃芩
변증요점	惡寒發熱, 無汗, 疼痛, 喘咳, 脈浮緊	惡風發熱, 有汗, 疼痛, 脈浮緩	惡寒發熱, 無汗身痛, 口苦微渴, 脈浮
특징	辛溫發汗之重劑	發汗力 弱, 調和營衛	風寒濕으로 인한 四時 感冒를 치료하는 상용 방제

방제	加味香蘇散	小靑龍湯
병기	外感風寒輕證	水濕內停 ＋ 外感風寒
효능	發汗解表 理氣解鬱	解表淸飮 止咳平喘
방제조성	辛溫解表(風寒) ＋ 理氣	辛溫解表(風寒) ＋ 溫肺 ＋ 燥濕
대표약물	紫蘇葉, 荊芥, 防風, 秦艽, 香附子	麻黃, 桂枝, 乾薑, 細辛, 半夏
변증요점	惡寒發熱不甚, 胸脘痞悶	惡寒發熱, 無汗喘咳, 痰多淸稀
특징	辛溫發汗之緩劑 外感風寒에 氣滯를 겸한 者	본래 水飮이 있는 者의 外感風寒에 적용

2) 辛凉解表劑

① 疏散風熱, 辛凉透表의 작용으로 外感風熱의 表證을 치료하는 방제
② 대표증상 : 發熱, 有汗, 微惡風寒, 頭痛, 口渴, 咽痛 或 咳嗽, 舌苔薄白 或 兼微黃, 脈浮數
③ 대표약물 : 薄荷, 牛蒡子, 桑葉, 菊花, 葛根

桑菊飮 ≪溫病條辨≫

效用	疏風淸熱 宣肺止咳				
主治	**風熱初起 表熱輕證**. 咳嗽 身熱不甚 口微渴 脈浮數				
組成	君	桑葉 2錢 5分	苦甘 寒 / 肺 肝	疏散風熱 淸肺潤燥 淸肝明目	5～9g
	君	菊花 1錢	辛甘苦 微寒 / 肺 肝	散風淸熱 平肝明目	3～9g
	臣	薄荷 8分	辛 凉 / 肝 肺	宣散風熱 淸頭目 透疹	2～6g
	臣	連翹 1錢 5分	苦 微寒 / 心	淸熱解毒 消腫散結	6～12g
	佐	桔梗 2錢	辛苦 平 / 肺 心 胃	宣肺利咽 祛痰排膿	3～9g
	佐	杏仁 2錢	苦辛 微溫 / 肺 大腸	止咳平喘 潤腸通便	3～10g
	佐	蘆根 2錢	甘 寒 / 肺 胃	淸熱生津 除煩止嘔 利尿	4～15g
	使	生甘草 8分	甘 平 / 肺 脾 大腸	調和諸藥 和中緩急 潤肺 解毒	3～10g

증상 분석

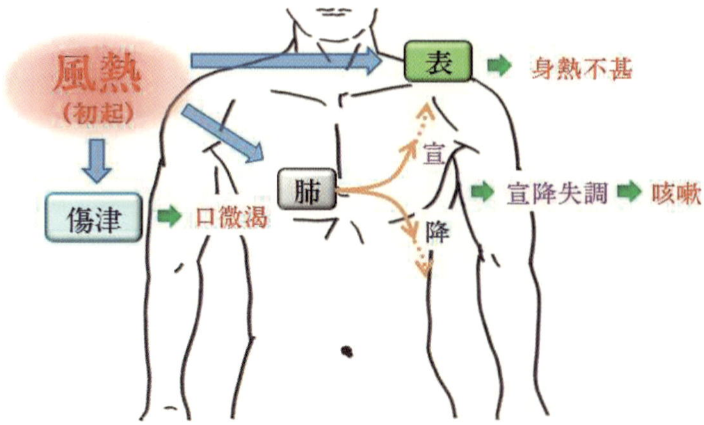

방제 해설

君	桑葉 : 苦寒淸熱 → ① 疏散風熱(肺絡을 走하여 逐風熱) 甘寒滋陰 → ② 生津 菊花 : **(黃菊)辛散輕淸 → ① 散風熱(頭目)** (野菊)苦寒淸熱 → ② 淸熱解毒 (甘菊)甘寒滋陰 → ③ 滋肝陰 * 국화는 3가지 종류가 있는데 본 처방에서는 黃菊이 적합
臣	薄荷 : 辛香 → 散 → ① 宣散風熱(頭目, 咽喉) 連翹 : 寒淸熱(體輕而浮) → ① 散熱(膈上의 熱) 苦寒淸熱 → ② 淸熱解毒 ⇒ 桑葉, 菊花를 助
佐	桔梗 : 辛升 → ① 開提肺氣 杏仁 : 苦降 → 助肅降 → ① 降氣平喘

		蘆根 : 寒淸熱 → ① 淸熱生津 甘寒生津 → ② 生津
	使	生甘草 : 寒淸熱 → ① 淸熱解毒 甘 → ② 調和諸藥
	桑葉 + 菊花 : 桑葉의 散風과 淸消 + 菊花의 散風明目과 淸泄 桔梗 + 杏仁 : 一昇一降 → 폐기능 회복 → 止咳 甘草 + 蘆根 + 桔梗 : 咽喉의 氣機 원활	
약리작용	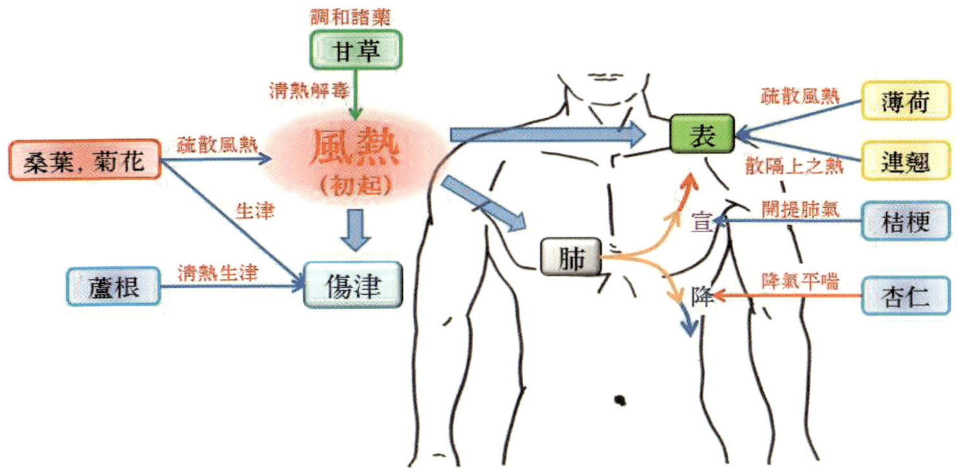	
참고	① 風熱初起의 風熱輕證에 적용 ② 病變中心이 肺經 ⇒ 肺藥(桑葉, 菊花, 杏仁, 桔梗, 蘆根) ③ 薄荷를 重用하면 發汗이 심해 津液 손상이 우려 ⇒ 疏散風熱하며 生津 작용이 있는 桑葉, 菊花를 重用 ④ 外感風熱證 : 吳瑭 "咳, 熱傷肺絡也. 疏散風熱 身不甚熱 病不重, 渴而微" ⑤ "辛凉微苦"의 理法 : 輕淸宣散 藥物로 頭目의 風熱을 疏散, 苦辛宣降의 藥物로 理氣肅肺하여 止咳嗽	

銀翹散 ≪溫病條辨≫

效用	辛凉透表 淸熱解毒				
主治	**溫病初起**. 發熱無汗 或 有汗不暢 微惡風寒 頭痛口渴 咳嗽咽痛 舌尖紅 薄白苔 或 薄黃 浮數脈				
組成	君	連翹 3錢	苦 微寒 / 心	淸熱解毒 消腫散結	6~12g
		金銀花 5錢	甘 寒 / 心 肺 胃	淸熱解毒 凉散風熱 凉血止痢	6~15g
	臣	薄荷 2錢	辛 凉 / 肝 肺	宣散風熱 淸頭目 透疹	2~6g

	荊芥穗 2錢	辛苦 溫 / 肝 肌膚	解表散風 透疹	3～9g
	淡豆豉 3錢	辛甘微苦 微溫 / 肺 胃	解表 除煩 宣發鬱熱	6～15g
	牛蒡子 3錢	辛苦 寒 / 肺 胃	疏散風熱 宣肺透疹 解毒利咽	3～12g
佐	桔梗 2錢	辛苦 平 / 肺 心 胃	宣肺利咽 祛痰排膿	3～9g
	蘆根 2錢	甘 寒 / 肺 胃	淸熱生津 除煩止嘔 利尿	4～15g
	竹葉 2錢	甘淡微辛 寒 / 心 肺	淸熱除煩 生津 利小便	6～16g
使	生甘草 8分	甘 平 / 肺 脾 大腸	調和諸藥 和中緩急 潤肺 解毒	3～10g

증상 분석

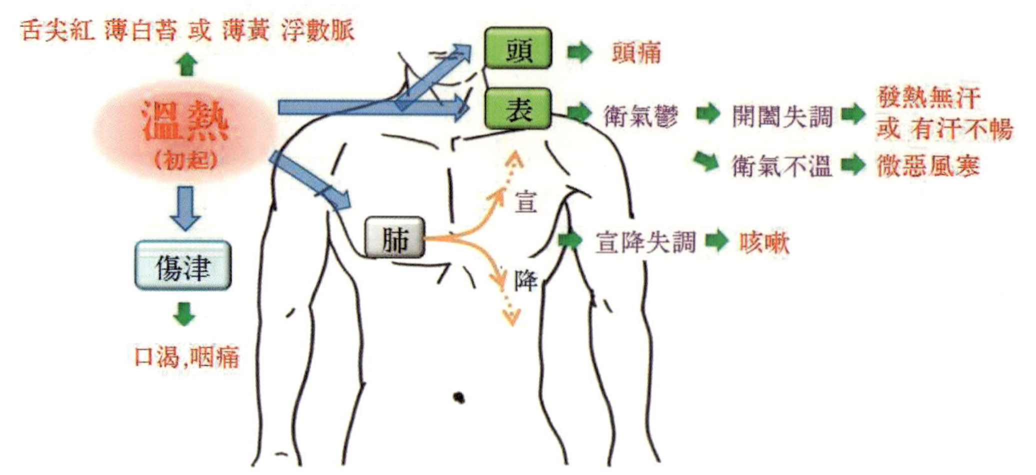

방제 해설

君	連翹 : 寒淸熱(體輕) → ① 散熱(膈上의 熱) 苦寒淸熱 → ② 淸熱解毒 金銀花 : 寒淸熱 → ① 淸熱解毒 芳香 → ② 芳香逐穢
臣	薄荷 : 辛香 → 散 → ① 宣散風熱(頭目, 咽喉) 荊芥 : 辛, 香輕揚 → 散 → 開腠理 → ① 散風 淡豆豉 : 辛散 → ① 解表 牛蒡子 : 辛散 → ① 疏風淸熱, ② 利咽散種
佐	桔梗 : 辛升 → ① 開提肺氣 蘆根 : 寒淸熱 → ① 淸熱生津 甘寒生津 → ② 生津 竹葉 : 苦寒淸熱 → ① 淸熱生津(上焦) 甘淡滲濕 → ② 利水(熱을 이끌어 小便을 利)
使	生甘草 : 寒淸熱 → ① 淸熱解毒 甘 → ② 調和諸藥
金銀花 + 連翹 : 辛凉透散 + 淸熱解毒 + 芳香辟穢	

약리 작용

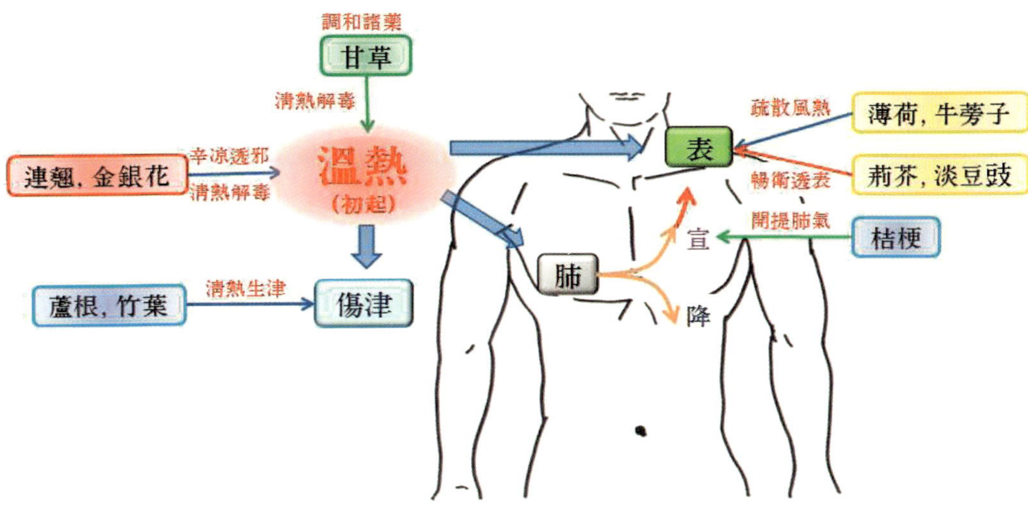

참고

① 溫病初起 風熱邪가 重하고 上焦衛分에 있는 者에게 적용
② 방제의 조성 : 辛凉透散 + 宣肺 + 利咽 + 淸熱 + 生津
③ 辛凉劑 중에 少量의 辛溫劑(荊芥, 淡豆豉) 배오 의의
　ⓐ 肌表 鬱肺之邪의 疏散을 助(辛溫劑는 辛凉劑보다 發散力이 强)
　ⓑ 凉한 약물로 皮毛가 閉塞하고 邪氣가 解消되지 않는 증상 방지
④ 解表劑와 淸熱生津劑 배오 : 風熱로 인한 傷津液을 고려
⑤ 煎湯法 : 辛凉輕劑이므로 오래 달이지 말 것
⑥ 外感 치료의 방법
　ⓐ 外感風寒 : 辛溫解表藥 – 傷寒學說
　ⓑ 外感風熱 : 辛凉解表藥 + 辛溫解表藥 少量(透邪有利) – 溫病學說
⑦ 風溫表證과 風寒表證의 區別 : 溫은 陽邪로 衛陽과 相爭하여 發熱重, 惡寒輕 함
⑧ 桑菊飮과 銀翹散의 비교

방제	桑菊飮	銀翹散
공통약물	連翹, 薄荷, 蘆根, 桔梗, 甘草	
추가약물	桑葉, 菊花, 杏仁	銀花, 牛蒡子, 竹葉, 荊芥, 豆豉
病位	受邪輕淺	受邪相對輕深
主症	咳嗽, 身熱不甚, 口微渴	身熱, 口渴, 咽痛
효능	疏散風熱 + 宣肺	疏散風熱 + 淸熱解毒 + 芳香辟穢
특징	辛凉輕劑 (藥力이 輕하고 힘이 적으므로 初起에 적용)	辛凉平劑 (桑菊飮보다는 邪氣가 强할 때 적용)

附	銀翹湯 ≪溫病條辨≫
效用	滋陰透表
主治	陽明溫病으로 下 후 無汗 脈浮者
組成	金銀花 5錢, 連翹 3錢, 竹葉 2錢, 生甘草 1錢, 麥門冬·生地黃 각 4錢
참고	淸熱透表의 輕劑

麻黃杏仁甘草石膏湯 ≪傷寒論≫

效用	辛凉宣泄 淸肺平喘				
主治	**內熱壅肺證**. 身熱不解 咳逆氣急鼻痛 口渴 有汗 或 無汗 舌苔薄白 或 黃 滑數脈				
組成	君	麻黃 4兩 (去節)	辛微苦 溫 / 肺 膀胱	發汗散寒 宣肺平喘 利水消腫	3~12g
		石膏 半升	辛甘 大寒 / 肺 胃	解肌淸熱 除煩止渴	10~30g
	佐	杏仁 50粒	苦辛 微溫 / 肺 大腸	止咳平喘 潤腸通便	3~10g
	佐使	甘草 2兩 (炙)	甘 平 / 肺 脾 大腸	調和諸藥 和中緩急 潤肺 解毒	3~10g

증상 분석

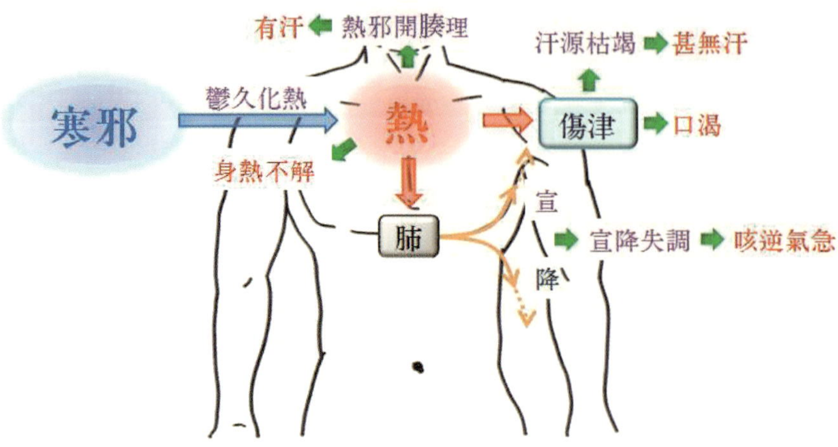

방제 해설	君	麻黃 : 辛升 → 助宣發 → ① 宣肺平喘 辛散 → 腠理를 開泄 → ② 發汗解表 微苦 → 降 → ③ 肺의 肅降을 助 石膏 : 辛散 → ① 肌表의 熱邪를 밀어냄(散表熱) 甘 + 大寒 → 甘寒滋陰 → ② 生津 大寒 → ③ 淸熱(陽明經熱), ④ 麻黃의 溫性을 제어 * 부작용 : 大寒하여 傷胃

	佐	杏仁 : 苦降 → 助肅降 → ① 降氣平喘 微辛 → 升 → ② 麻黃의 宣肺를 助
	佐使	甘草 : 甘 → ① 調和諸藥, ② 辛散의 성질 緩和, ③ 효과를 연장 * 麻黃湯 중 甘草 2배 → ④ 補脾胃 작용(石膏의 부작용을 보완)
	麻黃 + 石膏 : 溫涼宣降, 宣開(麻黃) + 透散(石膏) ⇒ 宣肺達表 石膏 + 甘草 : 生津止渴	
약리 작용	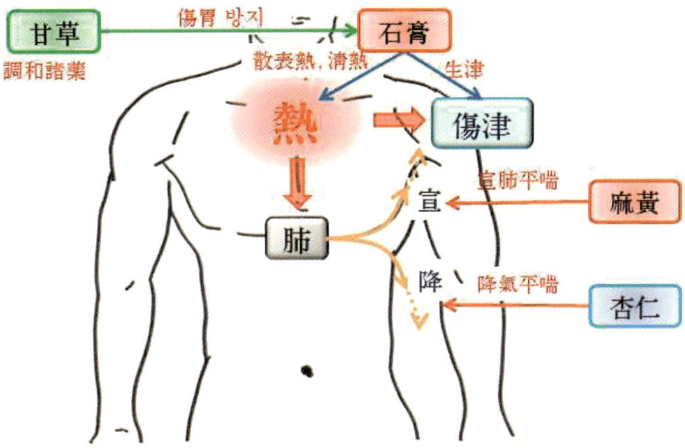	

참고

① 風寒邪가 鬱久化熱하여 咳逆喘急한 者 혹은 溫熱犯肺한 者에게 적용
⇒ 麻黃湯 ⊖ 桂枝(腠理) ⊕ 石膏

② 麻黃과 石膏의 배오 의의
ⓐ 麻黃得 石膏之沈降 : 溫散走表之力 감소, 開肺氣
ⓑ 石膏得 麻黃之宣散 : 直越陽明之勢 완화, 淸肺熱

③ 寒邪의 진행 과정

진행단계	風寒束表 (表寒 重)	風寒閉表 + 化熱(不甚) (外寒 重 / 陽明經熱 重)	陽鬱熱甚 + 表閉熱壅 (外邪 輕 / 裏熱 重)
방 제	麻黃湯	大青龍湯	麻杏甘石湯
주 약	麻黃 3兩, 桂枝 2兩	麻黃 6兩, 桂枝 2兩, 石膏 12g	麻黃 4兩, 石膏 18g
發汗力 비교	中	强	弱
淸熱力 비교	無	弱	强

附	越婢湯	≪金匱要略≫
效用	發汗利水	
主治	**風水挾熱證**. 惡風 全身悉腫 脈浮不渴 續自汗出 無大熱	

組成	麻黃 6兩, 石膏 半斤, 生薑 3兩, 甘草 2兩, 大棗 15枚
참고	① 水在肌表하여 나타나는 全身悉腫에 적용 ⇒ 麻黃 增量, 生薑 加 ② 麻黃 + 石膏 ⇒ 淸泄肺熱, 大棗 + 甘草 ⇒ 益氣健脾(培土制水) ③ 麻杏甘石湯 ⊖ 杏仁 ⊕ 生薑, 大棗

升麻葛根湯 ≪閻氏小兒方論≫

效用	解肌透疹				
主治	**痲疹初起**. 疹發不暢 身熱頭痛 咳嗽 目赤流淚 口渴 舌紅 苔薄而乾 脈浮數				
組成	君	升麻	辛微甘 微寒 / 脾 胃 肺 大腸	發表透疹 淸熱解毒 升擧陽氣	3～9g
	臣	乾葛	辛甘 凉 / 胃 脾	發表解肌 透發痲疹 解熱生津	9～15g
	佐	芍藥	苦酸 微寒 / 肝	養血柔肝 緩中止痛 斂陰收汗	6～24g
	佐使	甘草(炙) 각 등분	甘 平 / 肺 脾 大腸	調和諸藥 和中緩急 潤肺 解毒	3～10g
방제 해설	君	升麻 : 辛升散 → ① 解肌散風, 升陽透疹 寒淸熱 → ② 淸胃解毒			
	臣	葛根 : 辛散 → ① 發表解肌 → ② 透發痲疹 凉淸熱 → ③ 淸胃熱			
	佐	白芍 : 酸 → 斂肝血 → ① 養血 → 補營血, ② 升麻, 葛根의 升散 太過 제어			
	佐使	甘草 : 甘 → ① 調和諸藥			
참고	① 陽明肌表의 痲疹 初起에 적용 ② 升麻와 葛根의 배오 의의 : 陽明之主藥으로 透散, 淸胃, 解毒				

附 宣毒發表湯 ≪痘疹仁端錄≫

效用	解表透疹, 止咳利咽
主治	痲疹 初起의 欲出不出
組成	升麻 · 葛根 · 前胡 · 杏仁 · 桔梗 · 枳殼 · 荊芥 · 防風 · 薄荷葉 · 木通 · 連翹 · 牛蒡子 · 淡竹葉 · 生甘草 * 원서에는 약량이 미기재
참고	① 閉鬱表肺가 重하여 疹出不暢, 身熱無汗, 咳嗽 者에게 적용 ② 升麻葛根湯 ⊖ 芍藥 ⊕ 荊芥, 防風, 薄荷(疏表解肌 증강), 桔梗, 杏仁, 枳殼, 前胡(宣降肺氣), 連翹, 牛蒡子(解毒利咽), 木通, 竹葉(淸心除煩)

竹葉柳蒡湯 ≪先醒齊醫學廣筆記≫

效用	透疹解表 清泄肺胃
主治	**痧疹初起 透發不暢**. 喘嗽 鼻塞流涕 惡寒輕 發熱重 煩悶躁亂 咽喉腫痛 脣乾口渴 苔薄黃而乾 脈浮數

組成				
君	西河柳 5錢	甘辛 平 / 心 肺 胃	發汗透疹	3~10g
臣	荊芥穗 1錢 5分	辛 香 溫 / 肺 肝	解表散風 透疹	4.5~9g
	薄荷 1錢	辛 凉 / 肝 肺	宣散風熱 清頭目 透疹	2~6g
	乾葛 1錢 5分	辛甘 凉 / 胃 脾	發表解肌 透發痲疹 解熱生津	9~15g
	牛蒡子 1錢 5分(炒)	辛苦 寒 / 肺 胃	疏散風熱 宣肺透疹 解毒利咽	3~12g
	蟬蛻 1錢	甘 寒 / 肺 肝	散風除熱 利咽 透疹 退翳 解痙	3~6g
佐	知母 1錢(蜜炙)	苦甘 寒 質潤 / 肺 腎	清熱瀉火 生津潤燥	6~12g
	淡竹葉 30片	甘淡 寒 / 心 胃 小腸	淸心火 除煩熱 利小便	4~12g
	玄參 2錢	甘苦鹹 微寒 / 肺 腎 胃	養血滋陰 瀉火解毒	9~15g
	麥門冬 3錢(去心)	甘 微寒 / 心 肺	養陰潤肺 淸心除煩 益胃生津	6~12g
使	甘草 1錢	甘 平 / 肺 脾 大腸	調和諸藥 和中緩急 潤肺 解毒	3~10g

방제 해설	
君	西河柳 : 溫散風寒, 透疹
臣	荊芥, 薄荷 : 散風疏表 葛根, 牛蒡子, 蟬蛻 : 解肌透疹
佐	知母, 竹葉, 玄參, 麥門冬 : 淸熱除煩, 生津養液
使	甘草 : 調和諸藥, 解毒

참고	① 痲疹初起나 肺胃內熱이 심한 者에게 적용 ② 透疹解表法의 일반적 조성 : 解肌透疹藥 + 疏風散熱 + 淸熱解毒 + 宣降肺氣 + 生津養液 + 調中

柴葛解肌湯 ≪傷寒六書≫

效用	解肌淸熱
主治	**外感風寒 鬱久化熱證**. 惡寒漸輕 身熱增盛 無汗頭痛 目疼鼻乾 心煩不眠 眼眶痛 舌苔薄黃 脈浮微洪

組成

	藥材	性味 / 歸經	效能	用量
君	乾葛 9g	辛甘 凉 / 胃 脾	發表解肌 透發麻疹 解熱生津	9～15g
	柴胡 6g	辛苦 微寒 / 肝 膽	和解表裏 疏肝 升陽	3～15g
臣	白芷 3g	辛 溫 / 肺 胃	散寒除濕 通竅止痛 消腫排膿	6～10g
	羌活 3g	辛 溫 / 膀胱 腎	散寒祛風 除濕止痛	3～9g
佐	石膏 1錢	辛甘 大寒 / 肺 胃	解肌淸熱 除煩止渴	10～60g
	黃芩 6g	苦 寒 / 肺 心 肝 大腸	淸熱燥濕 瀉火解毒 止血 安胎	6～12g
	桔梗 3g	辛苦 平 / 肺 心 胃	宣肺利咽 祛痰排膿	3～9g
	赤芍 6g	苦 微寒 / 肝	淸熱凉血 散瘀止痛	6～12g
	生薑 3片	辛 溫 / 肺 脾 胃	解表散寒 溫中止嘔 化痰止咳	3～18g
	大棗 2枚	甘 溫 / 脾 胃	補脾和胃 益氣生津 調營衛 解藥毒	3～10g
使	甘草 3g	甘 平 / 肺 脾 大腸	調和諸藥 和中緩急 潤肺 解毒	3～10g

＊ 원서에는 약량 미기재

방제해설

君	葛根・柴胡 : 辛凉解肌, 透散陽明, 升陽
臣	白芷 : 通陽明 羌活 : 散太陽
佐	石膏 : 淸透胃熱 黃芩 : 淸泄膽熱 桔梗 : 利咽, 宣暢肺氣 → 疏達皮毛 赤芍 : 凉血祛瘀 生薑・大棗 : 調和脾胃
使	甘草 : 利咽, 調和諸藥

黃芩 + 赤芍 : 一淸氣分, 一淸血分

참고

① 太陽經의 風寒이 풀리지 않아 陽明經, 少陽經으로 轉入 ⇒ 陽明經 위주

② 葛根 + 白芷 + 石膏 : 淸透陽明
柴胡 + 黃芩 : 透解少陽 → 三陽兼治
羌活 : 發散太陽

③ 赤芍의 배오 의의 : 羌活, 白芷 등의 辛溫太過로 인한 燥를 제어

④ 桔梗의 배오 의의 : 諸藥을 三陽經(太陽・少陽・陽明)으로 引經上行

④ 본방제의 배오 특징 : 溫淸併用(辛凉淸熱에 偏重), 表裏同治(疏泄透散에 偏重)

附	柴葛解肌湯	≪醫學心悟≫
效用	解肌淸熱	
主治	**外感風熱, 裏熱盛證.** 不惡寒 口渴 舌苔黃 脈浮數	

組成	柴胡 1錢 3分, 葛根・黃芩・丹皮 각 1錢 5分, 甘草 5分, 芍藥・知母・貝母 각 1錢, 生地黃 2錢
참고	① 柴葛解肌湯 ⊖ 羌活, 白芷, 桔梗, 石膏, 生薑, 大棗 ⊕ 知母, 生地黃, 丹皮, 貝母 ② 惡寒이 없으므로 辛溫香燥한 羌活, 白芷를 減 ③ 裏熱이 盛하므로 知母, 生地黃, 丹皮, 貝母를 加

葱豉桔梗湯 ≪通俗傷寒論≫

效用	疏風解表, 淸肺泄熱
主治	風溫初起의 頭痛身熱 微風惡寒 咳嗽 咽痛 口渴 舌尖紅薄白苔 浮數脈

組成

君	鮮葱白 3~5枚	辛 溫 / 肺 胃	發表通陽 解毒殺蟲	3~10g
	淡豆豉 3~5錢	辛甘微苦 微溫 / 肺 胃	解表 除煩 宣發鬱熱	6~15g
臣	苦桔梗 1~1.5錢	辛苦 平 / 肺 心 胃	宣肺利咽 祛痰排膿	3~9g
	蘇薄荷 1~1.5錢	辛 凉 / 肝 肺	宣散風熱 淸頭目 透疹	2~6g
	連翹 1.5~2錢	苦 微寒 / 心	淸熱解毒 消腫散結	6~12g
佐	山梔子(焦) 2~3錢	苦 寒 / 心 肝 肺 胃 三焦	瀉火除煩 淸熱利尿 凉血解毒	6~18g
	鮮淡竹葉 30片	甘淡 寒 / 心 胃 小腸	淸心火 除煩熱 利小便	4~12g
使	甘草 6~8分	甘 平 / 肺 脾 大腸	調和諸藥 和中緩急 潤肺 解毒	3~10g

방제해설

君	葱白, 淡豆豉 : 通陽發汗, 透解表邪
臣	桔梗 : 宣肺 薄荷, 連翹 : 辛凉疏風散熱
佐	山梔子, 竹葉 : 淸泄膈中鬱熱
使	甘草 : 調和諸藥

참고	① 風溫 初起로 肺氣失宣, 身熱, 微風惡寒, 咽痛口渴이 비교적 심한 者에게 적용 ② 葱豉湯(葱白, 淡豆豉 ⇒ 辛溫解表) ⊕ 桔梗湯(桔梗, 薄荷, 連翹, 梔子, 淡竹葉, 甘草 ⇒ 辛凉解表) ⇒ 偏凉하여 辛凉解表 작용

附 葱豉湯 ≪肘後方≫

效用	通陽發汗
主治	外感初起 惡寒發熱 無汗 頭痛鼻塞

組成	葱白 1握(3枚), 豆豉 1升
참고	복용 후 땀이 나지 않을 때는 葛根 2兩, 升麻 3兩을 加
附	活人葱豉湯 ≪類證活人書≫
效用	發汗解表
主治	傷寒 一, 二日 頭項腰背痛 惡寒脈緊無汗者
組成	豆豉 2大合, 葱白 15莖(3枚), 麻黃 4分, 乾葛 8分

辛涼解表劑의 정리

방 제	銀翹散	桑菊飮	葱豉桔梗湯	麻杏甘石湯
병 기	溫病初起	風溫初起		內熱壅肺
효 능	辛凉解表 淸熱解毒	疏風淸熱 宣肺止咳	疏風解表 淸肺泄熱	辛凉宣泄 淸肺平喘
방제조성	辛凉透散 + 宣肺 + 利咽 + 淸熱 + 生津	辛凉解表 + 宣肺 + 淸熱	辛溫·辛凉解表 + 宣肺 + 淸熱	辛溫解表 + 淸熱 + 宣肺
대표약물	金銀花, 連翹, 豆豉, 桔梗	桑葉, 菊花, 杏仁, 連翹	葱豉湯, 桔梗湯	麻黃, 石膏, 杏仁
변증요점	發熱, 口渴, 咽痛	身熱不甚, 口微渴咳嗽	頭痛身熱, 微風惡寒, 咳嗽, 咽痛	身熱不解, 咳逆氣急鼻痛, 口渴
특 징	表熱重, 辛凉透表力 强, 芳香辟穢 작용	表熱輕證, 淸泄肺熱, 止咳	辛凉解表輕劑	宣泄肺熱力 强

방 제	柴葛解肌湯	升麻葛根湯	竹葉柳蒡湯
병 기	三陽合病	麻疹初起	
효 능	解肌淸熱	解肌透疹	透疹解表 淸泄肺胃
방제조성	辛凉·辛溫解表 + 淸熱 + 活血	解肌透疹 + 養陰	解肌透疹 + 解表 + 利咽 + 淸熱 + 滋陰
대표약물	柴胡, 葛根, 白芷, 羌活, 赤芍	升麻, 葛根, 芍藥	西河柳, 竹葉, 麥門冬, 知母
변증요점	惡寒漸輕 身熱增熱, 無汗頭痛, 心煩不眠	疹發不暢, 身熱頭痛, 咳嗽	發熱重, 煩悶躁亂, 咽喉腫痛, 脣乾口渴
특 징	三陽合病 中 陽明經 偏重	陽明肌表 위주	肺胃內熱 重

3) 扶正解表劑

① 益氣解表의 작용에 따른 氣血陰陽不足으로 인한 正氣虛와 外感으로 인한 表證을 치료하는 방제
② 대표증상 : 陽(氣)虛 或 陰(血)虛證 + 外感風寒證
③ 대표약물
ⓐ 辛溫解表 : 麻黃, 羌活, 防風, 蘇葉
ⓑ 益氣助陽 : 人蔘, 黃芪, 附子, 細辛
ⓒ 辛凉解表 : 葱白, 豆豉, 薄荷, 葛根
ⓓ 滋陰養血 : 玉竹, 地黃, 麥門冬

敗毒散 ≪小兒藥證直訣≫

效用	發汗解表, 散風祛濕				
主治	**氣虛, 外感風寒濕表證.** 憎寒壯熱 頭項强痛 肢體痠痛 無汗 鼻塞聲重 咳嗽有痰 胸膈痞滿 舌苔白膩 浮濡脈 或 浮數 按之無力				
組成	君	羌活 1兩	辛 溫 香 / 膀胱 腎	散寒祛風 除濕止痛	3~9g
	君	獨活 1兩	苦辛 微溫 / 腎 膀胱	祛風除濕 痛痺解表止痛	3~10g
	臣	川芎 1兩	辛 溫 / 肝 膽 心包	活血行氣 祛風止痛	4~12g
	臣	柴胡 1兩	辛苦 微寒 / 肝 膽	和解表裏 疏肝 升陽	3~15g
	佐	桔梗 1兩	辛苦 平 / 肺 心 胃	宣肺利咽 祛痰排膿	3~9g
	佐	枳殼 1兩	苦酸 微寒 / 肺 脾 大腸	理氣寬中 行痰 消積	3~12g
	佐	前胡 1兩	苦辛 微寒 / 肺	祛痰降氣 宣散風熱	3~10g
	佐	生薑 1兩	辛 溫 / 肺 脾 胃	解表散寒 溫中止嘔 化痰止咳	3~9g
	佐	薄荷 1兩	辛 凉 / 肝 肺	宣散風熱 淸頭目 透疹	2~6g
	佐	茯苓 1兩	甘淡 平 / 脾 肺 心	利水滲濕 健脾寧心	5~18g
	佐	人蔘 1兩	甘微苦 微溫 / 脾 肺	大補元氣 固脫生津 安神	2~15g
	使	甘草 半兩	甘 平 / 肺 脾 大腸	調和諸藥 和中緩急 潤肺 解毒	3~10g

<table>
<tr><td>증상 분석</td><td colspan="2">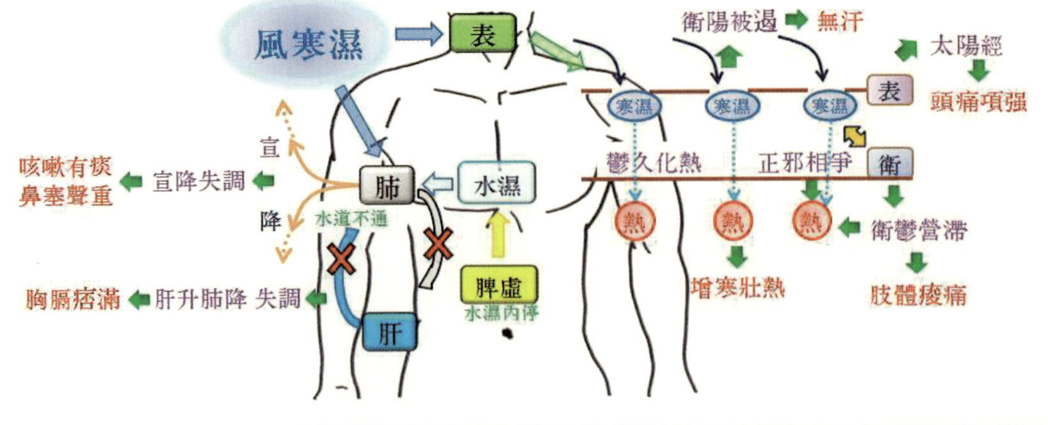
</td></tr>
<tr><td rowspan="5">방제 해설</td><td>君</td><td>羌活 : 辛升 → 達表 → ① 散風寒濕
溫燥濕 → ② 祛濕(上焦)
獨活 : 苦溫燥濕 + 辛散 → 性下行 → ① 祛風除濕(下焦) → ② 止痛
⇒ 散一身上下風寒濕</td></tr>
<tr><td>臣</td><td>川芎 : 辛行溫通 → ① 理氣活血 → 通絡止痛
柴胡 : 辛升 → 入肝 → ① 疏肝解鬱
↘ 入肌表 → ② 辛散解肌</td></tr>
<tr><td>佐</td><td>桔梗 : 辛升 → ① 開提肺氣(胸膈以上)
枳殼 : 苦降 → ① 理氣寬中(胸膈以下)
前胡 : 苦降 → 入肺 → ① 降氣消痰
辛散 → ② 宣散風熱
生薑 : 辛散 → ① 發散風寒
薄荷 : 辛香 → 散 → ① 宣散風熱(頭目, 咽喉)
茯苓 : 甘淡滲濕 → 入脾胃 → ① 滲濕健脾
人蔘 : 甘溫益氣 → ① 扶正(補益의 의미가 아님)</td></tr>
<tr><td>使</td><td>甘草 : 甘 → ① 調和諸藥, ② 辛散의 성질 緩和, ③ 효과를 연장</td></tr>
<tr><td colspan="2">柴胡 + 前胡 : 一升一降 → 氣機宣通 / 疏散風熱 ⇒ 肝左升肺右降
羌活 + 獨活 : 辛溫發散하여 上下의 風寒濕邪를 通治
桔梗 + 枳殼 : 一升一降 → 氣機宣通 ⇒ 除胸腹痞滿</td></tr>
</table>

<table>
<tr><td>약리
작용</td><td>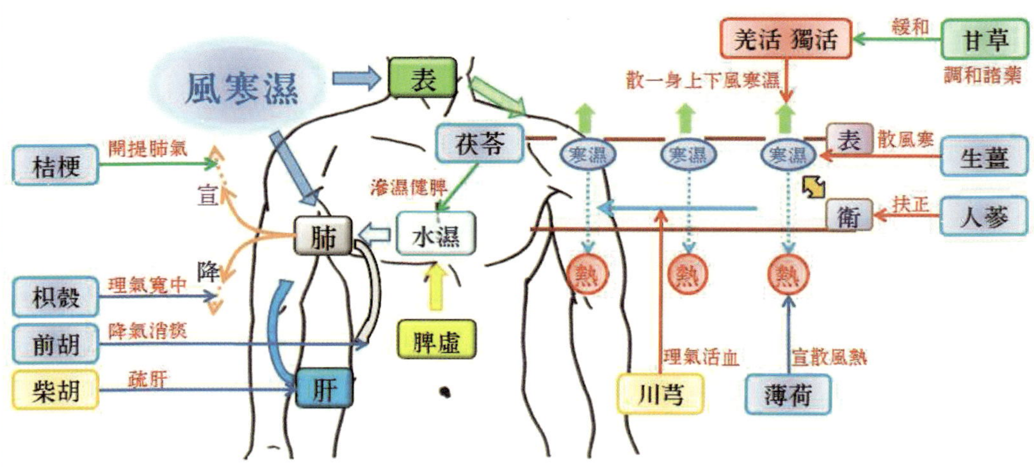
</td></tr>
<tr><td>참고</td><td>① 體虛한 상태에 風寒濕邪를 感受한 者에게 적용(小兒・老人에 적용)
② 병기의 특징
ⓐ 外感風寒濕 → 肌表營衛經絡鬱滯 : 憎寒壯熱, 頭項强痛, 肢體痠痛, 無汗
ⓑ 肺氣不宣 → 痰濕內阻 : 鼻塞聲重, 咳嗽有痰, 胸膈痞滿, 舌苔白膩
ⓒ 脾氣虛弱 : 體倦神疲, 食少懶言, 接之無力
③ 방제의 특징 : 六升 四降 二補 ⇒ 發散에 偏重
五溫 四寒 三平 ⇒ 偏溫
④ 人蔘의 소량 배오 의의 : 氣虛하여 邪氣를 밖으로 내보낼 힘이 없는 상태
⇒ ⓐ 補益이 아닌 扶正하여 祛邪, ⓑ 生津하여 滋汗源, ⓒ 解表藥의 傷正氣 방지,
ⓓ 表實하게 하여 解表發汗 후 재차 外感을 방지
* 甘味는 壅滯하므로 外感風寒의 증상에 多用하면 解表藥의 작용을 방해, 邪氣留停之閉 야기
⑤ 복용 방법 : 약물을 세말하여 薄荷와 生薑을 넣고 복용
⑥ 人蔘의 用量－氣虛의 상태에 따라 3, 5, 7分 적용</td></tr>
</table>

附	荊防敗毒散 ≪攝生衆妙方≫
效用	發汗解表, 消瘡止痛
主治	**瘡腫初起**. 紅腫疼痛 惡寒發熱 無汗不渴 舌苔薄白 浮數脈
組成	羌活・柴胡・前胡・獨活・枳殼・茯苓・荊芥・防風・桔梗・川芎 각 1錢 5分, 甘草 5分
참고	① 敗毒散보다 祛風寒 효력 强 ② 敗毒散 ⊖ 人蔘, 生薑, 薄荷 ⊕ 荊芥, 防風
附	倉廩散 ≪普濟方≫
效用	益氣解表, 敗毒止嘔

主治	**噤口痢**. 下痢 嘔逆不食 食入則吐 惡寒發熱 無汗 肢體酸痛 苔白膩 脈浮濡	
組成	人蔘・茯苓・甘草・前胡・川芎・羌活・獨活・桔梗・枳殼・陳倉米 각 등분, 生薑, 薄荷	
참고	① 痢疾噤口는 毒이 심하고 胃氣가 虛 ⇒ 陳倉米로 胃氣를 滋養 ② 敗毒散 ⊖ 柴胡 ⊕ 陳倉米 각 등분	
附	參蘇飮	≪太平惠民和劑局方≫
效用	益氣解表, 祛痰止咳	
主治	**氣虛外感風寒, 內有痰濕證**. 惡寒發熱 頭痛鼻塞 咳嗽痰多 胸膈滿悶 白苔浮脈	
組成	人蔘・蘇葉・葛根・前胡・半夏・茯苓 각 7錢 半, 陳皮・甘草・桔梗・枳殼・木香 각 5錢, 生薑 7片, 大棗 1個	
참고	① 氣虛外感風寒에 痰濕, 氣滯를 겸한 者에게 적용 ② 敗毒散에 비해 氣虛의 정도가 重 ⇒ 노약자와 신체 허약자에게 적합 ③ 敗毒散 ⊖ 柴胡, 川芎, 羌活, 獨活, 薄荷 ⊕ 蘇葉, 葛根, 半夏, 陳皮, 木香, 大棗	

麻黃附子細辛湯 ≪傷寒論≫

效用	助陽解表				
主治	1. **素體陽虛, 外感風寒證**. 發熱 畏寒劇甚 神疲欲寐 脈沈微 2. **暴啞**. 突發聲音嘶啞 失音不語 咽喉疼痛 惡寒發熱 神疲欲寐 舌淡苔白 脈沈無力				
組成	君	麻黃 2兩(去節)	辛微苦 溫 / 肺 膀胱	發汗散寒 宣肺平喘 利水 消腫	3~12g
	君	附子 1枚(炮, 去皮)	辛甘 大熱 / 心 脾 腎	回陽補火 散寒除濕	3~15g
	佐	細辛 2兩	辛 溫 / 肺 腎 心	祛風散寒 通竅止痛 溫肺 化飮	1~3g
증상 분석	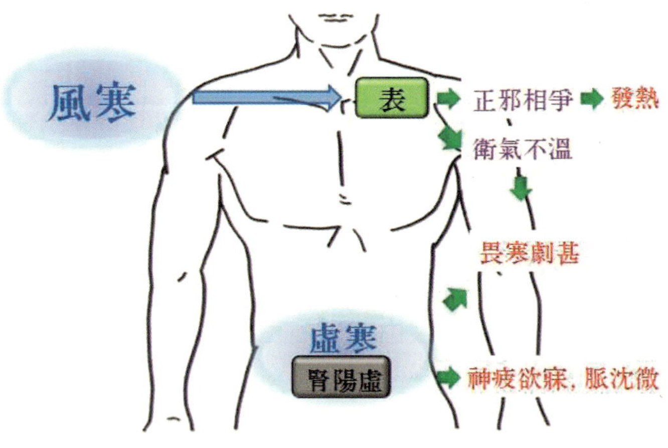				

방제해설	君	麻黃 : 辛升 → 助宣發 → ① 宣肺平喘 辛散 → 腠理를 開泄 → ② 發汗解表 附子 : 大熱(少量, 炮製) → 少火生氣 → ① 補命門火 → ② 逐寒
	佐	細辛 : 辛散溫陽 → 入腎 → ① 散少陰伏寒(助附子)
약리작용	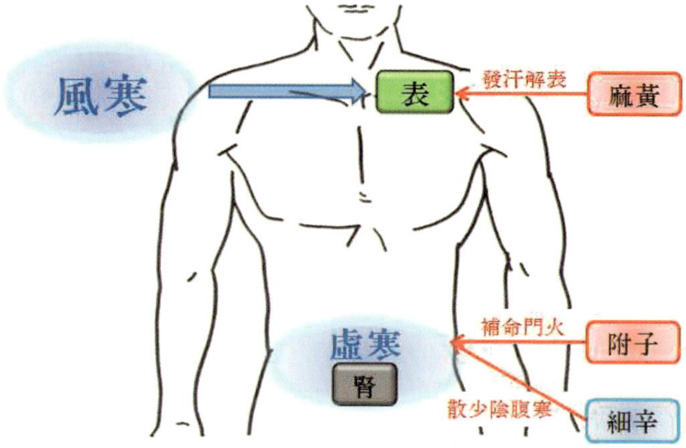	
참고	① 陽虛에 外感風寒을 겸한 者에게 적용 ② 방제의 특징 : 補散兼施 ③ 陽虛로 인한 下利淸穀, 四肢厥逆, 脈微欲絶의 증상이 있는 者에게는 忌 ⇒ 先溫其裏, 乃攻其表	

附	再造散	≪傷寒六書≫
效用	助陽益氣, 發汗解表	
主治	**陽氣虛弱 + 感冒風寒**. 頭痛身熱惡寒 熱輕寒重 無汗肢冷 倦怠嗜臥 面色蒼白 言語低微 舌淡苔白 脈沈無力 或 浮大無力	
組成	黃芪 6g, 人蔘・桂枝・熟附子・羌活・防風・川芎・生薑 각 3g, 細辛 2g, 甘草 1.5g * 원서에는 약량 미기재	
참고	陽虛, 風寒 모두 重 ⇒ 無陽證에 적용	
附	麻黃附子甘草湯	≪傷寒論≫
效用	助陽益氣, 發汗利尿	
主治	少陰病으로 인한 惡寒身疼 無汗 微發熱 脈沈微者 또는 水病으로 인한 身面浮腫 氣短 小便不利 沈小脈	
組成	麻黃 2兩, 炙甘草 2兩, 附子 1枚(炮, 去皮)	
참고	① 麻黃附子細辛湯보다 병세가 輕, 發汗力 緩慢 ② 麻黃附子細辛湯 ⊖ 細辛 ⊕ 甘草	

葱白七味飮 ≪外臺秘要≫

效用	養血解表				
主治	**血虛外感風寒證**. 頭痛身熱 微寒無汗				
組成	君	生葱白 1升	辛 溫 / 肺 胃	發表通陽 解毒殺蟲	3～10g
	臣	乾葛 6合	辛甘 凉 / 胃 脾	發表解肌 解熱生津 昇陽止瀉	9～15g
		新豆豉 1合	辛甘微苦 微溫 / 肺 胃	解表 除煩 宣發鬱熱	6～15g
		生薑 2合	辛 溫 / 肺 脾 胃	解表散寒 溫中止嘔 化痰止咳	3～18g
	佐	生麥門冬 6合 (去心)	甘 微寒 / 心 肺	養陰潤肺 淸心除煩 益胃生津	6～12g
		乾地黃 6合	甘 寒 / 心 肝 腎	淸熱凉血 養陰生津	9～15g
		勞水 8升(국자로 1천 번 떠올린 물)			
방제해설	君	葱豉 : 溫和發汗			
	臣	葛根 : 發汗解肌 豆豉 : 解表 生薑 : 解表散寒			
	佐	麥門冬・乾地黃 : 養血滋陰(血汗同源) 勞水 : 養脾胃, 滋汗源			
참고	① 血虛에 表證을 겸한 者에게 적용(병후 陰血虧虛한 者, 失血 후 風寒에 感受된 者) ② 葱白, 豆豉, 葛根, 生薑 ⇒ 發汗力이 강하지 않은 약물들의 배오(傷正氣 방지) ③ 葛根의 배오 의의 : 陽明之氣를 升發시켜 發汗解表 작용을 촉진				

加減葳蕤湯 ≪通俗傷寒論≫

效用	滋陰淸熱, 發汗解表				
主治	**素體陰虛, 外感風熱證**. 頭痛身熱 微惡風寒 無汗 或 有汗不多 舌赤數脈 咳嗽心煩 口渴 咽乾				
組成	君	生葳蕤 2～3錢	甘 微寒 / 肺 胃	養陰潤燥 生津止渴	6～12g
	臣	生葱白 2～3枚	辛 溫 / 肺 胃	發表通陽 解毒殺蟲	3～10g
		淡豆豉 3～4錢	辛甘微苦 微溫 / 肺 胃	解表 除煩 宣發鬱熱	6～15g
		蘇薄荷 1～1.5錢	辛 凉 / 肝 肺	宣散風熱 淸頭目 透疹	2～6g
		桔梗 1～1.5錢	辛苦 平 / 肺 心 胃	宣肺利咽 祛痰排膿	3～9g

	佐	東白薇 5分～1錢	苦鹹 寒 / 胃 肝 腎	清熱凉血 利尿通淋 解毒療瘡	4.5～9g
		大棗 2枚	甘 溫 / 脾 胃	補脾和胃 益氣生津 調營衛 解藥毒	3～10g
	使	甘草 5分(炙)	甘 平 / 肺 脾 大腸	調和諸藥 和中緩急 潤肺 解毒	3～10g
방제해설	君	葳蕤 : 滋陰生津潤肺			
	臣	葱豉湯(葱白, 淡豆豉) : 通陽發汗 薄荷 : 疏風散熱 桔梗 : 宣肺止咳			
	佐	白薇 : 益陰凉血, 淸熱除煩 大棗 : 甘潤滋脾			
	使	甘草 : 調和諸藥			
참고	① 陰虛內熱에 外感風熱을 겸한 者에게 적용 ② 주의 : 表證에는 일반적으로 陰柔滋膩藥과 苦寒藥을 愼用 ⇒ 解表 작용 방해 ③ 葳蕤湯 ⊖ 麻黃, 獨活, 杏仁, 川芎, 青木香, 石膏 ⊕ 桔梗, 淡豆豉, 薄荷, 大棗				

附	葳蕤湯 ≪備急千金要方≫
效用	消風解表 清熱養陰
主治	風溫病, 脈陰陽俱浮. 汗出體重 兼喘息 形狀不仁 嘿嘿不欲寐 下之則小便難 發汗則譫語
組成	葳蕤·白薇·麻黃·獨活·杏仁·川芎·甘草·青木香 각 2兩, 石膏 3兩
참고	一寒一熱하며 芒硝, 大黃 3兩을 加

扶正解表劑의 정리

방제	敗毒散	麻黃附子細辛湯	葱白七味飮	加減葳蕤湯
병기	氣虛 + 外感風寒濕	陽虛 + 外感風寒	血虛 + 外感風寒	陰虛 + 外感風熱
효능	發汗解表 散風祛濕	助陽解表	養血解表	滋陰淸熱 發汗解表
방제조성	辛溫解表 + 理氣 + 扶正	辛溫解表 + 溫陽	辛溫解表 + 滋陰養血	養陰 + 辛溫解表 + 宣肺 + 淸熱
대표약물	羌活, 獨活, 人蔘	麻黃, 附子, 細辛	葱豉湯, 麥門冬, 乾地黃	葳蕤, 葱豉湯
변증요점	憎寒壯熱, 肢體痠痛, 胸膈痞滿, 咳嗽有痰	發熱輕, 畏寒劇甚, 脈沈微	頭痛身熱, 微寒無汗 (面色蒼白, 頭暈 가능)	頭痛身熱, 惡寒發熱

2. 瀉下劑

❀ 通便, 瀉熱, 攻積, 逐水 등의 작용으로 裏實證을 치료하는 방제

概說

① 裏實證의 의미 : 여기서 말하는 實은 虛實의 實이 아니라 有形의 實邪를 가리킴
② 立法 原則 : "其實者, 散而瀉之", "其下者, 引而竭之" ⇒ 八法 중 下法에 屬
③ 裏實證의 구분

구 분		대표증상	治 法
裏實證	熱結	大便秘結, 脘腹痞滿脹痛拒按, 身熱不惡寒 或 潮熱汗出, 舌苔黃膩, 脈數而有力	寒下法
	寒結	大便秘結, 脘腹脹滿, 腹冷喜溫, 手足不溫, 甚則厥冷, 脈沈緊	溫下法
	燥結	大便秘結, 小便短赤 或 身熱, 口乾, 腹脹 或 痛, 舌紅苔黃, 脈滑數	潤下法
	水結	懸飮, 水腫	逐水法

＊ 裏實正虛 + 大便秘結의 경우에는 攻補兼施劑 참조

④ 사용 시 주의사항
ⓐ 表邪未解, 裏已成實者는 先解表後治裏, 表裏俱急者는 表裏雙解劑 사용
ⓑ 瀉下劑(潤下劑 제외)는 峻烈之劑이므로 孕婦, 産後, 月經期 및 年老體弱, 病後期津傷 및 亡血者에게는 愼用
ⓒ 瀉下劑는 쉽게 胃氣를 傷하게 하므로 효과가 나타나면 즉시 복용 중지
ⓓ 기름진 것 혹은 소화가 잘 되지 않는 음식물은 가급적 삼가하여 胃氣가 몹시 상하는 것을 방지

瀉下劑의 종류 및 대표방제

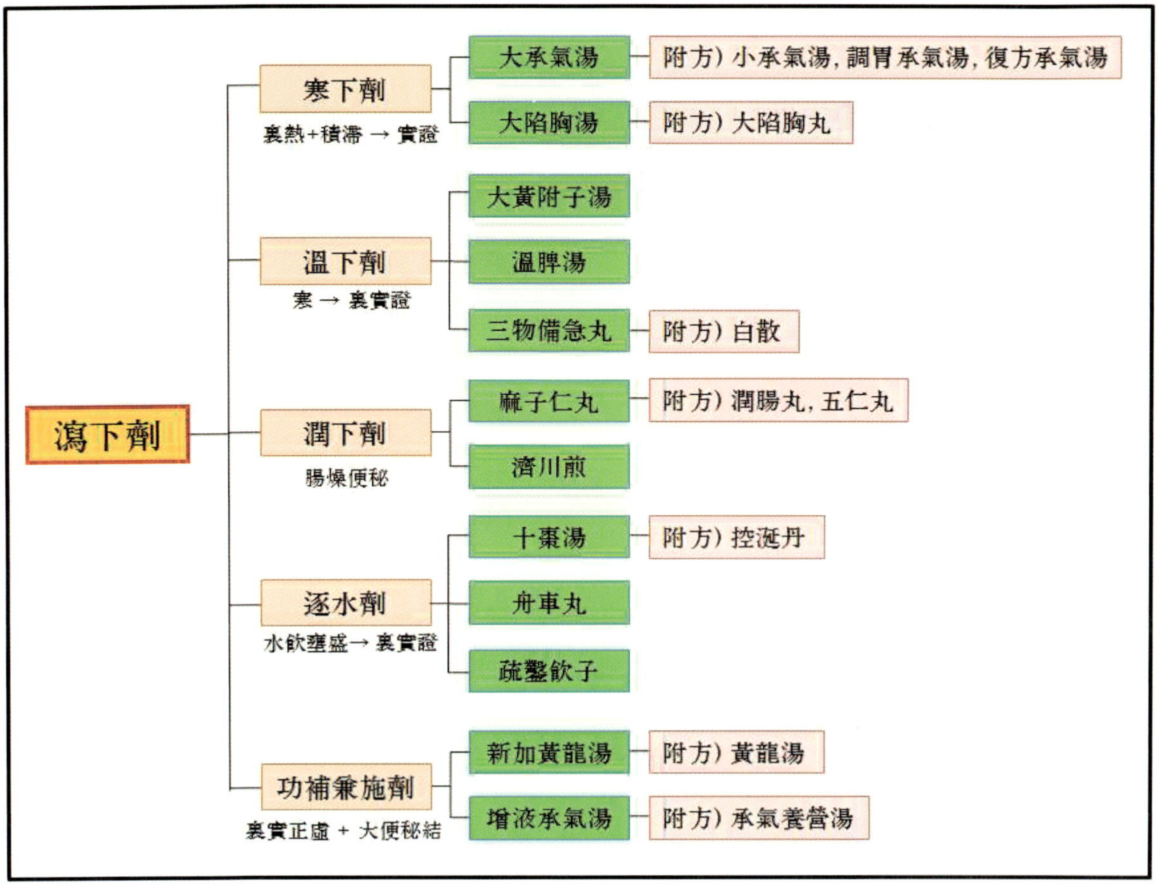

生理 · 病理 짚고 넘어가기 : 大便의 생성 과정

臟 腑	生 理	病 理
肺 – 大腸	肺 : 宣發 肅降 大腸 : 傳道之官 變化出焉	大便乾結難下 : 大腸津虧, 腸道失潤 裏急後重 : 濕熱蘊結大腸, 傳道失職
脾 – 胃	胃 : 降濁, 腐熟 → 大 · 小腸 脾 : 升淸, 運化 → 上焦(肺心)	胃强脾弱 : 胃의 吸收能力 强 / 脾의 運化能力 弱 → 대부분의 水液이 膀胱으로 排出되어 小便頻數, 便秘 * 胃强脾弱 : 陰陽平衡理論으로 사실상 胃弱 胃强 – 胃熱로서 병리적 상태
腎 – 膀胱	膀胱(괄약근) → 開合 : 腎主管 大便 肛門 → 開合 : 腎主管	二便不利 : 泄瀉(尿少), 便秘(尿多) 腎陽虛弱, 下元氣化無力 : 小便淸長 大便秘結

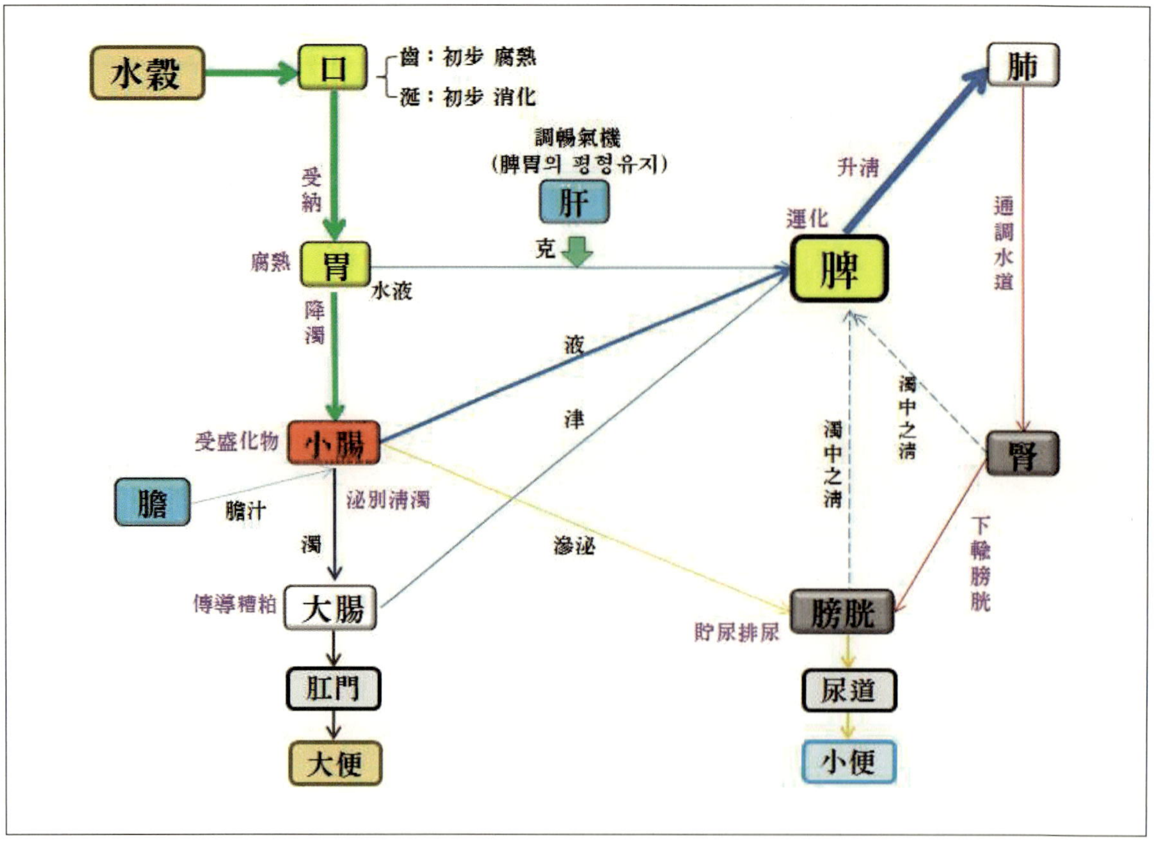

1）寒下劑

① 峻下熱結의 작용으로 裏熱과 積滯가 서로 맺힌 實證을 치료하는 방제

② 대표증상 : 大便秘結, 脘腹痞滿脹痛拒按, 身熱不惡寒 或 潮熱汗出, 舌苔黃膩, 脈數而有力

③ 대표약물 : 大黃, 芒硝

* 주의 : 大苦大寒하여 傷胃

大承氣湯	≪傷寒論≫
效用	峻下熱結
主治	1. **陽明腑實證**. 大便秘結 失氣頻繁 脘腹痞滿 腹痛拒按甚 或 潮熱譫語 手足濈然汗出 舌苔黃燥起刺 或 焦黑燥裂 沈實脈 2. **熱結旁流證**. 下利清水 便色純青而臭穢 臍腹疼痛 按之堅硬有塊 口舌乾燥 脈滑實 3. 裏熱實證의 熱厥, 痙病 或 發狂

組成	君	大黃 4兩	大苦 大寒 / 脾 胃	瀉熱通腸 凉血解毒 逐瘀經痛	3~30g
	臣	芒硝 3合	鹹苦 寒 / 胃 大腸	瀉熱通便 潤燥軟堅 淸火消腫	5~15g
	佐	厚朴 8兩	辛苦 溫 / 脾 胃	行氣燥濕 消痰平喘 消積 下氣	4~12g
		枳實 5枚	苦辛酸 微寒 / 脾 胃	破氣散痞 瀉痰 消積	6~12g

증상 분석

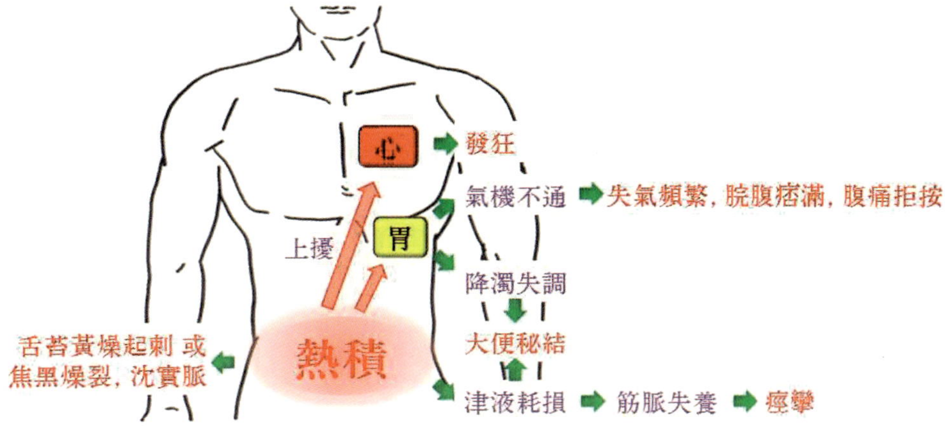

방제 해설		
	君	大黃 : 大苦 → 下降 → ① 瀉有形之積(氣分・血分) 大寒 → 淸熱 → ② 瀉熱 ⇒ **實을 祛**
	臣	芒硝 : 鹹軟堅 → ① 軟堅熱積 苦降 → ② 軟堅된 積을 瀉下 ⇒ **燥를 祛**
	佐	厚朴 : 辛散濕 + 苦溫燥濕 + 芳香化濕 → ① 祛濕滿 辛散苦降 → ② 祛實滿 ③ 溫性과 辛味로 大苦大寒을 佐 ⇒ **滿을 祛** 枳實 : 苦降 → ① 破氣除痞 ⇒ **痞를 祛**
		大黃 + 芒硝 : 苦寒 + 鹹苦寒 → 相互促進, 消痰散結, 瀉熱導滯, 攻下破積, 通便除滿 (芒硝의 鹹味로 軟堅하고 苦味로 瀉下하며 大黃의 瀉下力을 助) 枳實 + 厚朴 : 苦味로 破氣消積 + 辛味로 行氣消滯 ⇒ 痞滿을 祛

약리작용	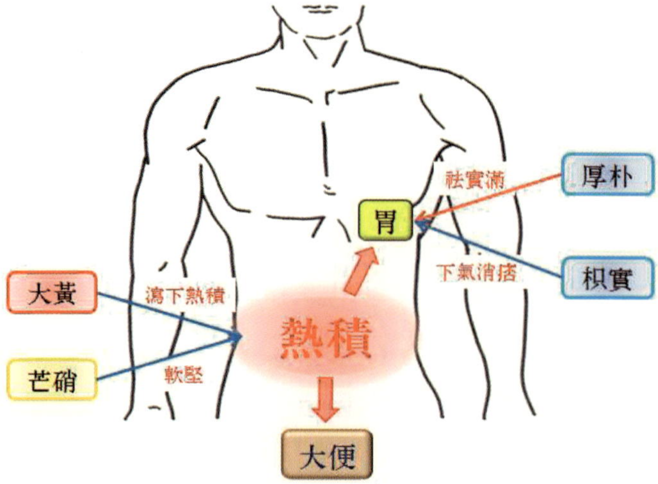

참고	① 實熱積滯가 腸胃에 壅結된 증상(陽明腑實證, 熱結旁流證, 熱厥, 痙病, 發狂)에 적용 ② 主症의 귀납 : 痞, 滿, 燥, 實 ⇒ 燥, 實이 주요 病因이자 主症 ⓐ 痞 : 心下(胃上脘)閉塞硬堅 ⓑ 滿 : 脘腹脹滿 ⓒ 燥 : 腸中燥屎乾結(燥屎) ⓓ 實 : 腹痛大便不通(積滯) ③ 煎湯法 : 厚朴과 枳實을 先煎한 후 大黃을 넣고 달인 후 다시 芒硝를 넣고 煎湯 ⇒ 大黃의 瀉下 작용 增强("生者 氣銳而先行, 熟者 氣鈍而氣緩") ④ 瀉下力이 강하므로 孕婦, 月經期 愼用, 大便通暢하면 복용 중지

附	小承氣湯 ≪傷寒論≫
效用	輕下熱結
主治	**陽明腑實輕證**. 譫語潮熱 大便秘結 脘腹痞滿 舌苔老黃 脈滑 或 痢疾初起 腹中脹痛 裏急後重
組成	大黃 4兩, 厚朴 2兩, 枳實 3枚
참고	① 陽明腑實輕證에 적용 ② 大承氣湯 ⊖ 芒硝 ⇒ 實・痞・滿을 치료(氣滯에 편중) ③ 痢疾初起에도 적용 ⇒ 通因通用法 ④ 煎湯法 : 모두 같이 煎 → 大黃의 瀉下力 緩和

附	調胃承氣湯 ≪傷寒論≫
效用	緩和熱結
主治	**陽明病胃腸燥熱證**. 大便秘結 口渴心煩 蒸蒸發熱 或 腹中脹滿 或 譫語 苔黃 脈滑數
組成	大黃 4兩, 芒硝 半升, 甘草 2枚

참고	① 陽明病胃腸燥熱證에 적용 ② 大承氣湯 ⊖ 枳實, 厚朴 ⊕ 甘草 ⇒ 燥, 實을 치료 ③ 煎湯法 : 大黃과 甘草를 同煎한 후 芒硝를 넣고 煎湯 ④ 大承氣湯, 小承氣湯, 調胃承氣湯의 비교

方 劑	공통점	輕重	傳 入	症 狀			
大承氣湯	① 陽明腑實熱證 ② 淸瀉熱結작용 ③ 苦寒攻下의 大黃사용	重症	病邪陽明經 → 直入陽明府	痞	滿	燥	實
小承氣湯		中症	少陽 → 陽明府	痞	滿	×	實
調胃承氣湯		輕症	太陽 → 陽明府	×	×	燥	實

附	復方承氣湯 ≪中西醫結合治療急腹症≫
效用	通利攻下 行氣活血
主治	단순성 腸梗阻, 陽明腑實에 속하는 氣脹이 명확한 者
組成	厚朴 15~20g, 炒萊菔子 15~30g, 枳殼・赤芍 각 15g, 桃仁 9g, 大黃(後下), 芒硝(冲服) 9~15g
참고	大承氣湯 ⊕ 萊菔子, 桃仁, 赤芍 ⇒ 降氣潤腸力 강화

大陷胸湯 ≪傷寒論≫

效用	瀉熱 逐水
主治	**水熱互結之結胸證(늑막염)**. 心下(胃上脘)疼痛 拒按 按之硬 或 心下(胃上脘)에서 少腹까지 硬滿疼痛 短氣煩躁 大便秘結 舌上燥而渴 日晡小有潮熱 舌紅 苔黃膩 或 兼水滑 脈沈緊 或 沈遲有力

組成				
君	甘遂 1錢匕	苦 寒 / 肺 腎 大腸	瀉水逐飮 逐痰散結	0.5~1.5g
君	大黃 6兩	大苦 大寒 / 脾 胃	瀉熱通腸 凉血解毒 逐瘀經痛	3~30g
佐	芒硝 1升	鹹苦 寒 / 胃 大腸	瀉熱通便 潤燥軟堅 淸火消腫	5~15g

<table>
<tr><td>증상
분석</td><td colspan="2">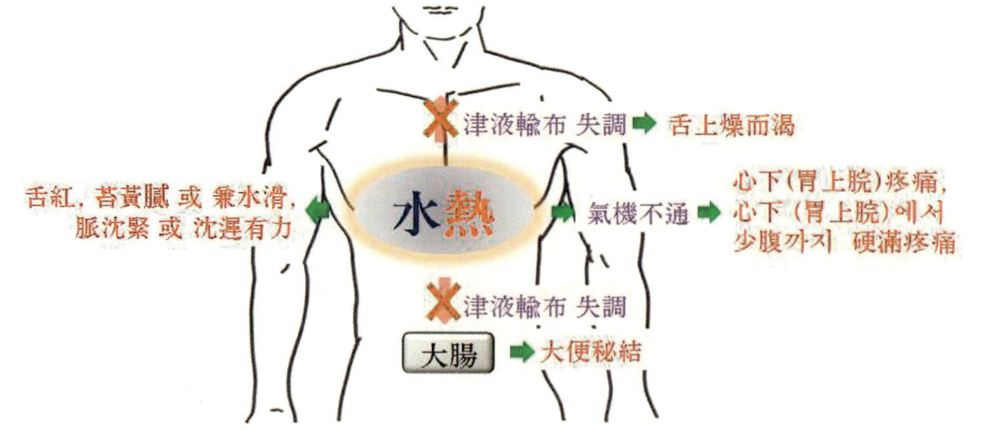
</td></tr>
<tr><td rowspan="2">방제
해설</td><td>君</td><td>甘遂 : 苦降 → ① 瀉水逐飮(經絡之水濕)↘
苦寒淸熱 → ② 瀉熱 → 膈中水熱을 小便으로 出
大黃 : 大苦 → 下降 → ① 瀉有形之積(氣分 · 血分)
大寒 → 淸熱 → ② 瀉熱</td></tr>
<tr><td>佐</td><td>芒硝 : 鹹軟堅 → ① 軟堅熱積
苦降 → ② 軟堅된 積을 瀉下</td></tr>
<tr><td>약리
작용</td><td colspan="2">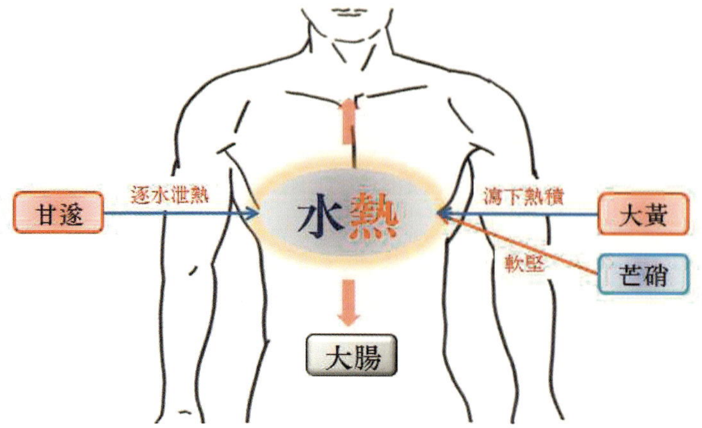
</td></tr>
<tr><td>참고</td><td colspan="2">① 心下(胃上脘)에 水熱互結된 者에게 적용(늑막염에 효과)
② 結胸의 생성
ⓐ ≪傷寒貫珠集≫ : 胃는 水穀이 함께 있는 곳으로 淸濁이 분리되지 않아 여기에 邪氣가 들어가면 結胸(胃爲都會, 水穀竝居, 淸濁未分, 邪氣入之, 來痰雜食, 相結不解, 則成結胸)
ⓑ ≪傷寒論≫ : 邪熱과 水飮이 內蘊되어 胸中에 맺혀서 생기는 증상(水와 熱이 엉킴) 평소 痰水實邪 + 太陽表證 → 下法을 誤用(表邪內陷 / 化熱) → 痰水가 엉켜 흉곽에 머무름
③ 煎湯法 : 大黃을 달인 다음 芒硝를 넣고 달인 후 甘遂末을 넣고 溫服 ⇒ 治上者制宜緩
④ 瀉熱逐水散結의 峻劑이므로 快痢를 얻으면 복용 중지</td></tr>
</table>

附	大陷胸丸 ≪傷寒論≫
效用	瀉熱逐水
主治	**結胸證**. 胸中硬滿而痛 項强痓症
組成	大黃 半斤, 葶藶子·芒硝·杏仁 각 半升, 甘遂·蜂蜜
참고	① 大陷胸湯 ⊕ 葶藶子, 杏仁, 蜂蜜 ② 복용 방법 : 앞의 4味를 丸으로 만들어 甘遂末 1錢匕를 찧어 꿀 2合에 물 2升으로 달여 1升을 취하여 하룻밤이 지난 후에 溫服

寒下劑의 정리

방　제	大承氣湯	大陷胸湯
병　기	陽明腑實證	水熱互結 → 結胸證
효　능	峻下熱結	瀉熱逐水
방제조성	瀉下 + 軟堅 + 導滯	逐水 + 瀉下 + 軟堅
대표약물	大黃, 芒硝, 厚朴, 枳實	甘遂, 大黃, 芒硝
변증요점	腹脹痞滿, 腹痛拒按	心下(胃上脘)에서 少腹까지 硬滿劇痛

2) 溫下劑

① 攻下冷積의 작용을 통하여 寒으로 인한 裏實證을 치료하는 방제
② 대표증상 : 大便秘結, 脘腹脹滿, 腹冷喜溫, 手足不溫, 甚則厥冷, 脈沈緊
③ 대표약물 : 巴豆, 瀉下藥 + 溫裏藥

大黃附子湯 ≪金匱要略≫

效用	溫陽散寒 瀉結行滯				
主治	**寒積裏實證**. 腹痛便秘 脇下偏痛 發熱 手足厥逆 舌苔白膩 緊弦脈				
組成	君	大黃 3兩	大苦 大寒 / 脾 胃	瀉熱通腸 凉血解毒 逐瘀經痛	3~12g
		附子 3枚	辛 甘 大熱 / 心 脾 腎	回陽補火 散寒除濕	1~15g
	佐	細辛 2兩	辛 溫 / 肺 腎 心	祛風散寒 通竅止痛 溫肺化飮	1~3g

<table>
<tr><td>증상
분석</td><td colspan="2">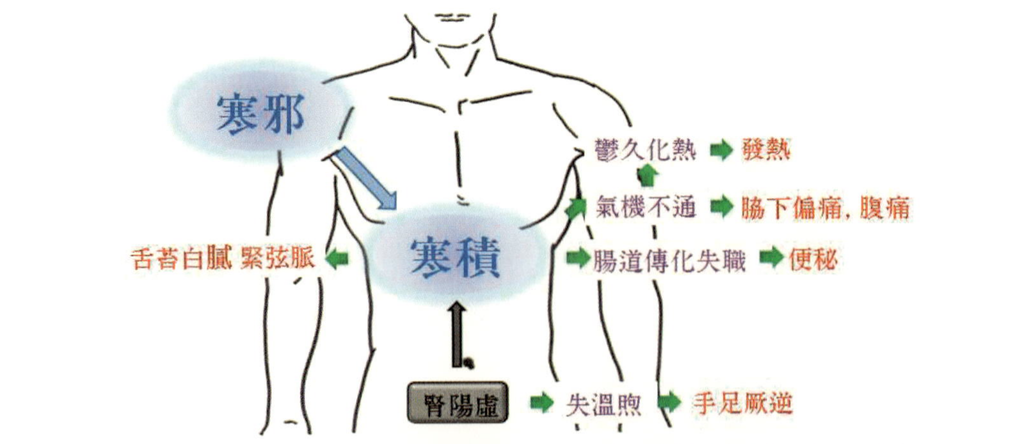
</td></tr>
<tr><td rowspan="3">방제
해설</td><td>君</td><td>大黃 : 大苦 → 下降 → ① 瀉有形之積(氣分·血分)
大寒 → 淸熱 → ② 瀉熱
附子 : 大熱(大量, 生用) → 走十二經絡 → ① 散寒通絡(溫四肢)</td></tr>
<tr><td>佐</td><td>細辛 : 辛散溫陽 → 入腎 → ① 散少陰伏寒(附子를 助)</td></tr>
<tr><td colspan="2">附子 + 細辛 : 溫腎 + 逐寒 ⇒ 祛寒溫陽작용 증강</td></tr>
<tr><td>약리
작용</td><td colspan="2">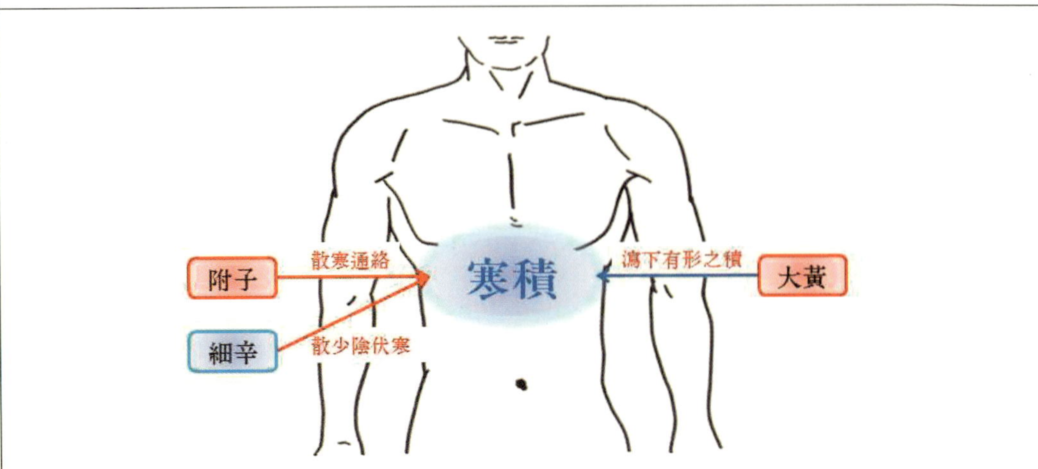
</td></tr>
<tr><td>참고</td><td colspan="2">① 陽虛의 상태에서 寒邪直中으로 인한 寒積證에 적용(주로 實證이 많고 虛證은 적음)
② 大黃과 附子, 細辛의 배오 의의 : 附子, 細辛의 溫熱之性으로 大黃의 寒性을 제약, 瀉下작용만 取 ⇒ "去性存用" 之意
* 大苦大溫한 藥物이 없어 附子를 佐로 삼아 藥對로 大黃을 사용
③ 承氣湯類(4兩)보다 大黃(3兩)의 양은 적으며 麻黃附子細辛湯(1枚)보다 附子(3枚)의 양은 많음
④ 附子의 用量에 따른 효능
ⓐ 生用하거나 大量(5~15g) 사용 시에는 逐寒에 偏重 ⇒ 본방에서는 逐寒의 효능이 위주</td></tr>
</table>

ⓑ 炮製하거나 少量(1～3g) 사용 시에는 補火에 偏重

⑤ 麻黃附子細辛湯과 大黃附子細辛湯의 비교

方 劑	辨 證	組 成	附子의 作用	治 法
麻黃附子細辛湯	少陰病, 發熱, 脈沈	麻黃 2兩, 細辛 2兩, 附子 1枚	溫補命門(主) + 溫通經脈	助陽解表
大黃附子細辛湯	腹痛便秘, 手足厥逆, 脈弦緊	大黃 3兩, 細辛 2兩, 附子3枚	溫補命門 + 溫通經脈(主)	溫下寒積

溫脾湯 ≪備急千金要方≫

效用	溫補脾陽 攻下冷積
主治	**陽虛寒積證**. 冷積便秘 久痢赤白 腹痛 手足不溫 沈弦脈

組成

君	大黃 4兩	大苦 大寒 / 脾 胃	瀉熱通腸 凉血解毒 逐瘀經痛	3～12g
君	附子 大 1枚	辛 甘 大熱 / 心 脾 腎	回陽補火 散寒除濕	1～15g
臣	乾薑 2兩	辛 大熱 / 脾 胃 肺	溫中逐寒 回陽通脈	3～9g
佐	人蔘 2兩	甘 微溫 / 脾 肺	大補元氣 固脫生津 安神	6～30g
使佐	甘草 2兩	甘 平 / 脾 胃 肺 心	調和諸藥 和中緩急 潤肺 解毒	3～10g

증상분석

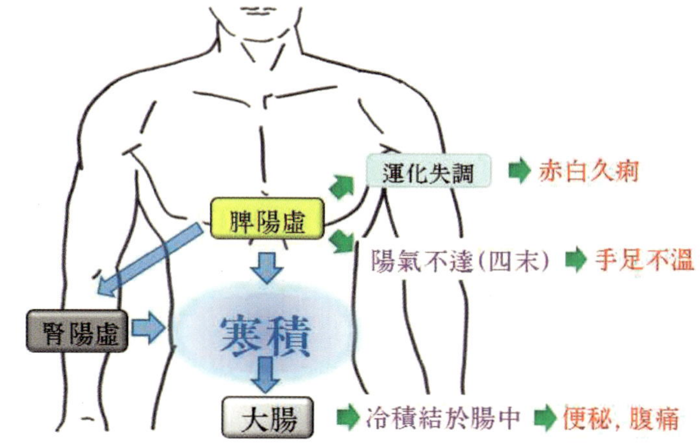

방제해설

君	大黃 : 大苦 → 下降 → ① 瀉有形之積(氣分·血分) 大寒 → 淸熱 → ② 瀉熱 附子 : 大熱(少量, 炮製) → 少火生氣 → ① 補命門火 → ② 逐寒
臣	乾薑 : 辛熱 ，① 補脾陽 ，② 溫陽去寒(中焦), ③ 附子의 작용을 助
佐	人蔘 : 甘溫益氣 → ① 補脾氣

	佐使	甘草 : 甘 → ① 調和諸藥 甘草 2兩 → ② 補脾胃 작용
	附子 + 乾薑 : 補腎陽(先天) + 補脾陽(後天) 大黃 + 附子 : 一寒一熱, 寒熱相濟, 陰陽調和, 共收振脾陽通大便之功	

약리 작용

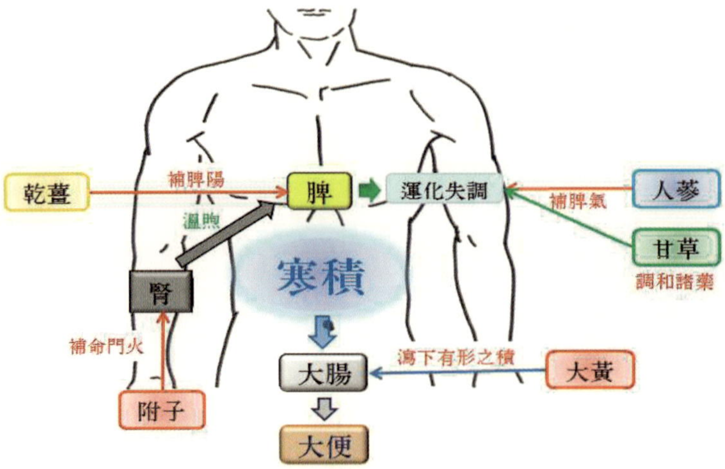

참고

① 脾陽虛로 인한 冷積便秘에 적용(大黃附子湯보다 陽虛의 정도가 甚)

② 溫脾湯과 大黃附子湯과 四逆湯의 비교

方 劑		溫脾湯	大黃附子湯	四逆湯
약재	君	大黃 4兩, 附子 大1校	大黃 3兩, 附子 3校	附子 1校
	臣	乾薑 6兩		乾薑 1兩 半
	佐使	人蔘·甘草 각 2兩	細辛 2兩	甘草 2兩
효 능		溫脾腎陽 攻下冷積	溫腎散寒 瀉結行滯	溫脾腎陽 回陽救逆
특 징		溫中下焦 + 瀉下	溫下焦 + 瀉下兼散寒	回陽救逆

三物備急丸 ≪金匱要略≫

效用	攻逐寒積				
主治	**寒實冷積證**. 心腹脹痛 痛如錐刺 氣急口噤 大便不通				
組成	君	巴豆 1兩	辛 大熱 / 腸 胃	峻下積滯 破癥痂 逐水消腫	0.1~0.3g
	臣	乾薑 2兩	辛 大熱 / 脾 胃 肺	溫中逐寒 回陽通脈	3~9g
	佐	大黃 1兩	大苦 大寒 / 脾 胃	瀉熱通腸 凉血解毒 逐瘀經痛	3~12g

증상 분석		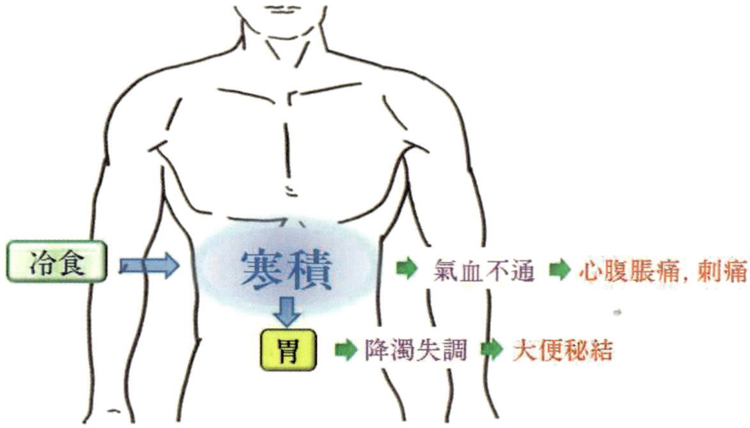
방제 해설	君	巴豆 : 辛熱 → ① 辛熱峻下 毒性劇烈하므로 愼用
	臣	乾薑 : 辛熱 → ① 補脾陽 → ② 溫養去寒(中焦)
	佐	大黃 : 大苦 → 下降 → ① 瀉有形之積(氣分 · 血分) 大寒 → 淸熱 → ② 瀉熱, ③ 巴豆의 辛熱毒을 제어
약리 작용		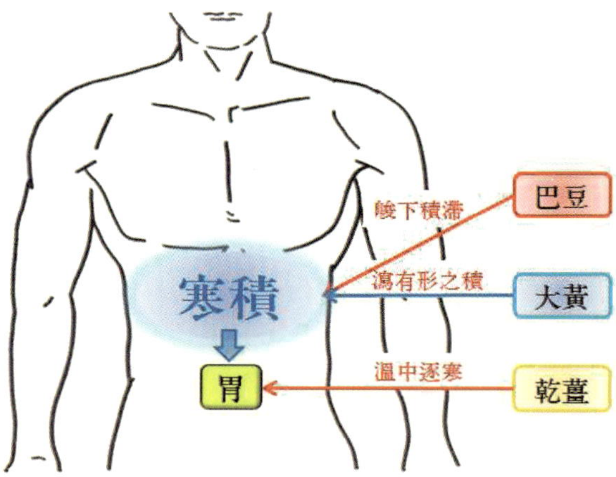
참고		① 寒積이 비교적 심하고 暴急發病者에게 적용 ② 腹中의 소리가 나고 吐下하면 得效 ③ 복용 후에 瀉下가 멈추지 않으면 식은 죽을 섭취 : ⓐ 護胃, ⓑ 熱盛 제거 ④ 복용 방법 : 약물을 분말하여 꿀로 丸을 만들어 溫水나 苦酒로 복용

附	白散 ≪傷寒論≫
效用	溫下逐水, 化痰散結
主治	**寒實結胸證.**
組成	桔梗 3分, 巴豆 1分, 貝母 3分

寒下劑·溫下劑의 정리

방 제	大黃附子湯	溫脾湯	三物備急丸
병 기	腎陽虛 + 寒邪直中	脾陽虛 → 寒積	寒積暴急發病
효 능	溫陽散寒 瀉結行滯	溫補脾陽 攻下冷積	攻逐寒積
방제조성	瀉下 + 溫陽(腎)	瀉下 + 溫陽(脾腎) + 益氣	瀉下 + 溫陽(脾)
대표약물	大黃, 附子, 細辛	大黃, 附子, 乾薑	巴豆, 大黃
변증요점	手足厥逆	手足不溫	心腹脹痛, 痛如錐刺, 口噤

3) 潤下劑

① 潤腸通便의 작용을 통하여 津液不足, 陰虛血少로 인한 腸燥便秘證을 치료하는 방제
② 대표증상 : 大便秘結, 小便短赤 或 身熱, 口乾, 腹脹 或 痛, 舌紅苔黃, 脈滑數
③ 대표약물 : 麻子仁, 杏仁, 肉蓯蓉, 當歸

麻子仁丸(脾約丸) ≪傷寒論≫

效用	潤腸泄熱 行氣通便
主治	**腸胃燥熱 脾約便秘證.** 大便乾結 小便頻數

組成

君	麻子仁 2升	甘 平 潤 / 脾 胃 大腸	潤燥 滑腸 通便	9~15g
臣	杏仁 1升(去皮尖)	辛苦 微溫 / 肺 大腸	止咳平喘 潤腸通便	4~12g
	白芍 半斤	苦酸 微寒 / 肝 脾	養血柔肝 緩中止痛 斂陰收汗	6~24g
佐	大黃 1斤(去皮)	大苦 大寒 / 脾 胃	瀉熱通腸 凉血解毒 逐瘀經痛	3~12g
	枳實 半斤(炙)	苦辛 寒 / 脾 胃	破氣消積 化痰散痞	6~12g
	厚朴 1尺(炙, 去皮)	辛苦 溫 / 脾 胃	行氣燥濕 消痰平喘 消積 下氣	3~10g
使	蜂蜜	甘 平 / 肺 脾 大腸	補中 潤燥 止痛 解毒	15~30g

증상 분석		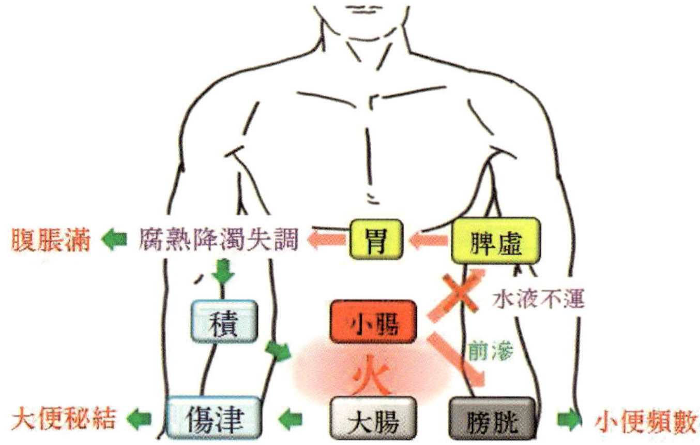
방제 해설	君	麻子仁 : 質潤 → ① 潤腸通便
	臣	杏仁 : 質潤 → ① 潤腸 苦降 → 助肅降(肺－大腸 表裏관계) → ② 通便 白芍 : 酸斂 → ① 養陰和裏
	佐	小承氣湯(大黃, 枳實, 厚朴) → ① 輕下熱結(痞·滿·實)
	使	蜂蜜 : 甘 → ① 調和藥性 質潤 → ② 潤腸
약리 작용		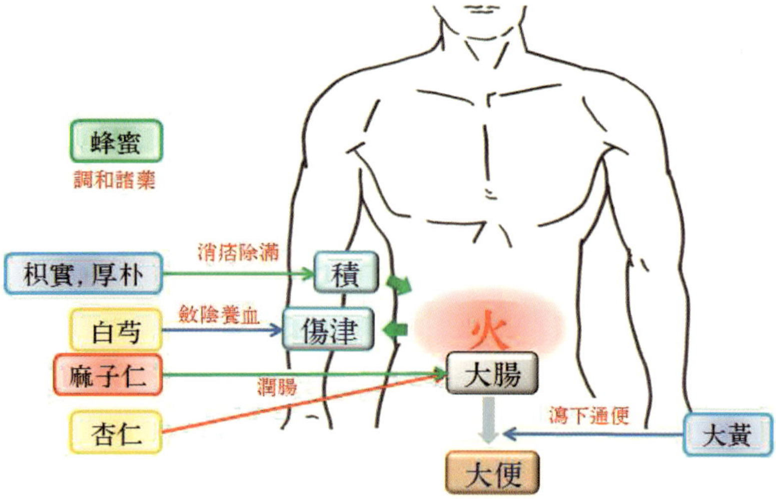
참고		① 腸胃燥熱과 脾津不足의 脾約便秘證에 적용(노인과 산후의 腸燥便秘와 습관성 便秘에 良, 순수한 血少津虧로 인한 便秘에는 禁) ② 방제의 조성 : 潤腸 + 瀉下 + 泄熱導滯 ⇒ 小承氣湯 ⊕ 麻子仁, 杏仁, 白芍, 蜂蜜 ③ 방제의 특징 : 下不傷正, 潤而不膩, 攻潤相合

④ 脾約의 病機

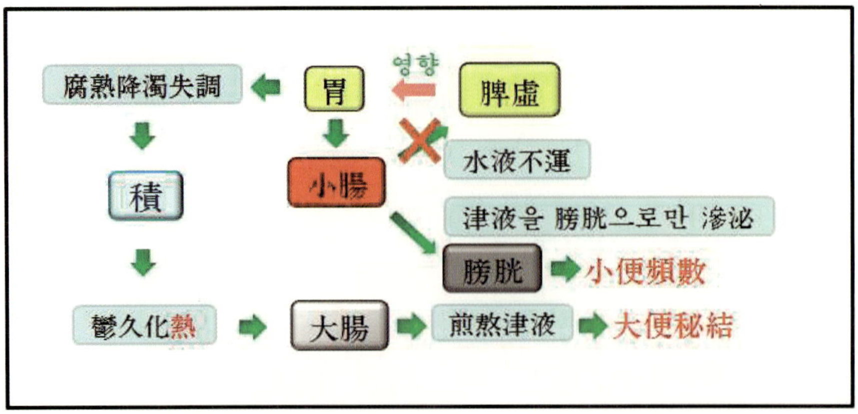

⑤ 복용 방법 : 梧桐子大의 蜜丸으로 하여 10환씩 1일 3회 飮服

⑥ 石膏, 黃連으로 腸胃熱을 淸熱하지 않고 大黃을 사용하는 이유

⇒ 石膏는 오직 淸熱과 表熱을 散하며 黃連은 淸熱燥濕하여 大便硬을 더욱 악화할 수 있으나 大黃은 瀉下와 瀉火를 동시에 할 수 있기 때문

附	潤腸丸 ≪脾胃論≫
效用	潤腸通便 活血祛風
主治	飮食勞倦 大便秘結 或 乾燥秘結不通 不思飮食 및 風結 血結 등 症
組成	大黃・當歸稍・羌活 각 5錢, 桃仁 1兩, 麻子仁 1兩 2錢 5分
참고	潤腸藥 + 活血祛風 ⇒ 風結, 瘀結로 인한 便秘에 적용

附	五仁丸 ≪世醫得效方≫
效用	潤腸通便
主治	津枯腸燥證. 大便艱難 및 血虛便秘
組成	桃仁・杏仁 각 1兩, 柏子仁 半兩, 郁李仁 1錢, 松子仁 1錢 2分 半, 陳皮 4兩
참고	潤燥滑腸 爲主(津液不足便秘)

濟川煎	≪景岳全書≫			
效用	溫腎益精 潤腸通便			
主治	**腎陽虛弱 精津不足證**. 大便秘結 小便淸長 腰膝酸軟 頭目眩暈 舌淡苔白 脈沈遲			
組成	君	肉從蓉 2~3錢	甘鹹 溫 / 腎 大腸	滋腎陰 益腎氣 潤腸通便	10~20g

	臣	牛膝 2錢	甘苦酸 平 / 肝 腎	補肝腎 强筋骨 活血祛瘀	10~15g
	臣	當歸 3~5錢	辛甘 溫 潤 / 心 肝 脾	補血和血 調經止痛 潤燥滑腸	6~18g
	佐	枳殼 1錢	苦酸 微寒 / 肺 胃 大腸	理氣寬中 行痰 消積	3~9g
	佐	澤瀉 1錢 半	甘 寒 / 膀胱 腎	利小便 淸濕熱	6~9g
	佐	升麻 5~7分	辛微甘 微寒 / 脾 胃 肺 大腸	發表透疹 淸熱解毒 升擧陽氣	3~9g

증상 분석	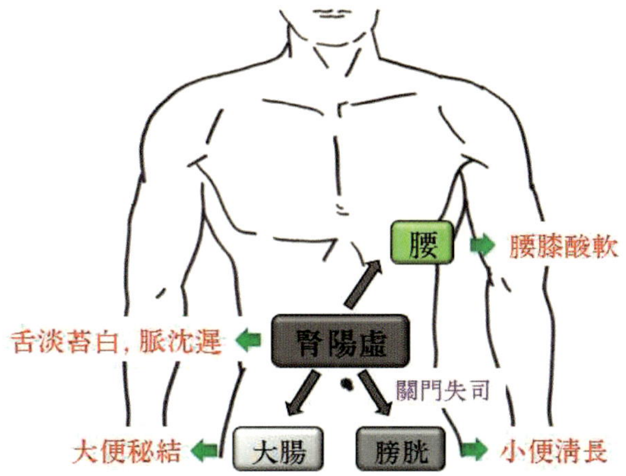

방제 해설	君	肉蓯蓉 : 鹹溫 → ① 滋腎陰, 益腎氣 質潤 → ② 潤腸
	臣	牛膝 : 甘溫益氣 → ① 補肝腎 甘酸化陰 ↗ 苦降 → 引血下行 → ② 利關節 當歸 : 甘溫益氣 → 益心氣 → ① 生血(津血同源) 質潤 → ② 潤腸(肉蓯蓉을 助)
	佐	枳殼 : 苦降 → 肺氣를 降 → ① 下氣寬腸 澤瀉 : 甘淡滲濕 → 入腎 → ① 利小便(腎濁을 泄) 升麻 : 辛升 → ① 淸陽을 升 → 濁陰自降

약리 작용	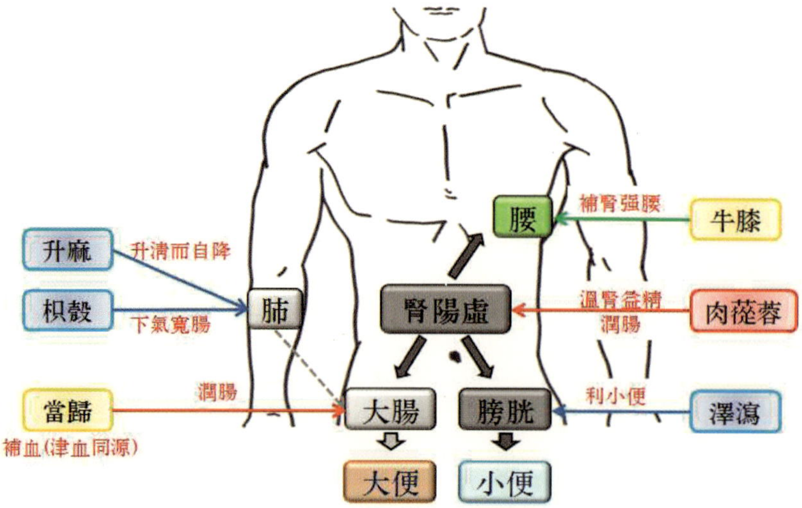
참고	① 腎虛로 인한 大便秘結者에게 적용 ② 방제의 특징 : "寓通於補之中, 寄降於升之內" ⇒ 補中有瀉, 降中有升의 특징 ⇒ '通補法' ③ 升麻의 배오 의의 : "欲降之必先升之"之妙

潤下劑의 정리

방 제	麻子仁丸	潤腸丸	五仁丸	濟川煎
병 기	腸燥 + 熱結 → 大便秘結	風熱, 血燥 → 大便秘結	腸燥 → 大便秘結	腎陽虛 → 大便秘結
효 능	潤腸泄熱 行氣通便	潤腸通便 活血祛風	潤腸通便	溫腎益精 潤腸通便
방제조성	潤腸 + 瀉下 + 泄熱導滯	瀉下 + 潤腸 + 活血祛風	潤腸 + 理氣	補陽 + 養血 + 利水
대표약물	麻子仁, 杏仁, 小承氣湯	麻子仁, 桃仁, 當歸, 羌活	桃仁, 杏仁, 柏子仁, 陳皮	肉蓯蓉, 牛膝, 當歸, 升麻
변증요점	大便乾結 小便頻數	乾燥秘結不通 不思飮食	津枯腸燥 大便艱難	大便秘結 小便淸長 腰膝酸軟 脈沈遲
특 징	노인과 산후의 腸燥便秘와 습관성 便秘에 적용	風結, 瘀結로 인한 便秘에 적용	津液不足 便秘에 적용	腎虛로 인한 大便秘結에 적용

4) 逐水劑

① 攻逐水飮의 작용으로 水飮壅盛의 裏實證을 치료하는 방제
② 대표증상 : 懸飮, 水腫
③ 대표약물 : 芫花, 甘遂, 大戟, 牽牛子
* 有毒하며 逐水의 힘이 峻猛하여 허한 者에게는 愼用

十棗湯	≪傷寒論≫
效用	攻逐水飮
主治	1. **水飮壅盛의 裏證의 懸飮(陰邪가 胸脇에 停留)**. 咳唾 胸脇引痛 心下(胃上脘)痞硬 頭痛目眩 胸背牽痛 舌苔滑 脈沈弦 2. **水腫**. 一身悉腫 下半身爲重 腹脹喘滿 二便不利

組成					
	君	甘遂	苦 寒 / 肺 腎 大腸	瀉水逐飮 消腫散結	0.5~1.5g
	臣	芫花	苦辛 溫 / 脾 肺 腎	瀉水逐飮 解毒殺蟲	1.5~3g
	臣	大戟 각 등분	苦微辛 寒 / 肺 腎	瀉水逐飮	1.5~3g
	佐	大棗 10枚	甘 溫 / 脾 胃	補脾和胃 益氣生津 調營衛 解藥毒	10~30g

증상분석

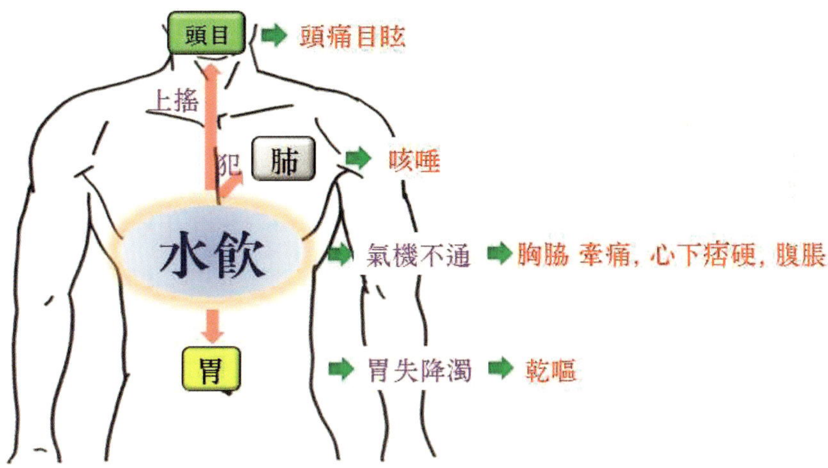

방제해설		
	君	甘遂 : 苦降 → ① 經絡之水濕을 行
	臣	芫花 : 苦降 → ① 胸脇之伏飮痰癖을 祛 大戟 : 苦降 → ① 臟腑之水濕을 泄, ② 甘遂의 逐水를 助
	佐	大棗 : 甘緩 → ① 峻烈한 藥性을 緩和 甘溫益氣 → ② 益氣護胃, ③ 不傷正, ④ 培土制水

약리 작용	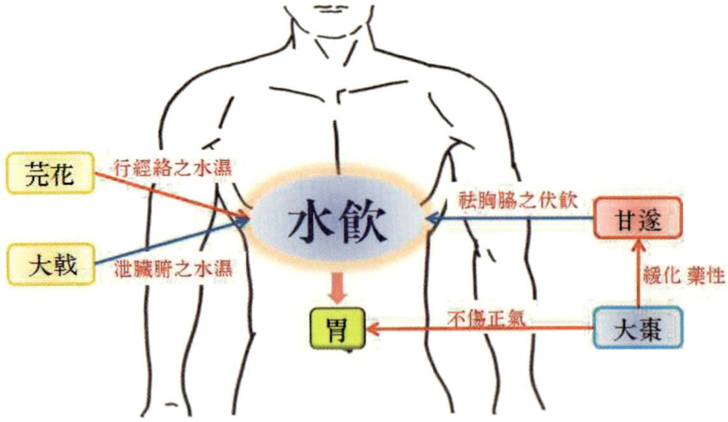
참고	① 懸飮 또는 水腫腹脹이 實證에 속한 者에게 적용 ② 甘草는 大戟, 芫花, 甘遂와 相反藥이어서 사용을 禁 ⇒ 大棗를 사용 ③ 복용 방법 : 甘遂, 芫花, 大戟은 散하여 大棗湯에 冲服. 새벽의 空腹에 복용하고 少量부터 시작 ④ 下利가 好轉되면 죽으로 滋養 ⑤ 服藥後에 水飮이 제거되었으면 脾胃의 根本을 調理 ⑥ 體虛한 者나 妊婦에게는 愼用

附	控涎丹 《三因方》
效用	祛痰逐飮
主治	**痰伏胸膈證.** 때때로 胸背頸項股胯隱痛不可忍 筋骨牽引釣痛 手足冷痺 頭痛 神志昏倦 多睡 飮食無味 痰唾稠粘 痰鳴 多流涎唾
組成	甘遂・大戟・白芥子 각 등분
참고	① 妙應丸, 子龍丸이라고도 함 ② 十棗湯 ⊖ 芫花, 大棗 ⊕ 白芥子 ⇒ 逐水 ⊕ 驅痰

舟車丸 《景岳全書》

效用	行氣逐水				
主治	**水熱內壅 氣機阻滯證.** 水腫水脹 口渴 氣粗 腹堅 大小便秘 沈數有力脈				
組成	君	甘遂 1兩(醋炒)	苦 寒 / 肺 腎 大腸	瀉水逐飮 消腫散結	0.5~1.5g
		芫花 1兩(麵煨)	辛苦 溫 / 脾 肺 腎	瀉水逐飮 解毒殺蟲	1.5~3g
		大戟 1兩(醋炒)	苦微辛 寒 / 肺 腎	瀉水逐飮	1.5~3g

	臣	大黃 2兩	大苦 大寒 / 脾 胃	瀉熱通腸 凉血解毒 逐瘀經痛	3~12g
	臣	牽牛子 4兩	苦 寒 / 肺 腎 大腸	瀉水通便 消痰滌飮 殺蟲攻積	3~10g
	佐	靑皮 5錢	苦辛 微溫 / 肝 膽	疏肝破氣 散結消痰	3~9g
	佐	陳皮 5錢	辛苦 溫 / 脾 肺	理氣健脾 燥濕化痰	3~9g
	佐	檳榔 5錢	苦辛 溫 / 胃 大腸	殺蟲消積 降氣 行水 截瘧	6~15g
	佐	木香 5錢	辛苦 溫 / 脾 胃 大腸 三焦 膽	行氣止痛 健脾消食	3~10g
	佐	輕粉 1錢	辛 寒 有毒 / 大·小腸	祛痰消積 逐水通便	0.06~0.15g

방제해설	君	甘遂·芫花·大戟 : 胸脇脘腹經脈의 水를 攻逐
	臣	大黃·牽牛子 : 胃腸을 洗滌, 瀉水泄熱
	佐	靑皮(肝)·陳皮(肺脾)·木香(三焦) : 理氣 檳榔 : 下氣利水, 破堅 輕粉 : 逐水通便, 分消下泄
참고		① 水熱內壅하고 氣機阻滯하여 나타나는 陽水證에 적용 ② 攻逐力이 극히 峻烈 ③ 理氣藥의 배오 의의 : ⓐ 氣機阻滯 증상 치료, ⓑ 氣行則水行之意 ④ 輕粉은 劇毒, 甘遂, 大戟, 芫花 有毒 ⇒ 少量使用, 久服禁止 ⇒ 體虛者와 孕婦에 禁 ⑤ 方名의 유래 : 깨뜨리지 못할 견고한 것이 없으며, 건너지 못할 물이란 없기 때문에 舟車라 命名

疏鑿飮子 ≪濟生方≫

效用	瀉下逐水 疏風發表				
主治	**水濕壅盛證**. 水腫 喘呼口渴 二便不利				
組成	君	商陸	苦 寒 有毒 / 肺脾腎 大腸	逐水消腫 通利二便 解毒散結	3~9g
	臣	澤瀉	甘 寒 / 膀胱 腎	利小便 淸濕熱	6~9g
	臣	赤小豆(炒)	甘酸 平 / 心 小腸	利水消腫 解毒排膿	9~30g
	臣	檳榔	苦辛 溫 / 胃 大腸	殺蟲消積 降氣 行水 截瘧	6~15g
	臣	大腹皮	辛 微溫 / 脾 胃 大小腸	下氣寬衆 行水消腫	4.5~9g
	臣	椒目	苦辛 寒 有毒 / 脾 膀胱	利小便 除滿	
	臣	木通	苦 寒 / 心 小腸 膀胱	淸熱利尿 通利血脈	3~9g
	臣	茯苓皮	甘淡 平 / 心 脾 腎	利水消腫	9~18g

	佐	羌活	辛 溫 香 / 膀胱 腎	散寒祛風 除濕止痛	3～9g
		秦艽(去蘆) 각 등분	苦辛 微寒 / 胃 肝 膽	祛風濕 止痺痛 淸虛熱 淸濕熱	3～9g
		生薑 5片	辛 溫 / 肺 脾 胃	解表散寒 溫中止嘔 化痰止咳	3～9g
방제해설	君	商陸 : 瀉下逐水, 通利二便			
	臣	檳榔・大腹皮 : 行氣導水 茯苓皮・澤瀉・木通・椒目・赤小豆 : 利水祛濕			
	佐	羌活・秦艽・生薑 : 疏風發表, 表의 水를 泄			
참고	表裏內外에 水濕이 壅盛한 者에게 적용				

逐水劑의 정리

방 제	十棗湯	舟車丸	疏鑿飮子
병 기	水飮壅盛	水熱內壅	水濕泛溢表裏
효 능	攻逐水飮	行氣逐水	瀉下逐水 疏風發表
방제조성	逐水 + 培土扶正	逐水 + 理氣	逐水 + 疏風
대표약물	甘遂, 大戟, 芫花, 大棗	甘遂, 大戟, 芫花, 靑陳皮, 木香, 檳榔	商陸, 澤瀉, 茯苓, 木通, 羌活, 秦艽
변증요점	咳唾, 胸脇引痛, 心下(胃上脘)痞硬	水腫水脹, 口渴, 腹堅大小便秘	水腫, 喘呼口渴, 二便不利
특 징	逐水攻下力 : 十棗湯 < 舟車丸		疏表攻裏 內消外散

5) 攻補兼施劑

① 裏實正虛와 大便秘結證을 치료하는 방제

② 대표증상 : 裏實便秘, 氣血兩虛, 陰液大虧

③ 대표약물 : 大黃, 芒硝, 人蔘, 當歸, 生地黃, 玄參

新加黃龍湯 ≪溫病條辨≫

效用	瀉結泄熱 滋陰益氣
主治	**熱結裏實 氣陰不足證(陽明溫病)**. 大便秘結 腹中脹滿而硬 神疲少氣 口乾咽燥 脣裂舌焦 苔焦黃 焦黑燥裂

組成				
君	生大黃 3錢	大苦 大寒 / 脾 胃	瀉熱通腸 凉血解毒 逐瘀經痛	3~30g
	芒硝 1錢	鹹苦 寒 / 胃 大腸	瀉熱通便 潤燥軟堅 淸火消腫	5~15g
臣	細生地黃 5錢	大苦 大寒 / 心 肝 腎	淸熱生津 凉血止血	12~30g
	人蔘 1錢 5分	甘微苦 微溫 / 脾 肺	大補元氣 固脫生津 安神	2~15g
佐	玄蔘 5錢	甘苦鹹 微寒 / 肺 腎 胃	養血滋陰 瀉火解毒	9~15g
	麥門冬 5錢	甘 微寒 / 心 肺	養陰潤肺 淸心除煩 益胃生津	6~12g
	海蔘 2條	鹹 溫 / 腎 心	補腎益精 養血潤燥 胎中補益	
	當歸 1錢 5分	辛甘 溫 潤 / 心 肝 脾	補血和血 調經止痛 潤燥滑腸	6~18g
	薑汁 6匙	辛 溫 / 肺 脾 胃	解表散寒 溫中止嘔 化痰止咳	3~9g
使	生甘草 2錢	甘 微寒 / 脾	調和諸藥 和中緩急 潤肺解毒	3~10g

방제해설	
君	大黃・芒硝 : 瀉熱通便, 軽堅潤燥
臣	乾地黃 : 淸熱生津, 滋陰養血 人蔘 : 益氣養血, 顧護正氣
佐	玄蔘・麥門冬・海蔘 : 大補陰液 → 增水行舟 當歸 : 益心氣生血 薑汁 : 滋陰藥의 壅滯 방지, 嘔逆拒藥을 방지
使	甘草 : 調和諸藥

참고	① 熱結裏實로 氣陰陽虛한 者에게 적용 ② 調胃承氣湯 + 大劑滋陰增液 淸熱潤燥之品 ③ 便을 본 뒤 益胃湯을 적절히 복용 ④ 細生地黃보다 滋陰力이 있는 乾地黃이 적합

附 黃龍湯 ≪傷寒六書≫

效用	瀉熱通便 補氣益血
主治	**陽明腑實 氣血不足證**. 下利淸水 大便秘結 脘腹脹滿 硬痛拒按 身熱口渴 譫語 神昏肢厥 口舌乾燥 舌苔灼黃 虛脈
組成	大黃・厚朴 각 12g, 芒硝・枳實・當歸 각 9g, 甘草 3g, 人蔘 6g, 生薑 3片, 大棗 2枚, 桔梗 3g * 원서에는 약량 미기재

참고	① 大承氣湯 ⊕ 甘草, 人蔘, 當歸, 生薑, 大棗, 桔梗 ② 氣血兩虛 〈 熱結

增液承氣湯 ≪溫病條辨≫

효용	滋陰增液 泄熱通便
主治	**熱結陰虧(陽明溫病)**. 燥屎不行 下焦不通者

組成					
君	細生地黃 5錢	大苦 大寒 / 心 肝 腎	淸熱生津 凉血止血	12~30g
臣	玄參 5錢	甘苦鹹 微寒 / 肺 腎 胃	養血滋陰 瀉火解毒	9~15g
	麥門冬 5錢	甘 微寒 / 心 肺	養陰潤肺 淸心除煩 益胃生津	6~12g
佐	生大黃 3錢	大苦 大寒 / 脾 胃	瀉熱通腸 凉血解毒 逐瘀經痛	3~30g
	芒硝 1錢	鹹苦 寒 / 胃 大腸	瀉熱通便 潤燥軟堅 淸火消腫	5~15g

방제해설	
君	乾地黃 : 淸熱生津, 滋陰
臣	玄參(引經), 麥門冬 : 滋陰增液
佐	芒硝, 大黃 : 硬堅潤燥, 泄熱

참고	① 陽明熱結과 陰液이 크게 虧損한 者에게 적용(熱結보다 陰損에 偏重) ② 玄參, 生地黃, 麥門冬(增液湯) + 大黃, 芒硝(調胃承氣湯 去甘草) ③ 細生地黃보다 滋陰力이 있는 乾地黃이 적합

附 承氣養營湯 ≪溫疫論≫

效用	泄熱通便 滋陰潤燥
主治	**數下亡陰**. 脣燥口裂 咽乾渴飮 身熱不解 腹硬滿而痛 大便不通
組成	知母・枳實・厚朴 각 9g, 當歸 6g, 生地・黃大黃 각 12g, 白芍 15g * 원서에는 약량 미기재
참고	① 小承氣湯 ⊖ 川芎 ⊕ 四物湯, 知母 ② 陰損보다 熱結에 偏重

攻補兼施劑의 정리

방 제	新加黃龍湯	增液承氣湯
병 기	熱結裏實 氣陰不足證	熱結陰虧
효 능	瀉結泄熱 滋陰益氣	滋陰增液 泄熱通便
방제조성	瀉下 + 滋陰 + 補氣	瀉下 + 滋陰
대표약물	大黃, 芒硝, 地黃, 人蔘, 麥冬, 當歸	熟地黃, 玄參, 麥門冬, 大黃, 芒硝
변증요점	大便秘結, 腹中脹滿而硬, 神疲少氣, 口乾咽燥	燥屎不行, 下焦不通
특 징	熱結裏實로 氣陰兩虛한 者에게 적용	熱結보다 陰損에 偏重

3. 和解劑

❀ 和解少陽, 疏肝理脾, 調和腸胃 등의 작용으로 少陽證, 肝脾不和證 등을 치료하는 방제

概說

① 立法 原則 : "邪於不外不內, 半表半裏, 旣非發汗之所宜, 又非吐下之所對, 是當和解則可矣" ≪傷寒明理論・諸湯方論≫ ⇒ 八法 중 和法에 屬

② 和解劑의 분류

구 분		대표증상	분 류
和解劑	少陽經	寒熱往來, 胸脇苦滿, 心煩喜嘔, 嘿嘿不欲飮食, 口苦, 咽乾, 目眩, 脈弦	少陽和解劑
	肝脾	胸悶脇痛, 脘腹脹痛, 不思飮食, 大便泄瀉, 甚則寒熱往來	肝脾調和劑
	腸胃	心下(胃上脘)痞滿, 惡心嘔吐, 脘腹脹痛, 腸鳴下利	腸胃調和劑

* 주로 少陽膽經의 病症에 초점이지만 肝膽表裏關係, 肝膽은 脾胃에 영향을 주므로 肝脾不和, 腸胃不和의 病症에도 적용

③ 사용 시 주의사항

ⓐ 邪氣가 肌表에 있고 少陽으로 傳入하지 않았거나 이미 傳入하여 陽明熱盛한 경우에는 禁

ⓑ 勞倦內傷이나 飮食失調로 氣血이 虛弱하여 초래된 寒熱症狀에는 禁

和解劑의 종류 및 대표방제

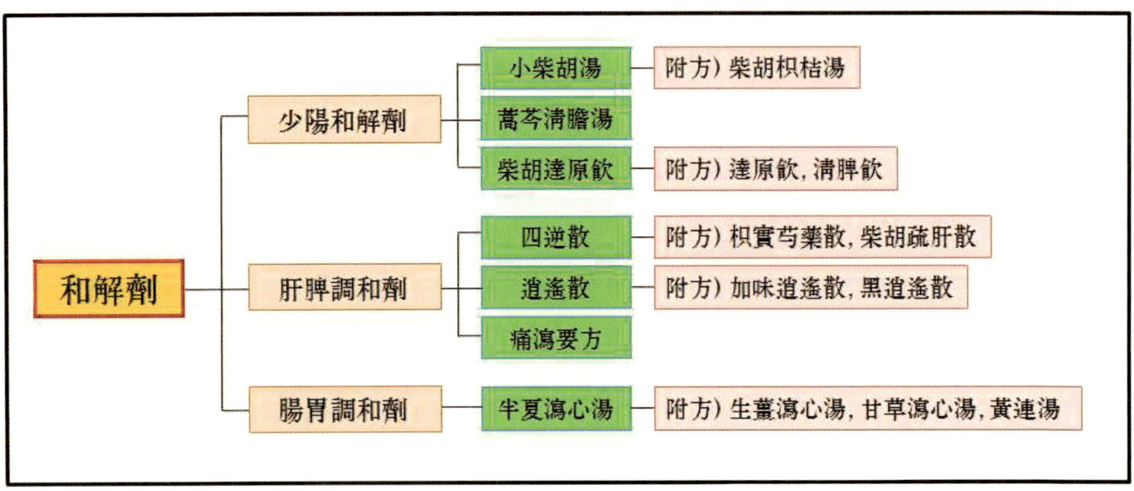

1) 少陽和解劑

① 和解少陽의 작용으로 病邪가 半表半裏에 있는 少陽證을 치료하는 방제

② 少陽病 대표 8대 증상 : 寒熱往來, 胸脇苦滿, 心煩喜嘔, 嘿嘿不欲飮食, 口苦, 咽乾, 目眩, 脈弦

③ 대표약물 : 柴胡, 靑蒿, 黃芩

＊ 少陽經은 半表半裏에 위치하여 三陽의 中樞, 少陽經에 邪氣가 들어가면 和法으로 치료

小柴胡湯 ≪傷寒論≫

效用	和解少陽				
主治	① **少陽證**. 寒熱往來 胸脇苦滿 嘿嘿不欲飮食 心煩喜嘔 口苦 咽乾 目眩 舌苔薄白 弦脈 ② 婦人傷寒 熱入血室 瘧疾 黃疸 雜病 內傷을 받은 少陽證				
組成	君	柴胡 半斤	辛微苦 微寒 / 肝 膽	和解表裏 疏肝 升陽	3~15g
	臣	黃芩 3兩	苦 寒 / 肺 心 肝 大腸	淸熱燥濕 瀉火解毒 止血 安胎	3~12g
	佐	半夏 半升	辛 溫 / 脾 肺	化痰止嘔 燥濕降逆 消痞散結	4~12g
	佐	生薑 3兩	辛 溫 / 肺 脾 胃	解表散寒 溫中止嘔 化痰止咳	3~9g
	佐	大棗 12枚	甘 溫 / 脾 胃	補脾和胃 益氣生津 調營衛 解藥毒	10~30g
	佐	人蔘 3兩	甘 微溫 / 脾 胃 肺	大補元氣 固脫生津 安神	2~15g
	佐使	甘草 3兩(炙)	甘 平 / 肺 脾 大腸	調和諸藥 和中緩急 潤肺 解毒	3~10g
증상 분석	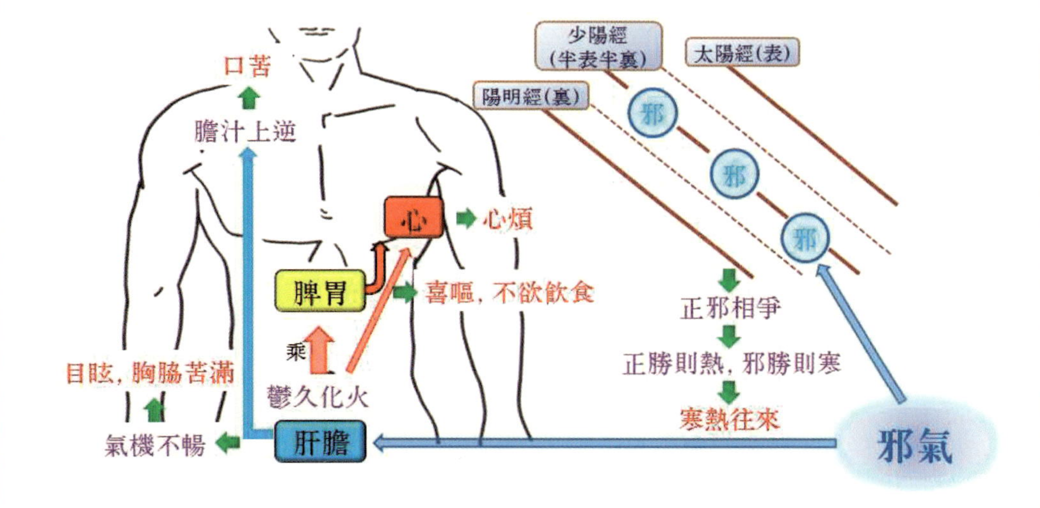				

<table>
<tr><td rowspan="5">방제
해설</td><td>君</td><td>柴胡 : 辛散 → ① 肝의 升을 도움(疏肝)
↘ ② 半表의 熱을 外散
微苦 → 降 → ③ 지나친 升散을 잡아줌</td></tr>
<tr><td>臣</td><td>黃芩 : 苦降 → ① 肝의 泄을 도움
苦寒 → 淸熱 → ② 半裏의 熱을 淸熱</td></tr>
<tr><td>佐</td><td>半夏 : 辛升 → 入脾胃 → 升淸而降濁 → ① 止嘔
辛散 → ② 柴胡의 辛散을 助
溫(燥) → ③ 柴胡, 黃芩의 寒性을 제어
生薑 + 大棗
① 甘味로 緩和 + 辛味로 壅滯 방지
② 甘辛化陽 : 脾胃를 돕고 表로 가서 衛氣를 도움
③ 脾의 昇騰之氣를 助(脾 → 肺 → 四肢肌肉)
④ 大棗 : 補益營血 / 生薑 : 助衛發汗 → 營衛調和
⑤ 生薑 : 半夏毒 解毒
⑥ 柴胡의 辛散을 助
人蔘 : 甘溫益氣 → ① 扶正(肝乘脾 예방)
* 實이 있을 때는 人蔘을 안 써도 됨</td></tr>
<tr><td>佐使</td><td>甘草 : 甘 → ① 調和諸藥, ② 辛散의 성질 緩和, ③ 효과를 연장
甘草 3兩 → ④ 補脾胃 작용 ⇒ 佐使藥으로 사용</td></tr>
<tr><td colspan="2">柴胡 + 黃芩 : 一散一淸 → 外解半表之邪, 內淸半裏之熱하여 少陽의 邪를 제거
⇒ 肝의 疏泄을 회복</td></tr>
<tr><td>약리
작용</td><td colspan="2">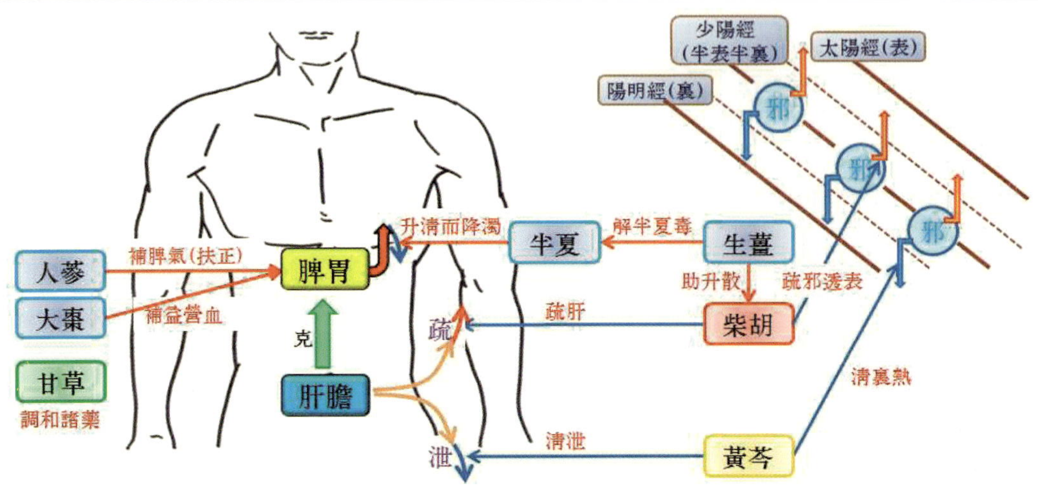
</td></tr>
<tr><td>참고</td><td colspan="2">① 實證의 肝鬱과 胃氣不和를 겸한 자에게 적용(현대에는 신경성 위염에 적용 가능)
② 少陽病 8대 증상에 적용(한 증상만 있어도 사용 가능) : "傷寒中風 有柴胡證 但見一證便是 不必悉具" ≪傷寒論·辨太陽病脈證幷治≫</td></tr>
</table>

	③ 약물의 加減 ⓐ 偏於半表－加 : 枳實, 桔梗(肺氣를 宣發) 減 : 人蔘, 大棗, 甘草(脾胃가 虛하지 않음) ⇒ 柴胡枳桔湯 ⓑ 偏於半裏－加 : 青蒿(清熱利濕之品) 減 : 柴胡 → 蒿芩淸膽湯

附	柴胡枳桔湯 ≪重訂通俗傷寒論≫
效用	透表和解 胸膈暢利
主治	寒熱往來 兩頭角痛 耳聾目眩 胸脇滿痛 舌苔白滑 脈右弦滑 左弦浮大
組成	川柴胡・黃芩 각 1～1錢 半, 枳殼・薑半夏・陳皮 각 1錢 半, 生薑・桔梗・雨前茶 각 1錢
참고	① 少陽經病이 半表에 치우친 경우에 적용(邪의 外透를 촉진) ② 脾胃는 虛하지 않음 → 小柴胡湯에서 人蔘, 甘草, 大棗를 減 ③ 生薑과 雨前茶의 배오 의의 ⓐ 生薑 : 鮮生薑을 사용하여 柴胡의 透邪를 助 ⓑ 雨前茶(淸明 전에 따는 차) : 黃芩의 清熱을 助 ④ 桔梗과 枳殼의 배오 의의 ⓐ 善太息의 병기 : 肝氣鬱滯 → 肺 영향 → 肝左升肺右降 실조 → 善太息 발생 ⓑ 桔梗은 胸膈 以下의 氣를 開提시키며 枳殼은 胸膈 以上의 氣를 下氣하여 肝肺氣機를 정상화시킴 ⑤ 小柴胡湯 ⊖ 人蔘, 甘草, 大棗 ⊕ 桔梗, 枳殼, 雨前茶

蒿芩淸膽湯 ≪重訂通俗傷寒論≫

效用	淸膽利濕 和胃化痰				
主治	**少陽濕熱證**. 寒熱如瘧 寒輕熱重 口苦胸悶 吐酸苦水 或 嘔黃涎而粘 甚則乾嘔呃逆 胸脇脹疼 小便黃少 舌紅苔白膩 數脈而右滑左弦				
組成	君	青蒿 1錢 半～2錢	苦辛 寒 / 肝 膽	清熱解暑 除蒸 截瘧	6～12g
		黃芩 1錢 半～3錢	苦 寒 / 肺 心 肝 大腸	清熱燥濕 瀉火解毒 止血 安胎	3～12g
	臣	淡竹茹 3錢	甘 微寒 / 肺 胃	清熱化痰 除煩止嘔	6～10g
		仙半夏 1錢 半	辛 溫 / 脾 肺	化痰止嘔 燥濕降逆 消痞散結	4～12g
		枳殼 1錢 半	苦酸 微寒 / 肺 胃 大腸	理氣寬中 行痰 消積	3～9g

	陳皮 1錢 半		辛苦 溫 / 脾 肺	理氣健脾 燥濕化痰	3~9g
佐使	赤茯苓 3錢		甘淡 平 / 心 脾	行水 分利濕熱	6~16g
	碧玉散 3錢	滑石	甘淡 寒 / 膀胱 肺 胃	利水通淋 清熱解暑 祛濕斂瘡	10~15g
		青黛	鹹 寒 / 肝 肺 胃	清熱解毒 凉血 定驚	1.5~3g
		甘草	甘 平 / 肺 脾 大腸	調和諸藥 和中緩急 潤肺 解毒	3~10g

증상분석		↗ 膽經不暢, 鬱熱 : 寒熱如瘧, 寒輕熱重, 口苦胸悶 溫濕之邪犯少陽經 → 膽熱犯胃 : 吐酸苦水 或 嘔黃涎而粘, 甚則乾嘔呃逆 ↘ 濕熱 : 小便黃少, 舌紅苔白膩, 數脈而右滑左弦
방제해설	君	靑蒿 : 芳香 → ① 少陽의 邪熱을 淸透 寒淸熱 → ② 退虛熱 黃芩 : 苦降 → ① 肝의 泄을 도움 苦寒淸熱 → ② 半裏의 熱을 淸熱
	臣	淡竹茹 : 寒淸熱 → ① 淸熱化痰 → ② 止嘔 半夏 : 溫燥濕 → ① 燥濕化痰 辛升 → 升淸而降濁 → ② 和胃止嘔 枳殼 : 苦降 → 肺氣를 降 → ① 下氣寬腸 陳皮 : 辛微苦 → 苦辛通降 → 入肺脾 → ① 理氣健脾 辛散 → ② 化痰 ↙
	佐使	赤茯苓 : 甘淡滲濕 → ① 淸熱利水(心脾) 碧玉散 : ① 淸利濕熱 → 邪를 小便으로 보냄
참고		① 少陽膽熱에 偏重하며 濕熱痰濁을 겸한 者에게 적용(熱 〉 濕) ② 暑濕의 瘧疾로 濕熱이 重한 者에게 적용 가능 * 風寒의 瘧은 升散하여 暑濕의 瘧은 淸解하여 治 ③ 병기의 특징 : 半表半裏 중 半裏에 편중, 邪熱에 편중

柴胡達原飮 ≪重訂通俗傷寒論≫

效用	宣濕化痰 透達膜原
主治	**痰濕阻於膜原證**. 胸膈痞滿 心煩懊惱 頭眩口膩 咳痰不爽 間日發虐 舌苔厚如積粉 脈弦而滑

組成				
君	柴胡 1錢 半	辛微苦 微寒 / 肝 膽	和解表裏 疏肝 升陽	3~15g

	臣	黃芩 1錢 半	苦 寒 / 肺 心 肝 大腸	淸熱燥濕 瀉火解毒 止血 安胎	3~12g
		枳殼 1錢 半	苦酸 微寒 / 肺 胃 大腸	理氣寬中 行痰 消積	3~9g
		桔梗 1錢	辛苦 平 / 肺 心 胃	宣肺利咽 祛痰排膿	3~9g
	佐	厚朴 1錢 半	辛苦 溫 / 脾 胃	行氣燥濕 消痰平喘 消積 下氣	3~10g
		草果 6分	辛 溫 / 脾 胃	燥濕溫中 除痰瘧疾	3~6g
		靑皮 1錢 半	苦辛 微溫 / 肝 膽	疏肝破氣 散結消痰	3~9g
		檳榔 2錢	苦辛 溫 / 胃 大腸	殺蟲消積 降氣 行水 截瘧	6~15g
		荷葉梗 5寸	苦澁 香 平 / 心 肝 脾	祛暑化濕 升發陽氣 止血	3~9g
	使	甘草 7分(炙)	甘 平 / 肺 脾 大腸	調和諸藥 和中緩急 潤肺 解毒	3~10g

방제 해설	君	柴胡 : 疏達膜原氣機
	臣	黃芩 : 泄降膜原鬱熱 枳殼・桔梗 : 一升一降 → 上焦之氣 開發
	佐	厚朴・草果 : 中焦之氣宣暢 靑皮・檳榔 : 下焦之氣疏利 荷葉梗 : 化濕
	使	甘草 : 調和諸藥
참고		① 膜原에 濕遏熱伏한 者에게 적용(濕 〉 熱) ② 膜原 : 밖으로는 肌腠와 通하고 안으로는 胃腑와 근접, 三焦의 門戶이며 一身의 半表半裏에 위치

附	達原飮 ≪溫疫論≫
效用	開達膜原 辟穢化濁
主治	溫疫 或 瘧疾, 邪伏膜原證. 憎寒壯熱(1일 3회 혹 1회 일정하지 않게 발생) 胸悶嘔惡 頭痛煩燥 脈弦數 舌邊深紅 舌苔垢膩 或 苔白厚如積粉
組成	檳榔 2錢, 厚朴・知母・芍藥 黃芩 각 1錢, 草果仁・甘草 각 5分

附	淸脾飮 ≪濟生方≫
效用	燥濕化痰 泄熱淸脾
主治	瘧疾 熱多寒少 口苦咽乾 小便赤澁 脈來弦數
組成	靑皮・厚朴(薑汁炒)・白朮・草果仁・柴胡・茯苓・黃芩・半夏・甘草(者) 각 등분, 生薑 5片

◖ 和解少陽劑의 정리

방 제	小柴胡湯	蒿芩淸膽湯	柴胡達原飮
병 기	**少陽證**	**少陽濕熱證**	**痰濕阻於膜原證**
효 능	和解少陽	淸膽利濕 和胃化痰	宣濕化痰 透達膜原
대표약물	柴胡, 黃芩, 半夏, 人蔘	靑蒿, 黃芩, 竹茹, 碧玉散	柴胡, 黃芩, 枳殼, 桔梗
변증요점	寒熱往來, 胸脇苦滿, 心煩喜嘔, 嘿嘿不欲飮食	寒輕熱重, 口苦胸悶, 吐酸苦水 或 嘔黃涎而粘	胸膈痞滿 心煩懊憹, 咳痰不爽, 舌苔厚如積粉
특 징	少陽病의 기본 처방	半表半裏 중 半裏에 편중 濕보다 熱이 重	熱보다 濕이 重

2) 肝脾調和劑

① 疏肝理脾의 작용으로 肝氣鬱結 또는 脾虛, 血虛로 인한 肝鬱內生 및 內生된 肝鬱이 다시 脾胃에 영향을 미쳐서 나타나는 肝脾不和, 肝胃不和의 證을 치료하는 방제

② 대표증상 : 胸悶脇痛, 脘腹脹痛, 不思飮食, 大便泄瀉, 甚則寒熱往來

③ 대표약물

ⓐ 理氣疏肝 : 柴胡, 枳殼, 陳皮, 香附子

ⓑ 養血和血 : 當歸, 白芍

ⓒ 健脾 : 白朮, 甘草, 茯苓

◖ 生理 · 病理 짚고 넘어가기 : 肝과 脾의 관계

生 理	病 理
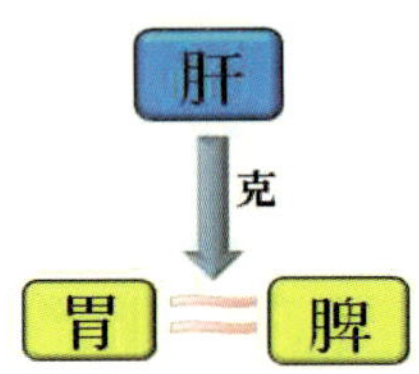	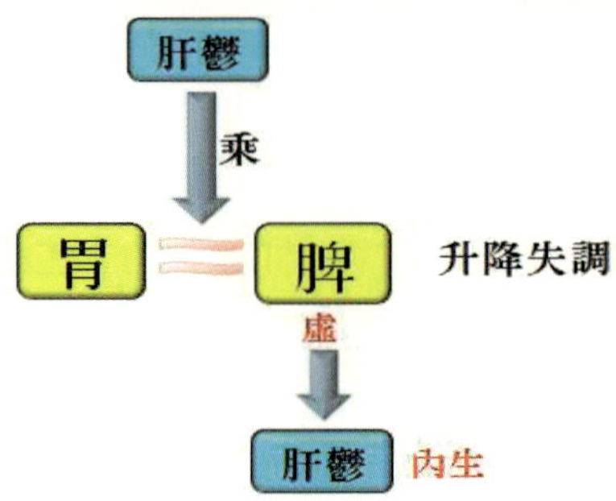

肝乘脾의 형태

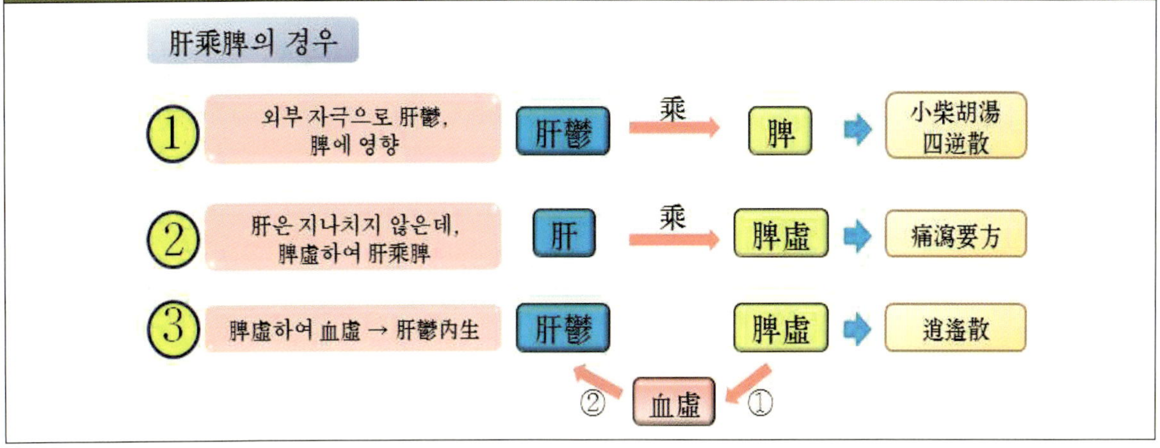

四逆散 ≪傷寒論≫

效用	透邪解鬱 疏肝理脾
主治	1. **陽鬱四逆證**. 手足不溫 腹痛 泄利下重 脈弦 2. **肝脾氣鬱證**. 胸脇脹悶 脘腹疼痛 脈弦

組成

君	柴胡	辛微苦 微寒 / 肝 膽	和解表裏 疏肝 升陽	3~15g
臣	枳實(破, 炙)	苦酸辛 寒 / 脾 胃	破氣消積 化痰散痞	6~12g
佐	白芍	苦酸 微寒 / 肝	養血柔肝 緩中止痛 斂陰收汗	6~24g
佐使	甘草(炙) 각 등분	甘 平 / 肺 脾 大腸	調和諸藥 和中緩急 潤肺 解毒	3~10g

증상분석

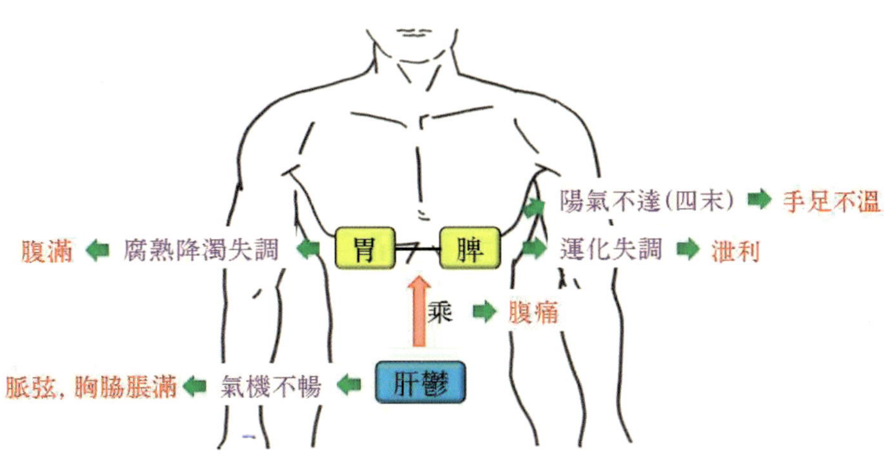

방제 해설	君	柴胡 : 辛散 → ① 疏肝解鬱 微苦 → 降 → ② 지나친 辛散을 잡아줌
	臣	枳實 : 苦降 → 助降濁 → ① 破氣除痞 酸磨積 + 辛散 → ② 消積
	佐	白芍 : 酸 → 收斂 → ① 柔肝止痛(肝이 脾胃를 乘한 것을 緩和) ↘ ② 柴胡의 지나친 升散을 잡아줌 ↘ 斂肝血 → ③ 養血
	佐使	甘草 : 甘 → ① 調和諸藥 甘草 2兩 → ② 補脾胃 작용 ⇒ 佐使藥으로 사용
	白芍 + 甘草 : 甘酸化陰 止痛 柴胡 + 枳實 : 一升一降(疏肝－降濁)	
약리 작용	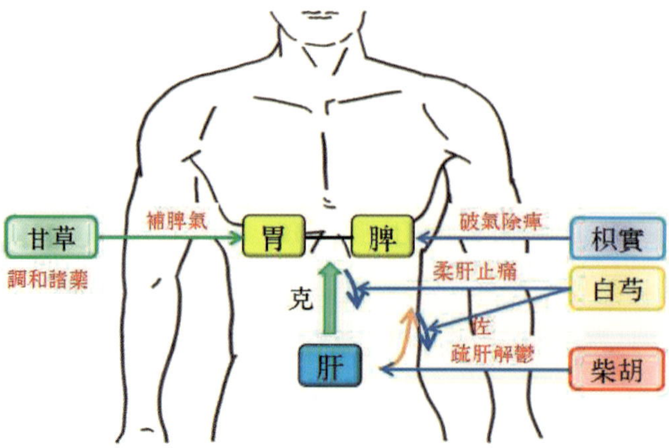	
참고	① 肝氣鬱滯 乘脾胃에 적용(脾胃는 虛하지 않은 상태) ② 四肢不溫의 병기 : 脾主運化, 主四肢肌肉 → 脾陽不通 → 四肢不溫 ＊ 四肢不溫과 四肢厥冷의 구분	

구 분	증상 차이	병 기	대표처방
四肢不溫	손을 잡고 있으면 따뜻해짐	脾陽不通	四逆散
四肢厥冷	손을 잡아도 따뜻하지 않음	腎陽不足	四逆湯

附	枳實芍藥散 ≪金匱要略≫
效用	行氣和血 緩急止痛
主治	**氣血鬱滯證**. 産後腹痛 煩滿不得臥
組成	枳實・芍藥 각 등분
참고	氣結血凝과 鬱熱로 인한 産後腹痛 者에게 적용

附	柴胡疏肝散 ≪景岳全書≫
效用	疏肝行氣 和血止痛
主治	**肝氣鬱滯證**. 胸脇疼痛 胸悶善太息 情志抑鬱易怒 或噯氣 脘腹脹滿 脈弦
組成	柴胡・陳皮 각 2錢, 枳殼・白芍・川芎・香附子 각 1錢 半, 炙甘草 5分
참고	① 肝氣鬱滯에서 血瘀로 발전한 者에게 적용 ② 四逆散 ⊖ 枳實 ⊕ 陳皮, 枳殼, 川芎, 香附子 ⇒ 行氣活血力 증강

逍遙散	≪太平惠民和劑局方≫
效用	健脾養血 疏肝解鬱
主治	**脾虛血虛肝鬱**. 兩脇作痛 寒熱往來 頭痛目眩 口燥咽乾 精神疲勞 食少 月經不順 乳房作脹 弦脈 虛脈

組成

君	當歸 1兩	辛甘 溫 潤 / 心 肝 脾	補血和血 調經止痛 潤燥滑腸	6～18g
	白芍 1兩	苦酸 微寒 / 肝	養血柔肝 緩中止痛 斂陰收汗	6～24g
臣	白朮 1兩	苦甘 溫 / 脾 胃	健脾益氣 燥濕利水 止汗安胎	4～9g
佐	柴胡 1兩	辛苦 微寒 / 肝 膽	和解表裏 疏肝 升陽	3～15g
	茯苓 1兩	甘淡 平 / 脾 心 肺 腎	利水滲濕 健脾寧心	9～20g
	薄荷 약간	辛 凉 / 肝 肺	宣散風熱 淸頭目 透疹	2～6g
	燒生薑 1塊	辛 溫 / 肺 脾 胃	解表散寒 溫中止嘔 化痰止咳	3～9g
佐使	甘草(炙) 半兩	甘 平 / 肺 脾 大腸	調和諸藥 和中緩急 潤肺 解毒	3～10g

증상 분석

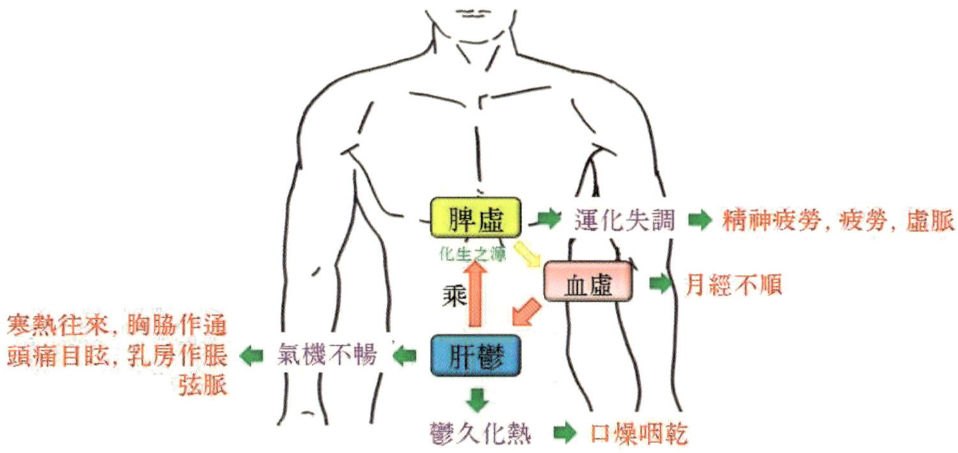

<table>
<tr><td rowspan="5">방제 해설</td><td>君</td><td>當歸 : 甘溫益氣 → 益心氣 → ① 生血
白芍 : 酸收斂肝氣 → ① 柔肝止痛
酸收斂肝血 → ② 養血</td></tr>
<tr><td>臣</td><td>白朮 : 苦溫燥濕 → ① 燥濕健脾</td></tr>
<tr><td>佐</td><td>柴胡 : 辛散 → ① 疏肝, ② 疏邪透表
微苦 → 降 → ③ 지나친 升散을 잡아줌
茯苓 : 甘淡滲濕 → 入脾胃 → ① 滲濕健脾
薄荷 : 辛散 → ① 疏肝(柴胡의 疏肝을 助)
* 薄荷는 본래 後下하는 약물이지만 본방에서는 同煎하여 芳香性을 제거하여 오직 疏肝의 효능을 지님
燒生薑 : 溫陽 → ① 溫胃和中
辛散 → ② 散風寒(燒하여 減辛散)</td></tr>
<tr><td>佐使</td><td>甘 → ① 調和諸藥, ② 辛散의 성질 緩和, ③ 효과를 연장
↘ ④ 補脾胃 작용 ⇒ 佐使藥으로 사용</td></tr>
<tr><td colspan="2">白芍 + 甘草 : 甘酸化陰 止痛
柴胡 + 白芍 : 一散一斂(調和)</td></tr>
<tr><td>약리 작용</td><td colspan="2">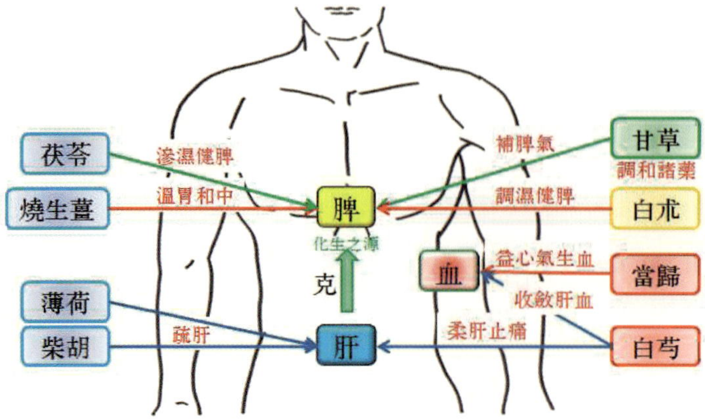
</td></tr>
<tr><td>참고</td><td colspan="2">① 脾虛 → 血虛로 인한 肝鬱에 적용
② 虛가 위주이므로 君藥은 柴胡가 아니라 養血하는 當歸, 白芍
③ 방제의 조성 : 養血 + 補脾 + 疏肝
④ 柴胡와 芍藥, 當歸의 배오 의의 : 疏肝하되 不傷陰血
⑤ 燒生薑과 薄荷의 배오 의의
ⓐ 燒生薑 : 辛散之性을 減하여 溫胃 작용 위주
ⓑ 薄荷 : 同煎하여 辛散之性을 減하여 疏肝理氣 작용 위주
⑥ 脾虛가 根本이므로 人蔘, 黃芪 배오 가능
⑦ 복용 방법 : 약물을 조말하여 燒生薑과 薄荷를 함께 달여 熱服</td></tr>
</table>

	⑧ 虛가 위주이므로 北柴胡보다 銀柴胡가 적합 ⑨ 柴胡는 송나라 때부터 北柴胡와 銀柴胡로 나누어져 사용. 北柴胡는 疏肝 작용이 위주로 實證의 肝鬱에 적용하고, 銀柴胡는 淸虛熱 작용이 위주로 虛證의 淸肝熱에 사용 * 北柴胡는 한국산 특히 북한산이 良

附	加味逍遙散 ≪內科摘要≫
效用	疏肝健脾 和血調經
主治	**肝脾血虛 內有鬱熱證**. 潮熱晡熱 煩燥易怒 自汗盜汗 頭痛目澁 頰赤口乾 月經不調 少腹作痛 少腹腸墜 小便澁痛
組成	柴胡・當歸・白芍・白朮・茯苓 각 1兩, 甘草 5錢, 牡丹皮・梔子 각 1錢
참고	① 熱甚에 적용(肝脾血虛 → 化火生熱) ② 逍遙散 ⊕ 牡丹皮 1錢, 梔子 1錢

附	黑逍遙散 ≪醫略六書≫
效用	疏肝健脾 養血 調經
主治	**肝脾血虛證**. 月經時 腹痛 弦虛脈
組成	柴胡・當歸・白芍・白朮・茯苓 각 1兩, 甘草 5錢, 生地黃 或 熟地黃
참고	① 熱이 甚 → 生地黃 ② 血虛 甚 → 熟地黃 ③ 逍遙散 ⊕ 生地黃 或 熟地黃

痛瀉要方(白朮芍藥散) ≪景岳全書≫

效用	補脾瀉肝
主治	**脾虛 + 肝鬱乘脾(土虛木乘)**. 腸鳴腹痛 大便泄瀉 瀉後痛不減 舌苔薄白

組成				
君	白朮 3兩	苦甘 溫 / 脾 胃	健脾益氣 燥濕利水 止汗安胎	4~9g
臣	白芍 2兩	苦酸 微寒 / 肝	養血柔肝 緩中止痛 斂陰收汗	6~24g
佐	陳皮 1兩 半	辛苦 溫 / 脾 肺	理氣健脾 燥濕化痰	3~9g
佐	防風 2兩	辛甘 溫 / 膀胱 肝 脾	解表祛風 勝濕止痛	4.5~9g

<table>
<tr><td>증상
분석</td><td colspan="2">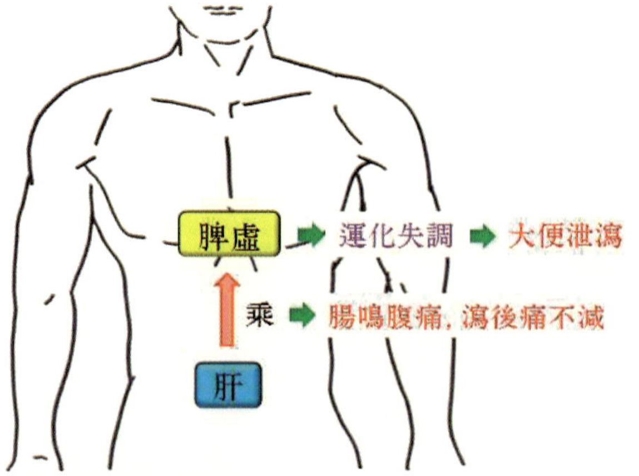
</td></tr>
<tr><td rowspan="3">방제
해설</td><td>君</td><td>白朮 : 苦溫燥濕 → ① 燥濕健脾</td></tr>
<tr><td>臣</td><td>白芍 : 酸收 → 斂肝氣 → ① 柔肝止痛
↘ 斂肝血 → ② 養血</td></tr>
<tr><td>佐</td><td>陳皮 : 辛微苦 → 苦辛通降 → 入肺脾 → ① 理氣健脾
防風 : 辛 → 散風寒濕 → ① 散肝舒脾 → ② 止瀉
甘溫益氣 → 入脾 ↗</td></tr>
<tr><td>약리
작용</td><td colspan="2">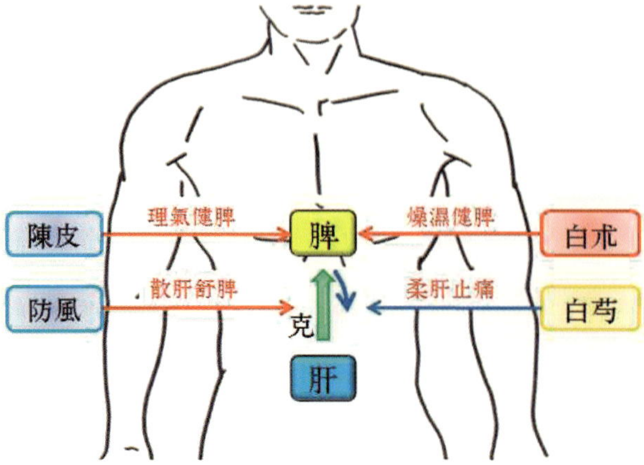
</td></tr>
<tr><td>참고</td><td colspan="2">① 脾虛로 인한 肝乘脾에 적용(肝이 實하지 않아도 脾虛하면 상대적으로 實하게 되므로 乘할 수 있음)
② ≪醫方考≫ : "瀉責之脾, 痛責之肝, 肝責之實, 脾責之虛, 脾虛肝實, 故令痛瀉"
⇒ 補脾瀉肝
③ 陳皮의 배오 의의 : 脾虛로 나타날 수 있는 氣滯를 고려
④ 加減 운용 : 久瀉者는 脾氣虛陷하므로 淸陽을 升發하는 升麻를 加
⑤ 方名의 유래 : 張景岳이 "痛瀉를 치료하는 要方"이라 하여 유래</td></tr>
</table>

調和肝脾劑의 정리

방 제	四逆散	逍遙散	痛瀉要方
병 기	肝鬱乘脾	脾虛 → 血虛 → 肝鬱 → 肝乘脾	脾虛 → 肝鬱乘脾
효 능	透邪解鬱 疏肝理脾	健脾養血 疏肝解鬱	補脾瀉肝
방제조성	疏肝 + 養血+ 破氣	養血 + 補脾 + 疏肝	健脾 + 柔肝
대표약물	柴胡, 枳實, 白芍	當歸, 白芍, 柴胡, 白朮	白朮, 防風, 白芍
변증요점	手足不溫, 腹痛, 泄利	兩脇作痛, 頭痛目眩, 口燥咽乾, 精神疲勞, 食少, 月經不順	腸鳴腹痛, 大便泄瀉, 瀉後痛不減
특 징	肝鬱	脾虛肝鬱內生	土虛木乘

3) 腸胃調和劑

① 調和腸胃의 작용으로 邪氣가 脾胃를 犯한 腸胃不和證을 치료하는 방제
② 대표증상 : 心下(胃上脘)痞滿, 惡心嘔吐, 脘腹脹痛, 腸鳴下利
③ 대표약물 : 辛開苦降－乾薑, 黃芩, 黃連, 半夏

半夏瀉心湯 ≪傷寒論≫

效用	和胃降逆 開結除痞				
主治	寒熱錯雜之痞證. 心下(胃上脘)痞滿 滿而不通 或 嘔吐 腸鳴下利 舌苔膩而薄黃 弦數脈				
組成	君	半夏 半升	辛 溫 / 脾 肺	化痰止嘔 燥濕降逆 消痞散結	4~12g
	臣	乾薑 3兩	辛 熱 / 脾 胃 肺	溫中逐寒 回陽通脈	3~9g
	佐	黃芩 3兩	苦 寒 / 肺 心 肝 大腸	清熱燥濕 瀉火解毒 止血 安胎	3~12g
	佐	黃連 1兩	苦 寒 / 脾 胃 心 肝 膽 大腸	清熱燥濕 瀉火解毒 瀉心除煩	2~5g
	佐	人蔘 3兩	甘 微溫 / 脾 胃 肺	大補元氣 固脫生津 安神	2~15g
	佐	大棗 12枚	甘 溫 / 脾 胃	補脾和胃 益氣生津 調營衛 解藥毒	10~30g
	佐使	甘草 3兩(炙)	甘 平 / 肺 脾 大腸	調和諸藥 和中緩急 潤肺 解毒	3~10g

<table>
<tr><td>증상
분석</td><td colspan="2">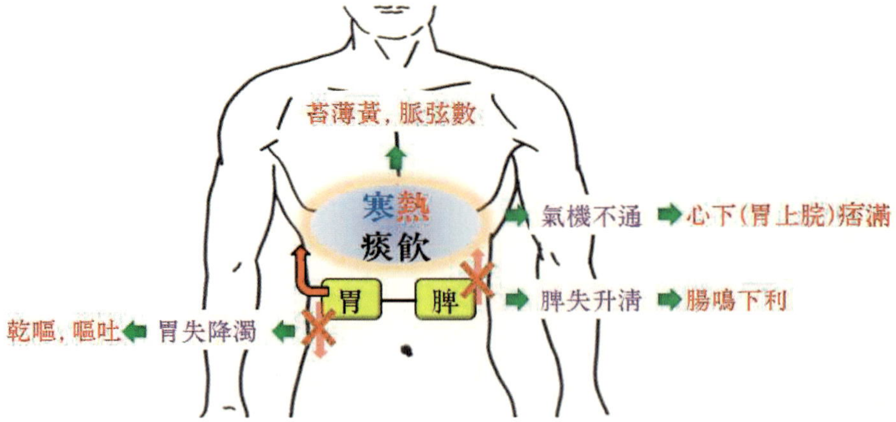
</td></tr>
<tr><td rowspan="4">방제
해설</td><td>君</td><td>半夏 : 辛溫 → 散, 燥濕 → ① 散濕化痰
辛升 → 入脾胃 → 升淸而降濁 → ② 止嘔</td></tr>
<tr><td>臣</td><td>乾薑 : 熱 → 助陽 → 入脾 → ① 補脾陽 → 逐寒
② 半夏毒 解毒</td></tr>
<tr><td>佐</td><td>黃芩 : 苦寒淸熱 → ① 淸上焦之熱(肺, 心)
黃連 : 苦寒淸熱 → ① 淸中焦之熱(胃)
人蔘 : 甘溫益氣 → ① 補脾氣
大棗 : 甘溫益氣 → ① 益氣生津</td></tr>
<tr><td>佐使</td><td>甘草 : 甘 → ① 調和諸藥
甘草 3兩 → ② 補脾胃 작용 ⇒ 佐使藥으로 사용</td></tr>
<tr><td>약리
작용</td><td colspan="2">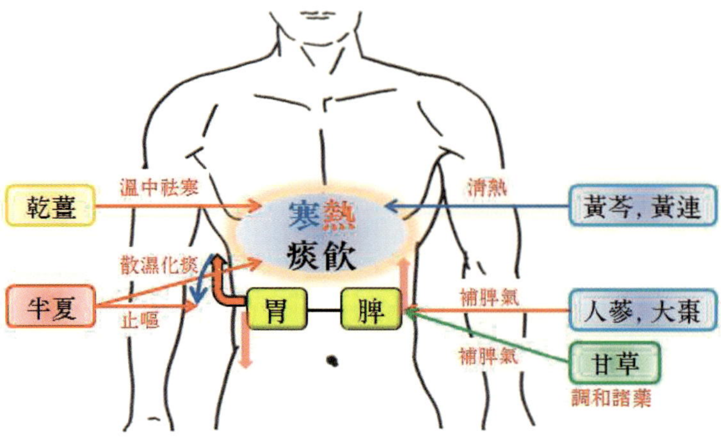
</td></tr>
<tr><td>참고</td><td colspan="2">① 水熱痰飮互結로 인한 痞證에 적용
② ≪傷寒論≫에서의 병기 : 小柴胡湯證의 치료에 下劑 誤用으로 인한 痞證을 治
③ 병기의 분석 : 素體 中陽不足 → 虛寒, 痰飮 內生 → 苦寒之劑의 誤用으로
邪氣乘虛入裏火熱 → 寒熱痰飮互結於心下</td></tr>
</table>

	④ 小柴胡湯(生薑 → 乾薑) ⊖ 柴胡 ⊕ 黃連 ⑤ 방제의 특징 : 寒熱併用, 補瀉兼施, 苦降辛開 ⑥ 痞 : 氣가 升降하지 못하여 滿하지만 아프지 않으며 만져보면 留(滯)하여 있음

附	生薑瀉心湯 ≪傷寒論≫
效用	和胃消痞 散結除水
主治	**水熱互結痞證**. 心下(胃上脘)痞硬 乾噫食臭 腹中雷鳴下利
組成	生薑 4兩, 半夏·半升·黃芩·甘草(炙)·人蔘 각 3兩, 乾薑·黃連 각 1兩, 大棗 12枚
참고	① 半夏瀉心湯證에 水氣內停을 겸한 者에게 적용 ② 半夏瀉心湯 ⊖ 乾薑 2兩 ⊕ 生薑 4兩 ⇒ 升淸而降濁 → 止嘔 작용 強 ③ 生薑의 배오 의의 : ⓐ 溫胃, ⓑ 止嘔, ⓒ 散水
附	甘草瀉心湯 ≪傷寒論≫
效用	益氣和胃 消痞止嘔
主治	**胃氣虛弱痞證**. 水穀不化 下利 腹中雷鳴 心下(胃上脘)痞硬而滿 乾嘔 心煩不得安
組成	甘草(炙) 4兩, 半夏·半升·黃芩·乾薑·人蔘 각 3兩, 黃連 1兩, 大棗 12枚
참고	① 胃氣虛弱으로 인한 痞證에 적용 ② 甘草 4兩 배오 의의 : ⓐ 補脾胃 ⓑ 諸症을 緩急 ⓒ 益心氣 推動血脈(心煩不得安을 치료) ③ 半夏瀉心湯 ⊕ 炙甘草 1兩
附	黃連湯 ≪傷寒論≫
效用	平調寒熱 和胃降逆
主治	**上熱下寒證**. 胸脘痞滿 煩熱 氣逆欲嘔 腹中痛 腸鳴泄瀉 舌苔白滑 脈弦
組成	黃連·甘草(炙)·乾薑·桂枝 각 3兩, 人蔘 2兩, 半夏 半升, 大棗 12枚
참고	① 半夏瀉心湯보다 上熱下寒證이 뚜렷 ② 半夏瀉心湯(黃連 3兩으로 증량) ⊖ 黃芩 ⊕ 桂枝 3兩

4. 清熱劑

❀ 清熱, 瀉火, 凉血, 解毒, 滋陰透熱 등의 작용으로 裏熱證을 치료하는 방제

概說

① 立法 原則 : "熱者寒之", "溫者清之" ⇒ 八法 중 淸法에 屬

② 裏熱證의 구분

구 분		대표증상		治 法
裏熱證	氣分熱證	壯熱煩渴, 大汗, 惡熱, 脈洪大, 身熱多汗, 心胸煩悶, 口乾舌紅		淸氣分熱 + 透熱外出
	熱入營血證	熱在營分	身熱夜甚, 神煩少寐, 譫語, 斑疹隱隱, 口渴 或 不渴, 舌絳而乾, 脈細數	淸營凉血 + 透營轉氣
		熱入血分	出血, 發斑, 狂妄譫語, 漱水而不欲咽, 舌絳起刺	
	火毒熾盛證	煩熱, 錯語, 吐衄, 發斑, 癰疽疔毒, 身熱面赤, 胸膈煩熱, 口舌生瘡, 便秘溲赤		淸熱解毒
	臟腑熱證	心熱	心胸煩熱, 口渴面赤, 口舌生瘡	淸臟腑熱
		肝熱	胸脇脹痛, 頭痛目赤, 急躁易怒	
		肺熱	咳嗽氣喘, 咯痰色黃, 舌紅苔黃	
		脾胃熱	牙齦腫痛, 口瘡口臭, 煩熱	
		大腸熱	下痢赤白, 裏急後重, 肛門灼熱	
	虛熱證 (熱盛陰傷)	夜熱早涼, 熱退無汗, 舌紅苔少, 脈細數		淸虛熱

* 裏熱이 盛하여 나타나는 熱閉證은 開竅劑 중 凉開劑 참조

③ 사용 시 주의사항

ⓐ 熱證의 眞假虛實을 구별(實熱 : 苦寒藥, 虛熱 : 甘寒 或 鹹寒藥)

ⓑ 表證已解, 熱邪入裏하여 裏熱正盛한 者에게 적용(結實되지 않은 者)

ⓒ 대부분 약이 苦寒하므로 傷脾胃 주의 ⇒ 健脾和胃之品 배오

ⓓ 熱은 陰津을 쉽게 灼傷하고 淸熱藥은 주로 苦燥하여 傷陰하므로 陰津 보존에 주의 ⇒ 滋陰藥 배오

ⓔ 服藥 시 吐하면 淸熱劑 중에 辛溫한 薑汁을 섞거나 溫服하는 방법을 사용 ⇒ 反佐法 사용(少佐辛溫藥)

예 熊膽 : 苦寒하여 淸肝熱하나 大寒하여 嘔吐를 일으킴

⇒ 裏熱이 있어도 溫服 또는 술(辛溫)로 복용(술 100cc당 熊膽 1g 배합)

生理·病理 짚고 넘어가기 : 火邪

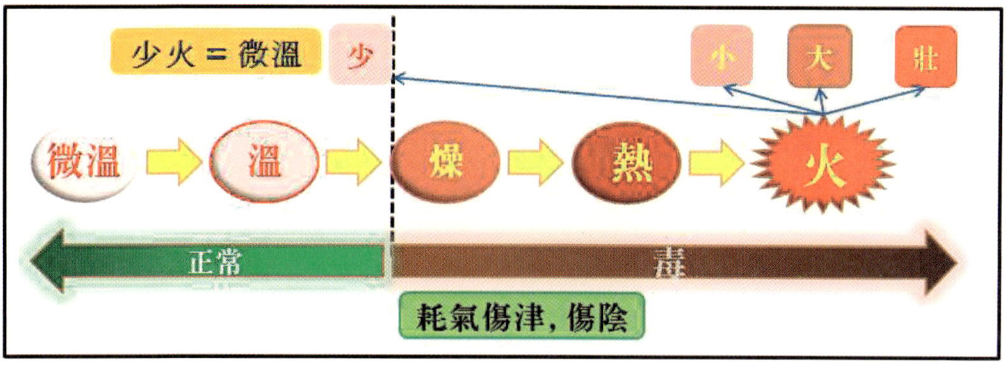

정상범주	微溫 : 인체생리활동의 정상 상태 少火 : 溫煦, 生化作用을 하는 陽氣. 正氣에 屬
병리	燥 : 熱보다 약하지만 傷津하는 邪 小, 大, 壯火 : 陽盛太過하여 亢烈한 火. 邪氣에 屬, 傷陰케 함
火의 생성	火邪 : (1) 外感 - ① 溫熱病邪 → 內盛 → 火 ② 五氣化火 - 暑邪 : 濕熱 - 五氣 → 鬱久化熱 → 火 (2) 內生 - 臟腑機能失調 - 實證 : 肝火, 心火 虛證 : 陰虛 → 虛熱
증상	壯熱煩渴, 大汗, 惡熱, 出血, 發斑, 譫語, 口渴
생리 특성	① 火는 陽邪로 그 性이 燔灼하고 上炎 ② 陰液을 耗傷하여 燥하게 하는 原因 ③ 火는 쉽게 生風動血하고 腫瘍을 生 ④ 火와 心은 相應
淸熱의 방법	瀉熱 : 熱邪가 內部로 들어왔거나 內生했을 때 苦寒藥으로 熱을 下部로 泄 淸熱 : 散熱 + 瀉熱 瀉火 : 瀉熱보다 정도가 强. 火가 熱보다 더욱 셈 淸熱解毒 : 淸熱, 瀉火보다 더 강력(大苦大寒) * 散熱 : 熱邪가 皮膚나 膀胱經에 있을 때 表나 上部로 熱을 散(辛凉解表劑)

清熱劑의 종류 및 대표방제

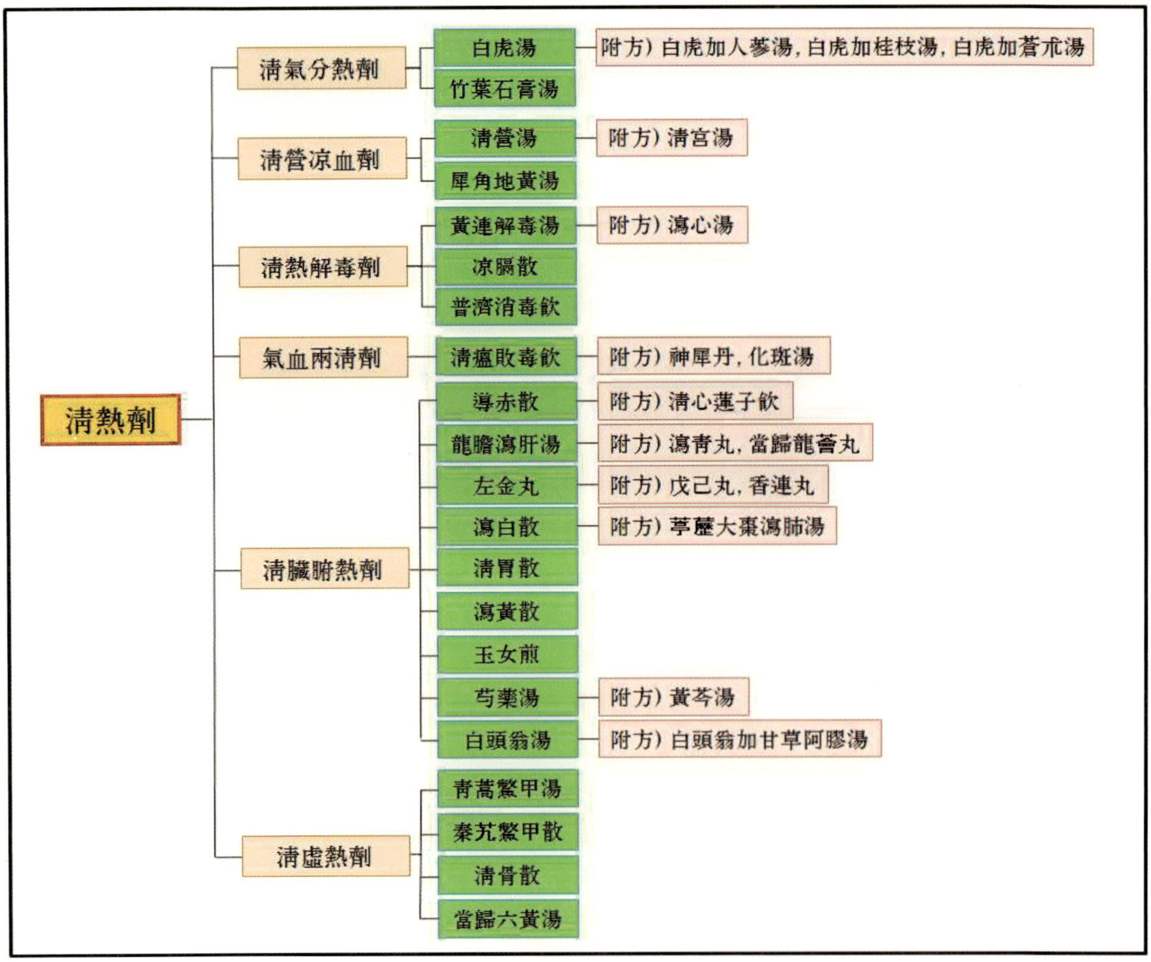

1) 清氣分熱劑

① 清熱除煩 生津止渴의 作用으로 氣分熱證을 치료하는 방제
(적용 : ① 熱이 氣分에 있을 때, ② 熱盛하여 傷津, ③ 氣陰兩傷의 證)

② 대표증상 : 壯熱煩渴, 多汗, 惡熱, 脈洪大, 心胸煩悶, 口乾舌紅

③ 대표약물 : 石膏, 知母, 竹葉, 人蔘, 麥門冬

白虎湯 ≪傷寒論≫

效用	淸熱生津
主治	**氣分熱盛證**. 壯熱面赤 煩渴引飮 汗出惡熱 洪大有力脈 或 滑數

組成

君	石膏 1斤	辛甘 大寒 / 肺 胃	解肌淸熱 除煩止渴	10~60g
臣	知母 6兩	苦甘 寒 潤 / 肺 腎	淸熱瀉火 生津潤燥	6~12g
佐	粳米 6合	甘 平 / 脾 胃 心	固中 淸熱 除煩	9~15g
佐使	甘草 2兩(炙)	甘 平 / 肺 脾 大腸	調和諸藥 和中緩急 潤肺 解毒	3~10g

증상분석

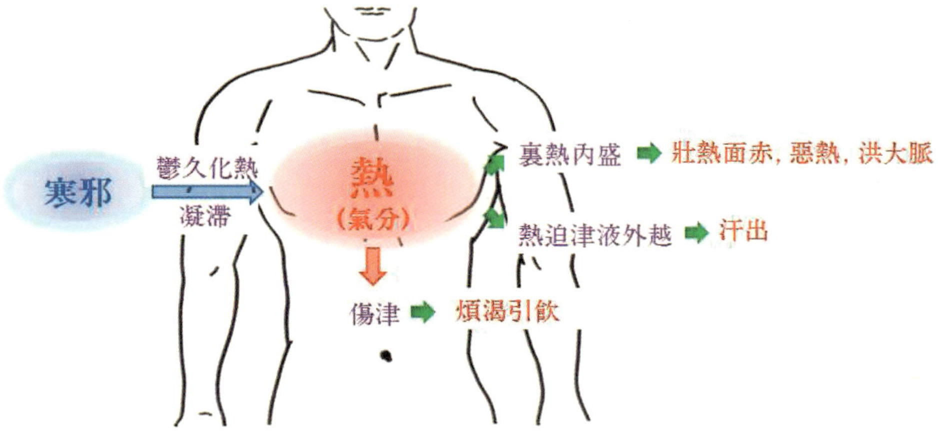

방제해설

君	石膏 : 辛散 → ① 肌表의 熱邪를 밀어냄(表熱) 甘 + 大寒 → 甘寒滋陰 → ② 津液 化生 大寒 → ③ 淸熱(裏熱) * 부작용 : 大寒으로 傷胃
臣	知母 : 苦寒 → 淸熱 → ① 淸肺胃伏熱 → 降火則滋陰 → ② 生津潤燥 * 知母는 직접적으로 滋陰하는 것이 아니라 간접적으로 降火하여 滋陰 * 苦寒力이 강하므로 현대에서 炒用
佐	粳米 : 甘 → ① 益胃生津 ↘ 緩 → ② 知母, 石膏의 寒性 제어
佐使	甘草 : 甘 → ① 調和諸藥, ② 知母·石膏의 寒性을 제어, ③ 益胃生津 甘草 2兩 → ④ 補脾胃 작용 ⇒ 佐使藥으로 사용

甘草 2兩 + 粳米 6合 : 益胃護津하여 大寒으로 인한 傷胃를 막음
石膏 + 知母 : 淸胃 + 淸肺 兼 生津止渴

약리 작용

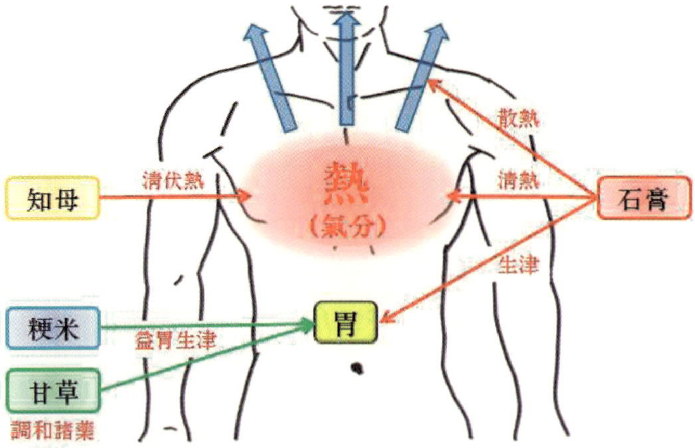

참고

① 陽明熱證 또는 氣分熱證에 적용

② 병기의 특징 : ⓐ 陽明經熱邪熾盛, ⓑ 熱邪傷耗胃津

③ 陽明病 4대 증상 : 大熱, 大汗, 大煩渴, 洪大脈

④ 전탕방법 : 石膏는 先煎. 네 약물을 쌀이 푹 익도록 달여 찌꺼기를 버리고 1일 3복. 溫服

⑤ 방제에서의 石膏量의 비교

方 劑	大靑龍湯	麻杏甘石湯	白虎湯
약 재	君 : 麻黃 6兩 臣 : 桂枝 2兩, **石膏 12g** 佐 : 薑 3兩, 棗 12枚, 杏仁 40粒 使 : 甘草 2兩	君 : 麻黃 4兩 石膏 18g 佐 : 杏仁 50粒 使 : 甘草 2兩	君 : **石膏 30g** 臣 : 知母 6兩 佐 : 粳米 6合 使 : 甘草 2兩
분 류	辛溫解表劑	辛凉解表劑	清熱劑
열의 정도	大靑龍湯 〈 麻杏甘石湯 〈 白虎湯		

附	白虎加人蔘湯 ≪傷寒論≫
效用	清熱益氣生津
主治	**氣分熱盛 氣陰兩傷證**. 汗吐下後 裏熱熾盛 大熱大渴大汗 背微惡寒 飮不解渴
組成	知母 6兩, 石膏 1斤, 甘草(炙) 2兩, 粳米 6合, 人蔘 3兩
참고	① 白虎湯證에 氣津兩傷한 者에게 적용 ⇒ 清熱 ＋ 益氣生津 ② 熱盛하면 ⓐ 氣를 소모, ⓑ 傷津 ⇒ 益氣生津하는 人蔘을 加 ③ 白虎湯 ⊕ 人蔘 3兩

附	白虎加桂枝湯 ≪傷寒論≫
效用	清熱 通絡 調和營衛
主治	**溫瘧**. 身無寒 但熱 汗出 煩燥 關節痛 骨節疼煩 風濕熱痺

組成	知母 6兩, 石膏 1斤, 甘草(炙) 2兩, 粳米 2合, 桂枝 3兩
참고	① 白虎湯證에 傷衛氣한 者에게 적용 → 淸熱 + 調和營衛 ② 汗出이 보이면 完治 ③ 白虎湯 ⊕ 桂枝 3兩

附	白虎加蒼朮湯 ≪類證活人書≫
效用	淸熱祛濕
主治	**濕溫病**. 身熱胸痞 汗多 舌紅苔白膩
組成	知母 6兩, 石膏 1斤, 甘草(炙) 2兩, 蒼朮·粳米 각 3兩
참고	① 白虎湯證에 濕邪를 겸한 者에게 적용 → 淸熱 + 燥濕 ② 濕熱에 적용 가능(濕溫病) → 關節腫痛, 頭重如裹 ③ 石膏는 甘寒生津하여 津液을 돕기도 하지만 濕氣를 도움 ⇒ 石膏를 빼거나 量을 줄임 ④ 白虎湯 ⊕ 蒼朮 3兩

竹葉石膏湯 ≪傷寒論≫

效用	淸熱生津 益氣和胃
主治	**傷寒 溫病 暑病 後期 餘熱未淸 氣陰兩傷證**. 身熱多汗 心胸煩悶 氣逆欲嘔 口乾喜飮 虛煩不寢 虛數脈 舌紅苔少

組成					
組成	君	石膏 1斤	辛甘 大寒 / 肺 胃	解肌淸熱 除煩止渴	10~60g
		竹葉 2把	辛苦 寒 / 心 肺 胃	淸熱除煩 生津 利小便	6~16g
	臣	麥門冬 1升	甘 微寒 / 心 肺	生津 滋肺陰	6~15g
	佐	人蔘 3兩	甘 微溫 / 脾 胃 肺	大補元氣 固脫生津 安神	2~15g
		半夏 半升	辛 溫 / 肺 胃 脾	化痰止嘔 燥濕降逆 消痞散結	4~12g
		粳米 半升	甘 平 / 脾 胃 心	固中 淸熱 除煩	9~15g
	佐使	甘草 2兩(炙)	甘 平 / 肺 脾 大腸	調和諸藥 和中緩急 潤肺 解毒	3~10g

<table>
<tr><td>증상
분석</td><td colspan="2">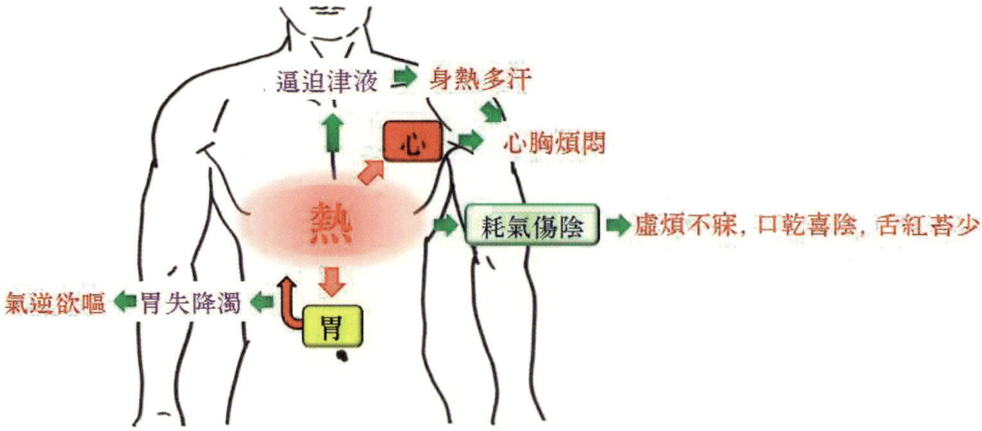
</td></tr>
<tr><td rowspan="5">방제
해설</td><td>君</td><td>石膏 : 辛散 → ① 肌表의 熱邪를 밀어냄(表熱)
甘 + 大寒 → 甘寒滋陰 → ② 津液 化生
大寒 → ③ 淸熱(裏熱)
* 부작용 : 大寒으로 傷胃
竹葉 : 苦寒淸熱 + 辛散熱 → ① 淸熱生津(上焦)
↘ 淸心火 → ② 利水(心經火를 小便으로 利)</td></tr>
<tr><td>臣</td><td>麥門冬 : 甘潤寒 → 滋陰生津 → ① 滋補肺胃 → ② 滋陰淸熱
③ 半夏의 溫燥한 성질을 제어</td></tr>
<tr><td>佐</td><td>人蔘 : 甘溫益氣 → ① 補脾氣 → ② 益氣生血
半夏 : 辛升 → 入脾胃 → 升淸而降濁 → ① 止嘔
粳米 : 甘 → ① 益胃生津
↘ 緩 → ② 知母, 石膏의 寒性 제어</td></tr>
<tr><td>佐使</td><td>甘草 : 甘 → ① 調和諸藥, ② 石膏의 寒性을 제어(傷胃 방지), ③ 益胃生津
甘草 2兩 → ④ 補脾胃 작용 ⇒ 佐使藥으로 사용</td></tr>
<tr><td colspan="2">人蔘 + 麥門冬 : 益氣生津 + 滋陰生津 ⇒ 生津</td></tr>
</table>

<table>
<tr><td>약리 작용</td><td>

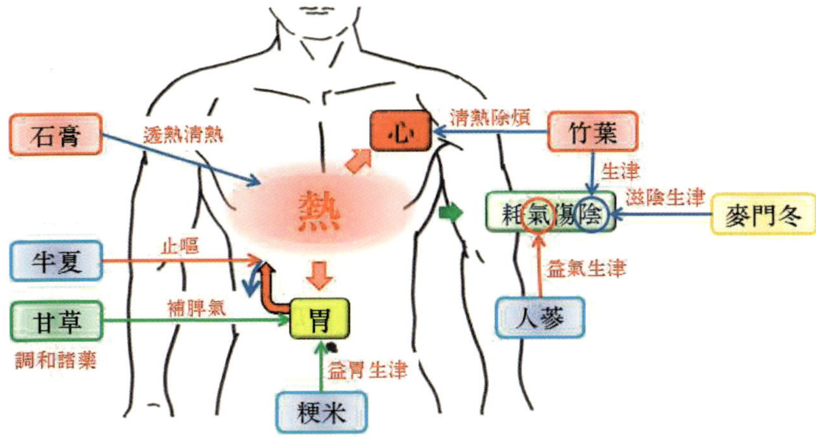

</td></tr>
<tr><td>참고</td><td>
① 餘熱未淸하고 氣津兩傷한 者에게 적용
② 熱病 위주가 아니라 熱病 後期에 적용(白虎湯보다 진행된 상태) – 餘熱보다 多汗의 傷津液에 중점
③ 多汗으로 인한 2차적 증상 : ⓐ 津液 損傷
ⓑ 正氣 쇠약(津液載氣)
ⓒ 傷心(心之液 : 汗) → 煩悶
④ 방제의 특징 : 淸熱과 益氣養陰 倂用 ⇒ 淸熱하되 不傷胃, 補虛하되 不戀邪
⑤ 半夏의 배오 의의
ⓐ 津傷熱擾로 인한 胃失和降하여 나타나는 氣逆欲嘔를 치료
ⓑ 대량의 滋陰藥(石膏, 麥門冬) 안에서 배오함으로써 溫燥한 半夏의 毒을 제어하여 降逆의 效能만 있음 ⇒ 溫燥之性減 降逆散結之用存 ⇒ "去性存用"之法
ⓒ 人蔘과 麥門冬의 甘壅滯를 방지
* 半夏와 麥門冬의 용량에 주의
· 竹葉石膏湯 – 麥門冬 : 半夏 = 2 : 1
· 麥門冬湯 – 麥門冬 : 半夏 = 7 : 1
⑥ 白虎湯 ⊖ 知母 ⊕ 竹葉, 半夏, 麥門冬, 人蔘
</td></tr>
</table>

淸氣分熱劑의 정리

方　劑	白虎湯	竹葉石膏湯
병　기	熱在氣分 熱盛津傷	熱病後 氣分餘熱未淸 氣陰兩傷
효　능	淸熱生津	淸熱生津 益氣和胃
대표약물	石膏, 知母, 粳米	石膏, 竹葉, 麥門冬, 人蔘, 半夏
변증유점	壯熱, 煩渴, 大汗, 脈洪大	身熱多汗, 心胸煩悶, 口乾舌紅
특　징	氣分熱盛 初起에 적용	氣分熱盛 후기에 적용

2) 清營凉血劑

① 清營透熱, 凉血散瘀, 清熱解毒 등의 작용으로 邪熱傳營, 熱入血分證을 치료하는 방제
② 대표증상 : 入營之證－身熱夜甚, 때때로 譫語, 斑疹隱隱, 舌降而乾
入血之證－吐血, 衄血, 便血, 尿血, 蓄血發狂
③ 대표약물
ⓐ 淸熱解毒 : 犀角, 生地黃
ⓑ 透熱轉氣 : 金銀花, 連翹, 竹葉
ⓒ 凉血散瘀 : 牡丹皮, 赤芍

淸營湯 ≪溫病條辨≫

效用	淸營透熱 養陰活血				
主治	**熱入營分證**. 身熱夜甚 神煩少寐 때때로 譫語 口渴 或 不渴 斑疹隱隱 脈細數 舌乾絳				
組成	君	犀角 3錢	苦鹹 大寒 /心	淸熱止血 解毒化斑 安神定驚	0.5~1.5g
	臣	生地黃 5錢	大苦 大寒 / 心 肝 腎	凉血生津	12~30g
		麥門冬 3錢	甘 微寒 / 肺	滋陰淸熱 生津	6~15g
		元蔘(玄蔘) 3錢	苦鹹 微寒 / 腎	滋陰降火解毒	6~15g
	佐	金銀花 3錢	甘 寒 / 肺	淸熱解毒 凉散風熱 凉血止痢	6~15g
		連翹 2錢	苦 微寒 / 心	淸熱解毒 消腫散結	6~12g
		竹葉心 1錢	辛苦 寒 / 心 肺 胃	淸熱除煩 生津利尿	3~16g
		黃連 1錢 5分	苦 寒 / 脾 胃 心 肝 膽 大腸	淸熱燥濕 瀉火解毒 瀉心除煩	2~5g
		丹參 2錢	苦 微寒 / 心包 肝	活血祛瘀 除煩安神 凉血消癰	5~15g

증상 분석		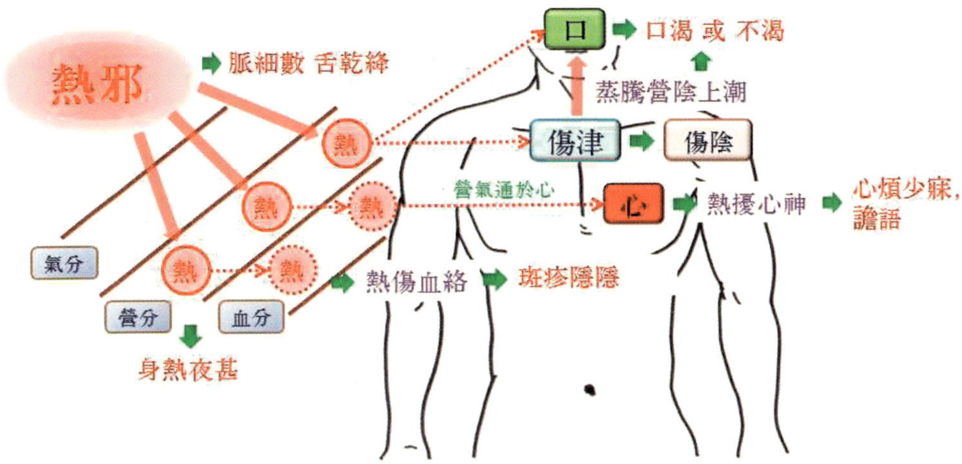
방제 해설	君	犀角 : 大寒 + 苦 + 鹹 → ① 淸熱解毒(營分・血分) ↘ ② 凉血止血 ③ 角 → 散熱 * 水牛角 : 犀角 대체용품
	臣	乾地黃 : 苦寒 → 淸熱 → ① 淸熱生津(血分) 甘寒 → 滋陰 → ② 滋陰生津 麥門冬 : 甘潤寒 → 滋陰生津 → ① 滋補肺胃 → ② 滋陰淸熱 玄參 : 鹹寒淸熱 → ① 降火解毒
	佐	金銀花 : 寒淸熱 → ① 淸熱解毒 芳香 → ② 芳香逐穢 連翹 : 寒淸熱(體輕) → ① 散熱(膈上의 熱) 苦寒淸熱 → ② 淸心熱 竹葉 : 苦寒淸熱 + 辛散熱 → ① 淸熱生津(上焦) ↘ 淸心火 → ② 利水(心經火를 小便으로 利) ⇒ 透營中邪熱轉氣分 黃連 : 苦寒淸熱 → ① 淸胃熱 ② 兼淸心熱 丹參 : 苦寒 → 淸熱 → ① 凉血消癰 苦降 → ② 活血祛瘀 → 血熱로 인한 瘀血을 祛

약리 작용	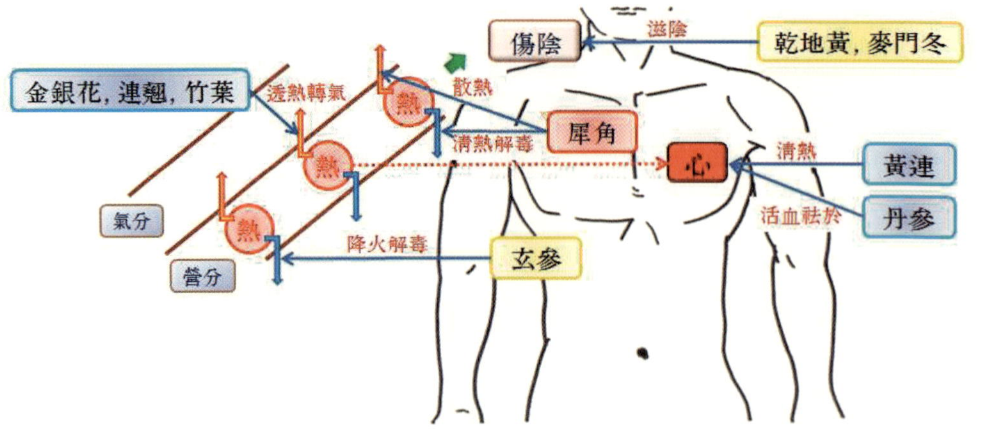
참고	① 熱入熱分證에 적용(內熱 + 傷陰 + 瘀血) ② 身熱夜甚과 口渴 或 不渴의 병기 ⓐ 身熱夜甚 : 야간에 陽氣는 營陰으로 內歸, 熱과 相合하여 身熱이 심해짐 ⓑ 口渴 或 不渴 : 口渴이 먼저 있은 후 不渴이 나타남. 津液을 蒸騰하여 口舌을 潤하게 하기 때문에 不渴하지만 傷津하는 것은 白虎湯보다도 심함 ③ 치료 원칙 : "熱淫於內, 治以鹹寒, 佐以苦甘" ≪素問・至眞要大論≫, "入營可透熱轉氣" ④ 방제의 조성 : 淸熱 + 滋陰 + 透熱轉氣 ⑤ 銀花, 連翹, 竹葉의 배오 의의 : 芳香, 質輕한 성질로 營分之邪를 氣分으로 透出 ⑥ 淸營湯은 임상에서 해열제처럼 사용 가능 ⑦ 生地黃보다 淸熱하고 養陰하는 乾地黃이 적합 ⑧ 口渴 或 不渴의 病機 ⓐ 口渴 : 熱邪의 영향으로 津液이 損傷되어 口渴이 나타남 ⓑ 不渴 : 體內로 침입한 熱邪가 상승하면서 津液을 함께 끌고 올라가 口渴을 멈추게 함 ⇒ 熱을 따라 津液이 이동하고 소모되므로 실질적으로 傷津됨 ⓒ 蒸騰營陰上潮 : 口渴과 不渴이 熱邪의 영향으로 潮水처럼 번갈아 나타남

附	淸宮湯 ≪溫病條辨≫
效用	淸心解毒 養陰生津
主治	**溫病液傷 邪陷心包證.** 發熱 神昏譫語
組成	犀角尖・竹葉捲心・連翹心 각 2錢, 連心麥門冬・元蔘心 각 3錢, 蓮子心 5分
참고	① 熱入心包輕證에 적용(重證 : 安宮牛黃丸, 至寶丹, 紫雪丹) ② 宮 → 心包를 지칭 ③ 모든 약물들의 心을 취함 ⇒ 同類相投之意(心能入心) ④ 淸營湯과 淸宮湯 : 淸營湯 - 淸營中之熱 兼 透熱轉氣 淸宮湯 - 淸心包之熱 養陰辟穢解毒

犀角地黃湯(芍藥地黃湯) ≪外臺秘要≫

效用	淸熱解毒 凉血散瘀
主治	1. 熱擾心神 身熱譫語 舌絳起刺 脈細數 2. 熱傷血絡 斑色紫黑 吐血 衄血 便血 尿血 등 舌紅絳 脈數 3. 蓄血瘀熱 善忘如狂 漱水不欲咽 胸中煩痛 大便色黑

組成

君	犀角 1兩	苦鹹 大寒 / 心	淸熱止血 解毒化斑 安神定驚	0.5~1.5g
臣	生地黃 8兩	大苦 大寒 / 心 肝 腎	淸熱生津 凉血止血	12~30g
佐	白芍 3兩	苦酸 微寒 / 肝 脾	凉血柔肝 緩中止痛 斂陰止汗	5~10g
佐	牡丹皮 2兩	辛苦 微寒 / 心 腎 肝	淸熱凉血 活血散瘀	6~12g

증상 분석

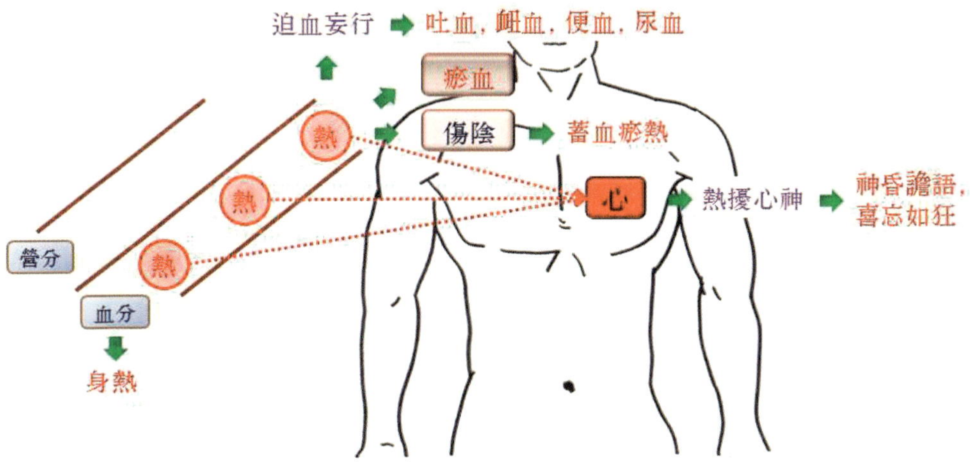

방제 해설

君	犀角 : 大寒 + 苦寒 + 鹹寒 → ① 淸熱解毒(營分·血分) ↘ ② 凉血止血 ③ 角 → 散熱 * 水牛角 : 犀角 대체용품
臣	乾地黃 : 苦寒 → 淸熱 → ① 淸熱生津(血分) 甘寒 → 滋陰 → ② 滋陰生津
佐	白芍 : 酸 → 收斂 → 斂肝血 → ① 養血 牡丹皮 : 苦寒 → 淸熱 → ① 凉血 辛行苦降 → ② 活血散瘀

약리작용	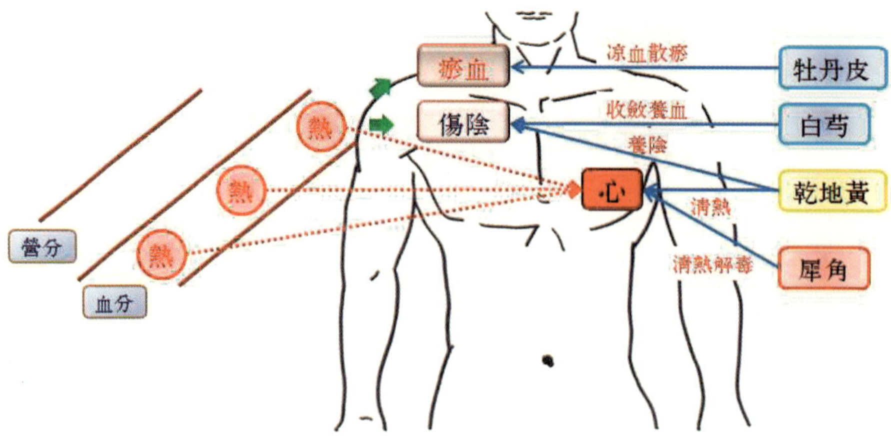
참고	① 熱入血分證에 적용 ② 치료 원칙 : "入血就恐耗血動血 直須涼血散血" 葉天士 ③ 방제 특성 : 涼血之中兼養血, 止血之中兼活血 ④ 牡丹皮의 배오 의의 ⓐ 熱邪가 入血하면 迫血妄行하여 出血이 생기며 瘀血 생성 + 陰血이 煎熬하여 瘀血 생성 ⓑ 寒涼藥은 血熱을 淸하면서 止血시키지만 滯血溜瘀 ⓒ 經外의 瘀血을 活血散瘀할 필요성 ⑤ 耗血이 심할 때는 白芍을, 瘀血이 심할 때는 赤芍을 사용 ⑥ 生地黃보다 淸熱하고 養陰하는 乾地黃이 적합

淸營涼血劑의 정리

方　劑	淸營湯	犀角地黃湯
병　기	熱入營分證	熱入血分證
효　능	淸營透熱 養陰活血	淸熱解毒 涼血散瘀
방제조성	淸熱 + 滋陰 + 透熱轉氣	淸熱 + 養血 + 散瘀
대표약물	犀角, 地黃, 麥門冬, 銀花, 連翹, 竹葉	犀角, 地黃, 芍藥, 牡丹皮
변증요점	身熱夜甚, 神煩少寐, 譫語, 斑疹隱隱	斑色紫黑, 吐血, 衄血, 便血, 尿血, 蓄血瘀熱
특　징	動血하지 않은 상태 淸熱養陰 兼透熱轉氣	動血로 인한 出血 증상과 心神擾亂의 증상이 甚

3) 淸熱解毒劑

① 淸熱瀉火, 解毒 작용으로 三焦의 熱證을 치료하는 방제
② 대표증상 : 火毒熱盛證－煩熱, 錯語, 吐衄, 發斑, 癰疽疔毒
　　　　　　胸膈熱聚證－身熱面赤, 胸膈煩熱, 口舌生瘡, 便秘溲赤
③ 대표약물 : 黃芩, 黃連, 山梔子, 連翹, 黃柏

黃連解毒湯 ≪外臺秘要≫

效用	瀉火解毒
主治	三焦火毒證. 大熱煩躁 口燥咽乾 錯語不眠 或 熱病吐血 衄血 或 熱甚發狂 或 身熱下利 或 濕熱黃疸 或 外科癰疽疔毒 小便黃赤 舌紅苔黃 脈數有力

組成

君	黃連 3兩	苦 寒 / 脾 胃 心 肝 膽 大腸	淸熱燥濕 瀉火解毒 瀉心除煩	2~5g
臣	黃芩 2兩	苦 寒 / 肺 心 肝 大腸	淸熱燥濕 瀉火解毒 止血 安胎	6~12g
	黃柏 2兩	苦 寒 / 腎 膀胱 大腸	淸熱燥濕 瀉火解毒 退虛熱	3~12g
佐	梔子 14枚	苦 寒 / 心 肝 肺 胃 三焦	瀉火除煩 淸熱利尿 凉血解毒	6~9g

증상 분석

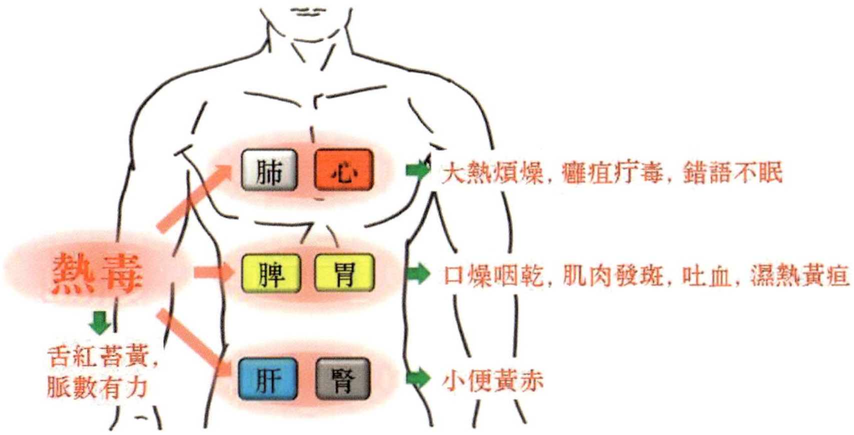

방제 해설

君	黃連 : 苦寒淸熱 → ① 淸胃熱, ② 兼淸心熱, ③ 兼淸肝熱(多量)
臣	黃芩 : 苦寒淸熱 → ① 淸上焦之熱(肺 · 心) 黃柏 : 苦寒淸熱 → ① 淸下焦之熱(腎 · 膀胱)
佐	梔子 : 苦寒淸熱 → ① 淸心熱 → 屈曲下行 → ② 淸熱利尿 → ③ 淸三焦之熱

약리 작용

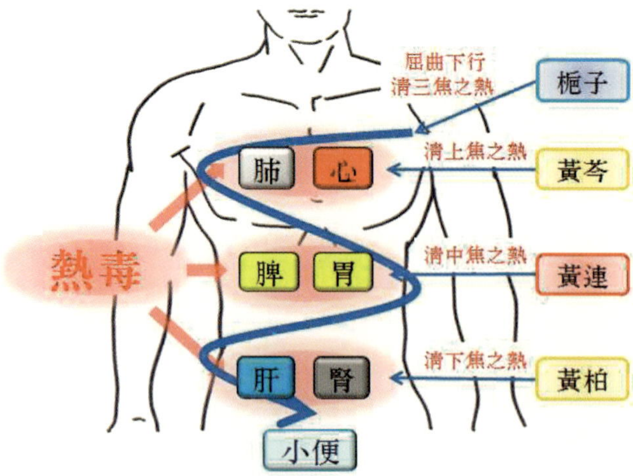

참고	① 三焦實熱火毒證(陰津未傷)에 적용 ② 치료 원칙 : "瀉火必瀉心, 心火降則諸經之火自降" ③ 黃連의 약량에 따른 효능 : 淸胃熱 → 淸心 → 淸肝(實則瀉其子, 多量 사용 시 肝까지 영향) ④ 大苦大寒하여 傷脾胃하므로 久服을 禁하며 實한 者에게만 적용 ⑤ 苦燥하여 傷津液하므로 傷津이 심한 者에게는 사용 禁

附	瀉心湯 ≪金匱要略≫
效用	瀉火解毒 燥濕泄痞
主治	**瀉熱壅滯心下(胃上脘) 氣機痞塞證.** 心下(胃上脘)痞滿 心煩口渴 小便黃赤 大便不快 或 秘結 或 吐血衄血 舌紅苔薄黃 脈數
組成	大黃 2兩, 黃連·黃芩 각 1兩
참고	瀉火泄熱 + 瀉下(導熱下行 – 大黃) ⇒ 以瀉代淸

凉膈散 ≪太平惠民和劑局方≫

效用	瀉火通便 淸上泄下				
主治	**上中二焦邪鬱生熱證.** 胸膈熱聚 身熱口渴 面赤脣焦 胸膈煩熱 口舌生瘡 咽痛吐衄 便秘溲赤 大便不暢 舌紅苔黃 滑數脈				
組成	君	連翹 2斤 半	甘苦 微寒 / 心	淸熱解毒 凉散風熱 凉血止血	6~12g
	臣	梔子 10兩	苦 寒 / 心 肝 肺 胃 三焦	瀉火除煩 淸熱利尿 凉血解毒	6~18g

		黃芩 10兩	苦 寒 / 肺 心 肝 大腸	清熱燥濕 瀉火解毒 止血 安胎	6~12g
		大黃 20兩	大苦 大寒 / 脾 胃	瀉熱通腸 凉血解毒 逐瘀通經	3~30g
		芒硝 20兩	鹹苦 寒 / 胃 大腸	瀉熱通便 潤燥軟堅 淸火消腫	10~15g
	佐	薄荷 10兩	辛 凉 / 肝 心	宣散風熱 淸頭目 透疹	3~6g
		竹葉 10兩	辛苦 寒 / 心 肺 胃	淸熱除煩 生津 利小便	6~16g
	佐使	甘草 2兩 (炙)	甘 平 / 脾 胃 肺 心	調和諸藥 和中緩急 潤肺 解毒	3~15g
	使	白蜜 20兩	甘 平 / 肺 脾 大腸	補中 潤燥 止痛 解毒	15~30g

증상 분석

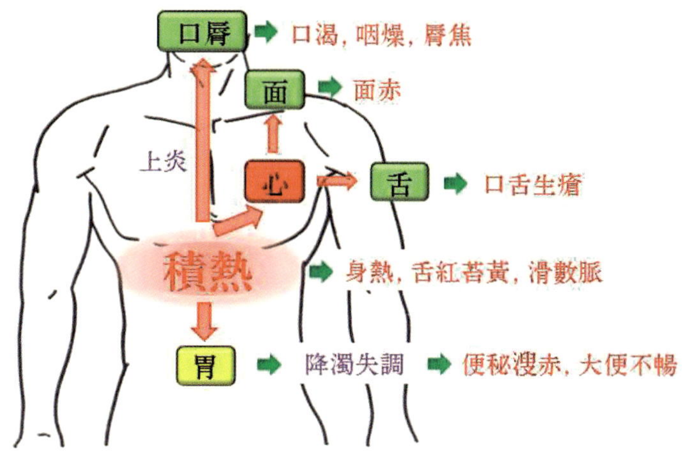

방제 해설

君	連翹 : 寒清熱(體輕) → ① 散熱(膈上의 熱) 苦寒淸熱 → ② 淸熱解毒
臣	梔子 : 苦寒淸熱 → ① 淸心熱 → 屈曲下行 → ② 淸熱利尿 → ③ 淸三焦之熱 黃芩(枯) : 苦寒淸熱 → ① 淸上焦之熱(肺·心) 大黃 : 大苦 → 下降 → ① 瀉有形之積(氣分·血分) → 實을 제거 大寒 → 淸熱 → ② 瀉熱 芒硝 : 鹹 → 軟堅 → ① 軟堅熱積 → 燥를 제거 苦 → 下降 → ② 軟堅된 積을 瀉下
佐	薄荷 : 辛香 → 散 → ① 宣散風熱(頭目 咽喉) 竹葉 : 苦寒淸熱 → ① 淸熱生津(上焦) 甘淡滲濕 → ② 利水(熱을 이끌어 小便을 利)

	佐使	甘草 : 甘 → ① 調和諸藥, ② 大黃・芒硝의 성질 緩和, ③ 補脾胃
	使	蜂蜜 : 甘 → ① 調和藥性, ② 大黃・芒硝의 성질 緩和 質潤 → ③ 潤腸
약리 작용	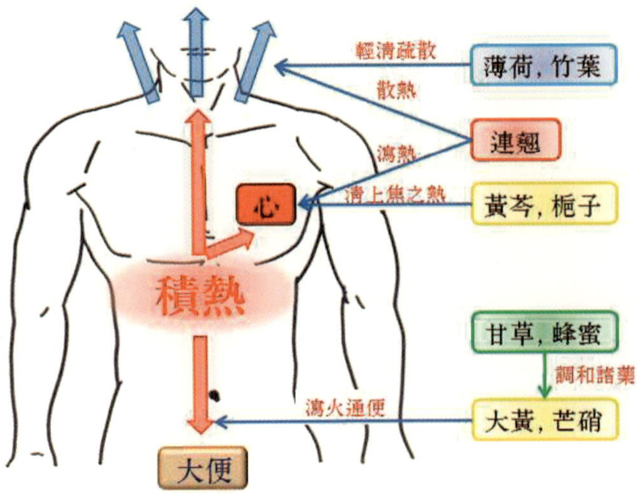	
참고	① 上中二焦邪熱熾盛에 적용 ⇒ 臟腑積熱이 胸膈에 凝聚 ② 調胃承氣湯 ⊕ 桔梗散 ⊖ 桔梗 ③ 방제의 특징 ⓐ 淸上(連翹, 梔子, 黃芩, 薄荷)과 瀉下(調胃承氣湯)를 倂用 ⓑ 緩下熱結之法을 취하여 胸膈의 鬱熱을 淸泄 ⇒ 以瀉代淸 ④ 복용 방법 : 약을 粗末하여 竹葉 7片과 꿀을 넣고 溫服 ⑤ 下利가 나오면 服用을 중지	

普濟消毒飮 《東垣試效方》

效用	淸熱解毒 疏風散邪				
主治	**大頭瘟**. 憎寒發熱 頭面紅腫焮痛 目不能開 咽喉不利 舌乾口燥 舌紅苔黃 脈浮數有力				
組成	君	黃芩 半兩(酒炒)	苦 寒 / 肺 心 肝 大腸	淸熱燥濕 瀉火解毒 止血 安胎	3~9g
		黃連 半兩(酒炒)	苦 寒 / 脾 胃 心 肝 膽 大腸	淸熱燥濕 瀉火解毒 瀉心除煩	2~5g
	臣	連翹 1錢	辛苦 微寒 / 心 肺 小腸	淸熱解毒 消腫散結	6~12g
		牛蒡子 1錢	辛苦 寒 / 肺 胃	疏散風熱 宣肺透疹 解毒利咽	6~12g

		薄荷	辛 凉 / 肝 肺	宣散風熱 淸頭目 透疹	2~6g
		白殭蠶 7分	辛鹹 平 / 肝 肺	疏散風熱 淸熱解毒 淸熱燥濕	3~10g
	佐	馬勃 1錢	辛 凉 / 肺	淸肺利咽	6~15g
	佐	板藍根 1錢	苦 寒 / 心 胃	淸熱解毒 凉血 利咽	9~15g
	佐	玄參 2錢	甘苦鹹 微寒 / 肺 胃 腎	凉血滋陰 瀉火解毒	9~15g
	佐	桔梗 2錢	苦辛 平 / 肺	宣肺利咽 祛痰排膿	3~9g
	佐	甘草 2錢	甘 平 / 肺 脾 大腸	調和諸藥 和中緩急 潤肺 解毒	3~10g
	佐	陳皮 2錢(去白)	辛 溫 / 脾 胃 肺	理氣健脾 燥濕化痰	6~12g
	使	升麻 7分	辛微甘 微寒 / 肺 脾 胃 大腸	發表透疹 淸熱解毒 升擧陽氣	3~12g
	使	柴胡 2錢	苦 微寒 / 肝 膽	解毒表裏 疏肝 升陽	3~15g

방제해설	君	黃芩・黃連 : 祛上焦頭面熱毒
방제해설	臣	連翹・牛蒡子・薄荷・白殭蠶 : 辛凉消散頭面風熱
방제해설	佐	馬勃・板藍根・玄參・桔梗・生甘草 : 淸熱解毒, 淸利咽喉 陳皮 : 理氣疏壅
방제해설	使	柴胡・升麻 : 疏散風熱, 引諸藥上達頭面
방제해설		黃芩, 黃連 + 柴胡, 升麻 → 升降互用, 相反相成, 相互制約

참고	① 현대에 流行性 耳下腺炎(볼거리)에 상용 ② 病機 : 風熱疫毒 壅結頭面 ③ 방제의 특징 : 疏散(風熱)과 淸解(疫毒) 倂用

清熱解毒劑의 정리

方 劑	黃連解毒湯	凉膈散	普濟消毒飮
병 기	三焦火毒證	上中焦邪熱熾盛證	大頭瘟
효 능	瀉火解毒	瀉火通便 淸上泄下	淸熱解毒 疏風散邪
대표약물	三黃, 梔子	調胃承氣湯 + 桔梗散 − 桔梗	黃芩, 黃連, 連翹, 牛蒡子, 薄荷
변증요점	大熱煩躁, 口燥咽乾, 錯語不眠, 小便黃赤	胸膈煩熱, 口舌生瘡, 咽痛吐衄 便秘溲赤	頭面紅腫焮痛, 目不能開, 咽喉不利
특 징	陰津未傷의 實熱火毒證에 적용	積熱이 胸膈에 응취한 者에게 적용	流行性 耳下腺炎에 상용

4) 氣血兩淸劑

① 淸氣養血, 瀉火解毒의 작용으로 氣血兩熱證을 치료하는 방제
② 대표증상 : 吐衄, 發斑, 血熱妄動, 神昏譫語
③ 대표약물 : ⓐ 淸氣分熱 − 石膏, 知母
ⓑ 淸營凉血 − 犀角, 生地
ⓒ 淸熱解毒 − 黃連, 黃芩

淸瘟敗毒飮 《疫疹一得》

效用	淸熱解毒 凉血瀉火				
主治	**溫疫熱毒證**. 大熱渴飮 頭痛如劈 乾嘔狂躁 視物昏瞀 斑疹 或 吐血衄血 四肢抽搐 脈沈數 或 沈細數 舌絳脣焦				
組成	君	石膏 6~8兩	辛甘 大寒 / 肺 胃	解肌淸熱 除煩止渴	10~60g
		犀角 6~8錢	苦鹹 大寒 / 心	淸熱止血 解毒化斑 安神定驚	0.5~1.5g
	臣	知母	苦甘 寒 潤 / 肺 腎	淸熱瀉火 生津潤燥	6~12g
		生地黃 6錢~1兩	大苦 大寒 / 心 肝 腎	淸熱生津 凉血止血	12~30g
		黃連 4~6錢	苦 寒 / 脾 胃 心 肝 膽 大腸	淸熱燥濕 瀉火解毒 瀉心除煩	2~5g
		黃芩	苦 寒 / 肺 心 肝 大腸	淸熱燥濕 瀉火解毒 止血 安胎	6~12g

		梔子	苦 寒 / 心 肝 肺 胃 三焦	瀉火除煩 淸熱利尿 涼血解毒	6~9g
		連翹	辛苦 微寒 / 心 肺 小腸	淸熱解毒 消腫散結	6~12g
		玄參	甘苦鹹 微寒 / 肺 胃 腎	涼血滋陰 瀉火解毒	9~15g
	佐	赤芍	苦 微寒 / 肝	淸熱涼血 散瘀止痛	6~12g
	佐	牡丹皮	辛苦 微寒 / 心 腎 肝	淸熱涼血 活血散瘀	6~12g
	佐	桔梗	苦辛 平 / 肺	宣肺利咽 祛痰排膿	3~9g
	佐	竹葉	辛苦 寒 / 心 肺 胃	淸熱除煩 生津 利小便	6~16g
	使	甘草	甘 平 / 肺 脾 大腸	調和諸藥 和中緩急 潤肺 解毒	3~10g
	* 나머지 약물은 원서에 약량 미기재				
방제해설	君	石膏 : 淸熱, 散熱, 生津 犀角 : 淸熱解毒			
방제해설	臣	知母 : 淸熱補津 生地黃 : 淸熱解毒 黃連·黃芩·梔子 : 三焦의 火熱을 通瀉 連翹·玄參 : 浮游之火解散			
방제해설	佐	赤芍·丹皮 : 涼血散瘀 桔梗·竹葉 : 引藥上行			
방제해설	使	甘草 : 淸熱解毒, 調和諸藥			
참고	白虎湯(㊀ 粳米) + 黃連解毒湯(㊀ 黃柏) + 犀角地黃湯 + 桔梗, 玄參, 連翹, 竹葉 ⇒ 白虎湯 위주로 瀉火와 涼血을 배용				

附	神犀丹 ≪溫熱經緯≫
效用	淸熱開竅 涼血解毒
主治	溫熱暑疫 熱深毒重 耗液傷陰으로 인한 高熱昏譫 斑疹 口咽糜爛 目赤煩燥 舌紫絳
組成	犀角尖·石菖蒲·黃芩 각 6兩, 生地黃·銀花 각 1升, 金汁·連翹 각 10兩, 板藍根 9兩, 香豉 8兩, 元蔘 7兩, 花粉·紫草 각 4兩

附	化斑湯 ≪溫病條辨≫
效用	淸氣涼血
主治	發熱 或 身熱夜甚 外透斑疹 色赤 口渴 或 不渴 數脈
組成	石膏 1兩, 知母 4錢, 生甘草·玄參 각 3錢, 犀角 2錢, 白粳米 1合

5) 淸臟腑熱劑

① 臟腑와 經絡의 邪熱을 淸解하는 작용으로 臟腑熱證을 치료하는 방제
(적용 : ⓐ 다른 臟腑邪熱의 偏盛, ⓑ 다른 火熱症候)

② 대표증상 : ⓐ 心熱－心胸煩熱, 口渴面赤, 口舌生瘡
ⓑ 肝熱－胸脇脹痛, 頭痛目赤, 急躁易怒
ⓒ 肺熱－咳嗽氣喘, 咯痰色黃, 舌紅苔黃
ⓓ 脾胃熱－牙齦腫痛, 口瘡口臭, 煩熱
ⓔ 大腸熱－下痢赤白, 瀉下臭穢, 肛門灼熱

③ 대표약물 : ⓐ 淸心瀉火－黃芩, 梔子, 竹葉, 黃連, 石蓮子
ⓑ 淸肝瀉火－龍膽草, 夏枯草, 黃芩, 靑黛, 茵陳蒿(濕熱), 蘆薈, 鱉甲, 牡丹皮
ⓒ 淸肺泄熱－石膏, 知母, 桑白皮
ⓓ 淸脾胃火熱－黃連, 藿香(脾濕熱)
ⓔ 大腸濕熱－白頭翁

導赤散 ≪小兒藥證直訣≫

效用	淸心養陰 利水通淋
主治	**心經火熱證**. 心胸煩熱 口渴面赤 喜冷飮 口舌生瘡 心熱下移小腸 小便赤澁刺痛 舌質紅 脈數

組成				
君	生地黃	大苦 大寒 / 心 肝 腎	淸熱生津 凉血止血	12～30g
臣	木通	甘淡苦 寒 / 心 小腸	淸熱利尿 滲濕通淋 明目 祛痰	3～10g
佐	竹葉	辛苦 寒 / 心 肺 胃	淸熱除煩 生津 利小便	6～16g
佐使	甘草(生, 稍) 각 등분	甘 平 / 肺 脾 大腸	調和諸藥 和中緩急 潤肺 解毒	3～10g

증상 분석

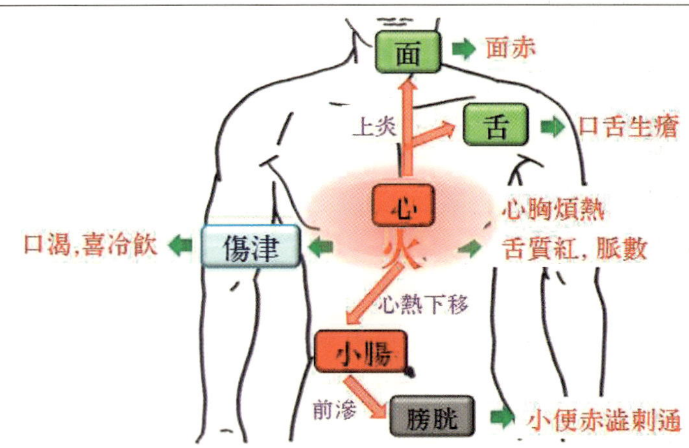

<table>
<tr><td rowspan="5">방제
해설</td><td>君</td><td>乾地黃 : 苦寒 → 淸熱 → ① 淸熱生津(血分)
甘寒 → 滋陰 → ② 滋陰生津</td></tr>
<tr><td>臣</td><td>木通 : 甘淡利濕 → 入心, 小腸 → ① 利小便
苦寒淸熱 → ② 淸心熱 ↙</td></tr>
<tr><td>佐</td><td>竹葉 : 苦寒淸熱 + 辛散熱 → ① 淸熱生津(上焦)
↘ 淸心火 → ② 利水(心經火를 小便으로 利)</td></tr>
<tr><td>佐使</td><td>甘草梢 : 甘 → ① 調和諸藥, ② 木通 地黃의 傷脾胃를 막아줌,
③ 梢 : 直達莖中, ④ 生用 : 淸熱解毒</td></tr>
<tr><td colspan="2">木通 + 乾地黃 : 利水하되 不傷陰, 補陰하되 不戀邪
乾地黃 + 木通 + 甘草 : 瀉火하되 不伐胃</td></tr>
<tr><td>약리
작용</td><td colspan="2">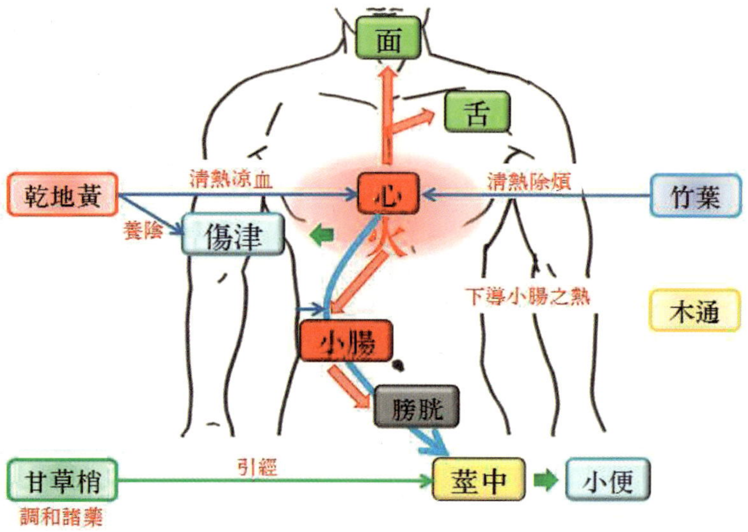
</td></tr>
<tr><td>참고</td><td colspan="2">① 心經에 火熱이 있고 心火가 小腸에 전하여진 者에게 적용(主治症은 小便赤澁刺痛)
⇒ 心經 및 小腸之熱을 小腸을 통하여 小便으로 배출
② 방제의 조성 : 淸熱 + 利水 + 養陰
③ 方名의 유래 : "赤色屬心, 導赤者, 導心經之熱從小腸出" ≪醫宗金鑑·刪補名醫方論≫
④ 복용 방법 : 약물을 분말하여 竹葉을 넣고 달여 溫服
⑤ 生地黃보다 淸熱하고 養陰하는 乾地黃이 적합
⑥ 心熱을 小便으로 배출하는 梔子나 面部로 上炎된 心火를 淸하는 連翹를 加하면 良</td></tr>
</table>

附	淸心蓮子飮	≪太平惠民和劑局方≫
效用	益氣陰 淸心火 止淋濁	
主治	**心火偏旺 氣陰兩虛.** 遺精淋濁 血崩帶下 或 腎陰不足 口舌乾燥 煩燥發熱	

組成	黃芩・麥門冬・地骨皮・車前子・甘草(炙) 각 半兩, 石蓮肉・白茯苓・黃芪(蜜炙)・人蔘 각 7錢 半

龍膽瀉肝湯 ≪醫方集解≫

效用	瀉肝膽實火 淸利肝經濕熱
主治	1. **肝膽實火上炎證**. 頭痛目赤 脇痛 口苦 耳聾 耳腫(上焦) 舌紅苔黃 脈弦數有力 2. **肝經濕熱下注證**. 陰腫 陰痒 筋痿陰汗 小便淋濁 或 婦女帶下黃臭 舌紅苔黃膩 脈弦數有力

組成

君	龍膽草 6g (酒炒)	大苦 大寒 / 肝 膽	淸熱燥濕 瀉肝膽火	3~6g
臣	黃芩 9g(炒)	苦 寒 / 肺 心 肝 大腸	淸熱燥濕 瀉火解毒 止血 安胎	3~9g
	梔子 9g (酒炒)	苦 寒 / 心 肝 肺 胃 三焦	瀉火除煩 淸熱利尿 凉血解毒	6~18g
佐	澤瀉 12g	甘淡 微寒 / 膀胱 腎	利小便 淸濕熱	6~9g
	木通 9g	甘淡(苦) 寒 / 心 小腸	淸熱利尿 通利血脈	3~9g
	車前子 9g	甘鹹 寒 / 肝 肺	淸熱利尿 滲濕通淋 明目 祛痰	5~10g
	當歸 3g (酒洗)	辛甘 溫 潤 / 心	補血和血 調經止痛 潤燥滑腸	6~18g
	生地黃 9g (酒炒)	大苦 大寒 / 心 肝 腎	淸熱生津 凉血止血	12~30g
	柴胡 6g	苦微辛 微寒 / 膽	和解表裏 疏肝 升陽	3~15g
佐使	甘草 6g(生)	甘 平 / 脾 胃 肺 心	調和諸藥 和中緩急 潤肺 解毒	3~10g

* 원서에는 약량 미기재

증상 분석		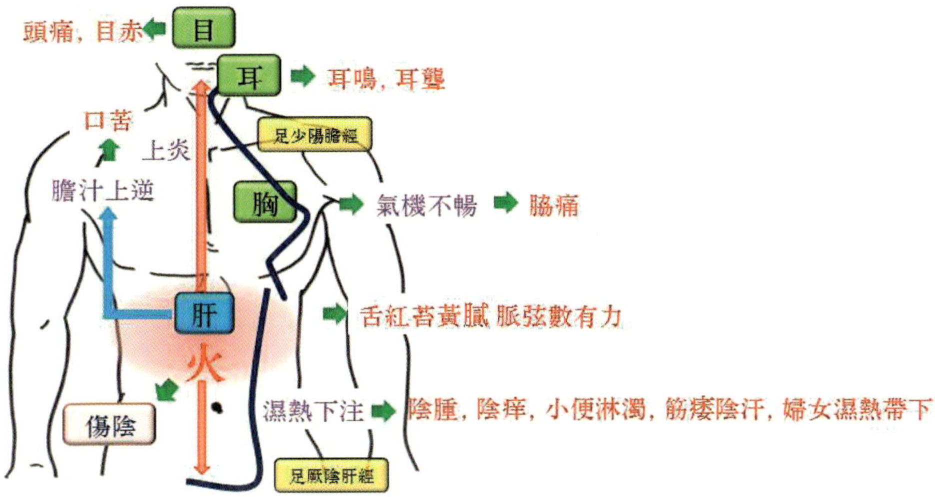
방제 해설	君	龍膽草 : 苦寒清熱 → ① 瀉肝膽實火 苦燥濕 → ② 除下焦濕熱
	臣	黃芩(條) : 苦寒清熱 → ① 淸肝膽之熱 苦燥濕 → ② 除肝膽濕熱 梔子 : 苦寒清熱 → ① 淸心熱 → 屈曲下行 → ② 淸熱利尿 → ③ 淸三焦之熱
	佐	澤瀉 : 甘淡滲濕 → 入腎 → ① 利小便(腎濁을 泄) 木通 : 甘淡利濕 → 入心 小腸 → ① 利小便 苦寒清熱 → ② 淸心熱 ↙ 車前子 : 鹹下降 → 入肺 → 助通調水道 → ① 利尿淸熱 鹹寒淸熱 → 入肝 → ② 淸肝熱 當歸 : 甘溫益氣 → 益心氣 → ① 生血(津血同源) 質潤 → ② 潤腸(肉蓯蓉을 助) 乾地黃 : 苦寒 → 淸熱 → ① 淸熱生津(血分) 甘寒 → 滋陰 → ② 滋陰生津, ③ 傷陰 방지 柴胡 : 辛散 → ① 疏肝(苦寒降泄藥의 傷肝膽生發之氣 방지) ② 肝經으로 引經
	佐使	甘草 : 甘 → ① 調和諸藥, ② 苦寒藥의 傷胃 방지

약리 작용	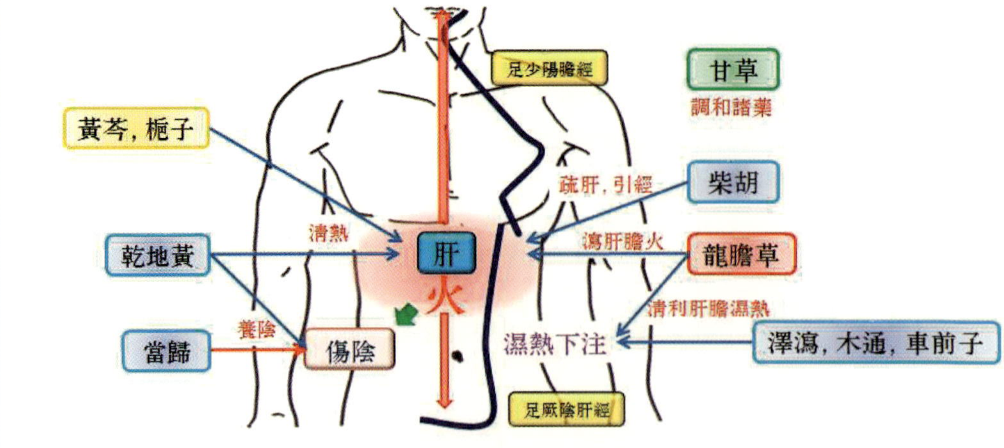
참고	① 肝膽實火上炎證이나 濕熱下注證에 적용 ② 약물 배오 의의 ⓐ 當歸・乾地黃 : 肝火로 인한 傷陰, 苦燥, 滲利劑로 인한 傷陰 방지 ⓑ 柴胡 : 苦寒降泄藥의 傷肝膽生發之氣 방지, 肝經으로 引經 ⓒ 甘草 : 調和諸藥, 苦寒藥의 傷胃 방지 ⓓ 澤瀉・木通・車前子 : 引火下行하여 小便으로 배출 ③ 苦寒藥이 많아 脾胃를 傷하기 쉬우므로 多服 또는 久服 禁 ⇒ 中病則止 ④ 매운 음식, 술은 禁忌 ⑤ 生地黃보다 淸熱하고 養陰하는 乾地黃이 적합 ⑥ 黃芩의 종류에 따른 효능 차이 ⓐ 枯芩 : 輕標上昇하여 上焦에 작용하여 肺・心의 實火와 濕熱을 淸 ⓑ 條芩 : 沈重下降하여 下焦에 작용하여 肝・膀胱의 實火와 濕熱을 淸

附	瀉靑丸	≪小兒藥證直訣≫
效用	淸肝瀉火	
主治	**肝經鬱火證**. 目赤腫痛 煩燥易怒 不能安臥 尿赤便秘 脈洪實 小兒 急驚 熱盛抽搐	
組成	當歸(焙)・龍腦(焙)・川芎・山梔子仁・川大黃(濕紙裹煨)・羌活・防風(焙) 각 등분	
참고	① 龍膽瀉肝湯보다 瀉火力이 弱하지만 肝經의 鬱火를 疏散 ⇒ 肝火內鬱證에 적용 ② 복용 방법 : 약재를 분말하여 계란 크기로 蜜丸을 만들어 竹葉煎湯에 砂糖을 넣고 끓인 물로 送下	
附	當歸龍薈丸	≪丹溪心法≫
效用	淸瀉肝膽實火	
主治	**肝膽實火證**. 頭暈目眩 神志不寧 譫語發狂 或 大便秘結 小便赤澁	
組成	當歸・梔子・黃連・黃柏・黃芩 각 1兩, 龍膽草・蘆薈・大黃 각 5錢, 木香 1錢 5分, 麝香 5分	

참고	① 龍膽瀉肝湯보다 瀉火力 强(龍膽, 梔子, 黃芩 + 黃連, 黃柏, 大黃, 蘆薈) ⇒ 大苦大寒之劑 ② 蘆薈 : 肝火로 인하여 머리 끝으로 올라가는 熱을 瀉 ③ 복용 방법 : 약재를 분말하여 小豆大로 蜜丸을 만들어 溫水로 送下

左金丸(四令丸) ≪丹溪心法≫

效用	淸肝瀉火 降逆止嘔				
主治	**肝火犯胃證**. 脇肋脹痛 嘈雜呑酸 嘔吐口苦 脘痞噯氣 舌紅苔黃 弦數脈				
組成	君	黃連 6兩	苦 寒 / 脾 胃 心 肝 膽 大腸	淸熱燥濕 瀉火解毒 瀉心除煩	2~5g
	佐	吳茱萸 1兩	辛 熱 / 肝 脾 胃 腎	散寒止痛 降逆止嘔 助陽止瀉	1.5~4.5g
증상 분석	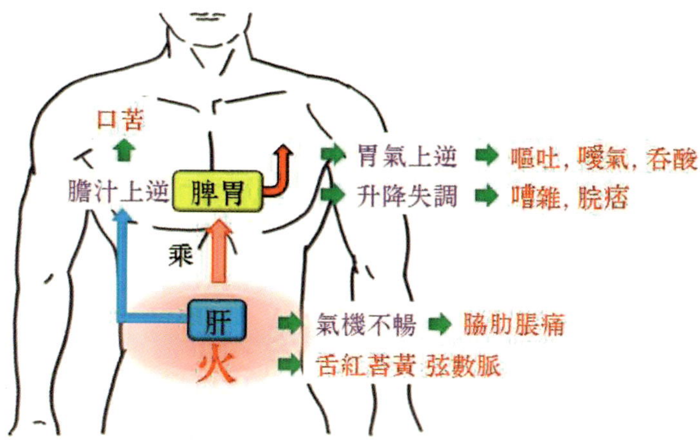				
방제 해설	君	黃連 : 苦寒 → 淸熱 → ① 淸胃熱, ② 兼淸心熱, ③ 兼淸肝熱(多量)			
	佐	吳茱萸 : 辛熱 → ① 苦寒藥의 格拒反應을 방지 辛散 → ② 疏肝, ③ 引經			

약리 작용	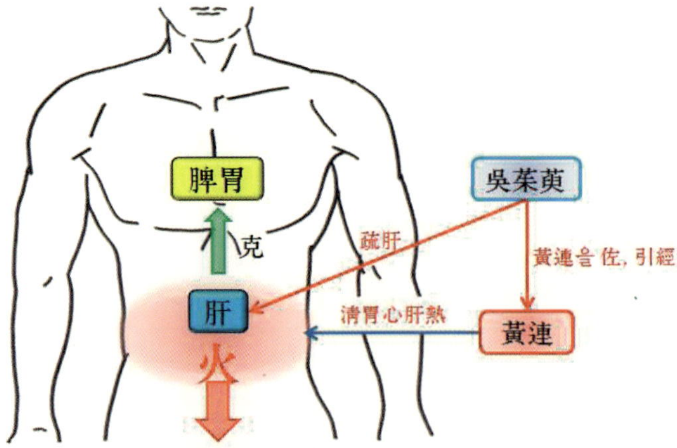
참고	① 肝火犯胃로 인한 諸證에 적용 ② 黃連의 배오 의의 ⓐ 淸泄肝火(多量 사용) ⇒ 實則瀉其子 ⓑ 淸心火 ⓒ 淸胃熱(肝火로 인하여 轉移된 胃熱을 직접 꺼줌) ③ 吳茱萸의 배오 의의 ⓐ 辛熱로 開鬱力이 强하여 肝氣를 調達시켜 鬱結을 開 ⓑ 辛開苦降한 성질로 '下氣最速'하여 黃連의 和胃降逆을 助 ⓒ 黃連의 寒性을 제어하여 苦寒藥의 格拒반응을 방지(從類相求) ⓓ 肝經으로 引經 ④ 方名의 유래 : "心火得降而不刑金, 金旺則能制木" 하여 '左金丸'

附	戊己丸 ≪太平惠民和劑局方≫
效用	疏肝理脾 淸熱和胃
主治	**肝脾不和證**. 胃痛呑酸 腹痛泄瀉
組成	黃連・吳茱萸・白芍 각 5兩
참고	肝火犯胃證에 腹痛을 겸한 者에게 적용 ⇒ 加 白芍
附	香連丸 ≪和劑局方≫
效用	淸熱化濕 行氣化滯
主治	**濕熱痢疾**. 下痢赤白相兼 腹痛 裏急後重
組成	黃連 20兩(吳茱萸 10兩 同炒 去吳茱萸), 木香 4兩 8錢 2分
참고	濕熱痢疾에 적용

瀉白散(瀉肺散) ≪小兒藥證直訣≫

效用	瀉肺淸熱 止咳平喘
主治	**肺熱喘咳證.** 氣急欲喘 皮膚蒸熱 舌紅苔黃 細數脈

組成

	약재	性味 / 歸經	效能	用量
君	桑白皮 1兩(炒)	辛甘 寒 / 肺	瀉肺平喘 利水消腫	6~12g
臣	地骨皮 1兩	甘淡 寒 / 肺 腎	凉血除蒸 淸肺降火	9~15g
佐使	甘草 1錢(炙)	甘 平 / 脾 胃 肺 心	調和諸藥 和中緩急 潤肺 解毒	3~10g
	粳米	甘 平 / 脾 胃 心	固中 淸熱 除煩	9~15g

증상 분석

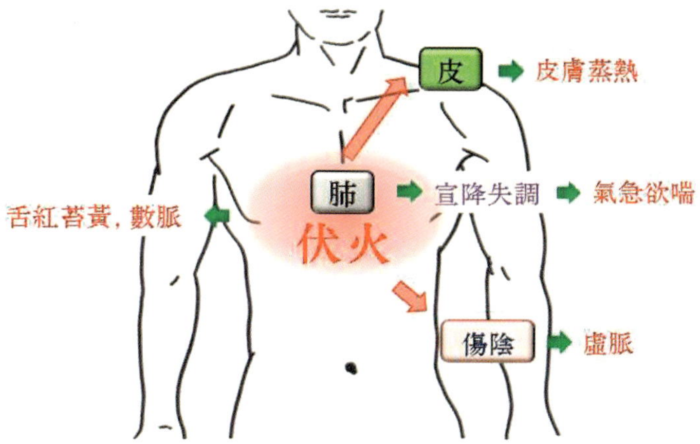

방제 해설

君	桑白皮 : 寒淸熱 → ① 瀉肺伏火 → 助通調水道 → ② 利水消腫
臣	地骨皮 : 甘寒滋陰 → 滋陰淸熱 → ① 退虛熱(肺)
佐使	甘草 : 甘 → ① 調和諸藥, ② 益氣生津 粳米 : 甘平 → ① 益胃生津

약리 작용

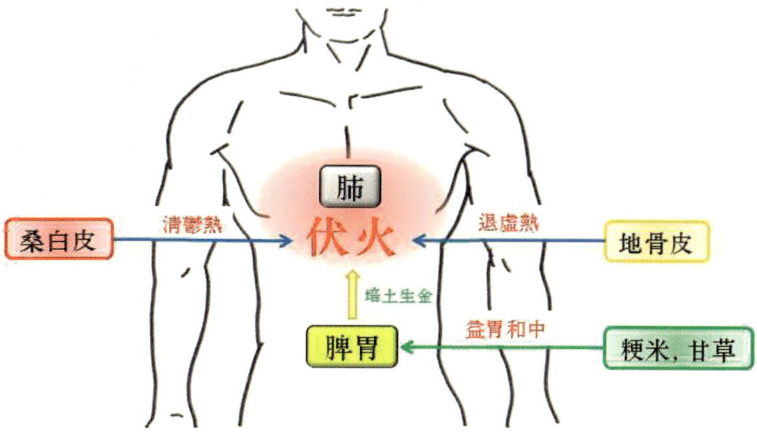

참고

① 肺有伏火鬱熱證에 적용 ⇒ 伏熱 + 傷陰
② 방제의 특징 : 淸中有潤, 瀉中有補

	③ 桑白皮의 배오 의의 ⓐ "實邪鬱遏, 肺竅不得通暢, 借此滲之散之, 以利肺氣" ⓑ 肺熱이 있지만 熱不盛(石膏 黃芩은 熱盛時 사용), 傷陰했지만 津傷不重 ⇒ 不燥不剛한 桑白皮를 배오 ④ 甘草・粳米의 배오 의의 : 培土生金(健脾養胃和中 → 助肺氣)

附	葶藶大棗瀉肺湯 ≪金匱要略≫
效用	瀉肺行水 下氣平喘
主治	痰涎壅盛 咳喘胸滿
組成	葶藶子・大棗 각 12枚
참고	肺熱과 肺中痰水證에 적용

淸胃散 ≪蘭室秘藏≫

效用	淸胃凉血
主治	**胃中熾熱證**. 牙痛牽引頭腦 面頰發熱 其齒惡熱喜冷 牙齦潰爛 牙宣出血 口氣熱臭 口舌乾燥 舌紅苔黃 滑大脈 數脈

組成					
君	黃連 6分	苦 寒 / 脾 胃 心 肝 膽 大腸	淸熱燥濕 瀉火解毒 瀉心除煩	2~5g
臣	生地黃 3分	大苦 大寒 / 心 肝 腎	淸熱生津 凉血止血	12~30g
	牡丹皮 半錢	辛苦 微寒 / 肝 心 腎	淸熱凉血 活血散瘀	6~12g
佐	當歸身 3分	辛甘 溫 潤 / 心 肝 脾	補血和血 調經止痛 潤燥滑腸	6~18g
	升麻 1錢	辛甘微苦 寒 / 脾 胃 肺 大腸	發表透疹 淸熱解毒 升擧陽氣	3~9g

<table>
<tr><td>증상
분석</td><td colspan="2">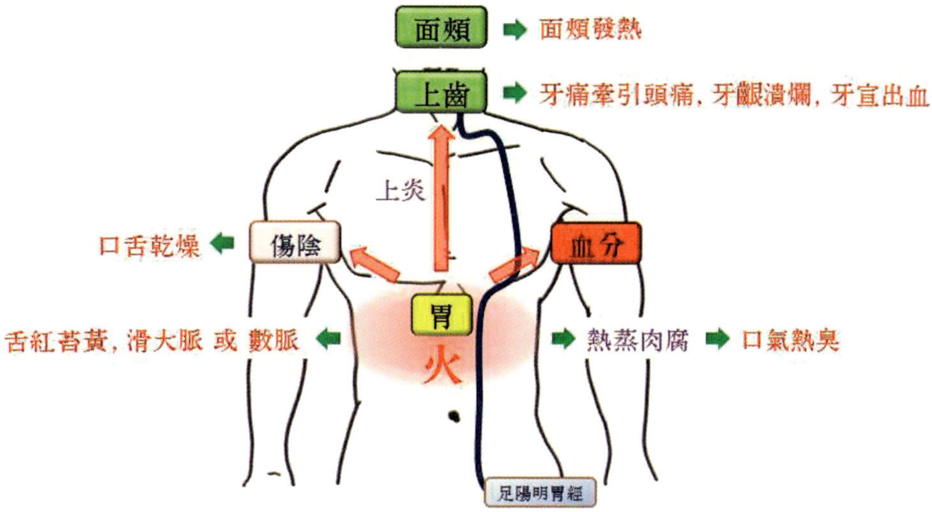
</td></tr>
<tr><td rowspan="3">방제
해설</td><td>君</td><td>黃連 ： 苦寒清熱 → ① 淸胃熱</td></tr>
<tr><td>臣</td><td>生地黃 ： 苦寒 → 淸熱 → ① 淸熱生津(血分)
牡丹皮 ： 苦寒淸熱 → ① 淸熱凉血(血中伏火)
辛散苦降 → ② 活血散瘀</td></tr>
<tr><td>佐</td><td>當歸 ： 甘溫益氣 → 益心氣 → ① 生血(津血同源)
② 苦寒藥의 燥傷陰을 방지
升麻 ： 輕淸升散 → ① 升陽 → ② 引經(足陽明胃經)
辛散 ＋ 寒淸熱 → ③ 散熱
④ 黃連의 苦降을 제어</td></tr>
<tr><td>약리
작용</td><td colspan="2">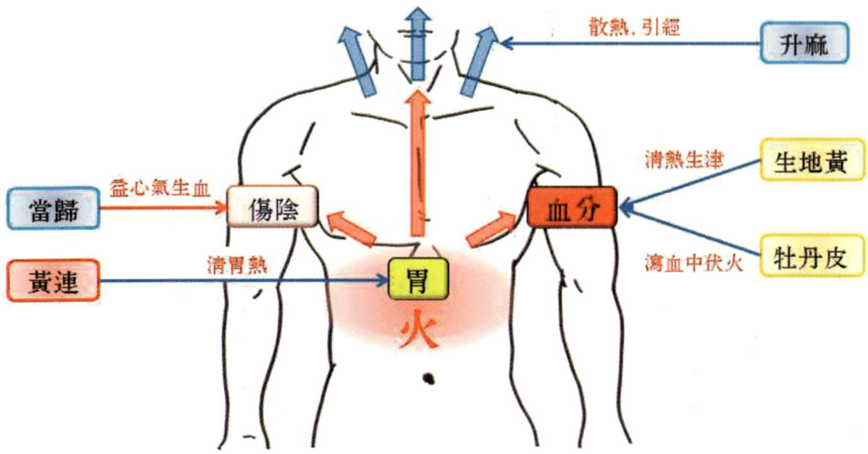
</td></tr>
<tr><td>참고</td><td colspan="2">① 胃中實火에 적용
② 升麻의 배오 의의
ⓐ 升而能散 → 火鬱發之</td></tr>
</table>

	ⓑ 足陽明胃經으로 引經 ⓒ 黃連의 苦降을 佐 ③ 牡丹皮의 배오 의의 : 胃는 多氣多血之腑로 胃熱은 쉽게 血分의 熱을 生

瀉黃散(瀉脾散) ≪小兒藥證直訣≫

效用	瀉脾胃伏火				
主治	**脾胃伏火證**. 口瘡口臭 煩渴易饑 口燥脣乾 舌紅數脈 弄舌				
組成	君	防風 4兩	辛甘 溫 / 膀胱 肝 脾	解表祛風 勝濕止痛	4.5~9g
	臣	藿香葉 7錢	辛 微溫 芳香 / 脾 胃 肺	芳香化濁 開胃止嘔 發表解暑	3~9g
		石膏 5錢	甘辛淡 大寒 / 胃 脾 肺	淸熱瀉火 除煩止渴	15~60g
		梔子 1錢	苦 寒 / 心 肝 肺 胃 三焦	瀉火除煩 淸熱利尿 凉血解毒	6~18g
	佐使	甘草 3兩	甘 平 / 脾 胃 肺 心	調和諸藥 和中緩急 潤肺 解毒	3~10g

증상 분석	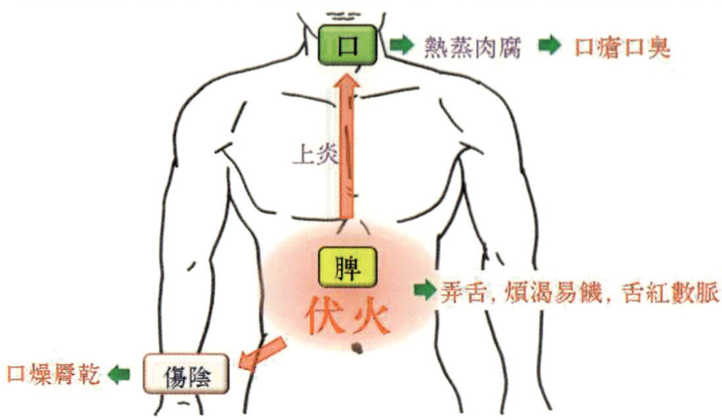

방제 해설	君	防風 : 辛 → 散風寒濕 → 入脾 → ① 升散脾中伏火
	臣	藿香 : 芳香 → ① 醒脾胃 → ② 升散脾中伏火 石膏 : 辛散 → ① 肌表의 熱邪를 밀어냄(表熱) 甘 + 大寒 → 甘寒滋陰 → ② 津液 化生 大寒 → ③ 淸熱(裏熱) * 부작용 : 大寒으로 傷胃 梔子 : 苦寒淸熱 → 屈曲下行 → ① 淸熱利尿 → ② 淸三焦之熱
	佐使	甘草 : 甘 → ① 調和諸藥, ② 石膏의 寒性 緩和

		甘草 3兩 → ③ 補脾胃 작용

약리 작용

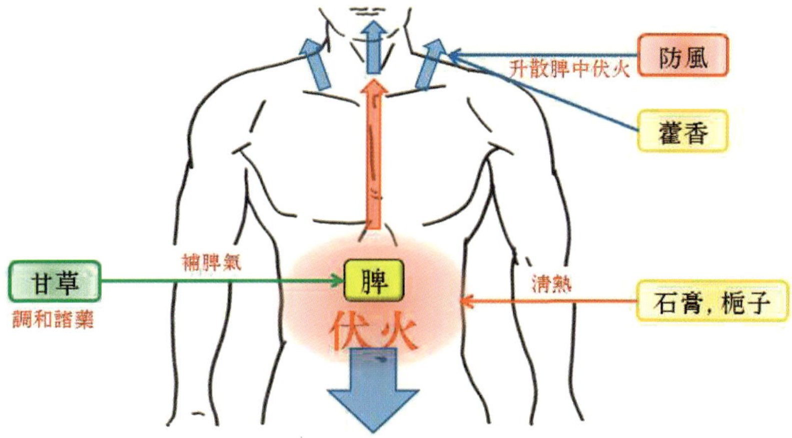

참고	① 脾經伏火로 上薰口舌한 者에게 적용 ② 방제의 특징 : 淸瀉와 升發 倂用 ③ 防風과 藿香의 배오 의의 : "火鬱發之"之意 ④ 弄舌 : 舌을 내밀어 상하의 입술과 좌우의 口角을 핥는 것

玉女煎 ≪景岳全書≫

效用	淸胃熱 滋腎陰
主治	**胃熱陰虛證.** 煩熱乾渴 頭痛 牙痛 牙齦出血 舌紅苔黃而乾 消渴 消穀善飢

組成

君	石膏 3~5錢	甘辛 大寒 / 胃 脾 肺	淸熱瀉火 除煩止渴	15~60g
臣	熟地黃 3~10錢	甘 微溫 / 腎 肝	養血滋陰 補精益髓	12~30g
佐	知母 1錢 半	苦甘 寒 潤 / 肺 腎	淸熱瀉火 生津潤燥	6~12g
	麥門冬 2錢	甘 微寒 / 心 肺	養陰潤肺 淸心除煩 益胃生津	6~12g
	牛膝 1錢 半	甘苦酸 平 / 肝 腎	補肝腎 强筋骨 活血祛瘀	10~15g

<table>
<tr><td>증상
분석</td><td colspan="2">
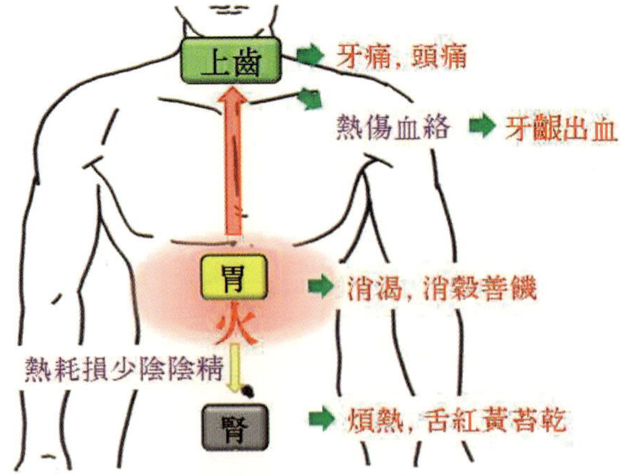

</td></tr>
<tr><td rowspan="3">방제
해설</td><td>君</td><td>石膏 : 辛散 → ① 肌表의 熱邪를 밀어냄(表熱)
甘 + 大寒 → 甘寒滋陰 → ② 津液 化生
大寒 → ③ 清熱(裏熱)
* 부작용 : 大寒으로 傷胃</td></tr>
<tr><td>臣</td><td>熟地黃 : 甘潤滋陰 → ① 滋腎陰
溫胃 → ② 助腐熟</td></tr>
<tr><td>佐</td><td>知母 : 苦寒 → 清熱 → ① 清肺胃伏熱 → 降火則滋陰 → ② 生津潤燥
麥門冬 : 甘潤寒 → 滋陰生津 → ① 滋補肺胃 → ② 滋陰清熱
牛膝 : 甘溫益氣 + 甘酸化陰 → ① 補肝腎
苦降 → ② 導熱引血下行
↘ ③ 活血祛瘀</td></tr>
<tr><td>약리
작용</td><td colspan="2">
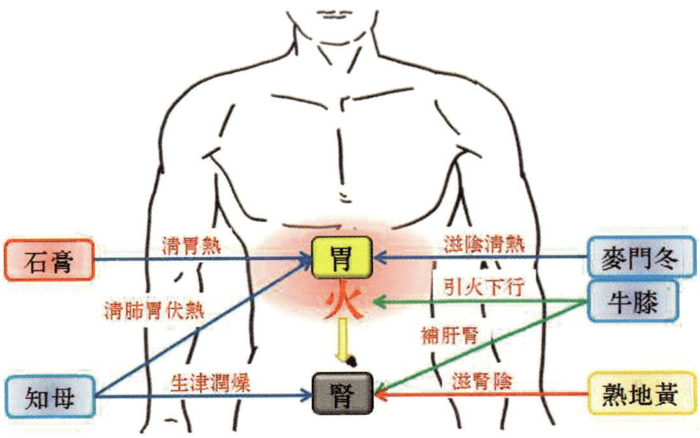

</td></tr>
<tr><td>참고</td><td colspan="2">① 胃熱陰虛證에 적용(虛火와 實火 挾雜)
② 방제의 특징 : 治少陰不足 陽明有餘之證 ⇒ 清補兼用
③ 牛膝의 배오 의의 : ⓐ 引火下行 → 上炎之火를 降, ⓑ 補肝腎
④ 清胃散과 달리 '火鬱發之'之法을 쓰지 못하는 이유</td></tr>
</table>

⇒ 玉女煎은 胃火(實火 + 虛火)와 陰虛가 같이 있는 상태로 辛散藥을 사용하게 되면 助火하여 傷陰의 우려가 있으므로 引火下行하는 牛膝을 배오

⑤ 大便溏泄 者에게는 禁

⑥ 淸胃散과 玉女煎의 비교

藥 材	淸胃散	玉女煎
공통점	胃熱牙痛을 治	
약 재	黃連, 生地黃, 牡丹皮, 當歸身, 升麻	石膏, 熟地黃, 麥門冬, 知母, 牛膝
특 징	**實火 위주** → 淸胃火 중점(苦寒之劑 → 黃連)	**虛火實火 挾雜** → 淸胃熱 兼滋腎陰 (石膏 + 淸潤之劑) → 胃火旺盛 + 腎水不足의 牙痛諸證 치료
佐藥의 의의	升麻 : ⓐ 升而能散 → 火鬱發之 ⓑ 足陽明胃經으로 引經 ⓒ 黃連의 苦降을 佐	牛膝 : ⓐ 引火下行 → 上炎之火를 降 ⓑ 補肝腎

芍藥湯 ≪保命集≫

效用	淸熱燥濕 調氣和血				
主治	**濕熱痢疾**. 腹痛 便膿血 赤白相兼 裏急後重 肛門灼熱 小便短赤 舌苔黃膩 脈弦數				
組成	君	黃芩 半兩	苦 寒 / 肺 心 肝 大腸	淸熱燥濕 瀉火解毒 止血 安胎	6~12g
	君	黃連 半兩	苦 寒 / 脾 胃 心 肝 膽 大腸	淸熱燥濕 瀉火解毒 瀉心除煩	2~5g
	臣	白芍 1兩	苦酸 微寒 / 肝	養血柔肝 緩中止痛 斂陰收汗	6~24g
	臣	當歸 半兩	辛甘 溫 潤 / 心 肝 脾	補血和血 調經止痛 潤燥滑腸	6~18g
	臣	木香 2錢	辛苦 溫 / 脾 胃 大腸 三焦 膽	行氣止痛 健脾消食	3~10g
	臣	檳榔 2錢	苦辛 溫 / 胃 大腸	殺蟲消積 降氣 行水 截瘧	6~15g
	臣	大黃 3錢	大苦 大寒 / 脾 胃	瀉熱通腸 凉血解毒 逐瘀經痛	3~30g
	佐	肉桂 2錢 半	辛甘 大熱 / 腎 脾 膀胱	補元陽 暖脾胃 除積冷 通血脈	2~5g
	使	甘草 2錢	甘 平 / 肺 脾 大腸	調和諸藥 和中緩急	3~10g

	(炒)		潤肺 解毒	

증상 분석	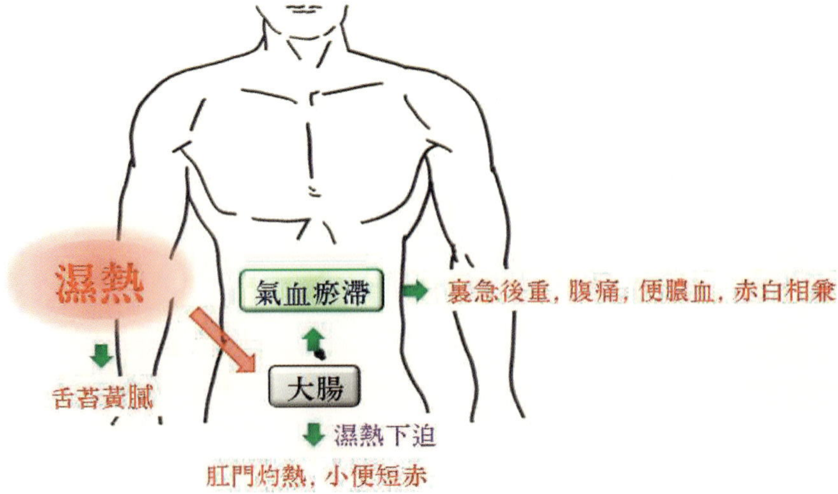	
방제 해설	君	黃芩 : 苦寒淸熱 → 入大腸 → ① 淸熱燥濕解毒 黃連 : 苦寒淸熱 → 入大腸 → ① 淸熱燥濕解毒
	臣	白芍 : 酸 → 收斂肝氣 → ① 緩急止痛 ↘ 斂肝血 → ② 養血 當歸 : 甘溫益氣 → 益心氣 → ① 生血(津血同源) 辛行 → ② 活血止痛 木香 : 辛行 → ① 行氣(脾胃三焦) 檳榔 : 苦降 → ① 降氣(胃大腸) → ② 消積行水 大黃 : 大苦 → 下降 → ① 瀉有形之積(大腸의 濕熱積滯를 瀉) ↘ ② 行血(當歸의 活血강화) 大寒 → 淸熱 → ③ 連熱(連芩의 淸熱강화)
	佐	肉桂 : 大熱 → 化陽 → ① 當歸·芍藥의 行血和營을 助 ↘ ② 苦寒傷陽방지(傷胃방지)
	使	甘草 : 甘 → ① 調和諸藥 甘緩 → ② 緩急止痛
	芍藥 + 當歸 : 養血和營 + 養血活血 ⇒ 行血則便膿自愈(濕熱이 陰血을 耗損하는 것을 고려) 木香 + 檳榔 : 行氣導滯 ⇒ 調氣則後重自除	

약리 작용

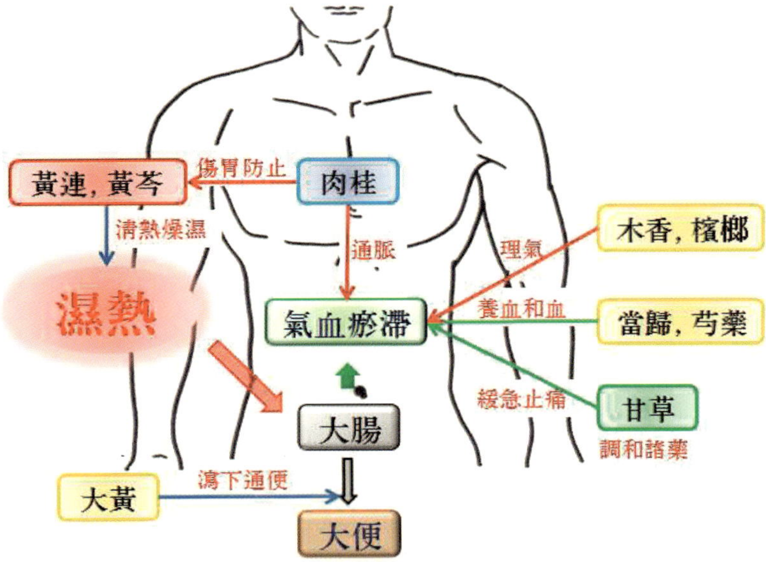

참고

① 飮食不潔, 食積不化, 疫毒感受로 인한 濕熱痢疾 者에게 적용
② 현대에서 세균성 이질, 아메바성 이질, 급성장염에 사용
③ 방제의 조성 : 淸熱燥濕 + 瀉下 + 理氣 + 養陰
④ 방제의 특징 : 通因通用法
⇒ 通因通用 : ≪素問·至眞要大論≫에 나오는 反治法의 하나로 通利藥을 써서 通利病證을 治療하는 方法

附	黃芩湯 ≪傷寒論≫
效用	淸熱止痢 和中止痛
主治	**熱瀉熱痢**. 身熱 口苦 腹痛下痢 舌紅苔黃 脈數
組成	黃芩 3兩, 芍藥 2兩, 甘草(炙) 2兩, 大棗 12枚
참고	熱痢輕證에 적용

白頭翁湯 ≪傷寒論≫

效用	淸熱解毒 凉血止痢
主治	**熱毒痢疾**. 腹痛 裏急後重 肛門灼熱 下痢膿血 赤多白少 渴欲飮水 舌紅苔黃 弦數脈

組成					
	君	白頭翁 2兩	苦 寒 / 胃 大腸	淸熱解毒 凉血止痢	9~15g
	臣	黃柏 3兩	苦 寒 / 腎 膀胱 人腸	淸熱燥濕 瀉火解毒 退虛熱	3~12g

<table>
<tr><td></td><td></td><td>黃連 3兩</td><td>苦 寒 / 脾 胃 心 肝 膽 大腸</td><td>清熱燥濕 瀉火解毒
瀉心除煩</td><td>2~5g</td></tr>
<tr><td></td><td>佐</td><td>秦皮 3兩</td><td>苦澁 寒 / 肝 膽 腎</td><td>清熱燥濕 收澁 明目</td><td>6~12g</td></tr>
<tr><td>증상
분석</td><td colspan="5">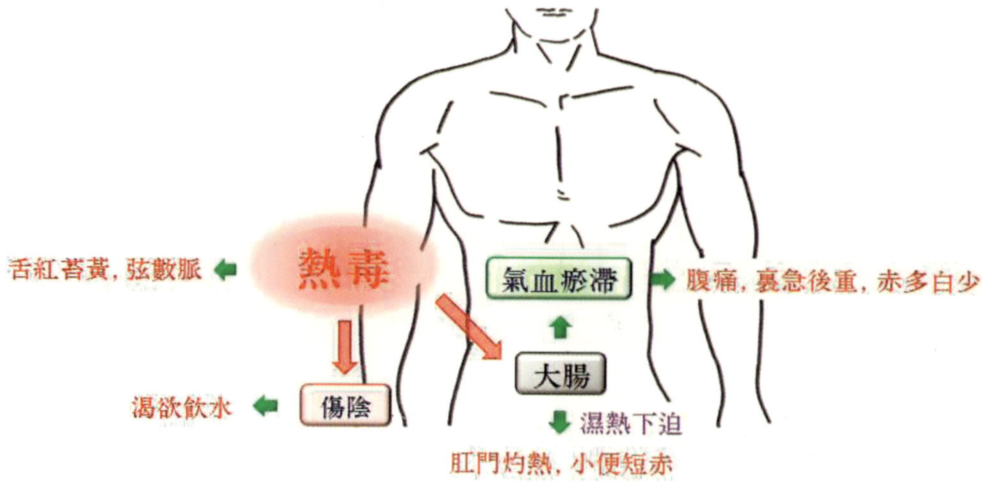
</td></tr>
<tr><td rowspan="3">방제
해설</td><td>君</td><td colspan="4">白頭翁 : 苦寒清熱 → 入大腸 → ① 清熱解毒(血分) → ② 止痢</td></tr>
<tr><td>臣</td><td colspan="4">黃柏 : 苦寒清熱 → 入下焦 → ① 清熱燥濕
黃連 : 苦寒清熱 → 入大腸 → ① 清熱燥濕解毒</td></tr>
<tr><td>佐</td><td colspan="4">秦皮 : 苦寒清熱 → ① 清熱燥濕
澁 → 固澁 → ② 苦寒의 지나친 下降을 佐</td></tr>
<tr><td>약리
작용</td><td colspan="5">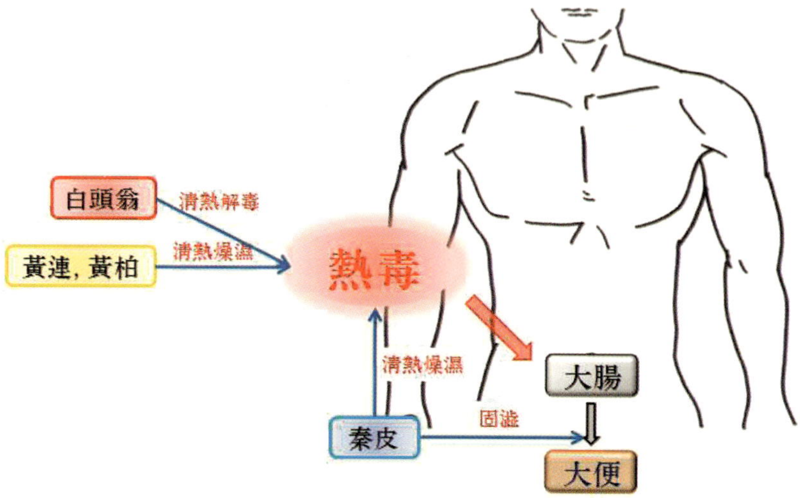
</td></tr>
<tr><td>참고</td><td colspan="5">① 濕熱毒邪가 血分에 들어가 나타나는 痢疾에 적용
② 방제의 특징 : 清解之中兼有澁止
③ 방제의 조성 : 清熱燥濕 + 固澁</td></tr>
</table>

④ 秦皮의 배오 의의 : "味苦性澁而堅 能收斂走散之精氣" ≪本草滙言≫

⑤ 白頭翁湯과 芍藥湯의 비교

藥 材	白頭翁湯	芍藥湯
공통점	腸胃濕熱痢疾을 治(腹痛, 便膿血, 裏急後重, 肛門灼熱, 脈弦數)	
약 재	白頭翁, 黃柏, 黃連, 秦皮	黃芩, 黃連, 白芍, 當歸, 木香, 檳榔, 大黃, 肉桂, 甘草
효 능	清熱解毒 凉血止痢	調和氣血 清熱解毒
특 징	**偏血分**(赤多白少) : 赤痢 → 熱毒 中焦의 清解 + 固澁	**偏氣分**(赤白相兼) : 赤白痢 → 濕熱痢 中焦의 通調 + 清火 通因通用法

附	白頭翁加甘草阿膠湯 ≪金匱要略≫
效用	清熱解毒 養血滋陰
主治	産後血虛熱痢
組成	白頭翁·甘草·阿膠 각 2兩, 陳皮·黃連·黃柏 각 3兩
참고	血虛로 인한 熱痢에 적용 ⇒ 白頭翁湯 ⊖ 椿皮 ⊕ 甘草, 阿膠, 陳皮

清臟腑熱劑의 정리

方 劑	導赤散	龍膽瀉肝湯	左金丸
병 기	心經火熱(下移小腸)證	肝膽實火 + 濕熱下注證	肝火犯胃證
효 능	清心養陰 利水通淋	瀉肝膽實火 清利肝經濕熱	清肝瀉火 降逆止嘔
방제조성	清熱 + 利水 + 養陰	清熱燥濕 + 利水 + 養血	清熱燥濕 + 溫陽止嘔
대표약물	地黃, 竹葉, 木通, 甘草梢	龍膽, 黃芩, 梔子, 澤瀉, 木通	黃連, 吳茱萸
변증요점	心胸煩熱, 面赤, 小便赤澁刺痛	頭痛目赤, 脇痛, 口苦, 陰腫, 陰痒, 小便淋濁 或 婦女帶下黃臭	脇肋脹痛, 嘈雜呑酸, 嘔吐口苦, 脘痞噯氣
특 징	心經 및 小腸之熱을 小便으로 배출	肝熱을 瀉	

方 劑	瀉白散	淸胃散	瀉黃散
병 기	肺熱喘咳證	胃中熾熱證	脾胃伏火證
효 능	瀉肺淸熱 止咳平喘	淸胃凉血	瀉脾胃伏火
방제조성	淸熱 + 補中	淸熱 + 養血 + 活血	散熱 + 淸熱
대표약물	桑白皮, 地骨皮	黃連, 生地黃, 牡丹皮, 升麻	石膏, 梔子, 防風, 藿香
변증요점	氣急欲喘, 皮膚蒸熱	牙痛牽引頭腦, 面頰發熱, 牙齦潰爛 牙宣出血, 口氣熱臭	口瘡口臭, 煩渴易饑, 口燥脣乾, 弄舌
특 징	肺의 伏火를 淸	胃中實火를 瀉	脾胃伏火를 瀉

方 劑	玉女煎	芍藥湯	白頭翁湯
병 기	胃熱陰虛證	濕熱 → 大腸	熱毒 → 大腸
효 능	淸胃熱 滋腎陰	淸熱燥濕 調氣和血	淸熱解毒 凉血止痢
방제조성	淸熱 + 滋陰	淸熱燥濕 + 理氣 + 瀉下 + 養陰	淸熱燥濕 + 固澁
대표약물	石膏, 熟地黃, 知母, 麥門冬, 牛膝	黃芩, 黃連, 白芍, 當歸, 大黃	白頭翁, 黃柏, 黃連, 秦皮
변증요점	煩熱乾渴, 牙痛, 牙齦出血, 消渴, 舌紅苔黃而乾	腹痛, 便膿血, 赤白相兼, 裏急後重, 舌苔黃膩	腹痛, 下痢膿血, 裏急後重, 赤多白少, 舌紅苔黃
특 징	少陰不足 陽明有餘之證	通因通用法 偏氣分(赤白相兼)	偏血分(赤多白少)

6) 淸虛熱劑

① 養陰透熱과 淸熱除蒸의 작용으로 虛熱證을 치료하는 방제
② 대표증상 : 熱病後期, 邪熱未盡, 陰液已傷, 熱留陰分, 舌紅少苔, 骨蒸潮熱, 發熱盜汗
③ 대표약물 : ⓐ 淸虛熱－菁蒿, 地骨皮, 秦艽, 銀柴胡, 胡黃連
ⓑ 滋陰淸熱－熟地黃, 鱉甲

靑蒿鱉甲湯	≪溫病條辨≫			
效用	養陰透熱			
主治	**溫病後期의 陰液耗傷(邪伏陰分)**. 夜熱早凉 熱退無汗 舌紅苔少 細數脈			
組成	君	靑蒿 2錢	甘微辛 寒 / 肝 腎 三焦	淸熱解暑 除蒸 瘧疾	6~12g

	鱉甲 5錢	鹹 寒 / 肝	滋陰潛陽 軟堅散結 退熱除蒸	9~24g
臣	細生地黃 4錢	大苦 大寒 / 心 肝 腎	清熱生津 凉血止血	12~30g
	知母 2錢	辛苦 微滑 寒 / 肺 腎	清熱瀉火 生津潤燥	6~12g
佐	牡丹皮 3錢	苦辛 微寒 / 心 肝 腎	清熱凉血 活血散瘀	6~12g

증상분석

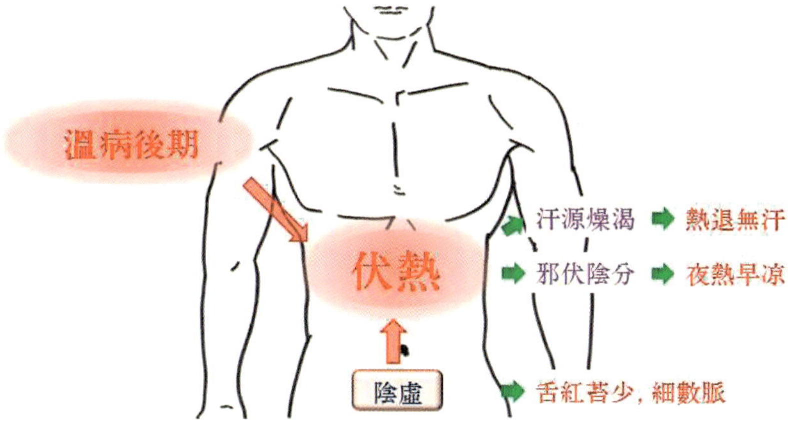

방제해설

君	青蒿 : 辛香 → 透熱 → ① 清透陰分之伏熱 鱉甲 : 鹹寒清熱 → ① 清陰分之熱(肝實熱) ↘ 清熱滋陰 + 質重 → ② 滋陰潛陽
臣	細生地 : 苦寒 → 清熱 → ① 清熱生津(血分) 甘寒 → 滋陰 → ② 滋陰生津 知母 : 苦寒 → 清熱 → ① 清肺胃伏熱 → 降火則滋陰 → ② 生津潤燥
佐	牡丹皮 : 苦寒清熱 → ① 清熱凉血(血中伏火) 辛散苦降 → ② 活血散瘀

약리작용

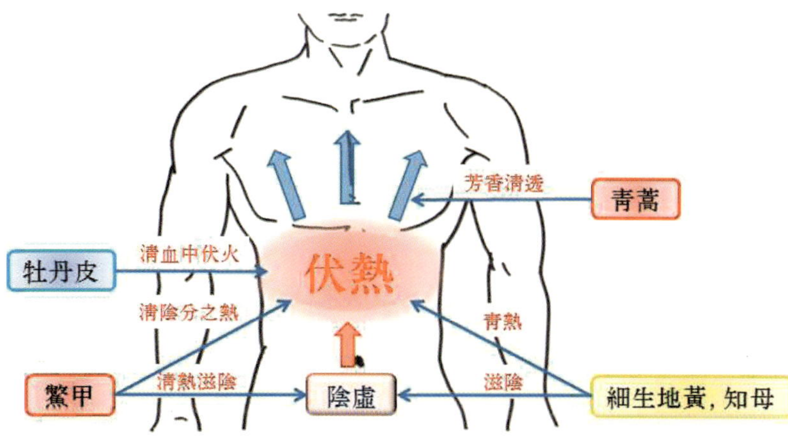

참고	① 溫病後期 陰虛有熱之病에 적용 ② 병기의 특징 : ⓐ 正氣虛, 陰液不足, ⓑ 邪熱深伏陰分, ⓒ 陰虛虛熱 ③ 陰虛伏熱의 치법 : 養陰 + 淸熱(透出陽分) ⇒ "邪氣深伏陰分, 混處氣血之中, 不能純用養陰. 又非壯火, 更不得任用苦燥, 邪祛則其熱自退"－吳鞠通 ④ 방제의 특징 : 滋透倂用 ⑤ 靑蒿와 鱉甲의 배오 의의 ⇒ "此方有先入後出之妙 靑蒿不能直入陰分 有鱉甲領而入也; 鱉甲不能獨出陽分 有靑蒿領而出也"－吳鞠通 ⑥ 生地黃의 구분 ⓐ 大生地 : 凉血滋陰淸熱 ⓑ 鮮生地 : 淸熱生津凉血(滋陰力 없음) ⓒ 細生地 : 大生地와 鮮生地의 효능은 모두 가지나 그 효력이 약함

附	秦艽鱉甲散 ≪衛生寶鑑≫
效用	滋陰養血 淸熱除蒸
主治	**風勞病**. 骨蒸盜汗 肌肉消瘦 脣紅頰赤 午後潮熱 咳嗽困倦 微數脈
組成	地骨皮・鱉甲・柴胡 각 1兩, 秦艽・知母・當歸 각 半兩, 靑蒿 5葉, 烏梅 1個
참고	① 風勞病의 骨蒸盜汗에 적용 ② 風勞病 : 風邪에 感受하여 치료시기를 놓쳐 裏로 전하여 陰血이 모손되어 생기는 骨蒸勞熱

淸骨散 ≪證治準繩≫

效用	淸虛熱 退骨蒸				
主治	**肝腎陰虛 虛火內擾證**. 骨蒸潮熱 或 低熱日久不退 形體消瘦 脣紅顴赤 困倦盜汗 或 口渴心煩 舌紅少苔 脈細數				
組成	君	銀柴胡 1錢 5分	甘 微寒 / 肝 胃	淸虛熱 除疳熱	3~15g
	臣	知母 1錢	辛苦 微滑 寒 / 肺 腎	淸熱瀉火 生津潤燥	6~12g
	臣	胡黃連 1錢	苦 寒 / 脾 胃 心 肝 膽 大腸	退虛熱 除疳熱 淸濕熱	1.5~9g
	臣	地骨皮 1錢	甘淡 寒 / 肺 腎	凉血除蒸 淸肺降火	9~15g
	佐	秦艽 1錢	苦辛 微寒 / 胃 肝 膽	祛風濕 止痺痛	3~9g

			清虛熱 淸濕熱	
	靑蒿 1錢	甘微辛 寒 / 肝 腎 三焦	清熱解暑 除蒸 瘧疾	6~12g
	鱉甲(醋炙) 1錢	鹹 寒 / 肝	滋陰潛陽 軟堅散結 退熱除蒸	9~24g
使	甘草 5分	甘 平 / 脾 胃 肺 心	調和諸藥 和中緩急 潤肺 解毒	3~10g

방제 해설	君	銀柴胡 : 甘苦微寒 → 直入陰分 → ① 清熱涼血(苦燥之弊가 없음)
	臣	知母 : 苦寒清熱 → ① 清肺胃伏熱 → 降火則滋陰 → ② 生津潤燥 胡黃連 : 苦寒清熱 → 入血分 → ① 清虛熱 地骨皮 : 甘寒清潤 → ① 清肝腎之虛熱 → 治有汗骨蒸
	佐	秦艽 : 辛散 → 透熱 → ① 退虛熱 靑蒿 : 辛香 → 透熱 → ① 清透陰分之伏熱 鱉甲 : 鹹寒清熱 → ① 清陰分之熱(肝實熱) ↘ 清熱滋陰 + 質重 → ② 滋陰潛陽
	使	甘草 : 甘 → ① 調和諸藥
참고		① 陰虛虛熱로 인한 骨蒸潮熱에 적용 ② 방제의 특징 : 清熱 + 透熱 + 滋陰 ⇒ 退虛熱 위주

當歸六黃湯 ≪蘭室秘藏≫

效用	滋陰瀉火 固表止汗
主治	**陰虛火旺兼表虛不固.** 發熱盜汗 面赤 心煩 口乾脣燥 便結溲黃 舌紅 數脈

組成	君	當歸	甘辛 溫 / 心 肝 脾	補血和血 調經止痛 潤燥滑腸	6~18g
		熟地黃	甘 微溫 潤 / 腎 肝	養血滋陰 補精益髓	10~30g
	臣	生地黃	大苦 大寒 / 心 肝 腎	清熱生津 涼血止血	12~30g
		黃芩	苦 寒 / 肺 心 肝 大腸	清熱燥濕 瀉火解毒 止血 安胎	6~12g
		黃柏	苦 寒 / 腎 膀胱	清熱燥濕 瀉火解毒 退虛熱	3~12g
		黃連 각 등분	苦 寒 / 脾 胃 心 肝 膽 大腸	清熱燥濕 瀉火解毒 瀉心除煩	2~5g

	佐	黃芪 加一倍	甘 微溫 / 肺 脾	益衛固表 利水消腫 補中益氣	15～30g

증상 분석	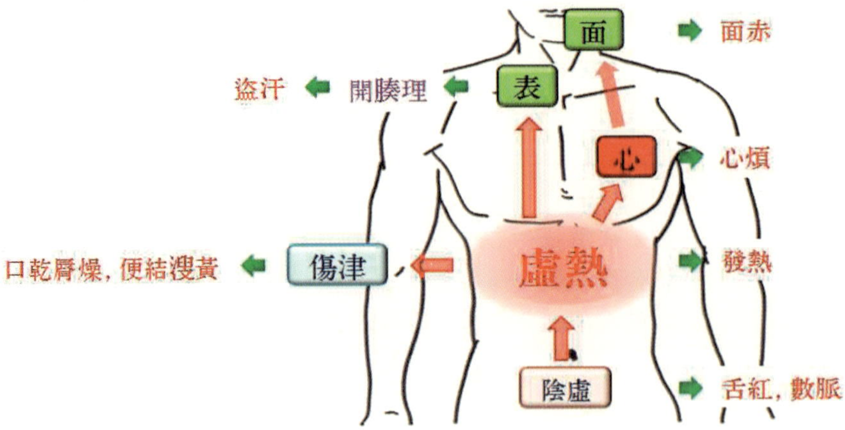 	
방제 해설	君	當歸 : 甘溫益氣 → 益心氣 → ① 生血(津血同源) 辛行 → ② 活血止痛 熟地黃 : 甘潤滋陰 → ① 滋腎陰
	臣	生地黃 : 苦寒 → 清熱 → ① 清熱生津(血分) 黃芩 : 苦寒清熱 → ① 清熱燥濕(上焦 氣分) 黃柏 : 苦寒清熱 → ① 淸下焦之熱(腎・膀胱) 黃連 : 苦寒清熱 → ① 清胃熱, ② 兼淸心熱
	佐	黃芪 : 甘溫益氣 → ① 補肺氣 → ② 益衛固表
약리 작용	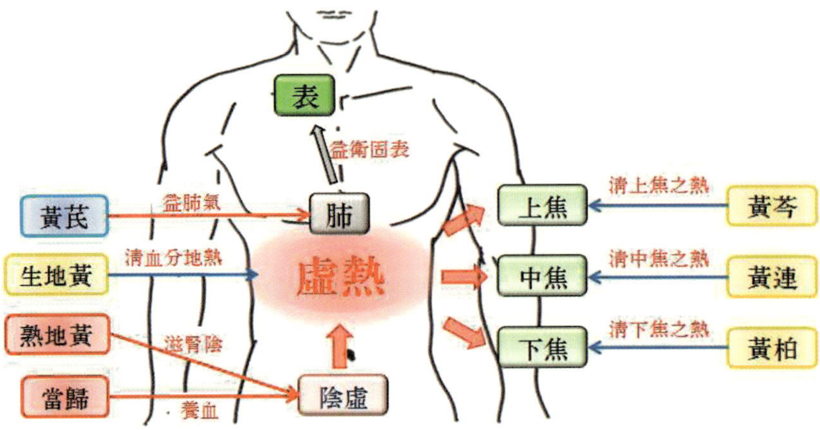 	
참고	① 陰虛火旺으로 인한 盜汗에 적용 ② 방제의 특징 : ⓐ 養血育陰과 清熱瀉火 併用, ⓑ 益氣固表와 育陰瀉火 배오 ③ 黃芪로 益氣固表하여 自汗을 치료하고 當歸・熟地黃으로 滋陰降火하여 祛虛熱하여 盜汗을 치료	

清虛熱劑의 정리

方　　劑	靑蒿鱉甲湯	淸骨散	當歸六黃湯
병　　기	陰虛有熱證	虛火內擾證	陰虛火旺證
효　　능	養陰透熱	淸虛熱 退骨蒸	滋陰瀉火 固表止汗
대표약물	靑蒿, 鱉甲, 生地黃, 知母	銀柴胡, 胡黃連, 地骨皮, 靑蒿	當歸, 六黃
변증요점	夜熱早凉, 熱退無汗	骨蒸潮熱, 形體消瘦, 脣紅顴赤, 困倦盜汗	發熱盜汗, 面赤, 心煩
특　　징	溫病後期 餘熱과 虛熱이 挾雜한 者에게 적용	陰虛虛熱로 인한 骨蒸勞熱을 治	陰虛로 인한 盜汗을 治

5. 祛暑劑

❀ 祛暑淸熱 解表 利濕 등의 작용으로 暑病證을 치료하는 방제

槪說

① 暑病의 특징 : 뚜렷한 季節性("暑本夏月之熱病")

② 立法 原則 : "暑傷氣陰, 以淸暑熱而益元氣, 無不應手取效" ≪溫熱經緯・薛生白濕熱病篇≫
"治暑之法, 淸心利小便最好" ≪明醫雜著≫

③ 暑病의 구분

구 분		대표증상	治法
暑病	暑熱	身熱心煩, 多汗口渴	祛暑淸熱法
	暑 + 表寒	頭痛發熱, 惡寒無汗, 腹痛吐瀉, 舌苔白膩	祛暑解表法
	暑 + 濕	身熱煩渴, 胸脘痞悶, 嘔惡泄瀉, 小便不利	祛暑利濕法
	暑 → 傷氣	身熱煩渴, 倦怠少氣, 汗多脈虛	淸暑益氣法

④ 사용 시 주의사항
ⓐ 過用하면 溫燥하여 傷津液
ⓑ 甘寒之品을 過用하면 陰柔碍濕

祛暑劑의 종류 및 대표방제

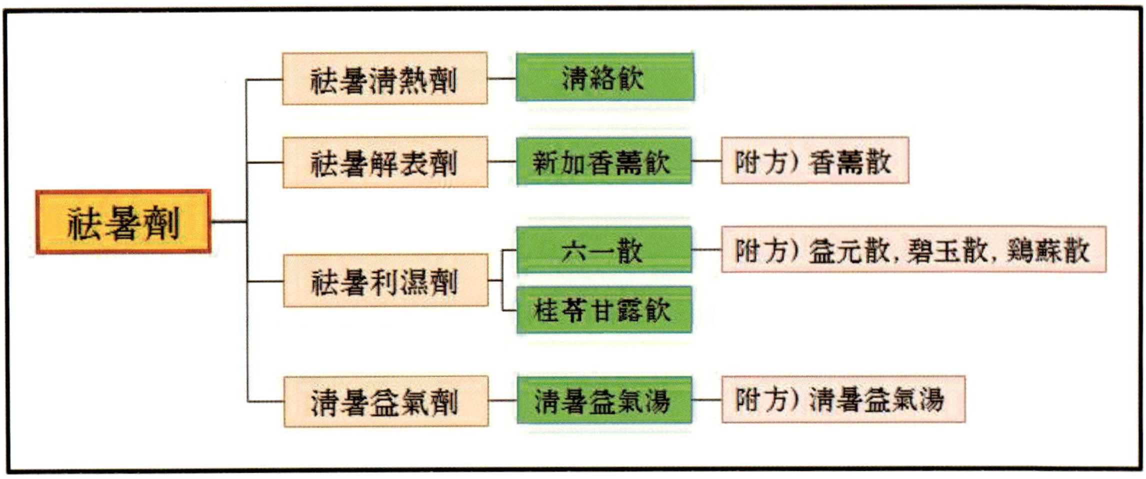

1) 祛暑淸熱劑

① 祛暑淸熱의 작용으로 여름에 暑熱에 感受되었을 때 나타나는 暑熱證을 치료하는 방제
② 대표증상 : 身熱心煩, 多汗口渴
③ 대표약물 : 銀花, 薄荷葉, 扁豆花, 西瓜翠衣

淸絡飮 ≪溫病條辨≫

效用	祛暑淸熱				
主治	**暑傷肺經氣分輕證.** 身熱口渴不甚 頭目不淸 昏眩微脹 舌淡紅 苔薄白				
組成	君	鮮金銀花 2錢	甘 寒 / 心 肺 胃	淸熱解毒 凉散風熱 凉血止痢	6~15g
		鮮扁豆花 1枝	甘淡 平 / 脾 胃	健脾和中 消暑化濕	6~12g
	臣	絲瓜皮 2錢	甘 平 / 肺 胃 肝	祛風通絡 解毒 淸熱化痰	4.5~9g
		西瓜翠衣 2錢	甘 凉 / 脾胃	祛暑淸熱 止渴 利小便	12~30g
	佐	鮮竹葉心 2錢	辛苦 寒 / 心 肺 胃	淸熱除煩 生津 利小便	6~16g
		鮮荷葉邊 2錢	苦澁 平/ 心 肝 脾	祛暑利濕 止血	4~12g

증상분석

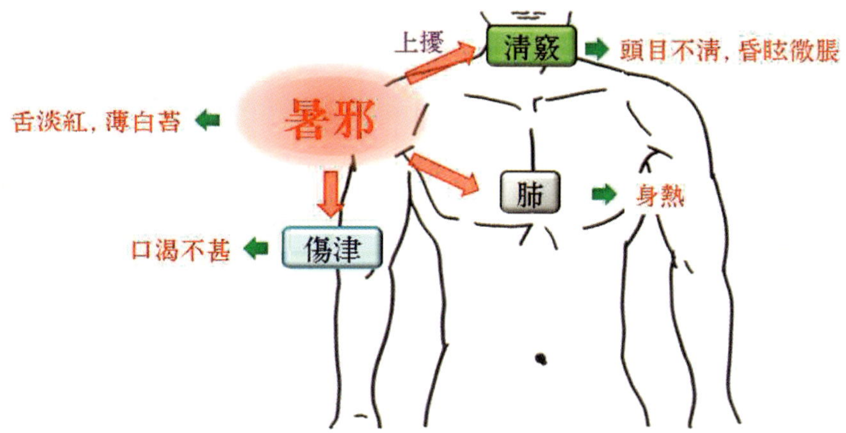

방제해설		
	君	金銀花 : 寒淸熱 → ① 淸熱解毒(祛暑) 芳香 → ② 芳香逐穢 扁豆花 : 芳香淸散 → ① 解暑化濕
	臣	絲瓜皮 : 寒滑通達之性 → ① 淸肺透絡 西瓜翠衣 : 凉 → 淸熱 → ① 解暑 甘凉生津 → ② 生津解渴
	佐	竹葉心 : 辛散熱 → ① 淸上焦熱 苦寒淸熱 , ② 淸心除煩 荷葉邊 : 苦降 + 芳香化濕 → ① 祛暑淸熱

약리 작용	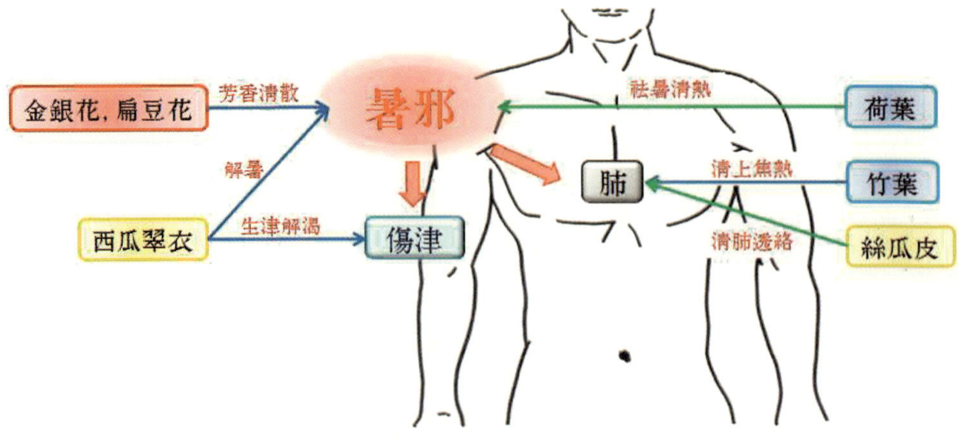
참고	① 暑傷肺經氣分, 暑熱輕微, 津傷未甚之證에 적용 ② 輕證이므로 辛涼芳香輕藥을 사용 ⇒ 祛暑清熱 ③ 신선한 약물 사용 : 氣清芬香을 취하여 清解暑熱의 효능 강화 ④ 茶를 대용하면 暑病 예방 ⑤ 方名의 유래 : 肺絡의 邪를 清하게 하여 '清絡飮'이라 名

2) 祛暑解表劑

① 祛暑解表의 작용으로 暑氣內伏, 外感風寒證을 치료하는 방제
② 대표증상 : 頭痛發熱, 惡寒無汗, 腹痛吐瀉, 舌苔白膩
③ 대표약물 : 香薷, 藿香

新加香薷飮 ≪溫病條辨≫

效用	祛暑解表 清熱化濕				
主治	**暑溫挾濕 複感於寒證**. 發熱頭痛 惡寒無汗 口渴目赤 胸悶不暢 身重酸痛 小便赤澁 舌紅 苔白膩 脈浮而數				
組成	君	香薷 2錢	辛 微溫 / 肺 胃	發汗解表 和中利濕	3~9g
	臣	金銀花 3錢	甘 寒 / 心 肺 胃	清熱解毒 涼散風熱 涼血止痢	6~15g
		鮮扁豆花 3錢	甘淡 平 / 脾 胃	健脾和中 消暑化濕	6~12g
		連翹 2錢	苦 微寒 / 心	清熱解毒 消腫散結	6~12g
	佐	厚朴 2錢	辛苦 溫 / 脾 胃	行氣燥濕 消痰平喘 消積 下氣	3~10g

<table>
<tr><td>증상
분석</td><td colspan="2">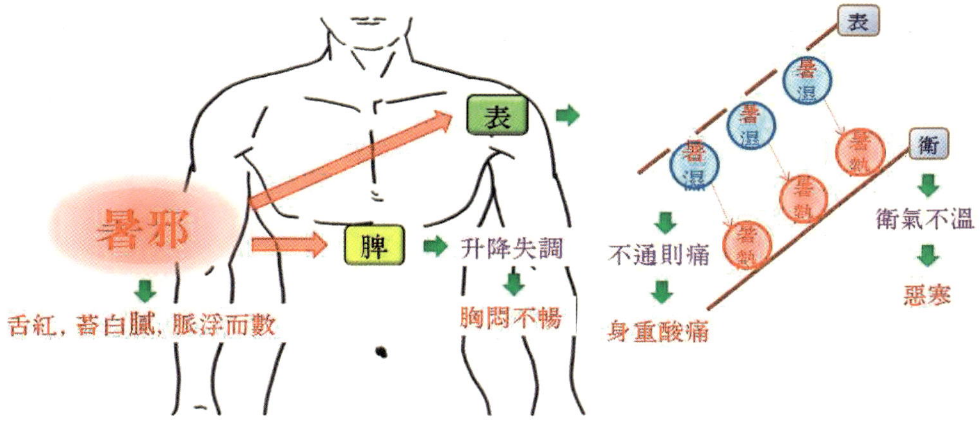
</td></tr>
<tr><td rowspan="3">방제
해설</td><td>君</td><td>香薷 : 辛散 → ① 發汗解表祛暑
芳香化濕 → ② 和中利濕</td></tr>
<tr><td>臣</td><td>金銀花 : 寒淸熱 → ① 淸熱解毒(祛暑)
芳香 → ② 芳香逐穢
扁豆花 : 芳香淸散 → ① 解暑化濕
連翹 : 寒淸熱(體輕) → ① 散熱(膈上의 熱)
苦寒淸熱 → ② 淸熱解毒</td></tr>
<tr><td>佐</td><td>厚朴 : 辛散濕 + 苦溫燥濕 + 芳香化濕 → ① 祛濕滿
辛散苦降 → ② 祛實滿</td></tr>
<tr><td>약리
작용</td><td colspan="2">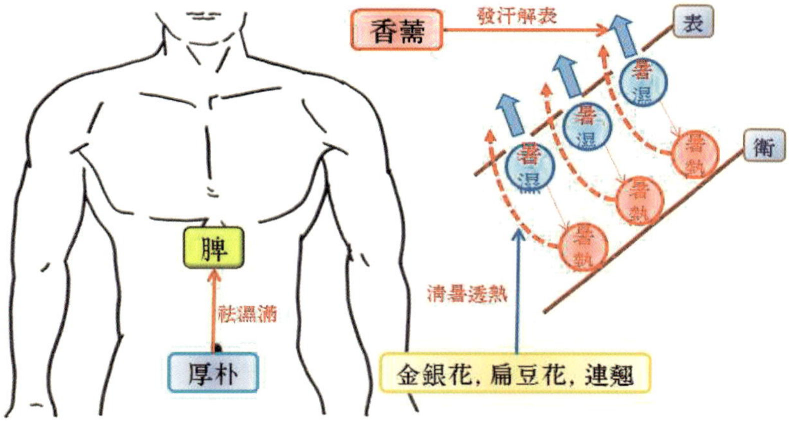
</td></tr>
<tr><td>참고</td><td colspan="2">① 受暑感寒에 적용 ⇒ 暑邪가 寒邪에 끼어 들어 腠理가 閉塞된 者(汗不出者)
② 辛溫復辛凉法 : 辛溫과 辛凉을 合用하여 邪를 外走케 함
③ 陰暑와 陽暑의 구분
ⓐ 陰暑 : 여름에 受寒한 것으로 寒邪가 肌表로 침범하여 發熱頭痛, 無汗惡寒, 肢體酸痛, 納凉飮冷, 霍亂嘔吐, 煩燥口渴의 증상을 나타냄
ⓑ 陽暑 : 여름에 受熱한 것으로 身熱心煩, 多汗口渴의 증상을 나타내며 수로 濕에 편중되어 오며 太陰經으로 裏證이 많은 것이 특징</td></tr>
</table>

附	香薷散	≪太平惠民和劑局方≫
效用	祛暑解表 化濕和中	
主治	**陰暑**. 惡寒發熱 頭痛 身痛 無汗 四肢倦怠 腹痛吐瀉 舌苔白膩 脈浮 陰暑 乘凉飮冷 外感 內濕	
組成	香薷 1斤, 白扁豆(微炒)·厚朴 각 半斤	
참고	① 여름철 感寒과 內濕에 적용 ② 新加香薷飮 ⊖ 金銀花, 連翹, 鮮扁豆花 ⊕ 白扁豆	

3) 祛暑利濕劑

① 祛暑利濕의 작용으로 感冒挾濕證을 치료하는 방제
② 대표증상 : 身熱煩渴, 胸脘痞悶, 嘔惡泄瀉, 小便不利
③ 대표약물 : 滑石, 茯苓, 澤瀉

六一散	≪宣明論方≫				
效用	淸暑利濕				
主治	**暑濕輕證**. 身熱 心煩 口渴 小便不利 或 泄瀉				
組成	君	滑石 6兩	甘淡 寒 / 膀胱 肺 胃	利水通淋 淸熱解暑 祛濕斂瘡	10～15g
	佐	甘草 1兩(生)	甘 平 / 脾 胃 肺 心	調和諸藥 和中緩急 潤肺 解毒	3～10g
증상 분석	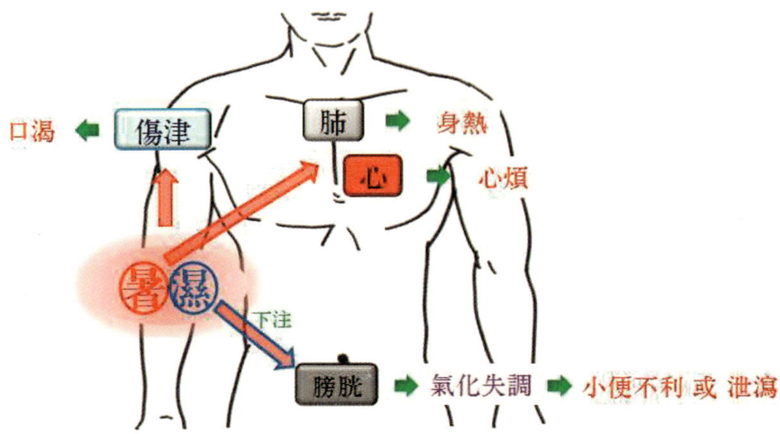				
방제 해설	君	滑石 : 甘淡利濕 + 寒淸熱 + 質重而滑 → 淸水之上源, 下利膀胱之道 → ① 淸熱利尿(三焦) → 三焦內熱을 小便으로 배출 甘寒生津 → ② 利水하되 不傷陰			

	佐	甘草(生) : 凉 → ① 滑石의 清熱을 助 甘緩 → 和中 → ② 滑石의 寒滑質重의 부작용인 傷胃 방지
	滑石 + 甘草 → 甘寒生津 → 利小便而津液不傷	
약리 작용	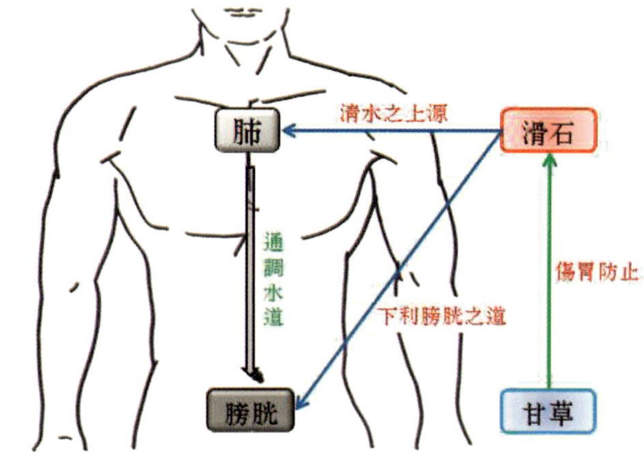	
참고	① 暑熱挾濕輕證의 상용 방제 ② 滑石과 甘草의 배오 의의(6 : 1) : 清熱하되 不留濕, 利水하되 不傷陰 ③ 복용 방법 : 세말하여 溫水에 꿀을 섞어 복용, 解利發汗에는 葱豉湯과 같이 복용 ④ 小便清長者, 孕婦 忌 ⑤ 方名의 유래 : "天一生水, 地六成之"	

附	益元散	≪傷寒直格≫
效用	清心 祛暑	
主治	**暑濕證 兼 心悸怔忡**. 失眠多夢	
組成	滑石 6兩, 甘草 1兩, 辰砂	
참고	① 祛暑 + 清熱安心 ② 六一散 ⊕ 辰砂(朱砂)	
附	碧玉散	≪傷寒直格≫
效用	祛暑清熱	
主治	**暑濕證 兼 肝膽鬱熱**.	
組成	滑石 6兩, 甘草 1兩, 青黛	
참고	① 祛暑 + 清肝膽熱 ② 六一散 ⊕ 青黛	
附	鷄蘇散	≪傷寒直格≫
效用	疏風祛暑	

主治	暑濕證 兼 微惡風寒. 頭痛痘瘡 咳嗽不爽者
組成	滑石 6兩, 甘草 1兩, 薄荷葉 1分
참고	① 祛暑 + 解表 ② 六一散 ⊕ 薄荷葉

桂苓甘露飲 ≪宣明論方≫

效用	祛暑清熱 化氣利濕
主治	**暑濕證**. 發熱頭痛 煩渴引飮 小便不利 霍亂吐下

組成

君	滑石 4兩	甘淡 寒 / 膀胱 肺 胃	利水通淋 淸熱解暑 祛濕斂瘡	10~15g
臣	石膏 2兩	辛甘 大寒 / 肺 胃	解肌淸熱 除煩止渴	10~60g
	寒水石 2兩	辛鹹 大寒 / 肺 胃 腎	淸熱瀉火 除煩止渴	10~15g
佐	茯苓 1兩	甘淡 平 / 脾 肺 心 腎	利水滲濕 健脾寧心	9~18g
	豬苓 半兩	甘淡 平 / 腎 膀胱	利水滲濕	6~12g
	澤瀉 1兩	甘 寒 / 膀胱 腎	利小便 淸濕熱	6~9g
	白朮 半兩	苦甘 溫 / 脾 胃	燥濕健脾 止汗安胎	4~12g
	肉桂 2兩	辛甘 大熱 / 腎 脾 膀胱	補元陽 暖脾胃 除積冷 通血脈	2~5g
佐使	甘草 2兩(炙)	甘 平 / 脾 胃 肺 心	調和諸藥 和中緩急 潤肺 解毒	3~10g

증상 분석

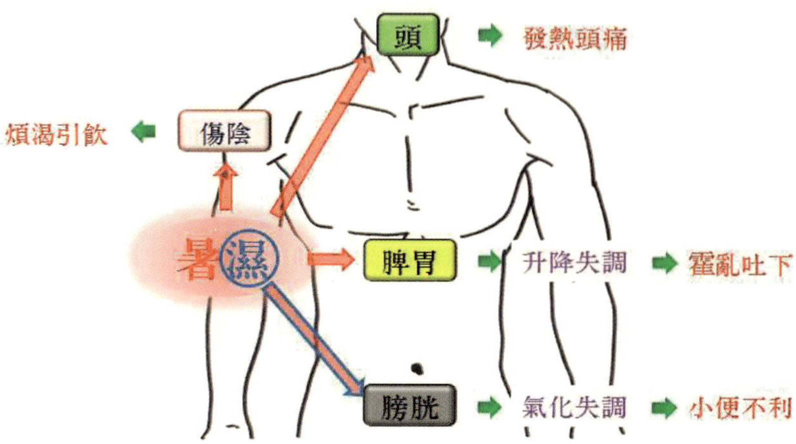

방제 해설

君	滑石 : 甘淡利濕 + 質重而滑 → ① 利水通淋 寒淸熱 → ② 淸熱解暑

	臣	石膏 : 大寒 → ① 淸熱(裏熱) 甘 + 大寒 → 甘寒滋陰 → ② 津液 化生 寒水石 : 鹹寒淸熱 → ① 淸熱 → ② 除煩止渴 ⇒ 滑石의 淸暑解熱을 助
	佐	茯苓 : 甘淡滲濕 → 入脾胃 → ① 滲濕健脾 豬苓 : 甘淡滲濕 → 入腎 → ① 利水滲濕 澤瀉 : 甘淡滲濕 → 入腎 → ① 利小便(腎濁을 泄) ⇒ 滑石의 利水를 助 白朮 : 苦溫燥濕 → ① 燥濕健脾 肉桂 : 辛大熱 → 入腎 → 補命門火 → ① 助下焦氣化, ② 通陽氣 ↘ 入脾 → 暖脾胃 → ③ 寒凉重墜藥의 氷伏濕熱을 방지하여 克伐胃氣
	佐使	甘草 : 甘 → ① 調和諸藥 ↘ 補脾 → ② 白朮, 茯苓의 健脾를 助 ↘ ③ '三石'의 傷胃를 방지
약리 작용	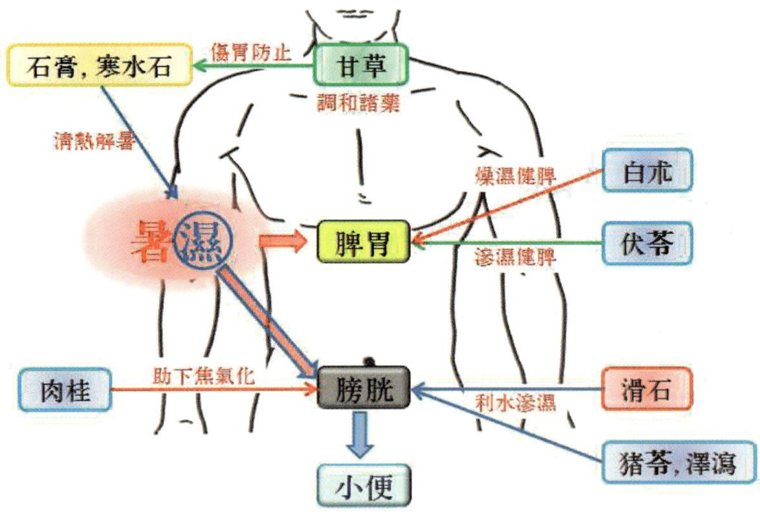 	
참고	① 感受暑熱 水濕內停證에 적용 ② 六一散 ⊕ 五苓散 ⊕ 石膏, 寒水石 ⇒ 六一散보다 淸暑利濕之力 强, 暑濕俱盛重證에 적용 ③ 白朮과 肉桂의 배오 의의 : 濕은 陰邪로서 利濕하여도 陽이 없으면 모두 제거할 수 없음 ⇒ 肉桂의 辛熱로 陰邪를 消散하며 白朮로 扶土和中	

4) 淸暑益氣劑

① 祛暑, 益氣의 작용으로 濕熱傷氣, 津液受灼證을 치료하는 방제
② 대표증상 : 身熱煩渴, 倦怠少氣, 汗多脈虛
③ 대표약물 : 西洋蔘, 麥門冬, 人蔘, 五味子, 石斛

淸暑益氣湯 ≪溫熱經緯≫

效用	淸暑益氣 養陰生津				
主治	**暑熱氣津兩傷證**. 身熱多汗 口渴心煩 小便短赤 體倦少氣 精神不振 脈虛數				
組成	君	西洋參 5g	甘苦 凉 / 肺 心 腎	益氣生津 養陰淸熱	6～15g
	臣	西瓜翠衣 30g	甘 凉 / 脾 胃	祛暑淸熱 止渴 利小便	12～30g
		石斛 15g	甘 微寒 / 胃 腎	益胃生津 滋陰淸熱	6～12g
		麥門冬 9g	甘 微寒 / 心 肺	養陰潤肺 淸心除煩 益胃生津	6～12g
		荷梗 15g	苦澁 平/ 心 肝 脾	祛暑利濕 止血	4～12g
	佐	黃連 3g	苦 寒 / 脾 胃 心 肝 膽 大腸	淸熱燥濕 瀉火解毒 瀉心除煩	2～5g
		知母 6g	苦甘 寒 潤 / 肺 腎	淸熱瀉火 生津潤燥	6～12g
		竹葉 6g	辛苦 寒 / 心 肺 胃	淸熱除煩 生津 利小便	6～16g
	使	甘草 3g	甘 平 / 脾 胃 肺 心	調和諸藥 和中緩急 潤肺 解毒	3～10g
		粳米 15g	甘 平 / 脾 胃 心	固中 淸熱 除煩	9～15g
	* 원서에는 약량 미기재				

<table>
<tr><td>증상 분석</td><td colspan="2">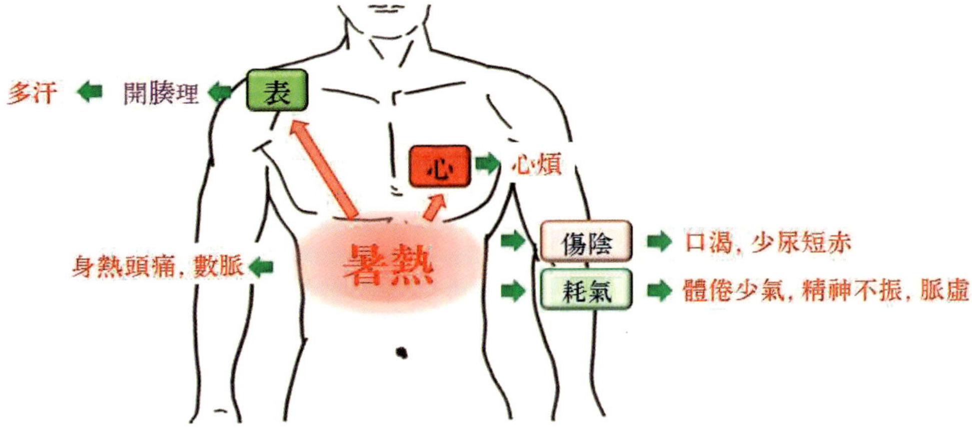
</td></tr>
<tr><td rowspan="4">방제 해설</td><td>君</td><td>西洋參 : 凉清熱 → ① 清熱
甘凉滋陰(生津) → ② 滋陰生津, ③ 益氣</td></tr>
<tr><td>臣</td><td>西瓜翠衣 : 凉 → 清熱 → ① 解暑
甘凉生津 → ② 生津解渴
石斛 : 甘寒滋陰 → 入脾 → ① 補脾陰 生津
↘ ② 清熱
麥門冬 : 甘潤寒 → 滋陰生津 → ① 滋補肺胃 → ② 滋陰清熱
⇒ 西洋參의 養陰을 助
荷梗 : 苦降 芳香化濕 → ① 祛暑清熱
⇒ 西瓜翠衣의 解暑를 助</td></tr>
<tr><td>佐</td><td>黃連 : 苦寒清熱 → ① 清胃熱, ② 兼清心熱
知母 : 苦寒 → 清熱 → ① 清肺胃伏熱 → 降火則滋陰 → ② 生津潤燥
竹葉 : 辛散熱 → ① 淸上焦熱
苦寒清熱 → ② 清心除煩</td></tr>
<tr><td>使</td><td>甘草 : 甘 → ① 調和諸藥, ② 補脾胃
粳米 : 甘 → ① 益胃生津
⇒ 苦寒藥의 傷胃 방지</td></tr>
</table>

약리 작용	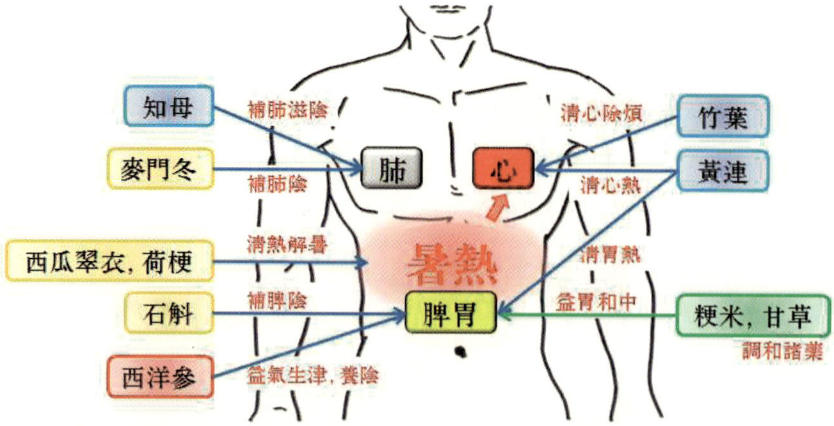
참고	① 暑熱로 인하여 氣津이 모손된 者에게 적용 ② 방제의 특징 : 清熱祛暑藥 + 益氣養陰藥 併用 ⇒ 暑熱去而正不傷 氣津復而邪不留 ③ 黃連의 배오 주의 : '暑氣通於心'이므로 苦寒瀉心하지만 燥濕하여 傷陰하므로 주의 ④ 濕邪가 있을 때는 滋膩陰柔劑인 麥門冬, 知母는 助濕하므로 減

附	清暑益氣湯 ≪脾胃論≫
效用	清暑益氣 除濕健脾
主治	**平素氣虛 暑濕證**. 身熱頭痛 口渴自汗 四肢倦怠 不思飮食 胸滿身重 大便溏薄 小便短赤 苔膩 脈虛
組成	黃芪·蒼朮·升麻 각 1錢, 人蔘·白朮·澤瀉·炒神曲·陳皮 각 5分, 麥門冬·當歸身·炙甘草 각 3分, 五味子 9枚, 青皮 2分 半, 黃柏·葛根 각 2分
참고	≪溫熱經緯≫의 清暑益氣湯보다 清暑生津力은 弱, 健脾燥濕力은 强 ⇒ 平素氣虛한 者의 暑濕證에 적용

祛暑劑의 정리

방　제	清絡飮	新加香薷飮
병　기	暑傷肺經氣分證	受暑感寒證
효　능	祛暑清熱	祛暑解表 清熱化濕
대표약물	銀花, 扁豆花, 西瓜翠衣, 荷葉	香薷, 銀花, 扁豆花, 厚朴
변증요점	口渴不甚, 頭目不清, 昏眩微脹, 舌淡紅, 苔薄白	惡寒無汗, 口渴目赤, 胸悶不暢, 身重酸痛, 小便赤澁
특　징	暑熱輕證에 적용	여름철 寒邪로 인한 감기를 治

방　제	六一散	桂苓甘露飮	清暑益氣湯
병　기	暑濕證		暑熱氣津兩傷證
효　능	清暑利濕	祛暑清熱 化氣利濕	清暑益氣 養陰生津
대표약물	滑石, 甘草	六一散 + 五苓散	西洋參, 西瓜翠衣, 麥門冬, 黃連, 竹葉
변증요점	心煩, 口渴, 小便不利 或 泄瀉	煩渴引飮, 小便不利, 霍亂吐下	多汗, 口渴心煩, 小便短赤, 體倦少氣, 精神不振, 脈虛數
특　징	暑濕證의 기본방제 暑濕輕證에 적용	暑濕重證에 적용	暑熱로 이미 氣津이 상한 者에게 적용

6. 溫裏劑

❀ 溫中祛寒, 回陽救逆, 溫經通絡 등의 작용으로 裏(虛)寒證을 치료하는 방제

槪說

① 立法 原則 : "寒者熱之" "治寒以熱" ≪素問・至眞要大論≫ ⇒ 八法 중 溫法에 屬

② 裏寒證의 구분

구 분		病 機	대표증상	治 法
裏寒證	中焦虛寒證	寒邪直中 (正氣虛 〈 外邪强)	肢體倦怠, 食慾不振, 腹痛吐瀉, 四肢不溫, 口淡不渴, 呑酸吐涎	溫中祛寒法
	心腎陽衰證	寒邪內生(腎氣不足) + 外感寒邪	四肢厥逆, 精神萎靡, 畏寒踡臥, 脈微細 或 脈微欲絶	回陽救逆法
	寒凝經脈證	寒邪凝滯周身血脈	手足厥寒 肢體痺痛	溫經散寒法

③ 사용 시 주의사항

ⓐ 溫裏劑는 주로 辛溫燥熱之品으로 傷陰 ⇒ 完治 시 服用 중단

ⓑ 寒熱眞假를 구별하여 眞熱假寒證의 誤用에 주의

ⓒ 素體火旺 或 陰虛失血者에게는 愼用

ⓓ 眞寒假熱證에 服藥 시 嘔吐할 수도 있으므로 少佐로 寒凉한 약물도 첨가하거나 혹은 冷服하는 등 反佐法을 사용

溫裏劑의 종류 및 대표방제

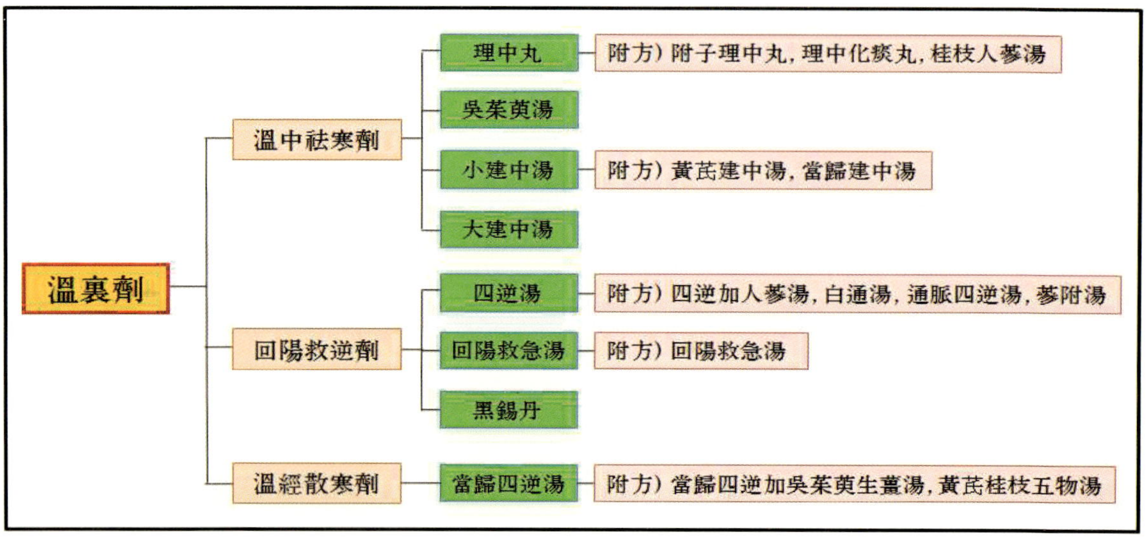

1) 溫中祛寒劑

① 溫中祛寒의 작용으로 中焦脾胃虛寒證을 치료하는 방제
② 대표증상 : 肢體倦怠, 食慾不振, 腹痛吐瀉, 四肢不溫, 口淡不渴, 呑酸吐涎, 舌淡苔白滑, 脈沈細 或 沈遲
③ 대표약물 : 乾薑, 吳茱萸, 蜀椒, 生薑

理中丸 ≪傷寒論≫

效用	溫中祛寒 補氣健脾
主治	1. **脾胃虛寒證**. 脘腹隱隱作痛 喜溫欲按 大便稀溏 嘔吐 不欲飮食 畏寒 肢冷 舌淡苔白 脈沈細 2. **陽虛失血症**. 吐血 衄血 便血 崩帶 血暗淡 面色萎黃 舌淡脈弱 3. **脾胃虛寒으로 인한 胸痺**. 병후 多涎唾 小兒慢驚

組成

君	乾薑	辛 熱 / 脾 胃 肺	溫中逐寒 回陽通脈	3~9g
臣	人蔘	甘微苦 微溫 / 脾 肺	大補元氣 固脫生津 安神	2~15g
佐	白朮	苦甘 溫 / 脾 胃	燥濕健脾 止汗安胎	4~12g
佐使	甘草(炙) 각 3兩	甘 平 / 脾 胃 肺 心	調和諸藥 和中緩急 潤肺 解毒	3~10g

증상분석

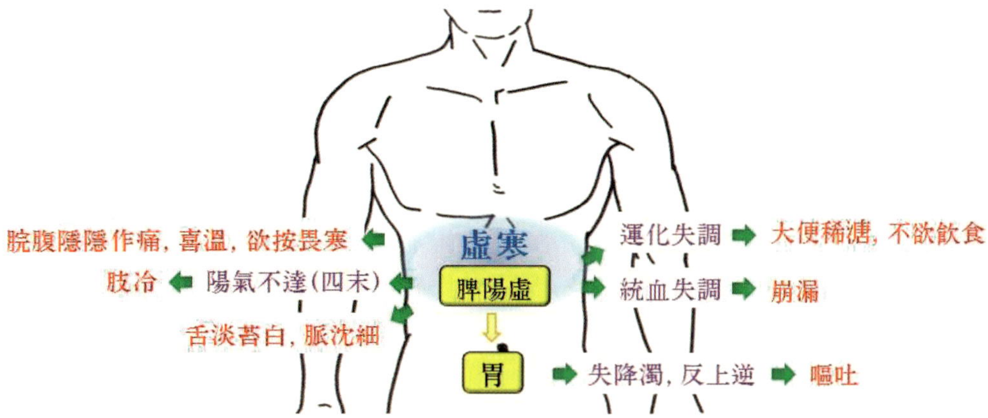

방제해설

君	乾薑 : 熱 → 助陽 → 入脾 → ① 補脾陽 → 逐寒 ↘ 入肺 → ② 溫肺
臣	人蔘 : 甘溫益氣 → ① 補脾氣 → ② 大補元氣
佐	白朮 : 苦溫燥濕 → ① 燥濕健脾 ⇒ 人蔘의 健脾를 助
佐使	甘草 : 甘 → ① 調和諸藥, ② 緩急止痛 甘草 3兩 → ③ 補脾胃 작용 ⇒ 人蔘, 白朮의 健脾 助

	乾薑 + 人蔘 : 溫中健脾
약리 작용	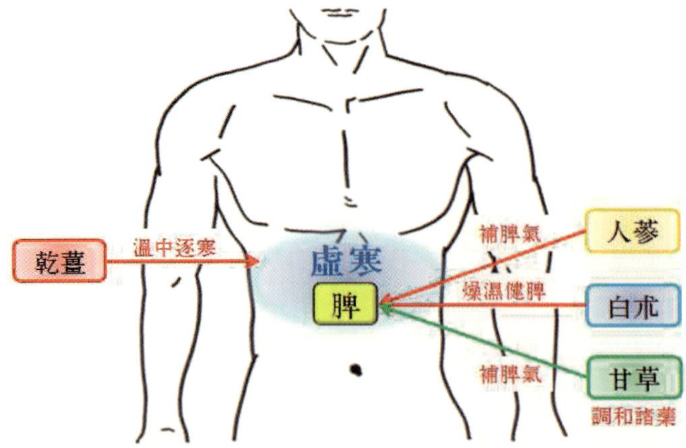
참고	① 脾胃虛寒으로 인한 陽虛失血, 小兒輕慢, 病後喜唾涎沫, 胸痺에 적용 ② 虛寒의 輕重에 따른 약량 조절 ⓐ 虛가 심할 경우 : 人蔘이 君 ⓑ 寒이 심할 경우 : 乾薑이 君 ⓒ 病情이 급할 경우 : 탕제로 복용 ③ 복용 방법 : 鷄卵黃大로 蜜丸을 지어 끓는 물을 넣고 복용. 一日 三四服 夜 二服 ④ 溫燥한 약물 위주이므로 陰虛內熱者는 忌

附	附子理中丸	≪太平惠民和劑局方≫
效用	溫陽祛寒 益氣健脾	
主治	**脾腎虛寒證**. 脈微肢厥 霍亂(上吐下瀉)轉筋 沈寒痼冷	
組成	附子(炮)·人蔘·乾薑(炮)·甘草(炙)·白朮 각 3兩	
참고	① 脾腎虛寒證에 적용 ② 理中丸 ⊕ 附子(炮) 3兩 ⇒ 理中丸보다 虛寒이 더 심할 때 사용 ③ 附子 9g을 사용하여 乾薑과 함께 溫中下焦散寒의 效能을 나타냄	

附	理中化痰丸	≪明醫雜著≫
效用	益氣健脾 溫化痰涎	
主治	**脾胃虛寒으로 痰涎**. 飮食不和 嘔吐食少 大便不實	
組成	人蔘, 白朮(炒), 乾薑, 甘草(炙), 茯苓, 半夏(薑製) * 원서에는 약량 미기재	
참고	① 脾胃水濕運化 실조로 인하여 痰涎이 있는 者에게 적용 ② 理中丸 ⊕ 茯苓, 半夏 ⇒ 健脾化濕	

附	桂枝人蔘湯 ≪傷寒論≫
效用	溫裏解表 益氣消痞
主治	**脾胃虛寒 外感風寒表證**. 惡寒發熱 頭身疼痛 腹痛 便溏 口不渴 舌淡苔白滑 脈浮虛
組成	桂枝·甘草(炙) 각 4兩, 白朮·人蔘·乾薑 각 3兩
참고	① 太陽病 誤治로 脾胃陽氣가 손상되어 中焦虛寒하고 表證이 풀리지 않은 者에게 적용 ② 桂枝 4兩 : 溫養益氣 → 解肌 ③ 理中丸 ⊕ 桂枝 4兩

吳茱萸湯 ≪傷寒論≫

效用	溫中補虛 降逆止嘔
主治	① **胃中虛寒 濁陰上逆證**. 食後泛泛欲嘔 嘔吐酸水 胸滿脘痛 ② 巓頂頭痛 乾嘔 吐淸涎冷沫 ③ 少陰吐利 畏寒肢凉 甚則 伴手足逆冷 煩燥欲死

組成

君	吳茱萸 1升	辛苦 熱 / 肝 脾 胃 腎	散寒止痛 降逆止嘔 助陽止瀉	1.5~4.5g
臣	人蔘 3兩	甘微苦 微溫 / 脾 肺	大補元氣 固脫生津 安神	2~15g
佐	生薑 6兩	辛 溫 / 肺 脾 胃	解表散寒 溫中止嘔 化痰止咳	3~18g
	大棗 12枚	甘 溫 / 脾 胃	補脾和胃 益氣生津 調營衛 解藥毒	3~10g

증상 분석

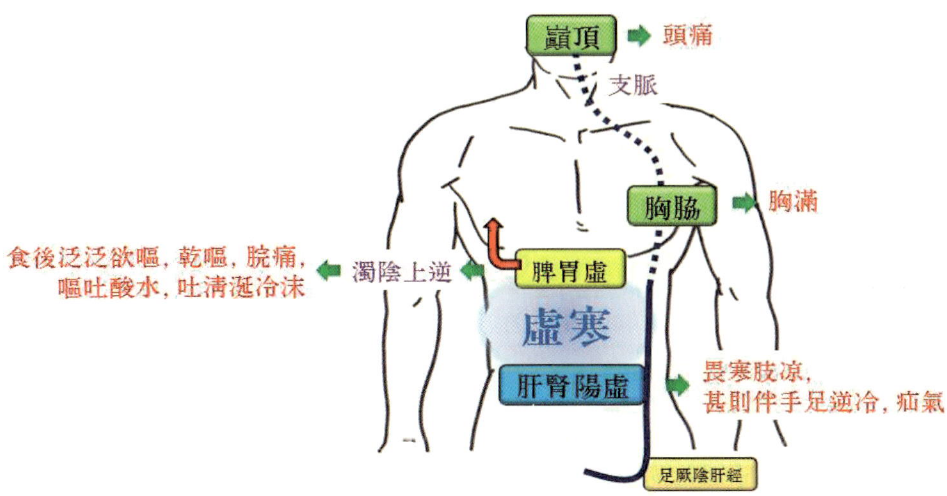

방제해설	君	吳茱萸 : 辛熱 → 入胃肝腎 → ① 溫胃肝腎 → 散寒 苦降 → 助降濁 → ② 降逆止嘔 ＊ 疝氣에는 少量 厥陰頭痛에는 多量
	臣	人蔘 : 甘溫益氣 → ① 補脾氣 → ② 大補元氣
	佐	生薑 : 辛升 → 升淸而降濁 → ① 降逆止嘔 溫散 → ② 溫胃散寒 ⇒ 吳茱萸의 散寒 止嘔작용을 助 大棗 : 甘 → ① 調和諸藥 甘溫益氣 → ② 益脾氣 甘潤滋陰 → ③ 吳茱萸의 燥性을 제어
	生薑 + 大棗 : ① 甘味로 緩和 + 辛味로 壅滯 방지 ② 甘辛化陽 : 脾胃를 돕고 表로 가서 衛氣를 도움 ③ 脾의 昇騰之氣를 助(脾 → 肺 → 四肢肌肉) 吳茱萸 + 生薑 : 散寒降濁之力 강화	
약리작용	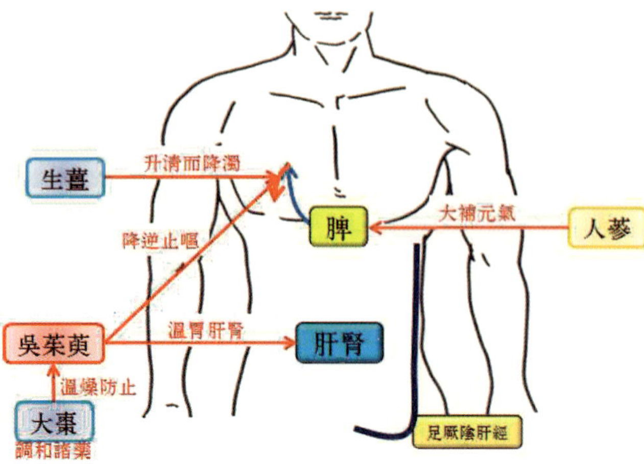 	
참고	① 陽明寒嘔(胃中虛寒), 厥陰頭痛, 少陰吐利(腎虛冷痛)에 적용 ② 煩燥의 병기 : 吐利 甚 → 傷津液 → 煩燥	

小建中湯 ≪傷寒論≫

效用	溫中補虛 和裏緩急
主治	**中焦虛寒 肝脾不和證**. 腹中疼痛 喜溫欲按 神疲乏力 虛怯少氣 或 心中動悸 虛煩不寧 面色無華 或 四肢酸楚 手足煩熱 咽乾口燥 舌淡苔白 脈細弦(傷寒二三日 陽脈澁 陰脈弦 腹中急痛 心動悸而煩)

組成					
組成	君	飴糖 1升	甘 溫 / 脾 肺	緩急止痛 潤肺止咳 補脾氣	15~20g
	臣	桂枝 3兩(去皮)	辛甘 溫 / 肌表 心 膀胱	發汗解肌 溫經通陽 助陽化氣	3~9g
		芍藥 6兩(酒炒)	苦酸 微寒 / 肝	養血柔肝 緩中止痛 斂陰收汗	6~24g
	佐	生薑 3兩	辛 溫 / 肺 脾 胃	解表散寒 溫中止嘔 化痰止咳	3~9g
		大棗 12枚	甘 溫 / 脾 胃	補脾和胃 益氣生津 調營衛 解藥毒	3~10g
	佐使	甘草 2兩(炙)	甘 平 / 脾 胃 肺 心	調和諸藥 和中緩急 潤肺 解毒	3~10g

증상분석

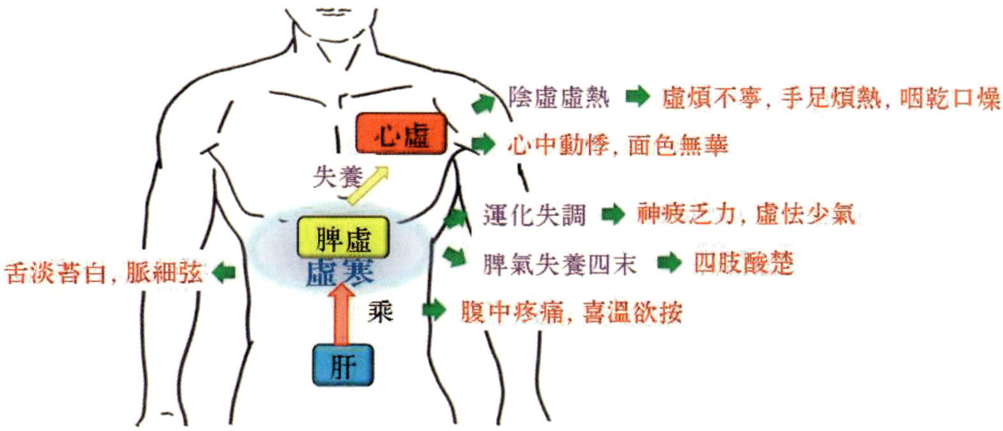

방제해설		
방제해설	君	飴糖 : 甘緩 → ① 緩急止痛(脾虛로 인한 肝乘脾) 甘溫益氣 → ② 補脾氣 甘潤滋陰 → ③ 補脾陰(不燥)
	臣	桂枝 : 溫通 → ① 溫通經絡 辛甘化陽 → ② 衛氣를 益 白芍 : 酸 → 收斂 → ① 柔肝止痛 ↘ 斂肝血 → ② 養血 ③ 諸藥의 溫性으로 인한 傷陰을 방지
	佐	生薑 + 大棗 ① 甘味로 緩和 + 辛味로 壅滯 방지 ② 甘辛化陽 : 脾胃를 돕고 表로 가서 衛氣 도움 ③ 脾의 昇騰之氣를 助(脾 → 肺 → 四肢肌肉) ④ 大棗 : 補益營血 / 生薑 : 助衛發汗 → 營衛調和

	佐使	甘草 : 甘 → ① 調和諸藥, ② 辛散의 성질 緩和, ③ 효과를 연장 甘草 2兩 → ④ 補脾胃 작용 ⇒ 佐使藥으로 사용
	飴糖 + 白芍 → 酸甘益陰 緩急止痛 飴糖 + 桂枝 → 辛甘化陽 ⇒ 建中焦陽氣	
약리 작용	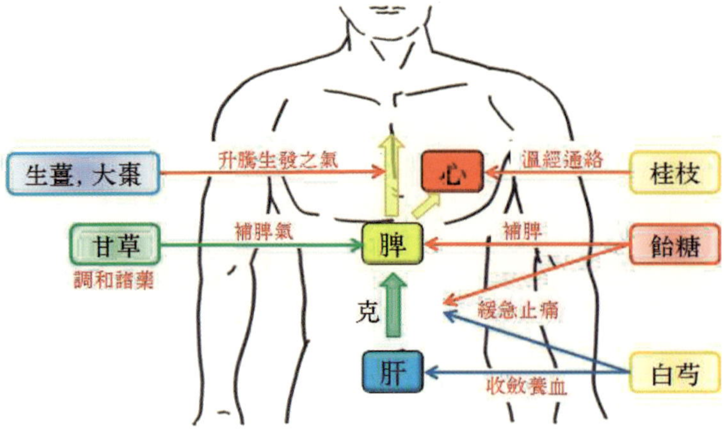	
참고	① 中焦陽氣虛寒으로 인한 虛勞裏急證에 적용 ② 병기 특징 : 五臟俱虛, 氣血陰陽 모두 부족, 中焦陽氣虛寒 위주 ⇒ 陽虛虛寒과 陰虛虛熱도 共存 ⇒“五臟俱虛 從中治”, “陰陽兩虧, 補陽則陰竭, 補陰則陽脫, 如是者必將以甘藥” ③ 桂枝湯 ⊕ 芍藥 倍量, 飴糖 ⇒ 酸甘化陰 辛甘化陽之劑 ④ 小建中湯에서 芍藥은 飴糖과 배오되어 酸甘益陰, 緩急止痛의 효능을 가짐 * 桂枝湯에서 芍藥은 桂枝와 배오되어 調和營衛의 효능을 가짐 ⑤ 方名의 유래 : 中焦陽氣를 溫建하여 五臟을 養 ⇒ ‘建中’ ⑥ 桂枝湯, 小建中湯, 理中丸의 비교	

방 제	桂枝湯	小建中湯	理中丸
君 藥	桂枝	飴糖	乾薑
效 用	解肌發表 調和營衛	溫中補虛 和裏緩急	溫中去寒
분 류	解表劑	溫裏劑	溫裏劑
차 이	解肌 + 補衛氣	補虛 위주	祛寒 위주

附	黃芪建中湯 ≪金匱要略≫
效用	溫中補氣 和裏緩急
主治	**陰陽氣血俱虛 虛勞病**. 裏急腹痛 喜溫欲按 形體消瘦 面色無華 心悸氣短 自汗盜汗
組成	桂枝(去皮)・生薑 각 3兩, 甘草(炙) 2兩, 大棗 12枚, 芍藥 6兩, 飴糖 1升, 黃芪 1兩 半

참고	① 小建中湯보다 氣虛의 정도가 甚 ⇒ 小建中湯 ⊕ 黃芪 ② 氣虛自汗者에 적용
附	當歸建中湯 ≪千金翼方≫
效用	溫中補虛 緩急止痛
主治	産後虛羸 腹中疼痛 食慾不振 面色萎黃 脣口乾燥 乳汁缺乏
組成	當歸 4兩, 桂心・生薑 각 3兩, 甘草(炙) 2兩, 芍藥 6兩, 大棗 12枚
참고	① 産後血虛로 인하여 氣血俱虛한 者에게 적용 ② 小建中湯은 補氣에 偏重하나 當歸를 加하여 氣血雙補 ⇒ 小建中湯 ⊕ 當歸

大建中湯 ≪金匱要略≫

效用	溫中補虛 降逆止痛
主治	**中陽虛衰 陰寒內盛의 脘腹劇痛證**. 腹痛連及胸脘 痛勢極烈 痛上下走竄無定處 腹部時見塊狀物上下攻撑作痛 嘔吐極烈 不能飮食 手足厥冷 舌質淡 苔白滑 脈沈狀而遲

組成

君	蜀椒 2合	辛 溫 有毒 / 脾 肺 腎	溫中散寒 除濕止痛 殺蟲 解魚蟹毒	2~6g
臣	乾薑 4兩	辛 熱 / 脾 胃 肺	溫中逐寒 回陽通脈	3~9g
佐	人蔘 2兩	甘微苦 微溫 / 脾 肺	大補元氣 固脫生津 安神	2~15g
佐使	飴糖 1升	甘 溫 / 脾 肺	緩急止痛 潤肺止咳 補脾氣	15~20g

증상 분석

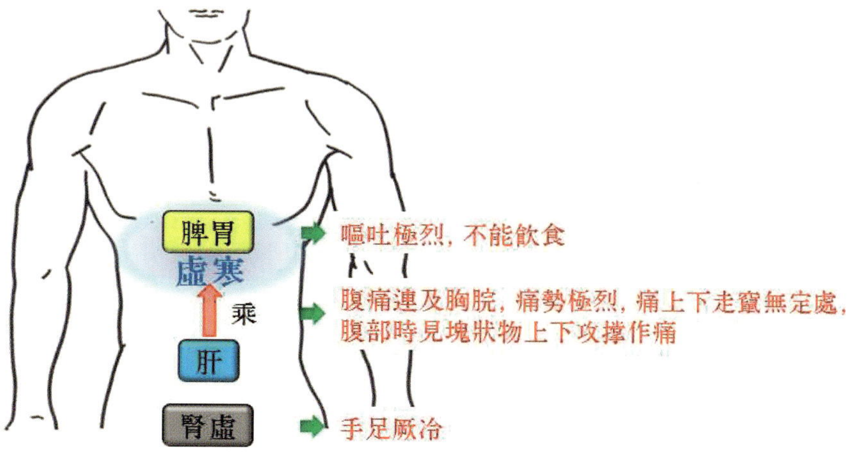

방제 해설	君	蜀椒 : 辛溫 → 入脾腎 → ① 溫中下散寒 溫燥濕 → ② 除濕止痛 ③ 殺蟲

<table>
<tr><td rowspan="3"></td><td>臣</td><td>乾薑 : 熱 → 助陽 → 入脾 → ① 補脾陽 → 逐寒
↘ 入肺 → ② 溫肺</td></tr>
<tr><td>佐</td><td>人蔘 : 甘溫益氣 → ① 補脾氣 → ② 大補元氣</td></tr>
<tr><td>佐使</td><td>飴糖 : 甘緩 → ① 緩急止痛(脾虛로 인한 肝乘脾)
甘溫益氣 → ② 補脾氣
甘潤滋陰 → ③ 補脾陰(不燥)</td></tr>
<tr><td>약리 작용</td><td colspan="2">

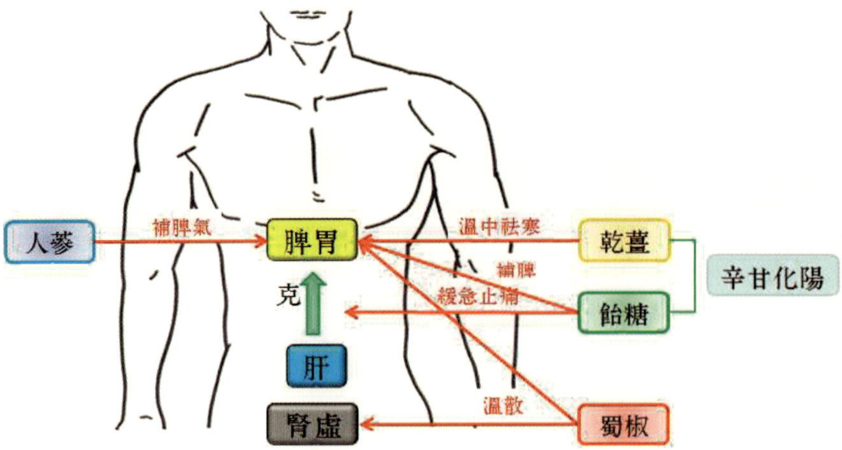

</td></tr>
<tr><td>참고</td><td colspan="2">① 中焦陽虛陰寒盛 者에게 적용(急症)
② 人蔘·飴飴과 蜀椒·乾薑의 배오 의의 : 辛甘化陽, 健中焦陽氣, 溫而不燥,
祛寒而無傷陰之慮
ⓐ 人蔘·飴飴 得 蜀椒·乾薑 ⇒ 不膩
ⓑ 蜀椒·乾薑 得 人蔘·飴飴 ⇒ 不燥
③ 痛上下走竄無定處 : 속이 虛冷하면 회충이 위아래로 돌아다님
④ 方名의 유래 : 순수 辛甘之劑로 溫健中陽 補虛散寒의 힘이 小建中湯에 비해 峻烈
⇒ 大建中湯
⑤ 복용 방법 : 初服은 잠시 끓이거나 죽 2승을 먹은 후에 복용. 服藥 후 하루는 죽 복용
⇒ 養胃氣</td></tr>
</table>

溫中祛寒劑의 정리

방제	理中丸	吳茱萸湯	小建中湯	大建中湯
병기	脾胃虛寒證	胃中虛寒 → 濁陰上逆證	脾胃虛寒 + 營陰不足證	中下焦虛寒 → 陰寒內盛證
효능	溫中祛寒 補氣健脾	溫中補虛 降逆止嘔	溫中補虛 和裏緩急	溫中下補虛 降逆止痛
대표약물	乾薑, 人蔘, 白朮, 甘草	吳茱萸, 人蔘, 生薑, 大棗	飴糖, 桂枝, 白芍, 生薑, 大棗	蜀椒, 乾薑, 人蔘, 飴糖
변증요점	脘腹隱隱作痛, 喜溫欲按, 大便稀溏, 畏寒, 肢冷	嘔吐酸水, 胸滿脘痛 或 巓頂頭痛, 吐淸涎冷沫	腹中疼痛, 喜溫欲按, 神疲乏力 或 心中動悸 或 四肢酸楚	腹痛連及胸脘, 痛勢極烈, 嘔吐極烈, 不能飮食
특징	中焦虛寒의 기본방제	陰寒上逆의 嘔吐를 治	辛甘化陽 + 酸甘化陰 ⇒ 補虛 위주	辛熱甘溫之品 純用 ⇒ 補虛散寒力 强

2) 回陽救逆劑

① 回陽救逆의 작용으로 陽衰陰盛, 內外俱寒, 甚至陰盛格陽證을 치료하는 방제
② 대표증상 : 四肢厥逆, 精神萎靡, 畏寒踡臥, 脈微細 或 脈微欲絶
③ 대표약물 : 附子, 乾薑, 肉桂, 陽起石, 補骨脂, 胡蘆巴

四逆湯 ≪傷寒論≫

效用	回陽救逆				
主治	1. **腎陽衰寒厥證**. 四肢厥逆 畏寒踡臥 嘔吐不渴 腹痛下利 神衰欲寐 舌苔白滑 脈微細 2. **太陽病誤汗亡陽**. 四肢厥逆 面色蒼白 脈微細者				
組成	君	附子 1枚(生去皮)	辛甘 大熱 / 心 脾 腎	回陽補火 散寒除濕	3~15g
	臣	乾薑 1兩 半	辛 熱 / 脾 胃 肺	溫中逐寒 回陽通脈	3~9g
	佐使	甘草 2兩(炙)	甘 平 / 脾 胃 肺 心	調和諸藥 和中緩急 潤肺 解毒	3~10g

<table>
<tr><td>증상
분석</td><td colspan="2">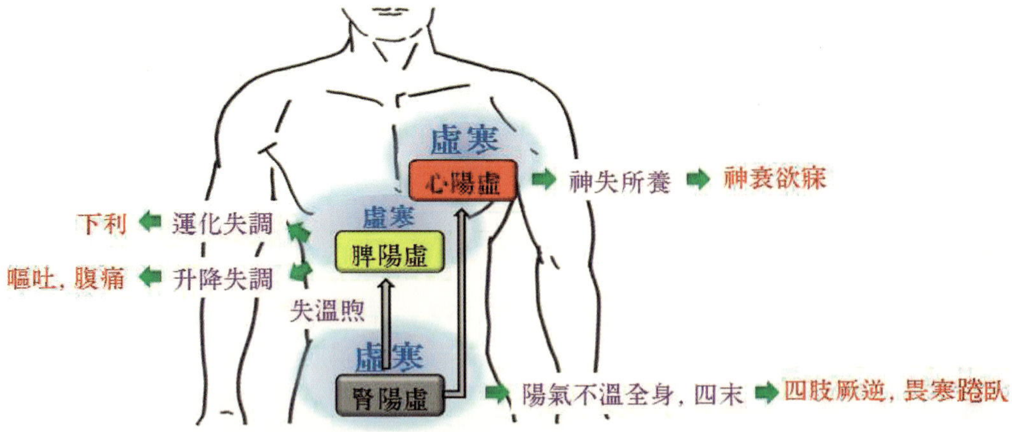
</td></tr>
<tr><td rowspan="4">방제
해설</td><td>君</td><td>附子 : 辛大熱(大量生用) → 走十二經絡 → ① 散寒通絡
辛大熱(少量炮製) → 少火生氣 → ② 補命門火 → ③ 逐寒</td></tr>
<tr><td>臣</td><td>乾薑 : 熱 → 助陽 → 入脾 → ① 補脾陽 → 逐寒
↘ 入肺 → ② 溫肺
③ 附子의 回陽을 助</td></tr>
<tr><td>佐使</td><td>甘草(炙) : 甘 → ① 調和諸藥
甘緩 → ② 附子, 乾薑의 峻烈之性 緩和
甘草 2兩 → 甘溫益氣 → ③ 益氣補中</td></tr>
<tr><td colspan="2">附子 + 乾薑 : 補命門火(溫先天以生後天) + 溫中(溫後天以養先天) ⇒ 回陽之力 增强</td></tr>
<tr><td>약리
작용</td><td colspan="2">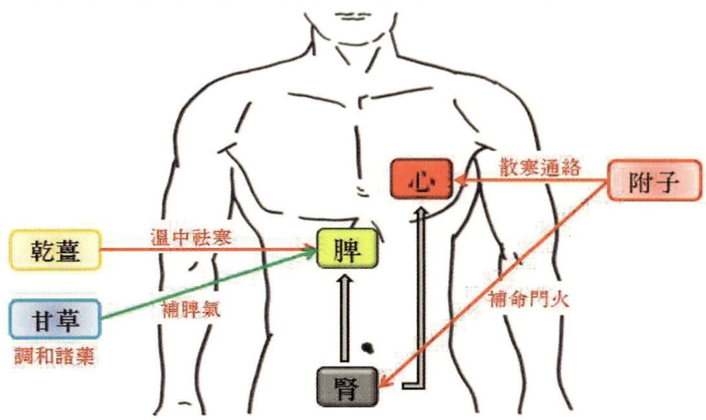
</td></tr>
<tr><td>참고</td><td colspan="2">① 腎陽衰로 인한 寒厥證에 적용
② 炙甘草의 배오 의의 : 病因과 藥物로 인한 傷陰 방지
ⓐ 腎陽衰微 → 互根互用 → 眞陰不足 + 吐利 → 傷陰液
ⓑ 附子·乾薑 : 辛大熱之品의 傷陰
③ 일반적으로 溫服하지만 만약 복용 후 嘔吐가 나면 冷服
④ 眞熱假寒者는 忌</td></tr>
</table>

附	四逆加人蔘湯 ≪傷寒論≫
效用	回陽益氣 厥逆固脫
主治	**少陰病**. 四肢厥逆 畏寒踡臥
組成	甘草(炙) 2兩, 附子(生, 去皮) 大 1枚, 乾薑 1兩 半, 人蔘 1兩
참고	四逆湯證에 氣血大傷(利止 氣短 氣促)한 者에게 적용 ⇒ 四逆湯 ⊕ 人蔘 1兩

附	白通湯 ≪傷寒論≫
效用	破陰回陽 宣通上下
主治	**少陰病陰盛戴陽證**. 手足厥逆 下利 脈微 面赤
組成	葱白 4莖, 乾薑 1兩, 附子(生, 去皮) 大 1枚
참고	① 少陰病 陰盛戴陽證에 적용 ② 四逆湯 ⊖ 甘草 ⊕ 葱白 4莖 ③ 下利가 멎지 않고 厥逆無脈, 乾嘔煩者는 猪膽汁 1合과 人尿를 첨가하여 복용 ⇒ 白通加猪膽汁湯

附	通脈四逆湯 ≪傷寒論≫
效用	破陰回陽 通達內外
主治	**陰盛格陽證**. 裏寒外熱 手足厥逆 脈微欲絶 下利淸穀 面色赤
組成	附子(生, 去皮) 大 1枚, 乾薑 3兩, 甘草(炙) 2兩
참고	① 四逆湯證보다 발전한 陰盛隔陽證에 적용 ② 四逆湯에서 약량만 변화(附子, 乾薑 증량) ③ 吐가 그치지 않고 汗出而厥 四肢拘急不解 脈微欲絶者는 猪膽汁 半合 첨가 ⇒ 通脈四逆加猪膽汁湯 : 苦寒한 膽汁을 써서 寒邪拒藥을 방지하여 虛陽이 陰中으로 돌아갈 수 있게 함

附	蔘附湯 ≪正體類要≫
效用	回陽固脫
主治	**陽氣暴脫證**. 手足逆冷 頭暈氣短 汗出脈微 呼吸微弱
組成	人蔘 4錢, 附子(炮, 去皮) 3錢
참고	① 陽氣暴脫之峻補劑 ② 四逆湯加人蔘湯 ⊖ 乾薑, 甘草

回陽救急湯 ≪傷寒六書≫

效用	回陽救急 益氣生脈
主治	**寒邪直中三陰 眞陽衰微證**. 四肢厥冷 神衰欲寐 畏寒倦臥 吐瀉腹痛 口不渴 甚則身寒戰栗 指甲口脣靑紫 吐涎沫 舌淡苔白 脈沈微 甚 或 無脈

組成	君	熟附子 9g	辛甘 大熱 / 心 脾 腎	回陽補火 散寒除濕	3～15g
	臣	乾薑 5g	辛 熱 / 脾 胃 肺	溫中逐寒 回陽通脈	3～9g
		肉桂 3g	辛甘 大熱 / 腎 脾 膀胱	補元陽 暖脾胃 除積冷 通血脈	2～5g
		人蔘 6g	甘微苦 微溫 / 脾 肺	大補元氣 固脫生津 安神	2～15g
		白朮 9g	苦甘 溫 / 脾 胃	燥濕健脾 止汗安胎	4～12g
		茯苓 9g	甘淡 平 / 脾 肺 心 腎	利水滲濕 健脾寧心	9～18g
		陳皮 6g	辛 溫 / 脾 胃 肺	理氣健脾 燥濕化痰	6～12g
		半夏(製, 9g)	辛 溫 / 肺 胃 脾	化痰止嘔 燥濕降逆 消痞散結	4～12g
	佐	五味子(3g)	酸鹹 溫 / 肺 心 腎	收斂固澁 益氣生津 補腎寧心	2～6g
		麝香 0.1g (沖服)	辛 溫 / 心 脾	開竅醒神 活血袪瘀 消腫散結	0.03～0.1g
	佐使	甘草(炙, 5g)	甘 平 / 脾 胃 肺 心	調和諸藥 和中緩急 潤肺 解毒	3～10g
	* 원서에는 약량 미기재				
증상 분석	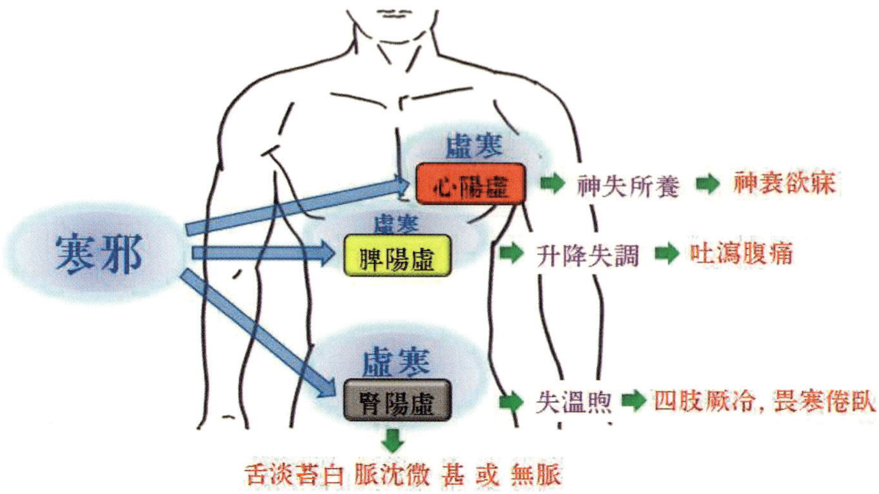				
방제 해설	君	附子 : 辛大熱(少量炮製) → 少火生氣 → ① 補命門火 → ② 逐寒 辛大熱(大量生用) → 走十二經絡 → ③ 散寒通絡			
	臣	乾薑 : 熱 → 助陽 → 入脾 → ① 補脾陽 → 逐寒 ↘ 入肺 → ② 溫肺 ③ 附子의 回陽을 助			

		肉桂 : 大熱(少量) → 入腎 → ① 補命門之火 甘溫益氣 → 入脾 → ② 溫脾胃 六君子湯 : 補益脾胃 ⇒ 固守中洲
	佐	五味子 : 酸斂 → 收斂肺氣 → ① 益氣生津 ↘ ② 麝香의 走竄을 制御 麝香 : 香走竄 → ① 通十二經脈 ② 諸藥의 藥效發現을 迅速하게 함
	佐使	甘草 : 甘 → ① 調和諸藥, ② 補脾氣
약리작용	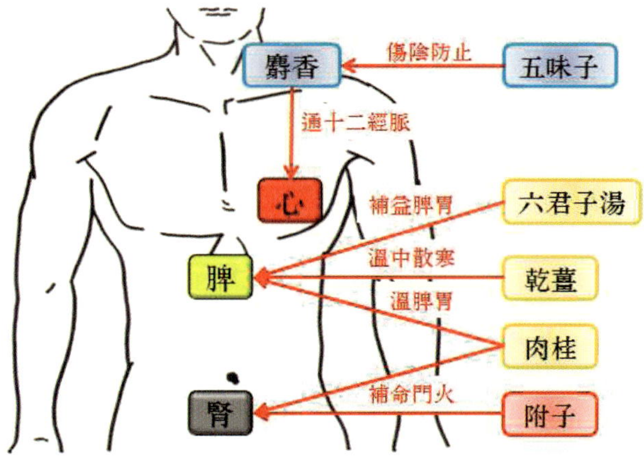 	
참고	① 寒邪直中三陰하여 陰寒極盛하고 陽微欲脫重證에 적용 ② 四逆湯 + 六君子湯 ⊕ 五味子, 肉桂, 麝香 ③ 麝香과 六君子湯, 五味子 배오의 의의 ⓐ 麝香 : 走竄力 强하여 通十二經脈의 효능으로 諸藥의 藥效發現을 迅速하게 함 ⇒ 眞氣損傷, 虛陽外亡의 부작용 ⓑ ⊕ 六君子湯 : 補氣健脾 固守中洲 ⇒ 麝香의 眞氣損傷을 방지 ⓒ ⊕ 五味子 : 一散一收 ⇒ 麝香의 虛陽外亡을 방지 ④ 手足溫化하면 복용 중지. 多服과 久服을 禁	

附	回陽救急湯 ≪重訂通俗傷寒論≫
效用	回陽生脈
主治	**少陰病陽衰陰竭證**. 下利脈微 甚則利不止 肢厥無脈 乾嘔心煩
組成	黑附子塊·原麥門冬 각 3錢, 紫瑤桂 5分, 別直蔘·辰砂(染)·川姜 각 2錢, 湖廣朮 1錢 半, 薑半夏 1錢, 北五味子 3分, 炒廣皮·淸炙草 각 8分, 眞麝香 3厘
참고	回陽救急湯 ⊖ 茯苓 ⊕ 麥門冬, 朱砂

黑錫丹 ≪太平惠民和劑局方≫

效用	溫壯下元 鎭納浮陽
主治	1. **眞陽不足(上盛下虛)**. 上氣喘促 四肢厥逆 冷汗不止 舌淡苔白 脈沈微 2. 奔豚(氣가 小腹에서 胸으로 上衝) 寒疝腹痛 脘腹脹痛 陽痿精冷 血海虛寒 月經不調 帶下淸稀 不孕

組成				
君	黑錫	甘 寒 有毒 / 腎	鎭納浮陽 降逆平喘	
	硫黃 각 2兩	酸 溫 有毒 / 腎 大腸	補火助陽 通便	1~3g
臣	肉桂 半兩	辛甘 大熱 / 腎 脾 膀胱	補元陽 暖脾胃 除積冷 通血脈	2~5g
	附子(炮 去皮)	辛甘 大熱 / 心 脾 腎	回陽補火 散寒除濕	3~15g
	陽起石(酒煮)	鹹 微溫 / 腎	溫補命門	3~6g
	破古紙(酒浸 炒)	辛苦 溫/ 腎 脾	溫腎助陽 納氣 止瀉	6~9g
	胡蘆巴(酒浸 炒)	苦 溫 / 腎 肝	補腎陽 祛寒濕	3~10g
佐	沈香	辛苦 溫 / 腎 脾 胃	行氣止痛 溫中止嘔 納氣平喘	1.5~4.5g
	茴香(炒)	辛 溫 / 肝 腎 脾 胃	溫腎散寒 和胃理氣	3~6g
	肉荳蔻(麵裹煨)	辛 溫 / 脾 胃 大腸	溫中行氣 澁腸止瀉	3~9g
	木香	辛苦 溫 / 脾 胃 大腸 三焦 膽	行氣止痛 健脾消食	3~10g
佐使	川楝子 각 1兩	苦 寒 小毒 / 肝 胃 小腸	舒肝行氣止痛 殺蟲	4.5~9g

증상 분석

眞陽不足 → ↗ 溫煦失調 : 四肢厥逆, 寒疝腹痛, 陽痿精冷, 血海虛寒
眞陽不足 → 虛陽上浮, 腎不納氣 : 上氣喘促
眞陽不足 → ↘ 腠理溫煦失調 : 冷汗不止

방제 해설		
君	黑錫(鉛) : 甘寒質重 → 鎭納浮陽, 降逆平喘 硫黃 : 散熱 → 補命門火	
臣	肉桂・附子 : 溫腎助陽, 引火歸原 → 虛陽復歸腎 陽起石・破古紙・胡蘆巴 : 溫命門, 除冷氣	
佐	沈香・茴香 : 暖腎納氣 木香・肉荳蔻 : 溫中調氣	
佐使	川楝子 : 苦降 + 寒淸熱 → ① 疏肝理氣淸熱, ② 諸藥의 溫燥性 制約	

참고	
	① 陽虛欲脫의 危急證에 적용 ② 黑錫과 硫黃의 배오 의의 : 水火倂補, 標本兼顧, 陰陽互根之意 ③ 川楝子 배오 의의 ⓐ 腎虛 → 臟腑기능 저하 → 鬱久化熱 → 上逆 : 川楝子로 疏肝理氣 ⇒ "然肝腎同源, 共居下焦而內寄相火, 證雖陽衰寒盛于下, 擾恐肝家內鬱之火不淨, 所以更佐苦寒之金鈴子" ⓑ 苦寒한 성미로 諸藥의 溫燥性 制約 ④ 溫燥, 重墜, 有毒의 부작용이 있으므로 陰虛者, 氣虛下陷者, 孕婦에는 忌. 久服과 多服을 忌

回陽救逆劑의 정리

방제	四逆湯	回陽救急湯	黑錫丹
병기	(心)腎陽衰寒厥證	陰寒極盛 陽微欲脫重證	眞陽虛衰 → 虛陽暴脫證
효능	回陽救逆	回陽救急 益氣生津	溫壯下元 鎭納浮揚
대표약물	附子, 乾薑, 甘草	四逆湯 + 六君子湯 + 麝香, 肉桂	黑錫, 硫黃, 肉桂, 附子, 沈香, 川楝子
변증요점	四肢厥逆, 畏寒踡臥, 嘔吐不渴, 腹痛下利, 神衰欲寐, 舌苔白滑, 脈微細	四肢厥冷, 神衰欲寐, 畏寒倦臥, 甚則身汗戰栗, 爪甲口唇青紫, 吐涎沫, 舌淡苔白, 脈沈微 或 無脈	上氣喘促, 四肢厥逆, 冷寒不止
특징	回陽救逆의 기본방제	四逆湯보다 重證에 적용	奔豚, 寒疝重證도 治

3) 溫經散寒劑

① 溫經散寒의 작용으로 寒邪凝滯經脈으로 인한 血痺寒厥, 陰疽證을 치료하는 방제
② 대표증상 : 手足厥寒, 肢體痺痛
③ 대표약물 : 桂枝, 細辛

當歸四逆湯 ≪傷寒論≫

效用	溫經散寒 養血通脈
主治	**血虛寒厥證**. 手足厥寒 或 腰·腿·足·肩疼痛 口不渴 舌淡苔白 脈沈細 或 細而欲絶

組成	君	當歸 3兩	辛甘 溫 潤 / 心 肝 脾	補血和血 調經止痛 潤燥滑腸	6～18g
		桂枝 3兩	辛甘 溫 / 肌表 心 膀胱	發汗解肌 溫經通陽 助陽化氣	3～9g
	臣	白芍 3兩	苦酸 微寒 / 肝	養血柔肝 緩中止痛 斂陰收汗	6～24g
		細辛 3兩	辛 溫 / 肺 腎 心	祛風散寒 通竅止痛 溫肺化飮	1～3g
	佐	大棗 25枚	甘 溫 / 脾 胃	補脾和胃 益氣生津 調營衛 解藥毒	3～10g
		木通 2兩	苦 寒 / 心 小腸 膀胱	淸熱利尿 通利血脈	3～9g
	佐使	甘草 2兩(炙)	甘 平 / 脾 胃 肺 心	調和諸藥 和中緩急 潤肺 解毒	3～10g

증상 분석

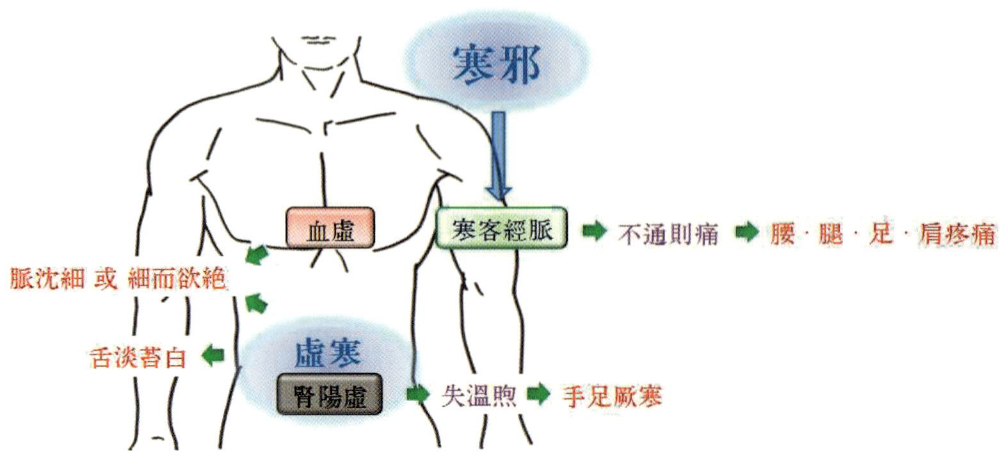

방제 해설	君	當歸 : 甘溫益氣 → 益心氣 → ① 生血(津血同源) 辛行 → ② 活血止痛 桂枝 : 辛散 → ① 散寒 溫通 + 辛行 → ② 溫經通脈
	臣	白芍 : 酸 → 斂肝血 → ① 養血 ↘ ② 當歸의 養血和營을 助 細辛 : 辛散 + 溫祛寒 → ① 散風寒 逐寒(腎經) 辛行 + 溫通 → ② 通竅 溫經 ③ 桂枝의 溫經散寒을 助
	佐	大棗 : 甘溫益氣 → ① 補營血 甘緩 → ② 桂枝, 細辛의 燥性을 緩和

		木通 ： 甘淡利濕 → 入心, 小腸 → ① 利小便 苦降 → ② 通血脈
	佐使	甘草 ： 甘 → ① 調和諸藥, ② 辛散의 성질 緩和, ③ 효과를 연장 甘草 2兩 → ④ 補脾胃 작용
	桂枝 ＋ 芍藥 ： 調和營衛	

약리 작용

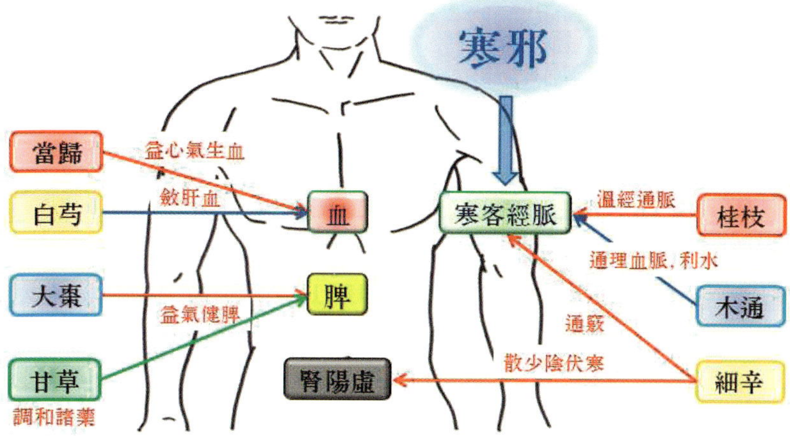

참고

① 血弱陽虛와 寒傷經脈으로 인한 寒厥證에 적용
② 桂枝湯 ⊖ 生薑 ⊕ 大棗倍量, 當歸, 通草, 細辛
③ 병기의 특징 ： 陽氣外虛, 營血內弱, 寒傷經絡, 脈行不利
④ 방제의 특징 ： 溫養 ＋ 散寒 併用, 養血 ＋ 通脈 兼施 ⇒ 溫而不燥 補而不滯
⑤ 手足厥寒, 脈微欲絶인데 乾薑과 附子를 쓰지 않는 이유
⇒ 陰血內弱하고 病程이 四逆湯證과 같이 위급하지 않아 陰血耗損을 방지하기 위함
⑥ 四逆散, 四逆湯, 當歸四逆湯의 비교 ： 四逆을 치료하지만 主治 및 用藥이 다름

	四逆散	四逆湯	當歸四逆湯
구 성	柴胡, 枳實, 白芍, 甘草	附子, 乾薑, 甘草	當歸, 桂枝, 白芍, 細辛, 木通, 大棗, 甘草
效 用	透邪解鬱 疏肝理脾	回陽救逆	溫經散寒 養血通脈
四逆의 病機	肝乘脾胃 → 脾陽不通 → 不達四末	陰寒內盛 陽氣衰微 → 不達四末	血虛受寒 寒凝經脈 → 不達四末
증상의 특징	四肢不溫 ＋ 腹痛 泄瀉	四肢厥冷 ＋ 腹痛下利 脈微欲絶	厥冷이 四逆湯보다 弱 ＋ 肢體疼痛
구 분	四肢不溫	寒厥	手足厥寒

附	當歸四逆加吳茱萸生薑湯	≪傷寒論≫
效用	溫經散寒 養血通脈	
主治	血虛寒凝 手足厥冷 寒邪在胃 嘔吐腹痛	
組成	當歸・芍藥・桂枝(去皮)・細辛 각 3兩, 甘草(炙)・通草 각 2兩, 生薑 半斤, 吳茱萸 2升, 大棗 25枚	
참고	當歸四逆湯證에 嘔吐腹痛이 있는 者에게 적용 ⇒ 當歸四逆湯 ⊕ 吳茱萸 2升, 生薑 半斤	

附	黃芪桂枝五物湯	≪金匱要略≫
效用	益氣溫經 和經痛痺	
主治	**血痺證**. 肌膚痲木不仁 脈微澁而緊	
組成	黃芪・芍藥・桂枝 각 3兩, 生薑 6兩, 大棗 12枚	
참고	① 桂枝湯 ⊖ 甘草 ⊕ 生薑 倍量, 黃芪 ② 陽氣溫通의 목적으로 生薑 倍量, 甘草(甘緩)를 祛 ③ 當歸四逆湯은 養血通脈 위주이며, 黃芪桂枝五物湯은 益氣溫經 위주	

7. 表裏雙解劑

❀ 解表하는 작용을 主로 하고 瀉下, 淸熱, 溫裏 등의 작용을 兼하여 치료하는 방제

槪說

① 表裏同病의 구분

구 분		증 상	대표증상	治 法
表裏同病	表寒裏熱	表寒證 + 裏熱證	惡寒發熱, 煩燥口渴, 氣喘, 苔黃, 脈數	解表淸裏法
	表熱裏寒	表熱證 + 裏寒證	惡寒發熱, 頭痛疼痛, 項强拘急, 下利, 腹冷痛	解表溫裏法
	表實裏虛	風寒表證 + 裏虛證	惡寒發熱, 頭項强痛, 無汗 或 汗出, + 陽(氣)虛證, 陰(血)虛證	扶正解表法
	表實裏實	表實證 + 裏實證	惡寒發熱, 腹痛, 便秘, 實熱內結, 舌紅苔黃	解表攻裏法

＊ 扶正解表劑는 解表劑 참조

② 사용 시 주의사항

ⓐ 表證과 裏證이 있는 者에게만 적용
ⓑ 裏熱 裏寒 裏虛 裏實 등을 구별
ⓒ 表證과 裏證의 輕重과 主次를 구별

表裏雙解劑의 종류 및 대표방제

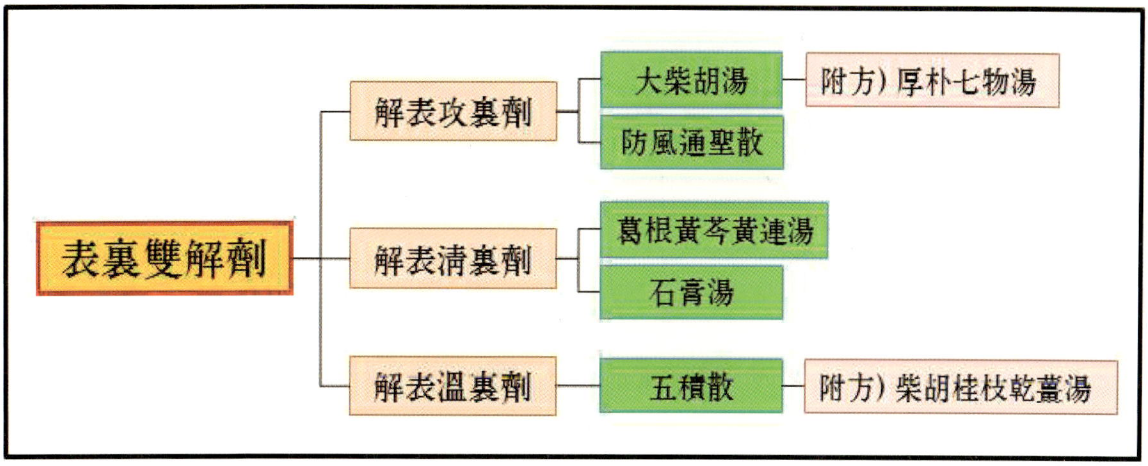

1) 解表攻裏劑

① 解表, 瀉下의 작용으로 外有表邪, 裏有實積 등의 證을 치료하는 방제(임상에서 表寒 或 表熱 + 裏實證)

② 대표증상 : 惡寒發熱, 腹滿, 便秘, 實熱內結, 舌紅苔黃

③ 대표약물

ⓐ 解表 : 麻黃, 桂枝, 荊芥, 防風, 柴胡, 薄荷

ⓑ 瀉下 : 大黃, 芒硝

大柴胡湯 ≪金匱要略≫

效用	和解少陽 內瀉熱結
主治	**少陽陽明合病**. 往來寒熱 胸脇苦滿 嘔不止 鬱鬱微煩 心下(胃上脘)痞硬 滿痛 大便不解 或 熱下利 舌苔黃 脈弦滑有力

組成				
君	柴胡 半斤	辛苦 微寒 / 肝 膽	和解表裏 疏肝 升陽	3~15g
臣	黃芩 3兩	苦 寒 / 肺 心 肝 大腸	清熱燥濕 瀉火解毒 止血 安胎	6~12g
	大黃 2兩	大苦 大寒 / 脾 胃	瀉熱通腸 凉血解毒 逐瘀經痛	3~30g
	枳實 4枚(炙)	苦辛酸 微寒 / 脾 胃	破氣散痞 瀉痰 消積	6~12g
佐	芍藥 3兩	苦酸 微寒 / 肝	養血柔肝 緩中止痛 斂陰收汗	6~24g
	半夏 半斤	辛 溫 / 肺 胃 脾	化痰止嘔 燥濕降逆 消痞散結	4~12g
	生薑 5兩	辛 溫 / 肺 脾 胃	解表散寒 溫中止嘔 化痰止咳	3~9g
	大棗 12枚	甘 溫 / 脾 胃	補脾和胃 益氣生津 調營衛 解藥毒	3~10g

증상 분석

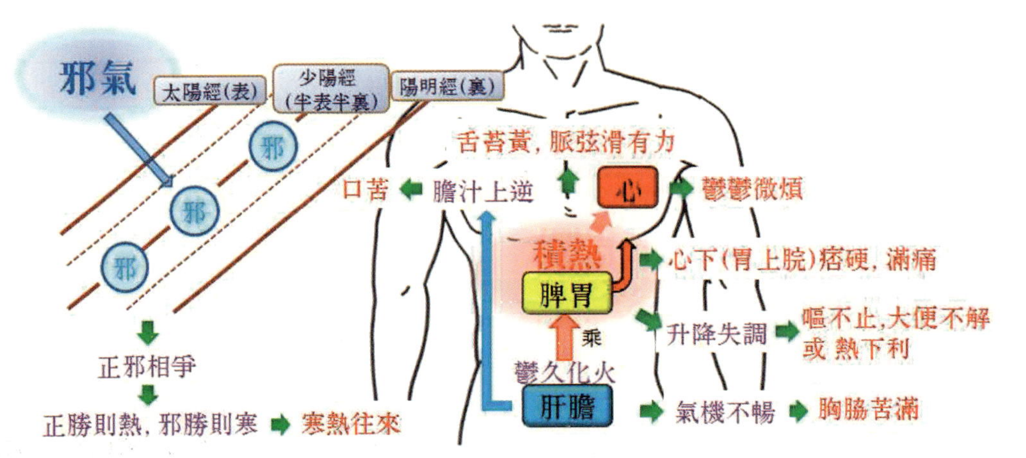

방제 해설	君	柴胡 : 辛散 → ① 疏肝, ② 疏邪透表 微苦 → 降 → ③ 지나친 升散을 잡아줌
	臣	黃芩 : 苦降 → ① 肝의 泄을 도움 苦寒 → 淸熱 → ② 半裏의 熱을 淸熱 大黃 : 大苦 → 下降 → ① 瀉有形之積(氣分・血分) 大寒 → 淸熱 → ② 瀉熱 枳實 : 苦降 → ① 破氣除痞
	佐	白芍 : 酸 → 收斂 → ① 柔肝止痛 ↘ ② 柴胡의 지나친 升散을 잡아줌 ↘ 斂肝血 → ③ 養血 半夏 : 辛溫 → 散, 燥濕 → ① 散濕化痰 辛升 → 入脾胃 → 升淸而降濁 → ② 止嘔 ③ 柴胡・黃芩・大黃의 寒性을 제어 生薑 : 辛升 → 升淸而降濁 → ① 降逆止嘔 ↘ ② 柴胡의 辛散을 助 ③ 半夏毒 解毒 ④ 大黃・黃芩의 傷胃를 제어 大棗 : ① 補益營血
	生薑 + 大棗 : ① 甘味로 緩和 + 辛味로 壅滯 방지 ② 甘辛化陽 : 脾胃를 돕고 表로 가서 衛氣를 도움 ③ 脾의 昇騰之氣를 助(脾 → 肺 → 四肢肌肉) 大黃 + 枳實 : 有・無形의 積滯를 祛	
약리 작용	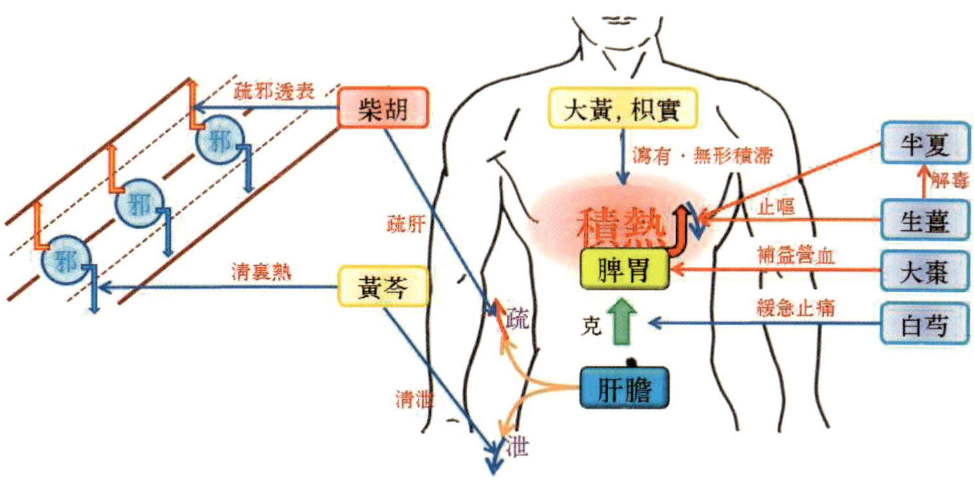	
참고	① 少陽爲主로 陽明腑實을 兼한 者에게 적용 ② 小柴胡湯 ⊖ 人蔘, 甘草 ⊕ 小承氣湯(大黃, 枳實) ⊖ 厚朴 ⊕ 芍藥 ⇒ 和解 + 瀉下	

	③ 陽明腑實 ⇒ 人蔘, 甘草 減, 大黃, 枳實, 芍藥 加 ④ 大便不通 혹 挾熱下利의 病機를 치료 : 증상은 상반되지만 원인은 같음 熱結陽明 → 胃濁不降 → 大便不通 ↘ 裏熱下迫大腸 → 下利(通因通用法) ⑤ 현대 임상에서 급성 이선염, 급성 담낭염, 담석증에 응용

附	厚朴七物湯 ≪金匱要略≫
效用	解肌發表 行氣通便
主治	**外感表證未解 裏實已成**. 腹滿 大便不通 發熱 脈浮而數
組成	厚朴 半斤, 甘草・大黃 각 3兩, 枳實 5枚, 桂枝 2兩, 大棗 12枚, 生薑 5兩
참고	① 太陽・陽明合病에 적용 ② 小承氣湯 ⊕ 桂枝湯 ⊖ 芍藥(腹痛 없으므로)

防風通聖散 ≪宣明論方≫

效用	疏風解表 瀉熱通便
主治	**表裏俱實證**. 憎寒壯熱 頭暈目眩 目赤睛痛 口苦咽乾 咽喉不利 胸膈痞悶 大便秘結 小便赤澁 瘡瘍腫毒 腸風痔漏 丹斑隱疹

組成					
	君	防風 5錢	辛甘 溫 / 膀胱 肝 脾	解表祛風 勝濕止痛	4.5~9g
		大黃(酒蒸) 5錢	大苦 大寒 / 脾 胃	瀉熱通腸 凉血解毒 逐瘀經痛	3~30g
	臣	麻黃 5錢	苦 微寒 / 心	清熱解毒 消腫散結	6~12g
		荊芥 5錢	辛 香 溫 / 肺 肝	解表散風 透疹	4.5~9g
		薄荷 5錢	辛 凉 / 肝 肺	宣散風熱 清頭目 透疹	2~6g
		連翹 5錢	苦 微寒 / 心	清熱解毒 消腫散結	6~12g
		桔梗 1兩	辛苦 平 / 肺 心 胃	宣肺利咽 祛痰排膿	3~9g
		黃芩 1兩	苦 寒 / 肺 心 肝 大腸	清熱燥濕 瀉火解毒 止血 安胎	6~12g
		石膏 1兩	辛甘 大寒 / 肺 胃	解肌清熱 除煩止渴	10~60g
		梔子 5錢	苦 寒 / 心 肝 肺 胃 三焦	瀉火除煩 清熱利尿 凉血解毒	6~18g
		芒硝(後下) 5錢	鹹苦 寒 / 胃 大腸	瀉熱通便 潤燥軟堅 清火消腫	5~15g

<table>
<tr><td rowspan="5"></td><td rowspan="5">佐</td><td>滑石 3兩</td><td>甘淡 寒 / 膀胱 肺 胃</td><td>利水通淋 清熱解暑
祛濕斂瘡</td><td>10~15g</td></tr>
<tr><td>當歸 5錢</td><td>辛甘 溫 潤 / 心 肝 脾</td><td>補血和血 調經止痛
潤燥滑腸</td><td>6~18g</td></tr>
<tr><td>川芎 5錢</td><td>辛 溫 / 肝 膽 心包</td><td>活血行氣 祛風止痛</td><td>4~12g</td></tr>
<tr><td>白芍 5錢</td><td>苦酸 微寒 / 肝</td><td>養血柔肝 緩中止痛
斂陰收汗</td><td>6~24g</td></tr>
<tr><td>白朮 1兩</td><td>苦甘 溫 / 脾 胃</td><td>燥濕健脾 止汗安胎</td><td>4~12g</td></tr>
<tr><td></td><td>佐使</td><td>甘草 2兩</td><td>甘 平 / 脾 胃 肺 心</td><td>調和諸藥 和中緩急
潤肺 解毒</td><td>3~10g</td></tr>
<tr><td>증상
분석</td><td colspan="5">外感風邪 → 表實 : 憎寒壯熱
↘ 頭面 : 頭暈目眩, 目赤睛痛, 耳鳴鼻塞
裏熱盛 : 口苦咽乾, 大便秘結
風熱上淫 : 咽喉不利, 胸脇痞悶
風熱壅盛 : 瘡瘍腫毒, 腸風痔漏, 丹斑隱疹</td></tr>
<tr><td rowspan="4">방제
해설</td><td>君</td><td colspan="4">防風 : 發汗散邪
大黃 : 瀉熱通腑 → 熱結을 大便으로 出</td></tr>
<tr><td>臣</td><td colspan="4">麻黃 : 發汗解表
荊芥・薄荷 : 疏散風熱
連翹・桔梗 : 淸宣上焦, 解毒利咽
黃芩・石膏 : 淸泄肺胃
梔子 : 淸心熱, 引熱自小便出
芒硝 : 潤燥軟堅, 瀉熱通便</td></tr>
<tr><td>佐</td><td colspan="4">滑石 : 淸熱利尿(三焦)
當歸・川芎・白芍 : 養血和血
白朮 : 燥濕健脾</td></tr>
<tr><td>佐使</td><td colspan="4">甘草 : 健脾和中 苦寒傷胃 방지</td></tr>
<tr><td>참고</td><td colspan="5">① 風熱壅盛으로 인한 表裏俱實한 者에게 적용
② 방제의 조성 : 疏散(麻黃, 荊芥, 防風, 薄荷) + 淸泄(石膏, 黃芩, 連翹, 桔梗) + 通利(大黃, 芒硝, 梔子, 滑石)
③ 방제의 특징 : 汗・下・淸・補法 사용 ⇒ 疏表裏邪熱 兼顧氣血
④ 方名의 유래 : 汗이 表를 상하지 않게 하고 下가 裏를 상하지 않게 함 ⇒ '通聖'
⑤ 현대 임상에서 비만, 고혈압에 응용</td></tr>
</table>

2) 解表淸裏劑

① 解表, 淸熱의 작용으로 表邪未解, 裏熱已熾 등의 證을 치료하는 방제
② 대표증상 : 惡寒發熱, 煩燥口渴, 氣喘, 苔黃, 脈數
③ 대표약물
  ⓐ 解表 : 麻黃, 淡豆豉, 葛根
  ⓑ 淸熱 : 黃芩, 黃連, 黃柏, 石膏

葛根黃芩黃連湯 ≪傷寒論≫

效用	解表淸裏				
主治	**外感表證未解, 熱邪入裏.** 身熱 下利臭穢 肛門灼熱感 胸脘煩熱 口乾作渴 喘而汗出 苔黃脈數				
組成	君	葛根 半斤	辛甘 凉 / 胃 脾	發表解肌 解熱生津 昇陽止瀉	9～15g
	臣	黃芩 3兩	苦 寒 / 肺 心 肝 大腸	淸熱燥濕 瀉火解毒 止血 安胎	6～12g
		黃連 3兩	苦 寒 / 脾 胃 心 肝 膽 大腸	淸熱燥濕 瀉火解毒 瀉心除煩	2～5g
	佐使	甘草 2兩(炙)	甘 平 / 脾 胃 肺 心	調和諸藥 和中緩急 潤肺 解毒	3～10g

증상분석

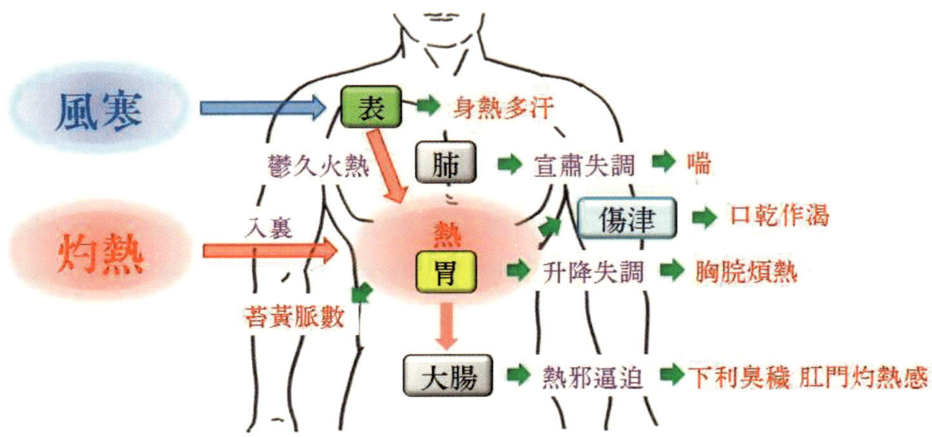

방제해설	君	葛根 : 辛散 → ① 解肌表之邪 寒淸熱 → ② 淸陽明之熱 辛升 → 升發脾胃淸陽之氣 → ③ 昇陽止瀉 ↘ ④ 陽明經으로 引經

<table>
<tr><td rowspan="2"></td><td>臣</td><td>黃芩 : 苦寒淸熱 → ① 淸上焦之熱(肺・心)
黃連 : 苦寒淸熱 → ① 淸胃熱, ② 兼淸心熱
⇒ 入大腸 → 淸熱燥濕 → 厚腸止利</td></tr>
<tr><td>佐使</td><td>甘草: 甘 → ① 調和諸藥, ② 辛散의 성질 緩和, ③ 효과를 연장
甘草 2兩 → ④ 補脾胃 작용 ⇒ 佐使藥으로 사용</td></tr>
<tr><td>약리 작용</td><td colspan="2">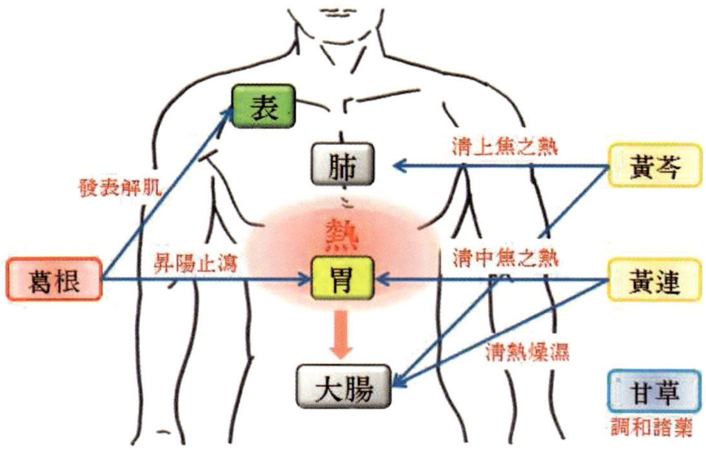
</td></tr>
<tr><td>참고</td><td colspan="2">① 傷寒表證未解하고 邪陷陽明하여 下利가 있는 者에게 적용
② 방제의 특징
ⓐ 淸裏兼 解表 ⇒ 淸裏熱 위주 : "其邪陷於裏者十之七, 而留於表者十之三" – 尤在經
ⓑ 辛凉升散藥과 苦寒淸降藥 배오 ⇒ '淸熱, 升陽, 堅陰'하여 陽明挾熱下利를 治
③ 葛根을 먼저 달임 : "解肌之力優而淸中之氣銳" ≪傷寒來蘇集・傷寒附翼≫
④ 임상에서 熱毒 또는 濕熱로 인한 泄瀉, 痢疾과 陽明溫病의 痧疹에 적용</td></tr>
</table>

石膏湯 《外臺秘要》

<table>
<tr><td>效用</td><td colspan="5">淸熱解毒 發汗解表</td></tr>
<tr><td>主治</td><td colspan="5">表寒裏熱 三焦火盛證. 壯熱無汗 身體沈重 鼻乾口渴 煩燥不眠 神昏譫語 發斑 脈滑數</td></tr>
<tr><td rowspan="3">組成</td><td>君</td><td>石膏 2兩</td><td>辛甘 大寒 / 肺 胃</td><td>解肌淸熱 除煩止渴</td><td>10~60g</td></tr>
<tr><td rowspan="2">臣</td><td>麻黃 3兩</td><td>辛微苦 溫 / 肺 膀胱</td><td>發汗散寒 宣肺平喘 利水消腫</td><td>3~12g</td></tr>
<tr><td>黃連 2兩</td><td>苦 寒 / 脾 胃 心 肝 膽 大腸</td><td>淸熱燥濕 瀉火解毒 瀉心除煩</td><td>2~5g</td></tr>
</table>

		黃柏 2兩	苦 寒 / 腎 膀胱 大腸	淸熱燥濕 瀉火解毒 退虛熱	3～12g
		黃芩 2兩	苦 寒 / 肺 心 肝 大腸	淸熱燥濕 瀉火解毒 止血 安胎	6～12g
		香豉 1升	辛甘微苦 微溫 / 肺 胃	解表 除煩 宣發鬱熱	6～15g
	佐	梔子 10枚	苦 寒 / 心 肝 肺 胃 三焦	瀉火除煩 淸熱利尿 凉血解毒	6～18g

증상분석

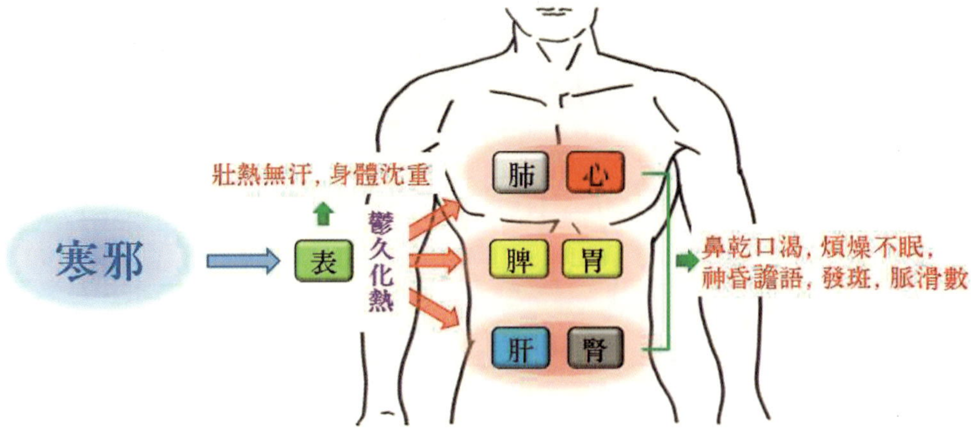

방제해설		
	君	石膏 : 辛散 → ① 肌表의 熱邪를 밀어냄(散表熱) 甘 + 大寒 → 甘寒滋陰 → ② 生津 大寒 → ③ 淸熱(裏熱), ④ 麻黃의 熱을 내려줌
	臣	麻黃 : 辛升 → 助宣發 → ① 宣肺平喘 辛散 → 腠理를 開泄 → ② 發汗解表 微苦 → 降 → ③ 肺의 肅降을 助 黃連 : 苦寒淸熱 → ① 淸胃熱, ② 兼淸心熱 黃柏 : 苦寒淸熱 → ① 淸下焦之熱(腎・膀胱) 黃芩 : 苦寒淸熱 → ① 淸上焦之熱(肺・心) 豆豉 : 辛散 → ① 解表
	佐	梔子 : 苦寒淸熱 → ① 淸心熱 → 屈曲下行 → ② 淸熱利尿 → ③ 淸三焦之熱

약리 작용

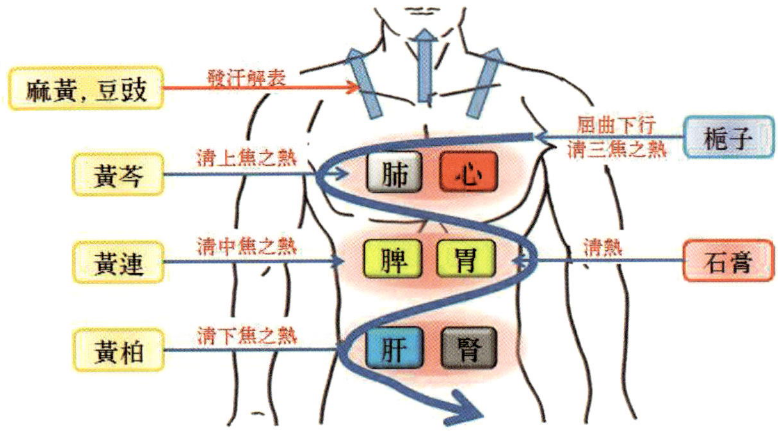

참고

① 傷寒表證未解 邪熱傳裏 三焦熱盛之證에 적용 ⇒ 清熱 + 解表
② 黃連解毒湯 ⊕ 石膏, 麻黃, 豆豉
③ 방제의 특징 : 苦辛併用, 寒溫兼施
  ⓐ 辛溫得 辛寒 苦寒 ⇒ 發表開閉하되 不燥裏熱
  ⓑ 苦寒得 辛溫 辛寒 ⇒ 清利泄熱하되 不碍表邪
④ 豬肉과 冷水를 忌
⑤ 石膏湯과 大靑龍湯의 비교

방 제	大靑龍湯	石膏湯
약 재	<u>麻黃 6兩, 石膏 12g,</u> 桂枝 2兩, 杏仁 40粒, 生薑 3兩, 大棗 12枚, 炙甘草 2兩	<u>石膏 2兩, 麻黃 3兩,</u> 黃連·黃柏·黃芩 각 2兩, 豆豉 1升 梔子, 10枚
특 징	發汗力 强, 兼清熱	清熱, 解表 모두 强
적 용	外感風寒表實重證 + 煩燥에 적용 (外寒 重 / 肌表熱 重)	傷寒表證未解 邪熱傳裏 三焦熱盛之證에 적용

3) 解表溫裏劑

① 解表, 溫裏의 작용으로 表寒證과 裏寒證을 치료하는 방제
② 대표증상 : 惡寒發熱, 頭痛疼痛, 項强拘急, 下利, 腹冷痛
③ 대표약물
  ⓐ 解表 : 麻黃, 桂枝, 白芷
  ⓑ 溫裏 : 乾薑, 肉桂

五積散 ≪太平惠民和劑局方≫

效用	發表溫裏 順氣化痰 活血消積 燥濕健脾				
主治	**外感風寒 內傷生冷證**. 身熱無汗 頭痛身疼 項背拘急 胸滿惡食 嘔吐腹冷痛 心腹疼痛 月經不調				
組成	君	麻黃 6兩	辛微苦 溫 / 肺 膀胱	發汗散寒 宣肺平喘 利水消腫	3～12g
		白芷 3兩	辛 溫 / 肺 胃	散寒除濕 通竅止痛 消腫排膿	6～10g
		肉桂 3兩	辛甘 大熱 / 腎 脾 膀胱	補元陽 暖脾胃 除積冷 通血脈	2～5g
		乾薑 4兩	辛 熱 / 脾 胃 肺	溫中逐寒 回陽通脈	3～9g
	臣	蒼朮(米嵌浸) 24兩	辛苦 溫燥 香 / 脾 胃	散濕 燥濕	6～10g
		厚朴 4兩	辛苦 溫 / 脾 胃	行氣燥濕 消痰平喘 消積 下氣	3～10g
		陳皮 6兩	辛 溫 / 脾 胃 肺	理氣健脾 燥濕化痰	6～12g
		半夏 3兩	辛 溫 / 肺 胃 脾	化痰止嘔 燥濕降逆 消痞散結	4～12g
		茯苓 3兩	甘淡 平 / 脾 肺 心 腎	利水滲濕 健脾寧心	9～18g
	佐	當歸 3兩	辛甘 溫 潤 / 心 肝 脾	補血和血 調經止痛 潤燥滑腸	6～18g
		芍藥 3兩	苦酸 微寒 / 肝	養血柔肝 緩中止痛 斂陰收汗	6～24g
		川芎 3兩	辛 溫 / 肝 膽 心包	活血行氣 祛風止痛	4～12g
		桔梗 12兩	辛苦 平 / 肺 心 胃	宣肺利咽 祛痰排膿	3～9g
		枳殼(炒) 6兩	苦酸 微寒 / 肺 脾 大腸	理氣寬中 行痰 消積	3～12g
	佐使	甘草(炙) 3兩	甘 平 / 脾 胃 肺 心	調和諸藥 和中緩急 潤肺 解毒	3～10g

증상 분석		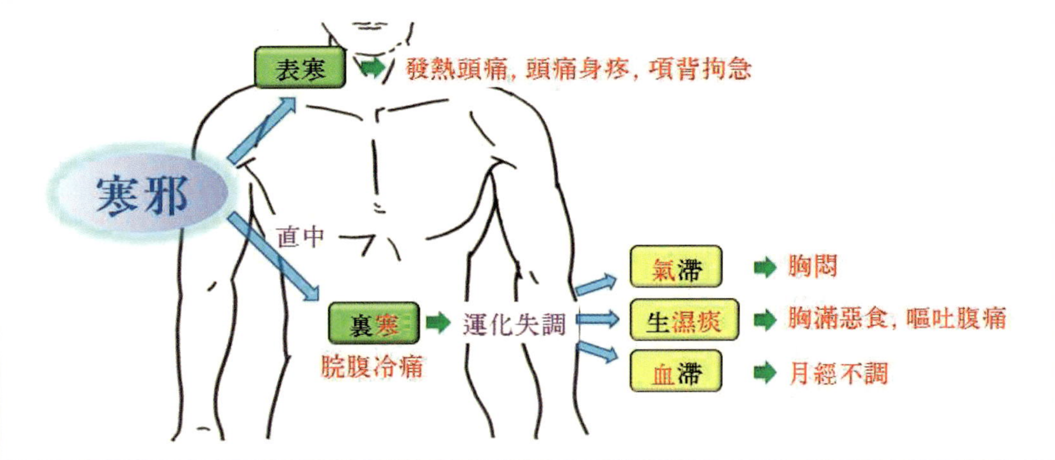
방제 해설	君	麻黃・白芷 : 發汗解表 乾薑・肉桂 : 溫裏祛寒
	臣	蒼朮・厚朴 : 燥濕健脾 陳皮・半夏, 茯苓 : 理氣化痰和胃
	佐	當歸・川芎, 芍藥 : 活血止痛 桔梗・枳殼 : 升降氣機, 理氣寬胸
	佐使	甘草 : 調和諸藥, 補脾氣
약리 작용		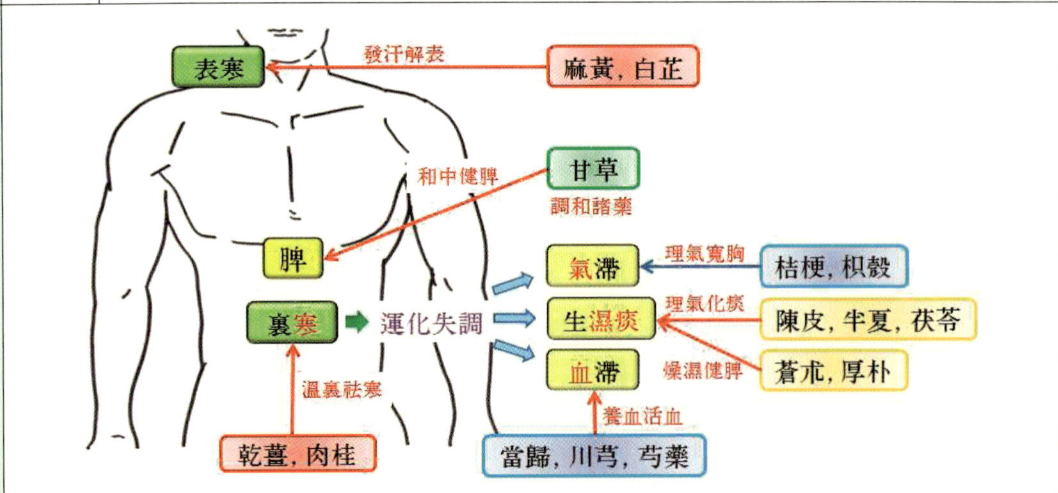
참고		① 外感風寒 內傷生冷證으로 인한 五積에 적용 ② 五積 : 寒・濕・氣・血・痰 ③ 방제의 조성 : 解表 + 溫裏 + 祛濕痰 + 行氣活血 ④ 복용 방법 : 肉桂와 枳殼은 따로 분말하고 나머지 약재는 粗末하여 慢火로 볶아서 生薑 3片을 넣고 溫服 ⑤ 치료범위가 광범위 → 加減 변화하여 통용

附	柴胡桂枝乾薑湯 ≪傷寒論≫
效用	散結和解 溫裏祛寒
主治	小便不利 渴而不嘔 頭汗出 寒熱往來 心煩
組成	柴胡 半斤, 桂枝 3兩, 乾薑 2兩, 瓜蔞根 4兩, 黃芩 3兩, 牡蠣 2兩, 甘草(炙) 2兩
참고	半表半裏(柴胡, 黃芩) + 津液不足(瓜蔞根) + 裏寒(桂枝, 乾薑)한 者에게 적용

表裏雙解劑의 정리

방제	大柴胡湯	防風通聖散
병기	少陽·陽明合病證	風熱壅盛 表裏俱實證
효능	和解少陽 內瀉熱結	疏風解表 瀉熱通便
방제조성	和解 + 瀉下	疏散 + 清泄 + 通利
대표약물	柴胡, 黃芩, 大黃, 枳實	防風, 大黃, 麻黃, 黃芩, 當歸
변증요점	往來寒熱 胸脇苦滿 心下(胃上脘)痞硬 大便不解 或 熱下利	憎寒壯熱, 目赤睛痛, 口苦咽乾, 大便秘結, 小便赤澁, 瘡瘍腫毒
특징	解表攻裏	
	少陽 위주 兼陽明腑實	汗·下·淸·補法 겸용

방제	葛根黃芩黃連湯	石膏湯	五積散
병기	外感表證未解 熱邪入陽明	表寒裏熱 三焦火盛證	外感風寒 內傷生冷證
효능	解表淸裏	淸熱解毒 發汗解表	發表溫裏 順氣化痰 活血消積 燥濕健脾
방제조성	解肌 + 淸熱	淸熱 + 解表	解表 + 溫裏 + 祛濕痰 + 行氣活血
대표약물	葛根, 黃芩, 黃連	黃連解毒湯 + 石膏, 麻黃, 豆豉	麻黃, 白芷, 肉桂, 乾薑, 蒼朮
변증요점	身熱, 下利臭穢, 肛門灼熱感, 胸脘煩熱	壯熱無汗, 身體沈重, 煩燥不眠, 神昏譫語	身熱無汗, 頭痛身疼, 項背拘急, 胸滿惡食, 嘔吐腹冷痛, 心腹疼痛
특징	解表淸裏		解表溫裏
	表裏俱熱의 陽明挾熱利를 治	解表와 淸熱解毒 겸용	寒·濕·氣·血·痰의 五積을 治

8. 補益劑

❀ 補氣, 補血, 補陰, 補陽의 작용으로 인체의 氣, 血, 陰, 陽의 虛證을 치료하는 방제

槪說

① 立法 原則 : "虛者補之, 損者益之"≪素問·三部九候論≫ ⇒ 八法 중 補法에 屬
"形不足者, 溫之以氣, 精不足者, 補之以味"≪素問·陰陽應象大論≫

▸ 古文의 이해

1. "虛者補之 損者益之"

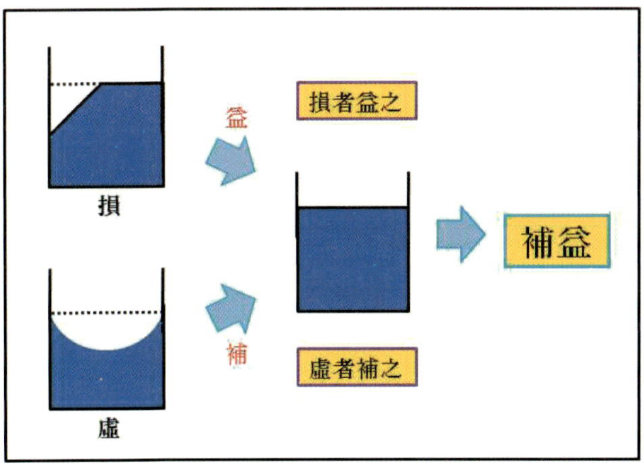

2. "形不足者, 溫之以氣, 精不足者, 補之以味"

① 形不足者, 溫支以氣 ⇒ 低下된 臟腑機能活動을 增强 ⇒ 化生物質(氣血津液)

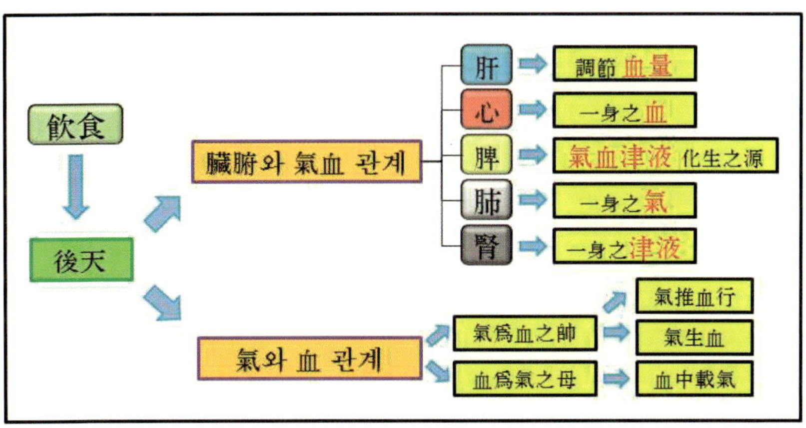

② 精不足者, 補之以味 ⇒ 不足한 物質을 補充

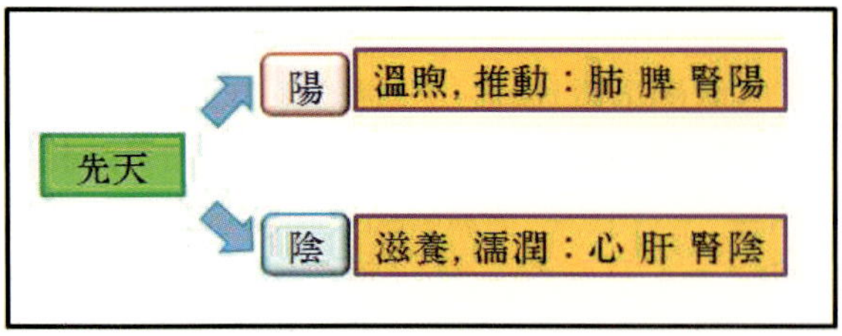

② 虛證의 구분

구 분		대표증상	治 法
虛證	氣虛	倦怠無力, 呼吸短氣, 聲低懶言, 面色萎黃, 食慾不振, 虛熱自汗, 脫肛, 舌淡苔白	補氣法
	血虛	頭暈, 眼花, 面色㿠白無澤, 唇色淡, 爪甲乾枯, 心悸, 失眠, 大便乾燥, 脈細數 或 細澁, 舌質淡紅	補血法
	氣血兩虛	頭暈目眩, 心悸氣短, 肢體倦怠, 面色無華, 舌質淡, 苔薄白, 脈虛細	氣血雙補法
	陰虛	肢體消瘦, 面容憔悴, 口燥咽乾, 虛煩不眠, 大便乾燥, 小便短黃, 骨蒸盜汗, 顴紅, 夢精滑精, 腰痠背痛, 沈細數脈, 舌紅少苔	補陰法
	陽虛	形寒肢冷, 腰膝酸痛, 下肢軟弱無力, 小便不利 或 小便頻數, 陽痿早泄, 婦女宮寒, 舌質淡白, 脈沈細	補陽法

③ 사용 시 주의사항

ⓐ 症候의 眞假를 구별하여 眞實假虛病證에 補益의 誤治에 주의

ⓑ 補益劑는 주로 甘味로 壅滯에 주의 ⇒ 理氣藥 배오

ⓒ 보양제는 溫燥하므로 傷津液에 주의 ⇒ 滋陰藥 배오

補益劑의 종류 및 대표방제

- **補益劑**
  - 補氣劑
    - 四君子湯 — 附方) 異功散, 六君子湯, 香砂六君子湯, 保元湯
    - 參苓白朮散 — 附方) 七味白朮散
    - 補中益氣湯 — 附方) 擧元煎, 升陷湯
    - 生脈散
    - 人蔘蛤蚧散 — 附方) 人蔘胡桃湯
  - 補血劑
    - 四物湯 — 附方) 聖愈湯, 桃紅四物湯
    - 當歸補血湯
    - 歸脾湯
    - 炙甘草湯 — 附方) 加減復脈湯
  - 氣血雙補劑
    - 八珍湯 — 附方) 十全大補湯, 人參養營湯
    - 泰山磐石散
  - 補陰劑
    - 六味地黃丸 — 附方) 知柏地黃丸, 都氣丸, 麥味地黃丸, 杞菊地黃丸
    - 左歸丸 — 附方) 左歸飮
    - 大補陰丸
    - 虎潛丸
    - 二至丸 — 附方) 桑麻丸
    - 一貫煎
    - 石斛夜光丸
    - 補肺阿膠湯 — 附方) 月華丸
    - 龜鹿二仙膠
    - 七寶美髥丹
  - 補陽劑
    - 腎氣丸 — 附方) 濟生腎氣丸, 十補丸
    - 右歸丸 — 附方) 右歸飮

1) 補氣劑

① 補氣의 작용으로 脾肺氣虛證을 치료하는 방제 ⇒ 甘溫益氣

* 脾는 氣血化生之源으로 氣의 生化에 중추적인 역할을 하는 장부로서 氣와 밀접한 관련이 있다. 보통 氣虛라 하면 주로 脾氣虛가 근본이 되며 補氣라 함은 주로 補脾氣를 의미한다.

② 대표증상 : 倦怠無力, 呼吸短氣, 聲低懶言, 面色萎黃, 食慾不振, 肌膝熱自汗, 脫肛, 舌淡苔白

③ 대표약물 : 人蔘, 黃芪, 白朮, 甘草

◖ 生理・病理 짚고 넘어가기 : 脾의 生理와 病理

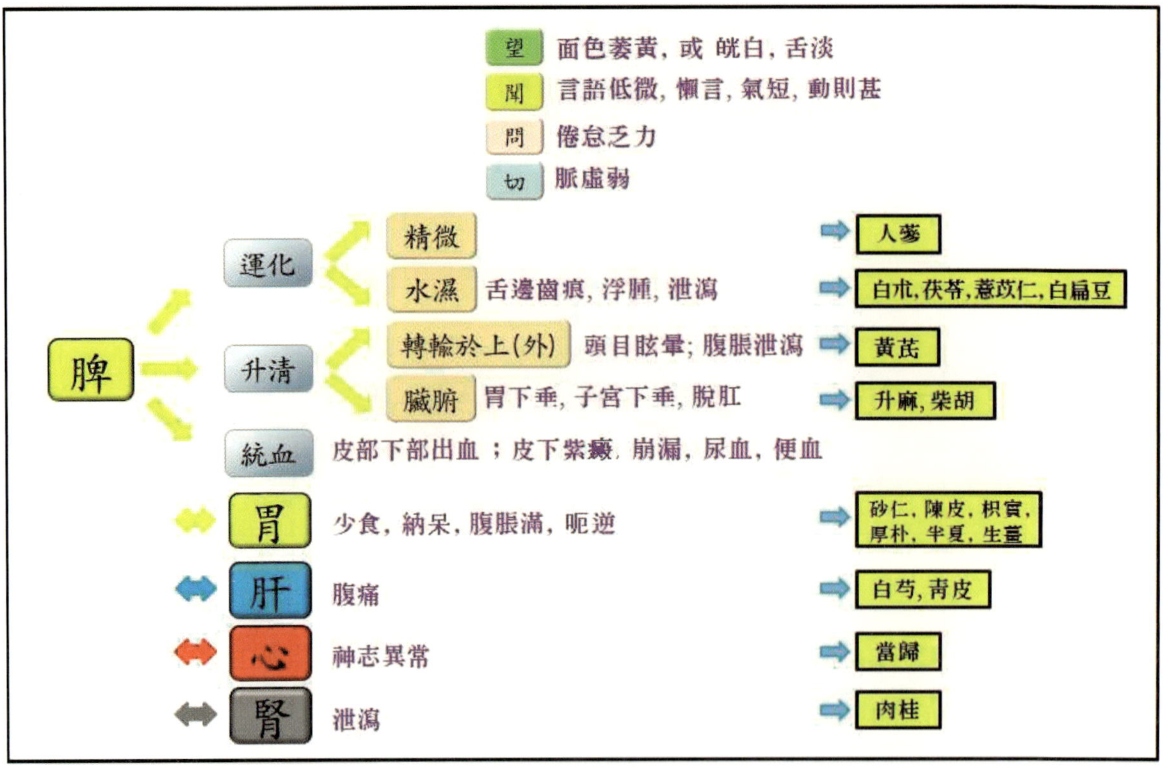

四君子湯 《太平惠民和劑局方》

效用	益氣健脾				
主治	**脾胃氣虛證**. 面色萎黃 語聲低微 氣短乏力 食少便溏 浮腫 舌淡苔白 脈虛弱				
組成	君	人蔘	甘微苦 微溫 / 脾 肺	大補元氣 固脫生津 安神	2~15g
	臣	白朮	苦甘 溫 / 脾 胃	燥濕健脾 止汗安胎	4~12g
	佐	茯苓	甘淡 平 / 脾 肺 心 腎	利水滲濕 健脾寧心	9~18g
	使	甘草(炙) 각 등분	甘 平 / 脾 胃 肺 心	調和諸藥 和中緩急 潤肺 解毒	3~10g

<table>
<tr><td>증상
분석</td><td colspan="2">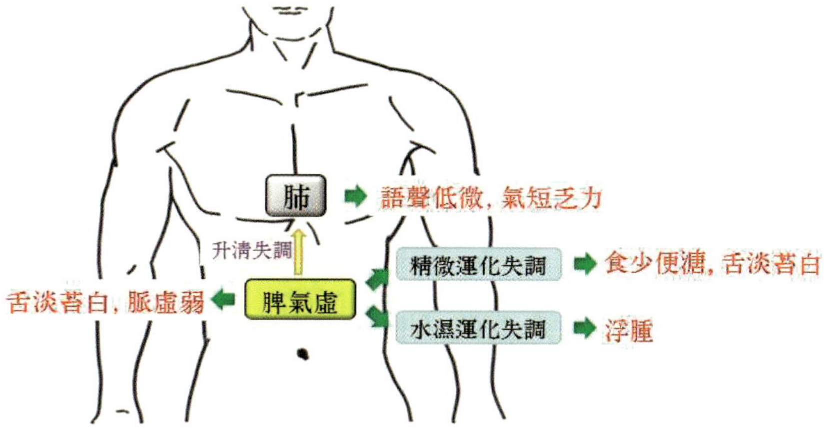
</td></tr>
<tr><td rowspan="4">방제
해설</td><td>君</td><td>人蔘 : 甘溫益氣 → ① 補脾氣 → ② 大補元氣
↘ 益氣生津 → ③ 生津止渴
↘ 益氣生血 → ④ 益智</td></tr>
<tr><td>臣</td><td>白朮 : 苦燥濕 + 溫燥濕 → ① 燥濕健脾(濕 위주)
甘溫益氣 → ② 補脾氣, ③ 人蔘의 작용을 助</td></tr>
<tr><td>佐</td><td>茯苓 : 甘淡滲濕 → 入脾胃 → ① 滲濕健脾
② 白朮을 도와 水濕을 제거(水 위주)</td></tr>
<tr><td>使</td><td>甘草 : 甘 → ① 調和諸藥</td></tr>
<tr><td>약리
작용</td><td colspan="2">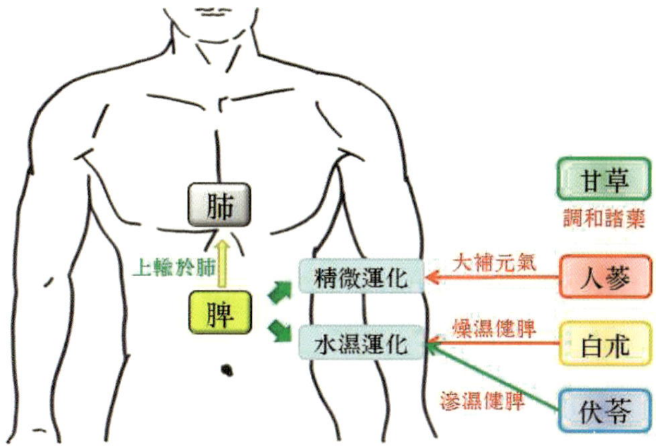
</td></tr>
<tr><td>참고</td><td colspan="2">脾氣虛證에 적용 ⇒ 補氣의 기본 방제</td></tr>
</table>

附	異功散	≪小兒藥證直訣≫
效用	健脾 益氣 和胃	
主治	**脾胃氣虛兼氣滯證**. 飮食減少 大便溏薄 胸脘痞悶不舒 嘔吐泄瀉	

組成	人蔘(切, 去頂)・茯苓(去皮)・白朮・甘草・陳皮 각 등분, 生薑 5片, 大棗 2個
참고	① 脾氣虛에 氣滯를 겸한 者에게 적용 ⇒ 四君子湯 ⊕ 陳皮 ② 陳皮의 배오 의의 ⓐ 脾虛로 인한 氣滯를 治 ⓑ 甘味 약물의 壅滯 부작용을 제거

附	六君子湯	≪婦人良方≫

效用	益氣健脾 燥濕化痰
主治	**脾胃氣虛兼痰濕證.** 食少便溏 胸脘痞悶 嘔逆
組成	人蔘(切, 去頂)・茯苓(去皮)・白朮・甘草・陳皮 각 1錢, 半夏 1錢 半, 生薑 3片, 大棗 2枚
참고	脾氣虛에 氣滯와 濕痰으로 인한 嘔逆이 있는 者에게 적용 ⇒ 異功散 ⊕ 半夏

附	香砂六君子湯	≪醫方集解≫

效用	益氣健脾 行氣化痰
主治	**脾胃氣虛 痰阻氣滯證.** 嘔吐痞悶 不思飮食 脘腹脹痛 消瘦倦怠 氣虛腫滿
組成	人蔘・半夏 각 1錢, 茯苓・白朮・生薑 각 2錢, 甘草・木香 각 7分, 陳皮・砂仁 각 8分
참고	脾胃氣虛가 심하여 脾胃 기능이 無力한 者에게 적용 ⇒ 六君子湯 ⊕ 木香, 砂仁

附	保元湯	≪博愛心鑑≫

效用	補氣溫陽
主治	**虛損勞怯, 元氣不足證.** 倦怠乏力 少氣畏寒 小兒痘瘡 陽虛頂陷 血虛漿淸 不能灌漿 發起
組成	黃芪 3錢, 人蔘・甘草(炙) 각 1錢, 肉桂 5分, 1錢, 生薑 1片
참고	① 脾氣虛와 先天의 元氣가 부족한 者에게 적용 ⇒ 四君子湯 ⊖ 白朮, 茯苓 ⊕ 肉桂 ② 肉桂의 용량 변화 : 여름 2~3分, 겨울 5~7分 ③ 元氣가 부족 ⇒ 脾肺로 溫煦, 推動 작용 못함 ⇒ 肉桂를 加하여 先天을 돕고 人蔘・黃芪로 後天의 脾肺를 도움 ④ 肉桂와 甘草의 배오 의의 : 肉桂의 辛熱한 성질을 甘草의 甘味로 緩和

參苓白朮散 ≪太平惠民和劑局方≫

效用	益氣健脾 滲濕止瀉
主治	**脾虛濕盛證.** 飮食不和 脘腹痞悶 腸鳴泄瀉 四肢乏力 形體消瘦 面色萎黃 舌淡苔白膩 脈虛緩

組成	君	人蔘 2斤	甘微苦 微溫 / 脾 肺	大補元氣 固脫生津 安神	2~15g
	君	白朮 2斤	苦甘 溫 / 脾 胃	燥濕健脾 止汗安胎	4~12g
	君	白茯苓 2斤	甘淡 平 / 脾 肺 心 腎	利水滲濕 健脾寧心	9~18g
	臣	蓮子肉 1斤	甘澁 平 / 脾 腎 心	補脾止瀉 益腎澀精 養心安神	6~15g
	臣	山藥 2斤	甘 平 / 脾 肺 腎	補脾養胃 生津益肺 補腎澁精	15~30g
	臣	薏苡仁 1斤	甘淡 寒 / 脾 胃 肺	健脾滲濕 除痹止瀉 清熱排膿	9~30g
	臣	白扁豆(薑汁浸) 1斤 半	甘 微溫 / 脾 胃	健脾和中 消暑化濕	10~30g
	佐	縮砂仁 1斤	辛 溫 / 脾 胃 腎	化濕開胃 溫脾止瀉 理氣安胎	3~9g
	佐使	甘草(炒) 2斤	甘 平 / 脾 胃 肺 心	調和諸藥 和中緩急 潤肺 解毒	3~10g
	使	桔梗(炒) 1斤	辛苦 平 / 肺 心 胃	宣肺利咽 祛痰排膿	3~9g

증상 분석

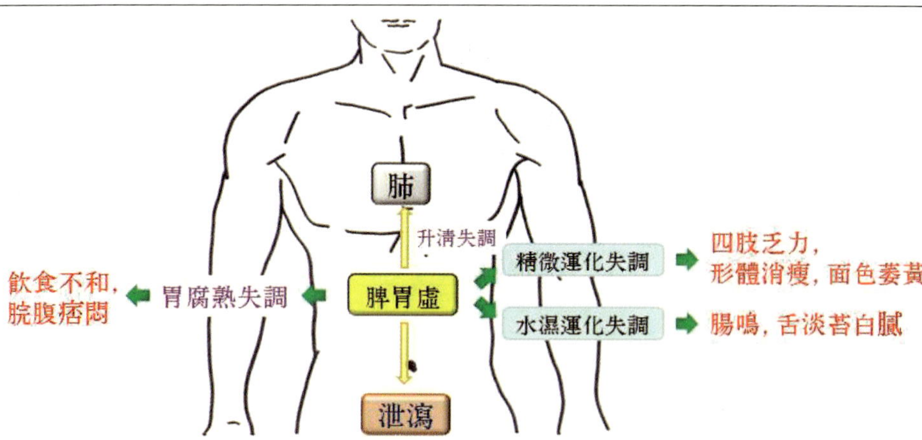

방제 해설	君	人蔘 : 甘溫益氣 → ① 補脾氣 → ② 大補元氣 ↘ 益氣生津 → ③ 生津止渴 白朮 : 苦溫燥濕 → ① 燥濕健脾(濕) 茯苓 : 甘淡滲濕 → 入脾胃 → ① 滲濕健脾(水)
	臣	蓮子肉 : 甘補 → ① 補脾氣 澁 → ② 澁腸止瀉 山藥 : 甘潤滋陰 → ① 補脾陰兼肺陰 澁 → ② 澁腸止瀉 ⇒ 人蔘의 補氣를 助, 兼 止瀉

		薏苡仁 : 甘淡利濕 + 寒淸熱 → ① 利水而淸肺熱 ↘ ② 除濕熱 白扁豆 : 甘溫益氣 → ① 補脾氣 甘淡滲濕 + 芳香化濕 → ② 除濕 ⇒ 白朮, 茯苓의 健脾滲濕을 助
	佐	砂仁 : 溫胃 → ① 助腐熟 辛行 → ② 行氣(脾胃) 芳香化濕 → ③ 化濕
	佐使	甘草 : 甘 → ① 調和諸藥 ↘ ② 補脾胃 작용
	使	桔梗 : 辛升苦降 → 助宣發肅降 → ① 宣肺利咽 辛升 → ② 載藥上行, ③ 脾胃의 氣를 肺로 上行(培土生金)
배오	白朮 + 山藥 → 補脾陽 + 補脾陰	
약리 작용	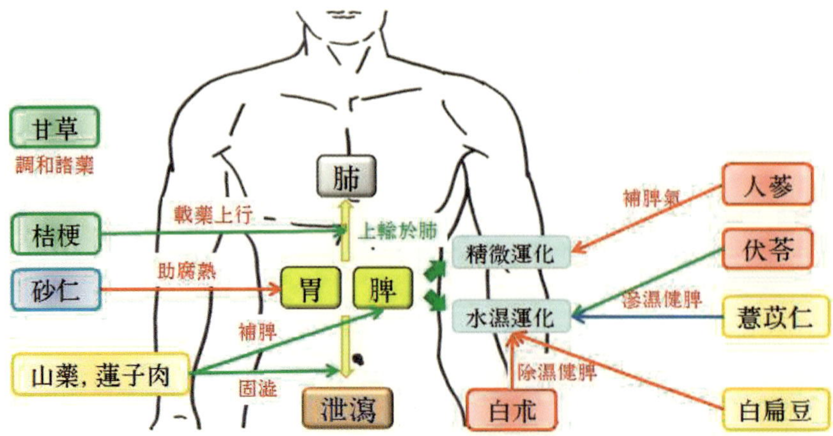	
참고	① 脾氣虛와 濕盛으로 인한 大便稀溏, 泄瀉 者에게 적용 ② 방제의 특징 ⓐ 人蔘·甘草·白朮·山藥 각 2斤, 白扁豆 1斤 半, 그 외 1斤 ⇒ 益氣健脾 위주 兼滲濕止瀉 ⓑ 四君子湯(益氣健脾) ⊕ 薏苡仁, 白扁豆(滲濕) ⊕ 砂仁(行氣) ⊕ 山藥, 蓮子肉(固澁) ⇒ 補中有行, 行中有止 ③ 방제의 조성 : 補虛 + 除濕 + 行滯 + 調氣 ④ 肺氣虛로 인한 久咳痰多 者에게도 良(培土生金) ⑤ 복용 방법 : 細末을 만들어 大棗湯과 조합하여 복용 ⑥ 參苓白朮散 ⊖ 砂仁 ⊕ 陳皮, 白荳蔲, 山楂, 麥芽, 黃連, 藿香葉, 澤瀉, 芡實 ⇒ 資生丸(滲濕理氣, 消食和胃)	

附	七味白朮散 ≪小兒藥證直訣≫
效用	健脾益氣 和胃生津
主治	**脾胃虛弱 津虛內熱證.** 嘔吐泄瀉 肌熱煩渴
組成	人蔘 2錢 半, 茯苓・白朮(炒)・葛根・藿香葉 각 5錢, 甘草 1錢, 木香 2錢
참고	① 脾胃氣虛로 인한 津虛內熱의 嘔吐泄瀉 者에게 적용 ② 四君子湯 ⊕ 藿香, 木香, 葛根

補中益氣湯 ≪脾胃論≫

效用	補中益氣 升陽擧陷
主治	1. **脾虛氣陷證.** 飮食減少 體倦肢軟 少氣懶言 面色萎黃 大便稀溏 舌淡脈虛 脫肛 子宮下垂 久瀉久痢 崩漏 2. **氣虛發熱證.** 身熱自汗 渴喜熱飮 氣短乏力 舌淡 脈虛大無力

組成					
	君	黃芪 1錢 (炙)	甘 微溫 / 肺 脾	益衛固表 利水消腫 補中益氣	15~30g
	臣	人蔘 3分	甘微苦 微溫 / 脾 肺	大補元氣 固脫生津 安神	2~15g
		白朮 3分	苦甘 溫 / 脾 胃	燥濕健脾 止汗安胎	4~12g
	佐	當歸 2分	辛甘 溫 潤 / 心 肝 脾	補血和血 調經止痛 潤燥滑腸	6~18g
		陳皮 3分	辛 溫 / 脾 胃 肺	理氣健脾 燥濕化痰	6~12g
		升麻 3分	辛甘微苦 寒 / 脾 胃 肺 大腸	發表透疹 淸熱解毒 升擧陽氣	3~9g
		柴胡 3分	辛苦 微寒 / 肝 膽	和解表裏 疏肝 升陽	3~15g
	佐使	甘草 5分 (炙)	甘 平 / 脾 胃 肺 心	調和諸藥 和中緩急 潤肺 解毒	3~10g

<table>
<tr><td>증상
분석</td><td colspan="2">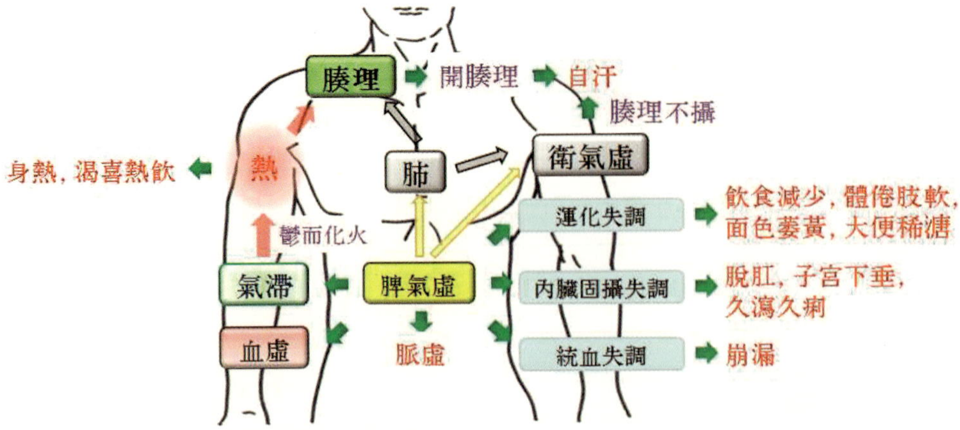
</td></tr>
<tr><td rowspan="4">방제
해설</td><td>君</td><td>黃芪 : 甘溫益氣 → ① 補肺氣(生) → ② 益氣固表
↘ ③ 補脾氣(炙)
微辛體輕(純陽) → ④ 升陽 → 升擧下焦臟器</td></tr>
<tr><td>臣</td><td>人蔘 : 甘溫益氣 → ① 補脾氣 → ② 大補元氣
↘ 益氣生津 → ③ 生津止渴
白朮 : 苦溫燥濕 → ① 燥濕健脾 → 脾主四肢 → ② 黃芪의 작용을 助</td></tr>
<tr><td>佐</td><td>當歸 : 甘溫益氣 → 益心氣 → ① 生血(津血同源)
辛行 → ② 活血止痛 ⇒ 黃芪, 人蔘을 도와 益氣生血
陳皮 : 辛微苦 → 苦辛通降 → 入肺脾 → ① 理氣健脾
辛散 → ② 化痰 ↙
升麻 : 辛升 → ① 升擧陽氣(陽明經)
辛散 + 寒淸熱 → ② 淸熱, ③ 黃芪의 升擧下焦臟器 작용을 助
柴胡 : 辛散 → ① 疏肝 ② 疏邪透表
辛升 → ③ 升陽(少陽經)
⇒ 辛味로 甘味의 壅滯를 방지</td></tr>
<tr><td>佐使</td><td>甘草 : 甘 → ① 調和諸藥
↘ ② 補脾胃 작용</td></tr>
</table>

약리 작용	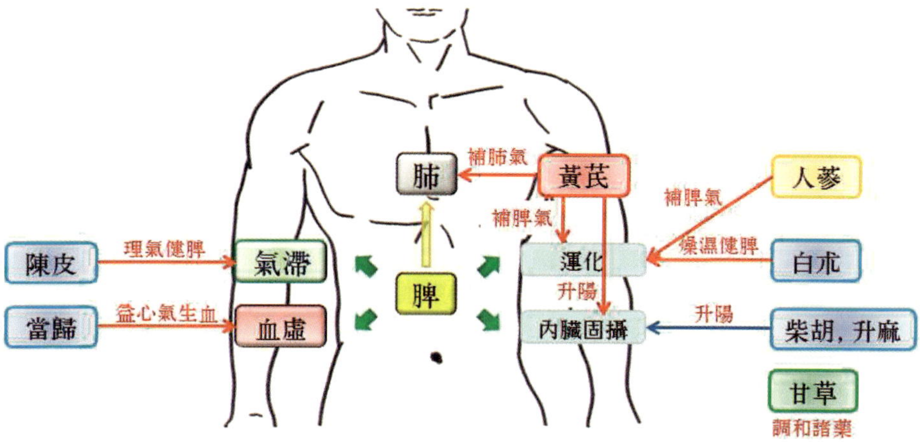
참고	① 脾胃氣虛, 淸陽下陷, 氣虛發熱 者에게 적용 ② 四君子湯 ⊖ 茯苓 ⊕ 黃芪, 陳皮, 柴胡, 升麻, 當歸 ＊茯苓은 밑으로 滲濕하여 升提의 작용을 저해하므로 減 ③ 氣虛發熱의 병기와 치료 : 氣虛 → 氣滯 → 鬱久化熱 → 熱 ⇒ "甘溫除大熱" ④ 當歸 배오의 의의 : 氣虛則血虛(血爲氣之母)

附	擧元煎 《景岳全書》
效用	益氣升提
主治	**氣虛下陷 血崩血脫 亡陽垂危等證.**
組成	人蔘·黃芪 각 3~5錢, 甘草(炙)·白朮 각 1~2錢, 升麻 5~7錢
참고	① 補中益氣湯보다 危重證에 적용 ⇒ 益氣補脾 중용(人蔘, 黃芪, 白朮, 甘草) ② 人蔘의 배오 의의 : 固脫止血

附	升陷湯 《醫學衷中參西錄》
效用	益氣陷升
主治	**大氣下陷證.** 氣促急短 呼吸困難 沈遲微弱脈
組成	生黃芪 6錢, 知母 3錢, 柴胡·桔梗 각 1錢 半, 升麻 1錢
참고	① 胸中大氣下陷證에 적용 ⇒ 益氣升陽 重用(黃芪) ② 知母의 배오 의의 : 黃芪의 溫性을 제어

生脈散 《內外傷辨感論》

效用	益氣生津 斂陰止汗
主治	1. **溫熱 暑熱 耗氣傷陰證.** 汗多神疲 體倦乏力 氣短懶言 咽乾口渴 舌乾紅少苔 脈虛數

	2. **久咳傷肺 氣陰兩虛證**. 乾咳少痰 短氣自汗 口乾舌燥 脈虛細				
組成	君	人蔘 5分	甘微苦 微溫 / 脾 肺	大補元氣 固脫生津 安神	2～15g
	臣	麥門冬 5分	甘 微寒 / 心 肺	養陰潤肺 淸心除煩 益胃生津	6～12g
	佐	五味子 7粒	酸鹹 溫 / 肺 心 腎	收斂固澁 益氣生津 補腎寧心	2～6g

증상 분석

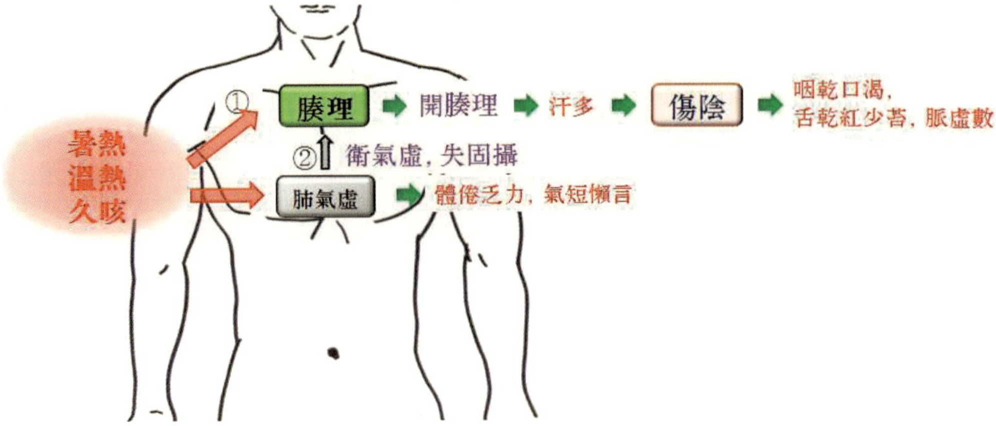

방제 해설		
君	人蔘 : 甘溫益氣 → ① 補脾氣 → ② 大補元氣 ↘ 益氣生津 → ③ 生津止渴	
臣	麥門冬 : 甘潤寒 → 滋陰生津 → ① 滋補肺胃 → ② 滋陰淸熱	
佐	五味子 : 酸斂 → 入肺 → ① 收斂肺氣 → 益衛氣 → ② 斂肺止汗	
人蔘 ＋ 麥門冬 ＋ 五味子 ⇒ 一補一潤一斂 ⇒ 益氣養陰, 生津止渴, 斂陰止汗		

약리 작용

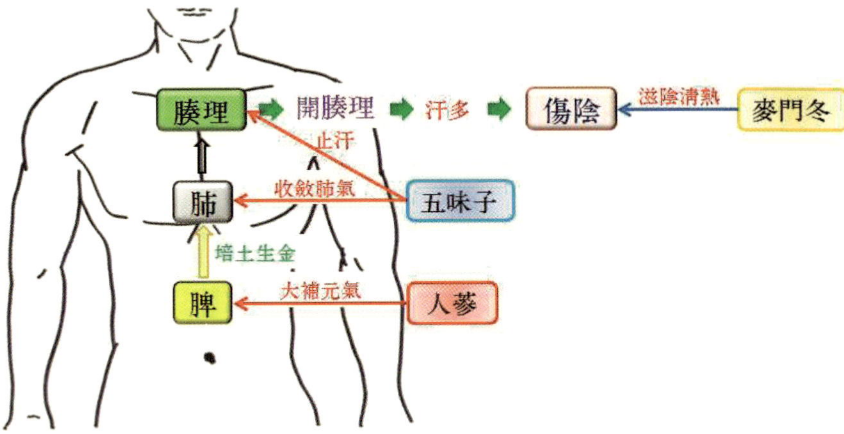

참고

① 暑熱, 溫熱 또는 久咳로 인하여 氣陰이 傷한 者에게 적용

② 生脈散은 補肺 위주 ⇒ 人蔘은 補脾氣하여 益肺氣하므로 직접 補肺氣하는 (生)黃芪도 적합

③ 方名의 유래 : "氣復津生, 汗止陰存, 氣充脈復" ⇒ 生脈散

	④ 현대에서 心悸, 胸悶, 氣短, 汗出, 口乾思飮, 面差, 舌質淡紅, 少津, 結代脈에도 적용

人蔘蛤蚧散 ≪衛生寶鑑≫

效用	益氣淸肺 止咳定喘
主治	**肺腎虛衰 兼有痰熱之證.** 咳久氣喘 痰稠色黃 咳吐膿血 胸中煩熱 面目浮腫 浮虛脈

組成					
君	蛤蚧 1雙	鹹 平 消毒 / 肺 腎	補肺益腎 納氣定喘 助陽益精	6~15g
	人蔘 2兩	甘微苦 微溫 / 脾 肺	大補元氣 固脫生津 安神	2~15g
臣	茯苓 2兩	甘淡 平 / 脾 肺 心 腎	利水滲濕 健脾寧心	9~18g
佐	桑白皮 2兩	辛甘 寒 / 肺	瀉肺平喘 利水消腫	6~12g
	杏仁 5兩 (炒去尖)	苦辛 微溫 / 肺 大腸	止咳平喘 潤腸通便	3~10g
	貝母 2兩	苦甘 微寒 / 肺 心	淸熱潤肺 化痰止咳	3~9g
	知母 2兩	苦甘 寒 潤 / 肺 腎	淸熱瀉火 生津潤燥	6~12g
使	甘草 5兩(炙)	甘 平 / 脾 胃 肺 心	調和諸藥 和中緩急 潤肺解毒	3~10g

증상분석

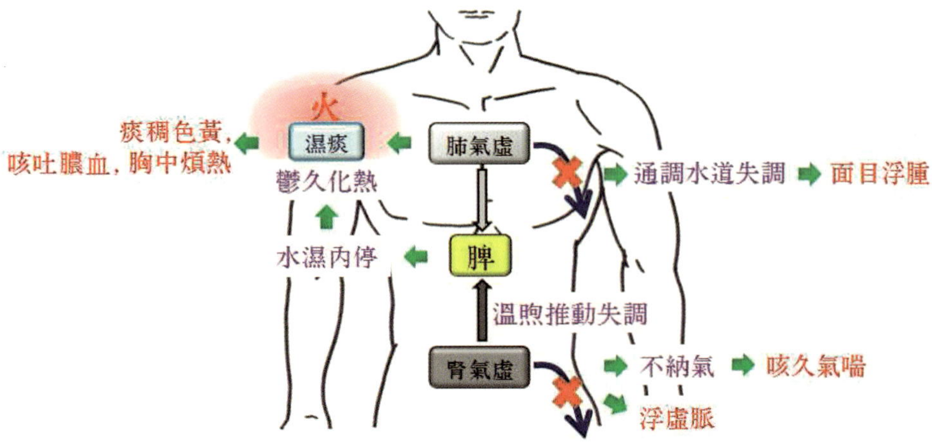

방제해설		
君	蛤蚧 : 鹹溫補 → ① 補腎陽 → 助納氣 → ② 定喘 ↘ 入肺 → 補肺氣 → 助宣肅 ↗ 人蔘 : 甘溫益氣 → ① 補脾氣 → ② 大補元氣 ↘ 益氣生津 → ③ 生津止渴
臣	茯苓 : 甘淡滲濕 → 入脾胃 → ① 滲濕健脾

	佐	桑白皮 : 寒清熱 → ① 瀉肺伏火 → 助通調水道 → ② 利水消腫 杏仁 : 苦降 → 肺의 肅降을 助 → ① 平喘 貝母 : 甘寒滋陰 + 寒清熱 → ① 清熱潤肺 苦降 → 助肅降 → ② 化痰止咳 知母 : 苦寒 → 清熱 → ① 清肺胃伏熱 → 降火則滋陰 → ② 生津潤燥
	使	甘草 : 甘 → ① 調和諸藥
약리 작용	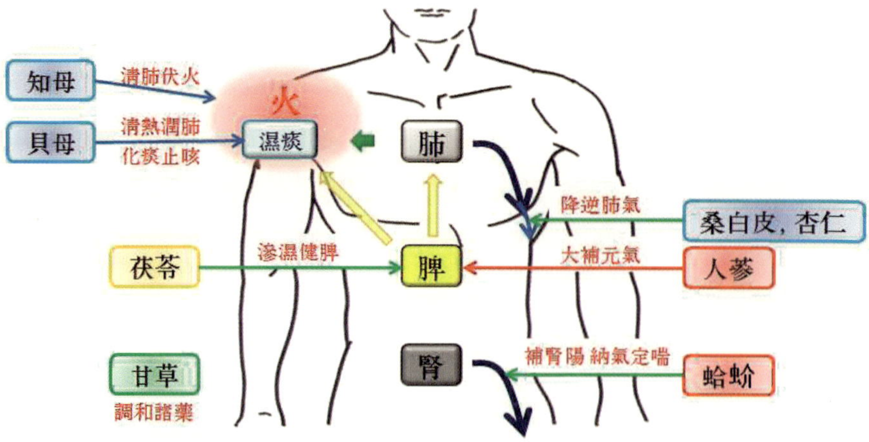	
참고	① 喘咳가 오래되어 肺腎虛衰하고 痰熱을 겸한 重證에 적용 ② 蛤蚧와 人蔘의 배오 의의 : 補先天(蛤蚧) + 補後天(人蔘) ③ 外邪로 인한 喘咳證은 忌 ④ 蛤蚧의 사용 : 꼬리을 보전하여 酒洗淨 후 微火에 쬐어 陰乾	

附	人蔘胡桃湯 ≪濟生方≫
效用	補肺腎 定喘
主治	肺腎兩虛 咳嗽氣喘
組成	人蔘 8g, 胡桃 5個
참고	① 虛咳氣喘 輕證에 적용 ② 人蔘으로 補元氣, 胡桃로 潤肺, 補腎氣 → 納氣

補氣劑의 정리

방　제	四君子湯	參苓白朮散	補中益氣湯
병　기	脾胃氣虛證	脾虛濕盛證	脾氣下陷證, 氣虛發熱證
효　능	益氣健脾	益氣健脾 滲濕止瀉	補中益氣 升陽擧陷
대표약물	人蔘, 白朮, 茯苓, 甘草	四君子湯 ＋ 薏苡仁, 白扁豆, 山藥,	黃芪, 人蔘, 白朮, 升麻, 柴胡
변증요점	面色萎黃, 語聲低微, 氣短乏力, 食少便溏	腸鳴泄瀉, 四肢乏力, 形體消瘦, 舌淡, 苔白膩	脫肛, 子宮下垂, 久瀉久痢, 崩漏 身熱自汗, 渴喜熱飮
특　징	補氣의 기본 방제	脾虛濕盛의 泄瀉를 治	中氣下陷의 內臟下垂를 治 "甘溫除大熱"法

방　제	生脈散	人蔘蛤蚧散
병　기	(肺)氣陰兩傷證	肺腎氣虛證 ＋ 痰熱
효　능	益氣生津 斂陰止汗	益氣淸肺 止咳平喘
대표약물	人蔘, 麥門冬, 五味子	人蔘, 蛤蚧, 茯苓, 桑白皮, 貝母
변증요점	汗多神疲, 體倦乏力, 氣短懶言, 咽乾口渴	咳久氣喘, 痰稠色黃, 咳吐膿血, 胸中煩熱
특　징	補肺 위주	肺腎氣虛로 인한 痰熱久咳를 治

2) 補血劑

① 補血養血의 작용으로 血虛病證을 치료하는 방제
② 대표증상 : 頭暈, 眼花, 面色蒼白無澤, 唇色淡, 爪甲乾枯, 心悸, 失眠, 大便乾燥,
　　脈細數 或 細澁, 舌質淡紅
③ 대표약물 : 熟地黃, 當歸, 芍藥, 阿膠

生理・病理 짚고 넘어가기 : 血

1. 血의 정의와 기능
　① 血의 정의 : 혈관 내에서 미온 상태를 유지하면서 일정한 속도로 흐르는 적당량의 붉은 액체
　② 血의 기능 : 전신을 營養・濡潤(예 淸竅－目・面・舌/ 心竅－神志/ 肝－筋・爪・月經)

2. 血의 생성 과정

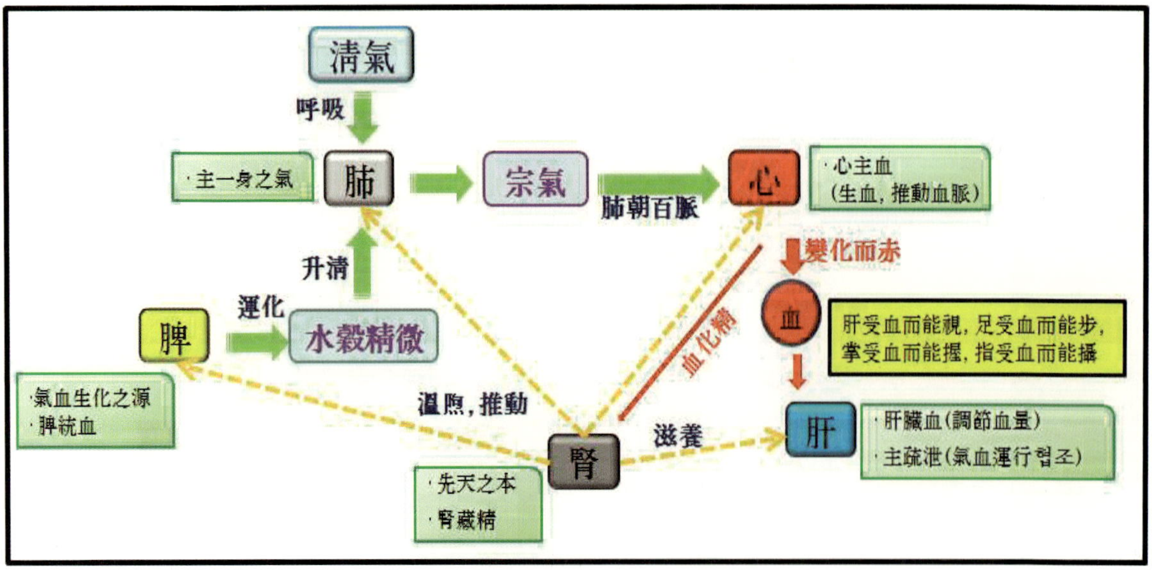

3. 血虛의 증상 및 치료

① 血虛의 대표증상 : 眩暈, 蒼白, 肢體痲木

② 補血의 방법

ⓐ 益(脾肺)氣生血 : 人蔘, 黃芪 등

ⓑ 益心氣生血 : 當歸身

ⓒ 收斂養血 : 白芍藥

ⓓ 滋陰化血 : 熟地黃, 龜板, 阿膠

四物湯 ≪太平惠民和劑局方≫

效用	補血調血				
主治	**營血虛瘀證**. 頭暈目眩 心悸失眠 面色無華 婦人月經不調 量少 或 經閉 臍腹作痛 癥塊硬結 舌淡 口唇爪甲色淡 脈細弦 或 細澁				
組成	君	熟地黃	甘 微溫 / 腎 肝	養血滋陰 補精益髓	12~30g
	臣	當歸(酒浸炒)	辛甘 溫 潤 / 心 肝 脾	補血和血 調經止痛 潤燥滑腸	6~18g
	佐	白芍	苦酸 微寒 / 肝	養血柔肝 緩中止痛 斂陰收汗	6~24g
		川芎 각 등분	辛 溫 / 肝 膽 心包	活血行氣 祛風止痛	4~12g

<table>
<tr><td>증상
분석</td><td colspan="2">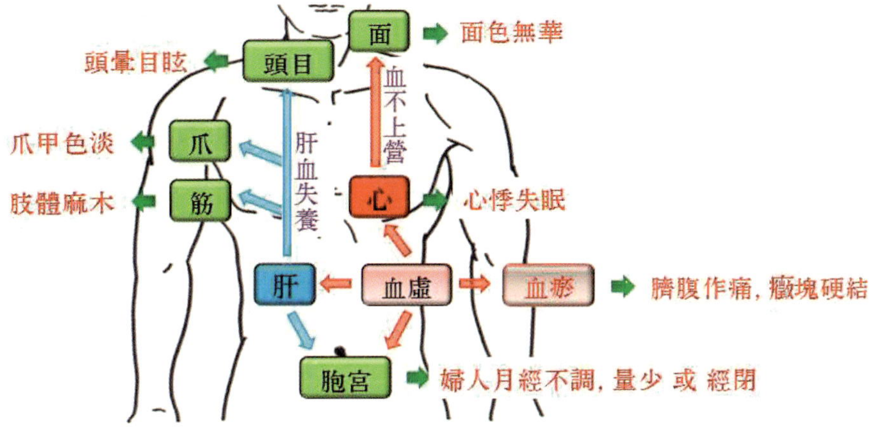
</td></tr>
<tr><td rowspan="3">방제
해설</td><td>君</td><td>熟地黃 : 甘潤滋陰 → ① 滋腎陰 → ② 滋陰養肝
溫胃 → ③ 助腐熟</td></tr>
<tr><td>臣</td><td>當歸 : 甘溫益氣 → 益心氣 → ① 生血(津血同源)
辛行 → ② 活血止痛</td></tr>
<tr><td>佐</td><td>白芍 : 酸斂 → 斂肝血 → ① 養血
② 當歸와 川芎의 溫性과 活血을 제어
川芎 : 辛行溫通 → ① 理氣活血(諸頭痛・少陽頭痛)</td></tr>
<tr><td>약리
작용</td><td colspan="2">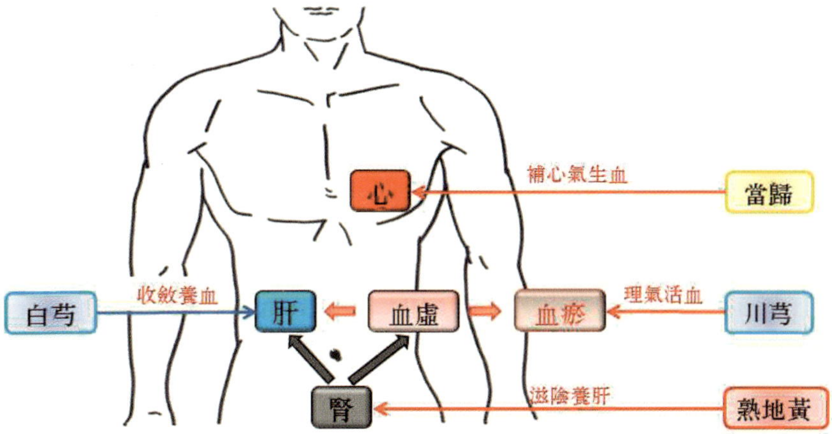
</td></tr>
<tr><td>참고</td><td colspan="2">① 補血化瘀의 기본 방제이자 調經의 要方
② 處方의 기원 : ≪金匱要略≫ 芎歸膠艾湯 ⊖ 阿膠, 艾葉, 甘草
③ 熟地黃・白芍(血中血藥)과 當歸・川芎(血中氣藥)의 배오 의의 ⇒ 補血而不滯血, 行血而不傷血, 溫而不燥, 滋而不膩</td></tr>
</table>

附	聖愈湯 ≪醫宗金鑑≫
效用	益氣 補血 攝血
主治	**氣血虛弱 氣不攝血證**. 月經이 앞당겨짐 量多色淡 四肢乏力 體倦神衰
組成	熟地黃・白芍藥・川芎・人蔘 각 7錢 半, 當歸・黃芪 각 5錢
참고	① 益氣生血 증강 + 攝血 ⇒ 四物湯보다 補血力 强 ② 四物湯 ⊕ 人蔘, 黃芪

附	桃紅四物湯 ≪醫宗金鑑≫
效用	養血 活血 逐瘀
主治	**血虛兼血瘀證**. 婦女月經期超前 血多有塊 色紫稠粘 腹痛
組成	熟地黃・白芍藥・當歸 각 2錢, 川芎 1錢, 桃仁 6g, 紅花 4g
참고	① 活血力 증가(桃仁, 紅花) ② 四物湯 ⊕ 桃仁, 紅花

當歸補血湯 ≪內外傷辨惑論≫

效用	補氣生血				
主治	**勞倦內傷 氣弱血虛證**. 肌熱面赤 煩渴欲飮 脈洪大而虛 産後血虛發熱頭痛				
組成	君	黃芪 1兩	甘 微溫 / 肺 脾	益衛固表 利水消腫 補中益氣	15～30g
	佐	當歸 2錢 (酒洗)	辛甘 溫 潤 / 心 肝 脾	補血和血 調經止痛 潤燥滑腸	6～18g
방제해설	君	黃芪 : 甘溫益氣 → ① 補肺氣 → ② 益氣固表 ↘ ③ 補脾氣			
	佐	當歸 : 甘溫益氣 → 益心氣 → ① 生血(津血同源) 辛行 → ② 活血止痛			
참고	① 黃芪의 5배 의의 ⓐ "有形之血不能速生, 無形之氣所當急固" ⇒ 黃芪의 補氣, 益衛固表 중용 ⓑ "有形之血生於無形之氣" ⇒ 黃芪의 補裨肺氣 : 氣血生化之源 充滿 ② 勞倦內傷 → 血虛氣弱 → 陽氣浮越한 者에게 적용 ⇒ "補氣生血"之法 : 氣旺血生, 虛熱自退 ③ 滋陰化血하지 않고 益氣生血하는 이유 : 血虛氣弱하고 脾不健運의 상태 ⇒ 滋陰藥의 滋膩壅滯의 우려 ④ ≪內外傷辨惑論≫ "血虛發熱 症狀白虎" ⇒ 증상이 白虎湯과 유사				

⑤ 白虎湯과 當歸補血湯의 비교

방 제	白虎湯	當歸補血湯
공통증상	洪大脈 渴思飮 發熱 面赤 心煩	
洪 大 脈	實滿	虛軟
口 渴	大渴 喜冷飮	喜溫飮
身 熱	身大熱 ⇒ 汗出	身熱하되 體溫不高 無大汗

歸脾湯 《濟生方》

效用	益氣補血 健脾養心
主治	1. **心脾氣血兩虛證**. 心悸怔忡 健忘失眠 盜汗 體倦食少 面色萎黃 舌淡 苔薄白 脈細弱 2. **脾不統血證**. 便血 皮下紫癜 婦女崩漏 月經提前 量多色淡 舌淡 脈細弱

組成

君	人蔘 半兩	甘微苦 微溫 / 脾 肺	大補元氣 固脫生津 安神	2~15g
臣	黃芪 1兩	甘 微溫 / 肺 脾	益衛固表 利水消腫 補中益氣	15~30g
	白朮 1兩	苦甘 溫 / 脾 胃	燥濕健脾 止汗安胎	4~12g
	龍眼肉 1兩	甘 溫 / 心 脾	補益心脾 養血安神	9~15g
	當歸 1錢	辛甘 溫 潤 / 心 肝 脾	補血和血 調經止痛 潤燥滑腸	6~18g
	酸棗仁 1兩(炒)	甘酸 平 / 心 肝	養心安神 斂汗	10~15g
佐	遠志 1錢 (蜜炙)	苦辛 微溫 / 肺 心 腎	寧心安神 祛痰開竅 消散癰腫	3~9g
	茯神 1兩	甘淡 平 / 心 脾	寧心安神 利水	9~18g
	木香 半兩	辛苦 溫 / 脾 胃 大腸 三焦 膽	行氣止痛 健脾消食	3~10g
佐使	甘草 2錢 半 (炙)	甘 平 / 脾 胃 肺 心	調和諸藥 和中緩急 潤肺 解毒	3~10g

증상 분석	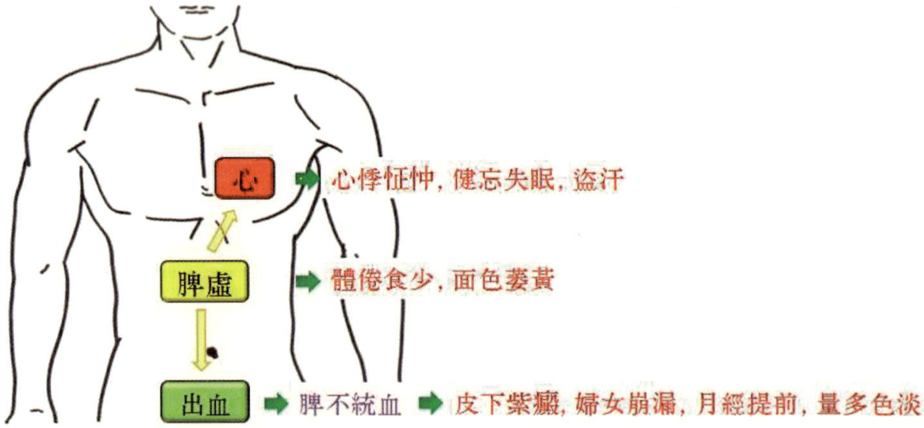	
방제 해설	君	人蔘 : 甘溫益氣 → ① 補脾氣 → ② 大補元氣 ↘ 益氣生津 → ③ 生津止渴
	臣	黃芪 : 甘溫益氣(純陽) → ① 補肺氣 → ② 益氣固表 ↘ ③ 補脾氣 微辛體輕 → ④ 升陽 白朮 : 苦溫燥濕 → ① 燥濕健脾 龍眼肉 : 甘溫益氣 → ① 補心脾 → ② 養血益智 當歸 : 甘溫益氣 → 益心氣 → ① 生血(津血同源) 辛行 → ② 活血止痛 酸棗仁 : 甘潤滋陰 甘酸化陰 → ① 補肝血 ↘ ② 寧心安神
	佐	遠志 : 辛散溫通 → 補腎陽 → 補心陽 → ① 補火通心 ↘ ② 寧心安神 茯神 : 甘淡利濕 → ① 利水 → ② 寧心安神 木香 : 苦降辛行 → 入脾 → ① 醒脾 香走竄 → 入肝 → ② 疏肝(多量)
	佐使	甘草 : 甘 → ① 調和諸藥, ② 補脾胃 작용

약리 작용	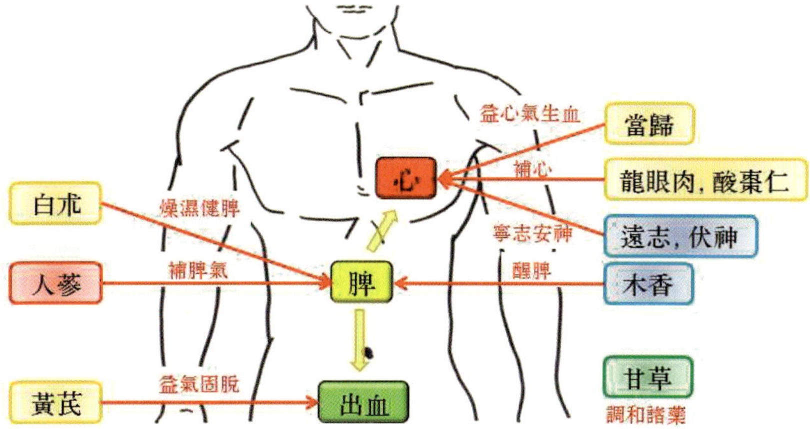
참고	① 脾虛 → 心虛 → 氣血虧虛한 者에게 적용 ② 처방의 조성 : 四君子湯 ⊕ 當歸補血湯 ⊕ 龍眼肉, 遠志, 酸棗仁, 木香 ⓐ 四君子湯 : 益氣健脾 ⇒ 氣血化生之源 충만 ⓑ 當歸補血湯 ⇒ 陽生陰長之意 ⓒ 龍眼肉・酸棗仁・遠志 ⇒ 安神, 補心, 養肝, 定志 ③ 방제의 배오 특징 ⓐ 心脾同治하되 補脾에 중점 ⓑ 氣血倂補하되 補氣에 중점 ⓒ 補氣養血藥 + 木香 : 補而不滯 ④ 生薑 5片 大棗 1枚를 加하여 같이 복용 ⇒ 調和脾胃 → 資化源 ⑤ 方名의 유래 : 使脾旺則氣血生化有源, 統攝之樞恢復 ⇒ 歸脾 ⑥ 역대의 歸脾湯의 치료 범위 ⓐ 宋 嚴用和 ≪濟生方≫ : 當歸, 遠志는 없었음 ⇒ 思慮過度, 勞傷心脾, 健忘, 怔忡을 治 ⓑ 元 危亦林 ≪世醫得效方≫ : 脾不統血의 吐血, 下血을 治 ⓒ 明 薛己 ≪校注婦人良方≫ : 當歸, 遠志를 加 ⇒ 驚悸, 盜汗, 嗜臥少食, 月經不調, 赤白帶下를 治 ⑦ 脾不統血의 사용 처방 : 聖愈湯, 歸脾湯 ⑧ 木香의 배오 의의 : ⓐ 甘膩藥의 壅滯를 제어, ⓑ 心腎相交시 脾胃를 醒脾하여 중계

附	加減復脈湯 ≪溫病條辨≫
效用	養血 斂陰 生津 潤燥
主治	**溫熱病後期 邪熱久羈 陰液虧虛證**. 身熱面赤 口乾舌燥 脈虛大 手足心熱
組成	炙甘草・乾地黃・白芍 각 6錢, 麥門冬 5錢, 阿膠・麻仁 각 3錢
참고	① 脈虛大하고 手足心熱이 手足背에서 심한 者에게 적용 ② 炙甘草湯 ⊖ 人蔘, 桂枝, 生薑, 大棗, 淸酒 ⊕ 白芍

炙甘草湯(復脈湯) ≪傷寒論≫

效用	益氣滋陰 通陽復脈
主治	1. **陰陽氣血虛弱 心脈失養證**. 脈結代 心動悸 虛羸少氣 舌光少苔 2. **虛勞肺痿**. 乾咳無痰 咳吐涎沫 量少 形瘦短氣 虛煩不眠 自汗盜汗 咽乾舌燥 大便乾結 脈虛數

組成	君	甘草 4兩 (炙)	甘 平 / 脾 胃 肺 心	補心氣陽(推動血脈) 調和諸藥 和中緩急	3～12g
		地黃 1斤	大苦 大寒 / 心 肝 腎	淸熱生津 凉血止血	12～30g
	臣	人蔘 2兩	甘微苦 微溫 / 脾 肺	大補元氣 固脫生津 安神	2～15g
		阿膠 2兩	甘 平 / 肺 肝 腎 心	補血滋陰 潤燥 止血	5～10g
		麥門冬 半升	甘 微寒 / 心 肺	養陰潤肺 淸心除煩 益胃生津	6～12g
		麻仁 半升	甘 平 潤 / 脾 胃 大腸	潤燥 滑腸 通便	9～15g
		大棗 30枚	甘 溫 / 脾 胃	補脾和胃 益氣生津 調營衛 解藥毒	3～10g
	佐	生薑 3兩	辛 溫 / 肺 脾 胃	解表散寒 溫中止嘔 化痰止咳	3～9g
		桂枝 3兩	辛甘 溫 / 肌表 心 膀胱	發汗解肌 溫經通陽 助陽化氣	3～9g
	佐使	淸酒	甘苦辛 溫 / 心 肝 肺 胃	活血通脈	

증상 분석

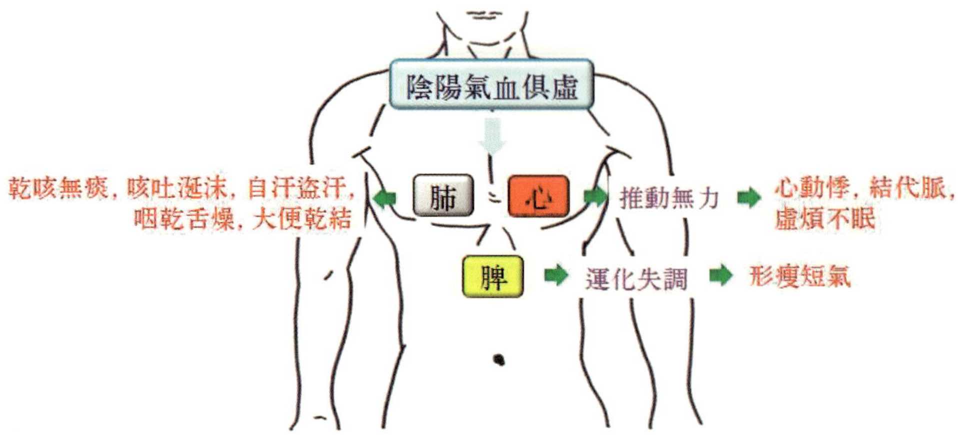

방제 해설

君

炙甘草 : 甘溫益氣 → 入心 → ① 補心氣陽 → 推動血脈
↘ 入脾 → ② 補脾胃
甘 → ③ 調和諸藥

		熟地黃 : 甘潤滋陰 → ① 滋腎陰 → ② 滋陰養肝 溫胃 → ③ 助腐熱
	臣	人蔘 : 甘溫益氣 → ① 補脾氣 → ② 大補元氣 ↘ 益氣生津 → ③ 生津止渴 阿膠 : 甘潤滋陰 → ① 補腎肝肺心陰 → ② 養血止血 麥門冬 : 甘潤寒 → 滋陰生津 → ① 滋補肺胃 → ② 滋陰淸熱 麻子仁 : 甘潤滋陰 → ① 潤肺生津 大棗 : 甘溫益氣 + 甘潤滋陰 → ① 補脾胃 → ② 養血安神
	佐	桂枝 : 辛行 + 溫通 → 補心陽 → ① 溫經通陽 生薑 : 辛行 + 溫通 → ① 補脾陽, ② 甘壅膩滯를 방지
	佐使	淸酒 : 苦降辛行 + 溫通 → ① 活血通脈
배오	地黃 + 麥門冬 : 補血 작용 增强 生薑 + 大棗 : 脾의 昇騰之氣를 助(脾 → 肺)	
약리 작용	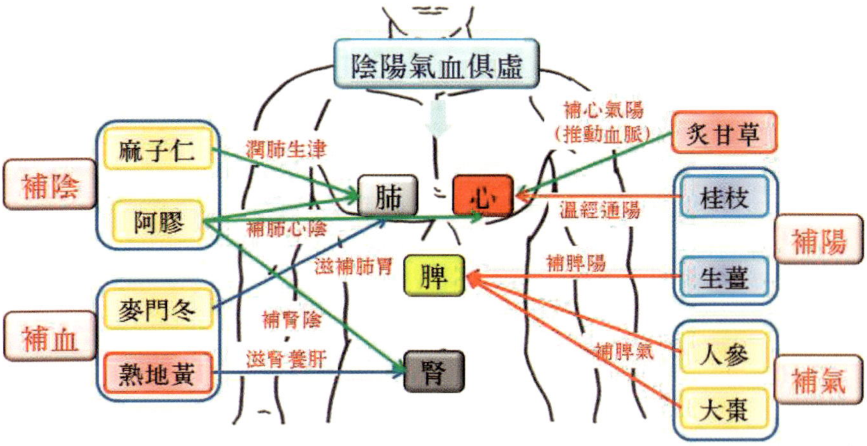	
참고	① 陰陽氣血俱虛로 인한 心脈失養에 적용 ② 炙甘草 4兩의 배오 의의 : "甘藥調之 不可飮以至劑" ⇒ 陰陽氣血이 모두 虛한 상태이므로 劇劑를 사용하면 心에 무리를 줌 ⓐ 心氣陽을 補하여 推動血脈을 助 ⓑ 調和諸藥하여 다른 약의 약성을 완만하게 하여 陰陽氣血을 부드럽게 補 ⓒ 補脾胃 ③ 淸酒의 배오 의의 ⓐ 辛熱之性으로 通經脈하고 藥力을 行하게 함 ⓑ 地黃과 배오되어 滋陰養血力을 증강 ⓒ 甘膩의 壅滯를 방지 ④ 方名의 의의 : 陰陽氣血을 補하여 正常搏動을 회복 → 復脈湯 ⑤ 生地黃보다 淸熱하고 養陰하는 乾地黃이나 滋陰養肝하는 熟地黃이 적합	

補血劑의 정리

방 제	四物湯	當歸補血湯	歸脾湯	炙甘草湯
병 기	營血虛瘀證	氣不生血 血虛發熱證	脾虛 → 心虛 → 氣血虧虛	陰陽氣血俱虛 → 心脈失養
효 능	補血調血	益氣生血	益氣補血 健脾養心	益氣滋陰 通陽復脈
대표약물	熟地黃, 當歸, 白芍, 川芎	黃芪, 當歸	人蔘, 黃芪, 白朮, 龍眼肉, 當歸, 木香, 遠志	炙甘草, 地黃, 人蔘, 阿膠, 麥門冬, 麻子仁
변증요점	頭暈目眩, 心悸失眠, 面色無華, 婦人月經不調	肌熱面赤, 煩渴欲飮, 脈洪大而虛	心悸怔忡, 健忘失眠, 盜汗, 體倦食少, 面色萎黃	脈結代, 心動悸, 虛羸少氣
특 징	補血의 기본 방제	黃芪 : 當歸 = 5 : 1	思慮過度, 心脾兩虛에 적용 脾不統血證에도 적용	結代脈을 치료

3) 氣血雙補劑

① 補氣, 補血養血의 작용으로 氣血俱虛證을 치료하는 방제
② 대표증상 : 頭暈目眩, 心悸氣短, 肢體倦怠, 面色無華, 舌質淡, 苔薄白, 脈虛細
③ 대표약물 : ⓐ 補氣－人蔘, 黃芪, 白朮
ⓑ 補血－熟地黃, 當歸, 芍藥

八珍湯 ≪正體類要≫

效用	益氣補血				
主治	**氣血兩虛證**. 面色無華 或 萎黃 頭暈目眩 四肢倦怠 氣短懶言 心悸怔忡 飮食減少 舌淡苔薄白 脈細弱 或 虛大無力				
組成	君	人蔘	甘微苦 微溫 / 脾 肺	大補元氣 固脫生津 安神	2～15g
	君	熟地黃	甘 微溫 / 腎 肝	養血滋陰 補精益髓	12～30g
	臣	白朮(炒)	苦甘 溫 / 脾 胃	燥濕健脾 止汗安胎	4～12g
	臣	茯苓	甘淡 平 / 脾 肺 心 腎	利水滲濕 健脾寧心	9～18g
	臣	當歸	辛甘 溫 潤 / 心 肝 脾	補血和血 調經止痛 潤燥滑腸	6～18g
	臣	白芍藥	苦酸 微寒 / 肝	養血柔肝 緩中止痛 斂陰收汗	6～24g

	佐	川芎 각 1錢	辛 溫 / 肝 膽 心包	活血行氣 祛風止痛	4~12g
	佐使	甘草(炙) 5分	甘 平 / 脾 胃 肺 心	調和諸藥 和中緩急 潤肺解毒	3~10g

증상 분석

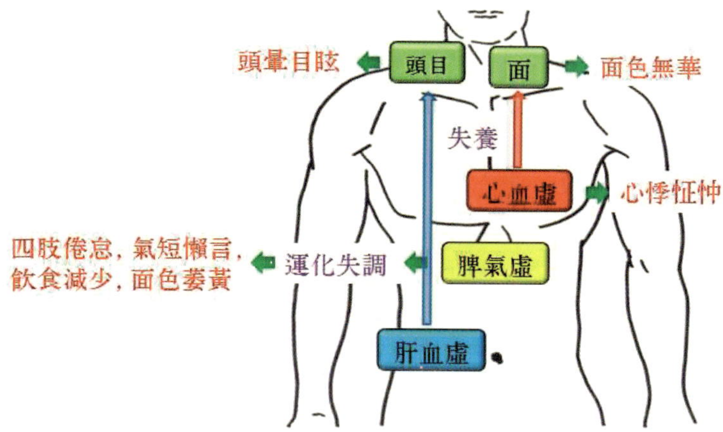

방제 해설		
	君	人蔘 : 甘溫益氣 → ① 補脾氣 → ② 大補元氣 ↘ 益氣生津 → ③ 生津止渴 熟地黃 : 甘潤滋陰 → ① 滋腎陰 → ② 滋陰養肝 溫胃 → ② 助腐熟
	臣	白朮 : 苦溫燥濕 → ① 燥濕健脾(濕), ② 人蔘의 작용을 助 茯苓 : 甘淡滲濕 → 入脾胃 → ① 滲濕健脾(水), ② 白朮을 도와 水濕을 제거 當歸 : 甘溫益氣 → 益心氣 → ① 生血(津血同源) 辛行 → ② 活血止痛 白芍 : 酸斂 → 斂肝血 → ① 養血 ② 當歸와 川芎의 溫性과 活血을 제어
	佐	川芎 : 辛行溫通 → ① 理氣活血(諸頭痛 少陽頭痛)
	佐使	甘草 : 甘 → ① 調和諸藥, ② 補脾氣

약리 작용	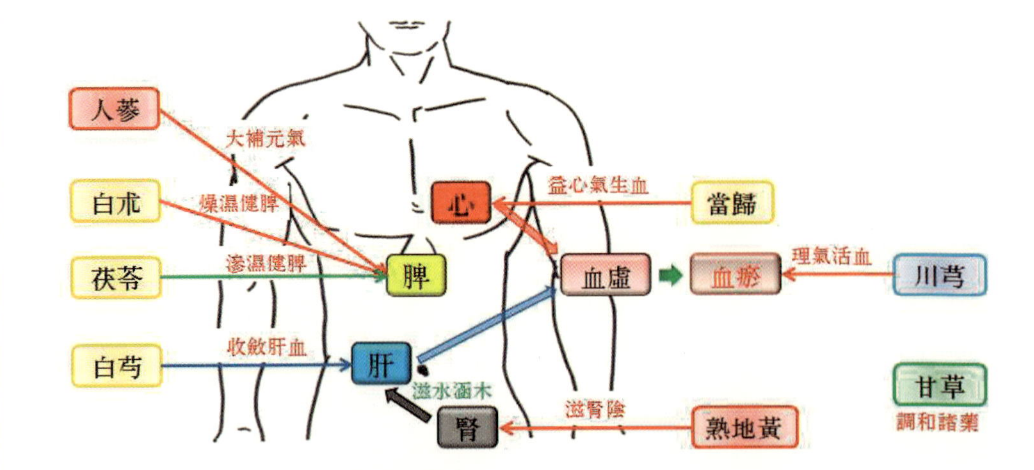
참고	① 四君子湯 ⊕ 四物湯 ⇒ 氣血雙補 ② 生薑 2片, 大棗 2枚를 넣고 복용 ⇒ 調和脾胃 → 脾의 昇騰之氣를 助, 甘辛化陽

附	十全大補湯 ≪太平惠民和劑局方≫
效用	溫補氣血
主治	**氣血兩虛證.** 面色萎黃 倦怠食少 頭暈目眩 神疲氣短 心悸怔忡 自汗盜汗 四肢不溫 舌淡 脈細弱
組成	人蔘·肉桂·川芎·乾熟地黃·茯苓·白朮·甘草(炙)·黃芪·當歸·白芍藥 각 등분
참고	① 氣血雙補 + 溫補(肉桂) ② 八珍湯 ⊕ 黃芪, 肉桂
附	人蔘養營湯 ≪太平惠民和劑局方≫
效用	益氣補血 養心安神
主治	**心脾氣血兩虛證.** 倦怠無力 食少無味 驚悸健忘 夜寐不安 虛熱自汗 咽乾脣燥 形體消瘦 皮膚乾枯 咳嗽氣短 動則喘甚
組成	黃芪·當歸·桂心·甘草(炙)·橘皮·白朮·人蔘 각 1兩, 白芍藥·熟地黃·五味子·茯苓 각 3兩, 遠志(去心, 炒) 半兩
참고	① 氣血雙補 + 安神(遠志) ② 遺精便泄者는 龍骨을 加, 咳嗽者는 阿膠를 加 ③ 十全大補湯 ⊖ 川芎 ⊕ 陳皮, 五味子, 遠志(炒)

泰山磐石散 ≪景岳全書≫

效用	益氣健脾 養血安胎
主治	**氣血虛弱로 인한 滑胎**. 胎動不安 面色淡白 倦怠無力 不思飮食 舌淡苔薄白 脈滑無力

組成

	藥材	性味 / 歸經	效能	用量
君	黃芪 1錢	甘 微溫 / 肺 脾	益衛固表 利水消腫 補中益氣	15~30g
君	熟地黃 8分	甘 微溫 / 腎 肝	養血滋陰 補精益髓	12~30g
臣	人蔘 1錢	甘微苦 微溫 / 脾 肺	大補元氣 固脫生津 安神	2~15g
臣	白朮 2錢	苦甘 溫 / 脾 胃	燥濕健脾 止汗安胎	4~12g
臣	當歸 1錢	辛甘 溫 潤 / 心 肝 脾	補血和血 調經止痛 潤燥滑腸	6~18g
臣	芍藥 8分	苦酸 微寒 / 肝	養血柔肝 緩中止痛 斂陰收汗	6~24g
臣	川續斷 1錢	苦辛 微溫 / 肝 腎	補肝腎 續筋骨 調血脈	9~15g
佐	黃芩 1錢	苦 寒 / 肺 心 肝 大腸	淸熱燥濕 瀉火解毒 止血 安胎	6~12g
佐	砂仁 5分	辛 溫 / 脾 胃 腎	化濕開胃 溫脾止瀉 理氣安胎	3~9g
佐	川芎 8分	辛 溫 / 肝 膽 心包	活血行氣 祛風止痛	4~12g
佐	糯米 한줌	甘 溫 / 脾 胃	補脾養胃	40~70g
使	炙甘草 5분	甘 平 / 脾 胃 肺 心	調和諸藥 和中緩急 潤肺 解毒	3~10g

방제해설

君	黃芪 : 補裨肺氣, 升陽 熟地黃 : 滋腎養肝
臣	人蔘, 白朮 : 益氣健脾 ⇒ 固胎元 當歸, 白芍, 續斷 : 養血和血 ⇒ 養胎元
佐	黃芩 : 淸熱安胎 砂仁 : 理氣醒脾, 益氣養血之品의 滋膩로 인한 壅滯 방지 川芎 : 理氣活血 糯米 : 補脾養胃
使	炙甘草 : 調和諸藥

참고

① 氣血兩虛 → 胞宮不固 → 胎元失養 → 胎動한 者에게 적용
② 十全大補湯 ⊖ 肉桂 茯苓 ⊕ 續斷, 黃芩, 砂仁, 糯米
③ 肉桂와 茯苓의 減하는 의의 : 肉桂는 辛熱하여 陽動火, 茯苓은 甘淡滲濕으로 下行 ⇒ 胎動不安
④ 氣血兩虛하여 胞宮不固로 滑胎 치료 위주 ⇒ 補脾肺氣 升陽하여 固托內臟하는 黃芪를 君藥으로 사용

補血雙補劑의 정리

방 제	八珍湯	泰山磐石散
병 기	氣血兩虛證	氣血虛弱 → 滑胎
효 능	益氣補血	益氣健脾 養血安胎
대표약물	四君子湯 ＋ 四物湯	黃芪, 熟地黃, 人蔘, 白朮, 當歸, 續斷
변증요점	面色蒼白 或 萎黃, 頭暈目眩, 四肢倦怠, 心悸怔忡, 飮食減少	胎動不安, 面色淡白, 倦怠無力, 不思飮食
특 징	氣血雙補의 기본 방제	氣血虛弱으로 인한 胎動不安을 治

4) 補陰劑

① 補陰(肝腎의 위주)하는 작용으로 腎陰虛證을 치료하는 방제

② 대표증상 : 肢體消瘦, 面容憔悴, 口燥咽乾, 虛煩不眠, 大便乾燥, 小便短黃, 骨蒸盜汗, 顴紅, 夢精滑精, 腰痠背痛, 沈細數脈, 舌紅少苔

③ 대표약물

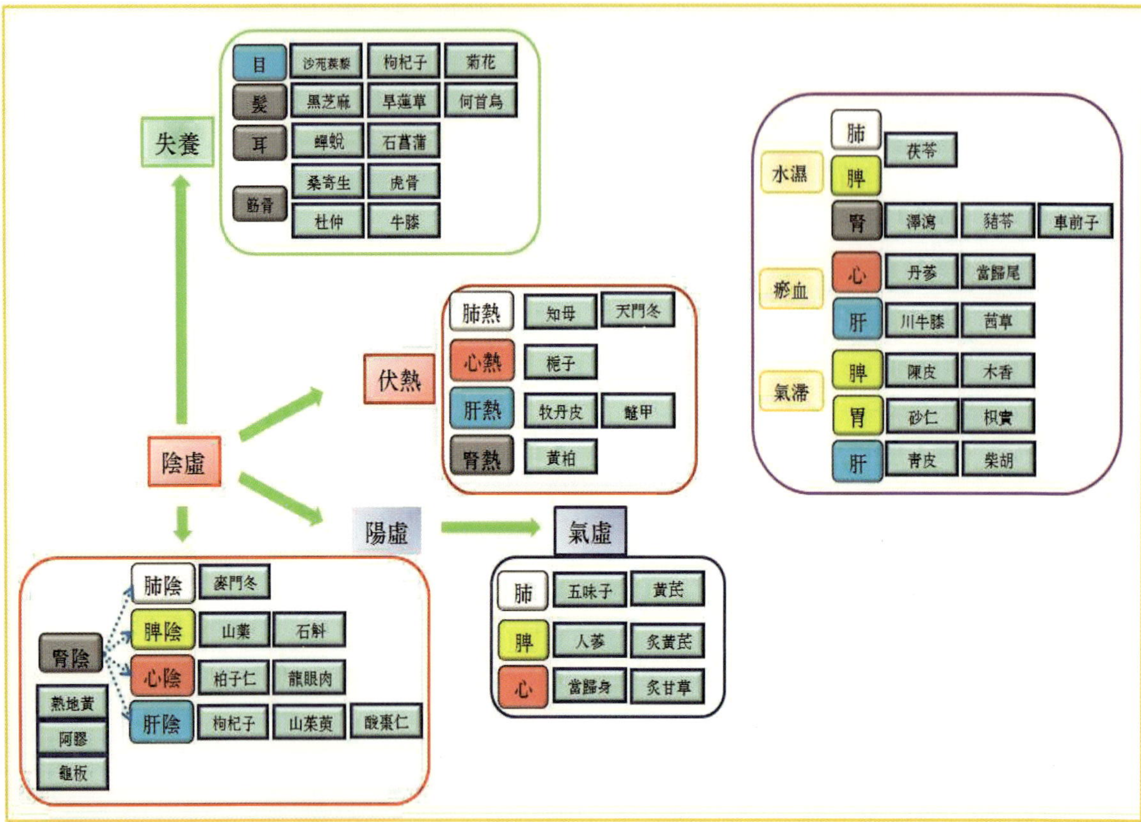

陰虛 : 發病機理

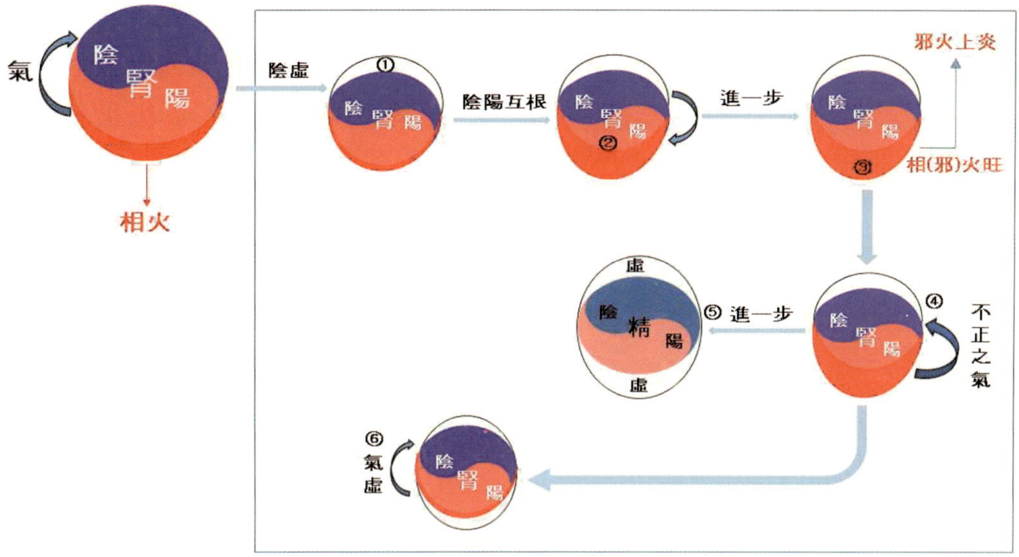

1. 陰虛의 病理 및 증상

① 여러 병인으로 腎陰을 손상시킬 수 있다.	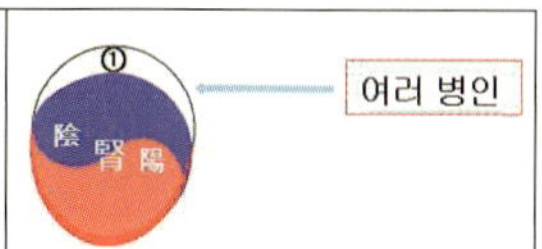
② 腎陰虛가 심하면 陰陽互根의 이론에 따라 결국 腎陽에 영향을 미쳐 腎陽虛하게 된다. 이를 '陰損及陽'이라 한다.	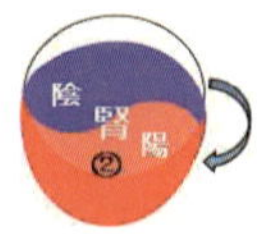
③ 腎陰虛하면 滋養機能이 감퇴되고 또한 制陽하지 못하여 일부분 넘치는 陽은 결국 邪火(相火旺)를 일으키고 마침내 上炎한다.	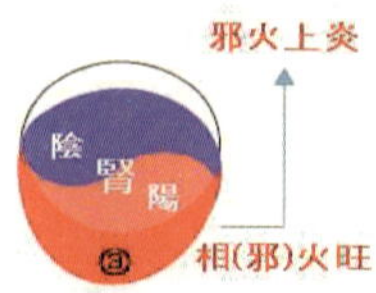
④ 또한 邪火(相火旺)는 腎陰을 燔灼하여 不正之氣를 일으킨다.	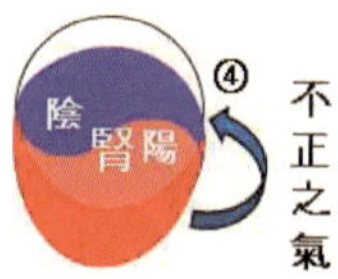
⑤ 腎陰虛가 極에 이르면 精中之陰을 消耗하여 결국 封藏된 精을 虛損한다.	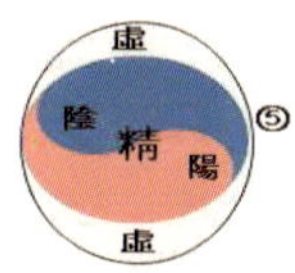
⑥ 腎臟은 결국 陽陰兩虛로 腎氣가 부족하게 되고, 腎의 封藏기능이 저하된다.	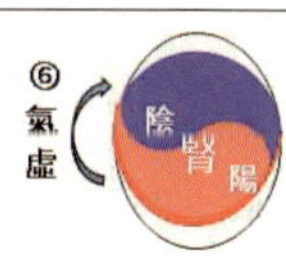

2. 陰虛의 治療方法

<table>
<tr><td>① 滋陰補腎</td><td></td></tr>
<tr><td>② 陽中求陰 → 補陽</td><td>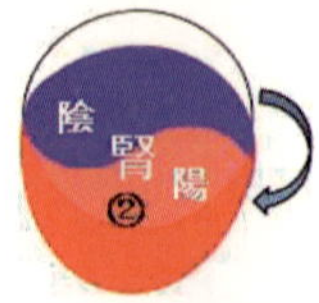</td></tr>
<tr><td>③ 陰生陽長</td><td>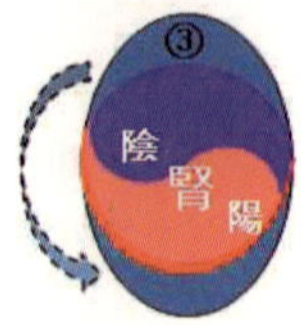</td></tr>
<tr><td>④ 祛邪火</td><td>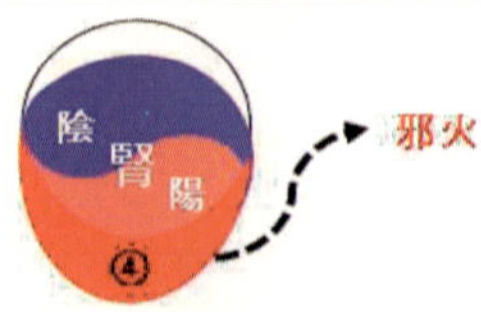</td></tr>
<tr><td>⑤ 添精補陰</td><td>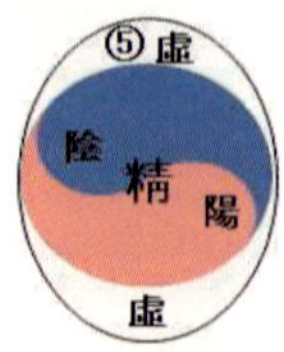</td></tr>
<tr><td>⑥ 慈陰益氣固澁</td><td>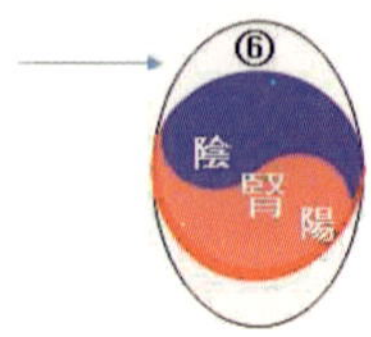</td></tr>
</table>

六味地黃丸 ≪小兒藥證直訣≫

效用	滋補肝腎				
主治	**肝腎陰虛證**. 腰膝痠軟 頭暈目眩 耳鳴耳聾 盜汗 遺精 消渴 骨蒸潮熱 手足心熱 口燥咽乾 牙齒動搖 足跟作痛 小便淋瀝 小兒腦門不合 舌紅少苔 脈沈細數				
組成	君	熟地黃 8錢	甘 微溫 / 腎 肝	養血滋陰 補精益髓	12~30g
	臣	山茱萸 4錢	酸澁 微溫 / 肝 腎	補益肝腎 澀精固脫	6~12g
		山藥 4錢	甘 平 / 脾 肺 腎	補脾養胃 生津益肺 補腎澁精	15~30g
	佐	澤瀉 3錢	甘 寒 / 膀胱 腎	利小便 淸濕熱	6~9g

茯苓 3錢	甘淡 平 / 脾 肺 心 腎	利水滲濕 健脾寧心	9~18g
牡丹皮 3錢	辛苦 微寒 / 肝 心 腎	淸熱凉血 活血散瘀	6~12g

증상 분석

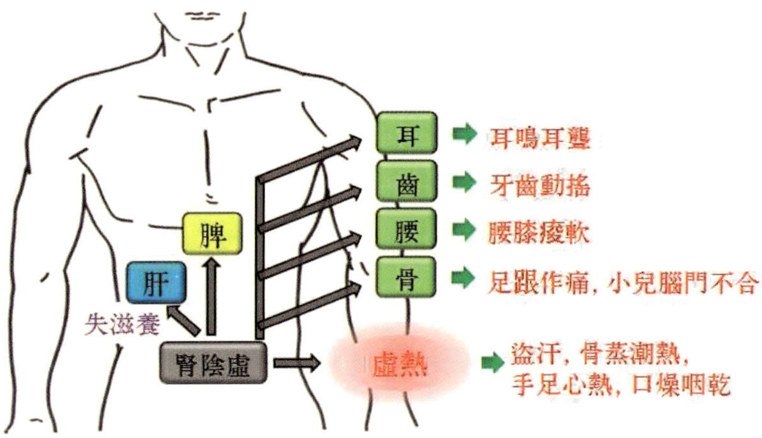

방제 해설

君	熟地黃 : 甘潤滋陰 → ① 滋腎陰 → ② 滋陰養肝 溫胃 → ③ 助腐熟
臣	山茱萸 : 酸斂 → ① 收斂肝陰 澁 → 固澁 → ② 澁精固氣 山藥 : 甘潤滋陰 → ① 補脾陰 澁 → 固澁 → ② 益精
佐	澤瀉 : 甘淡滲濕 → 入腎 → ① 利小便(腎濁을 泄) 寒淸熱 → ② 淸膀胱濕熱 茯苓 : 甘淡滲濕 → 入脾胃 → ① 滲濕健脾 牡丹皮 : 苦寒淸熱 → ① 淸熱凉血(血中伏火) 辛散苦降 → ② 活血散瘀

약리 작용

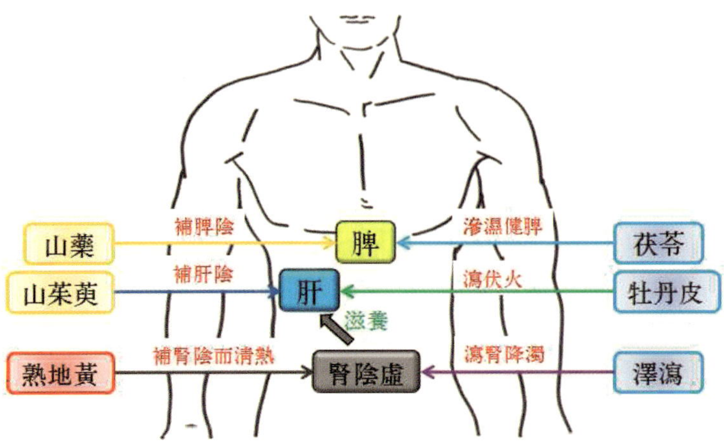

참고	① 腎氣丸 ⊖ 附子, 肉桂 ⇒ 원방 ≪小兒藥證直訣≫에 小兒의 肝腎陰虛不足證을 치료 (小兒의 생리 특징 : 小兒는 純陽之體 → 陽氣盛하기 때문에 辛熱한 附子, 肉桂를 減) ② 腎肝脾를 平補(陰虛의 정도가 약할 때) ③ 방제의 배오 특징 : "補中有瀉" ⇒ 滯膩의 폐단을 방지

	三 補	三 瀉
腎	熟地黃	澤瀉(利水濕)
肝	山茱萸	牡丹皮(淸伏熱)
脾	山藥	茯苓(淡滲水濕)

附	知柏地黃丸 ≪醫宗金鑑≫
效用	滋陰降火
主治	**肝腎陰虛 虛火上炎證.** 頭目昏眩 耳鳴耳聾 虛火牙痛 惡心煩熱 腰膝痠痛 血淋尿痛 遺精夢泄 骨蒸潮熱 盜汗顴紅 咽乾口燥 舌質紅 脈細數
組成	熟地黃 8錢, 山茱萸・山藥 각 4錢, 澤瀉・牡丹皮・茯苓 각 3錢, 知母(鹽炒)・黃柏(鹽炒) 각 2錢
참고	① 腎陰虛와 虛熱이 심한 者에게 적용 ② 六味地黃丸 ⊕ 知母, 黃柏
附	都氣丸 ≪醫宗己任編≫
效用	滋腎納氣
主治	**肺腎兩虛證.** 咳嗽氣短 呃逆滑精 腰痛
組成	熟地黃 8錢, 山茱萸・山藥 각 4錢, 澤瀉・牡丹皮・茯苓 각 3錢, 五味子 2錢
참고	① 腎陰虛와 肺氣虛를 겸한 者에게 적용 ② 六味地黃丸 ⊕ 五味子
附	麥味地黃丸 ≪醫級≫
效用	斂肺納腎
主治	**肺腎陰虛證.** 虛勞勞熱 咳嗽吐血 潮熱盜汗
組成	熟地黃 8錢, 山茱萸・山藥 각 4錢, 澤瀉・牡丹皮・麥門冬・茯苓 각 3錢, 五味子 2錢
참고	① 腎陰虛와 肺氣陰虛를 겸한 者에게 적용 ② 六味地黃丸 ⊕ 麥門冬, 五味子
附	杞菊地黃丸 ≪醫級≫
效用	滋腎養肝
主治	**肝腎陰虛證.** 兩目昏花 視物不明 眼睛乾澁 迎風流淚

組成	熟地黃 8錢, 山茱萸・山藥 각 4錢, 澤瀉・牡丹皮・茯苓 각 3錢, 枸杞子, 菊花 각 3錢
참고	① 腎陰虛와 肝陰虛로 인한 兩目 失滋養한 者에게 적용 ② 六味地黃丸 ⊕ 枸杞子, 菊花

左歸丸 ≪景岳全書≫

效用	滋陰補腎 塡精益水
主治	**眞陰不足證**. 頭暈目眩 腰痠腿軟 遺精滑泄 自汗盜汗 口燥舌乾 舌紅少苔 脈細

組成					
君	熟地黃 8兩	甘 微溫/ 腎 肝	養血滋陰 補精益髓	12~30g
臣	枸杞子 4兩	甘 平 / 肝 腎	滋補肝腎 益精明目	6~12g
	山茱萸 4兩	酸澁 微溫 / 肝 腎	補益肝腎 澀精固脫	6~12g
	龜版膠 4兩	鹹甘 微寒 / 肝 腎	滋陰潛陽 益腎健骨 養血補心	9~24g
	鹿膠 4兩	甘鹹 溫 / 肝 腎	補血 益精	4~12g
佐	菟絲子 4兩(製)	辛甘 溫 / 肝 腎 脾	補肝腎 益精髓 明目 止瀉	6~12g
	川牛膝 3兩 (酒洗蒸熟)	甘苦酸 平 / 肝 腎	補肝腎 强筋骨 活血祛瘀	10~15g
	山藥 4兩(炒)	甘 平 / 脾 肺 腎	補脾養胃 生津益肺 補腎澁精	15~30g

증상 분석

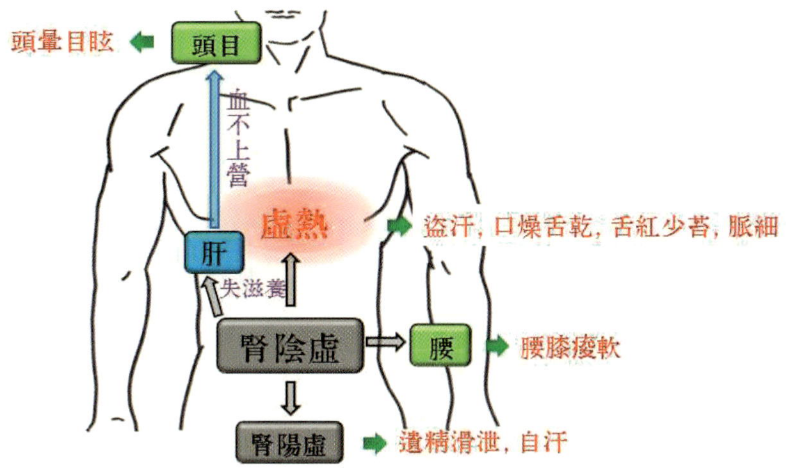

방세 해설		
	君	熟地黃 : 甘潤滋陰 , ① 滋腎陰 → ② 滋陰養肝 溫胃 → ③ 助腐熟

	臣	枸杞子 : 甘潤滋陰 → ① 滋肝腎陰 → ② 明目 山茱萸 : 酸斂 → ① 收斂肝陰 澁 → 固澁 → ② 澁精固氣 龜版膠 : 血肉有精之品 ─┐ 鹹 + 甘寒滋陰 → ① 滋腎陰(益精) → 心腎相交 → ② 養血補心 鹿角膠 : 血肉有精之品 ─┐ 鹹補 + 熱 → ① 補腎陽 → ② 益精血
	佐	菟絲子 : 溫 → 溫陽 → ① 溫腎補肝 ↘ ② 止遺固脫 川牛膝(酒蒸) : 甘溫益氣 + 酸甘化陰 → ① 補肝腎 → ② 强筋骨 山藥 : 甘潤滋陰 → ① 補脾陰 澁 → 固澁 → ② 益精

약리작용

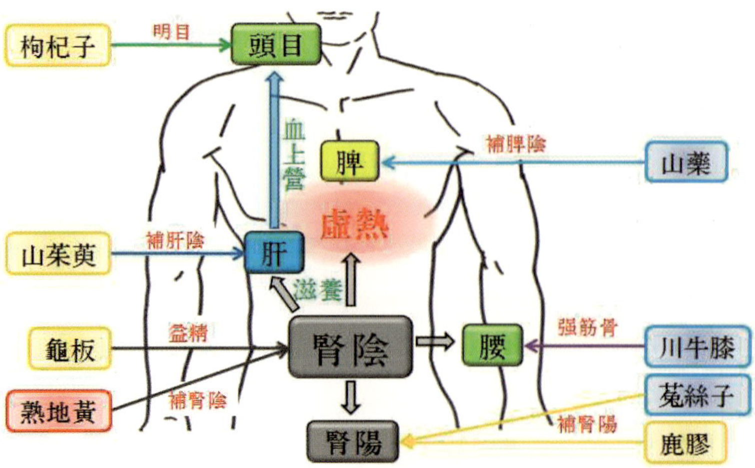

참고	① 眞陰不足證에 적용(腎陰虛가 重하며 互根互用으로 腎陽도 약간 虛한 상태) ② 六味地黃丸 ⊖ 三瀉(茯苓 澤瀉 牡丹皮) ⇒ 補陰에 치중 (補陰力 : 左歸丸 〉大補陰丸 〉六味地黃丸) ③ 龜板膠과 鹿角膠의 배오 의의 : 血肉有精之品 龜版膠(偏補眞陰) + 鹿角膠(偏補眞陽) ⇒ 益精塡髓 ④ 菟絲子・鹿角膠의 배오 의의 : 대량의 補陰藥 중 소량의 補陽藥 배오 ⇒ "陽中求陰" ⑤ 甘膩之劑로만 배오 ⇒ 滯脾碍胃의 가능성 ⇒ 砂仁, 陳皮를 加 ⑥ "左歸是育陰以潛陽, 不是壯水以制火" - 王旭高

附	左歸飮	≪景岳全書≫
效用	補益腎陰	
主治	眞陰不足證. 腰痠遺泄 盜汗 口燥咽乾 口渴欲飮 舌尖紅 脈細數	

組成	熟地黃 2~3錢 或 1~2兩, 山藥·枸杞子 각 2錢, 甘草(炙) 1錢, 茯苓 1錢 半, 山茱萸 1~2錢
참고	腎陰不足 輕證에 적용

大補陰丸 ≪丹溪心法≫

效用	滋陰降火				
主治	**陰虛火旺證**. 骨蒸潮熱 盜汗遺精 咳嗽咯血 心煩易怒 足膝疼熱 舌紅少苔 尺脈數而有力				
組成	君	熟地黃 6兩	甘 微溫 / 腎 肝	養血滋陰 補精益髓	12~30g
		龜板 6兩 (酥炙)	鹹甘 微寒 / 肝 腎	滋陰潛陽 益腎健骨 養血補心	9~24g
	臣	黃柏 4兩(炒)	苦 寒 / 腎 膀胱 大腸	淸熱燥濕 瀉火解毒 退虛熱	3~12g
		知母 4兩(酒浸炒)	苦甘 寒 潤 / 肺 腎	淸熱瀉火 生津潤燥	6~12g
	佐使	猪脊髓	甘 寒 / 腎	補陰益髓	
		蜂蜜	甘 平 / 肺 脾 大腸	補中 潤燥 止痛 解毒	15~30g
증상 분석	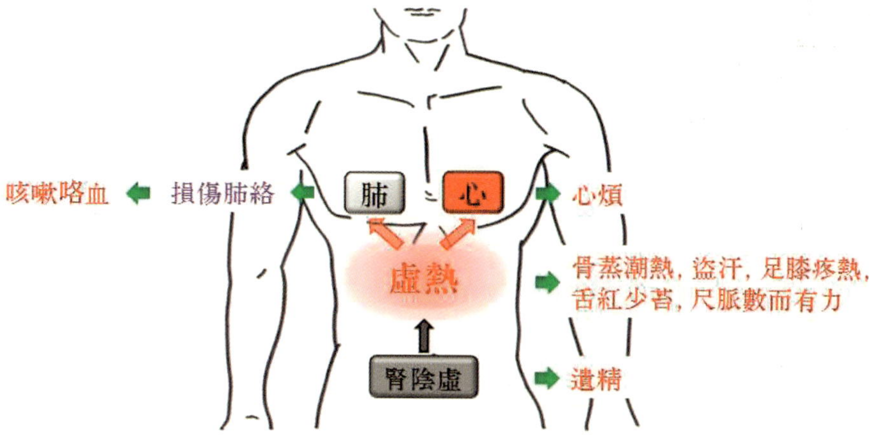				

방제 해설	君	熟地黃 : 甘潤滋陰 → ① 滋腎陰 → ② 滋陰養肝 溫胃 → ② 助腐熟 龜版膠 : 血肉有精之品 鹹 + 甘寒滋陰 → ① 滋腎陰(益精) → 心腎相交 → ② 養血補心 質重 → ③ 潛陽
	臣	黃柏 : 苦寒淸熱 → ① 淸下焦之熱(腎 膀胱) 知母 : 苦寒 → 淸熱 → ① 淸肺胃伏熱 → 降火則滋陰 → ② 生津潤燥

	佐使	猪脊髓・蜂蜜 ⇒ 血肉甘潤之品 → ① 塡精補陰, ② 黃柏의 苦燥를 제어
약리 작용	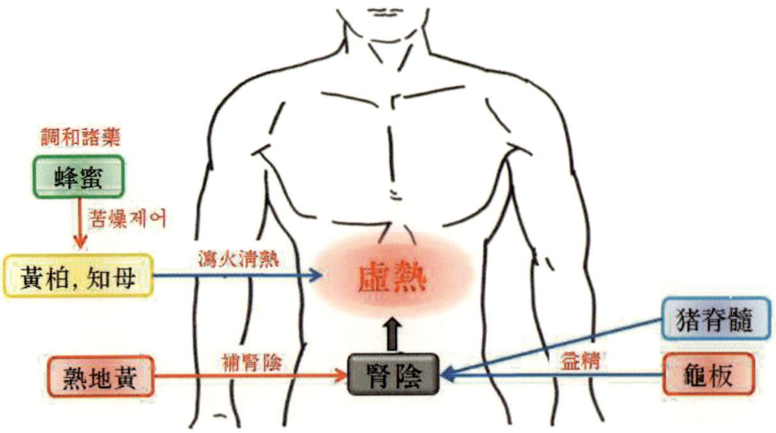 	
참고	① 腎陰虛로 인한 陰虛火旺證에 적용 ② 滋陰 爲主 兼 淸熱 → 滋陰藥(熟地黃, 龜板) : 淸熱藥(黃柏, 知母) = 6 : 4 ⇒ 培本淸源 ③ 大補陰丸을 분말로 하여 猪脊髓, 蜜丸을 만들어 鹽湯으로 복용	

虎潛丸 ≪丹溪心法≫

效用	滋陰降火 强壯筋骨				
主治	**陰虛內熱之痿證**. 腰膝酸軟 筋骨痿弱 腿足消瘦 步履乏力 舌紅少苔 脈細弱				
組成	君	黃柏 半斤(酒炒)	苦 寒 / 腎 膀胱 大腸	淸熱燥濕 瀉火解毒 退虛熱	3~12g
		龜板 4兩(酒炙)	鹹甘 微寒 / 肝 腎	滋陰潛陽 益腎健骨 養血補心	9~24g
	臣	知母 2兩(酒炒)	苦甘 寒 潤 / 肺 腎	淸熱瀉火 生津潤燥	6~12g
		熟地黃 2兩	甘 微溫 / 腎 肝	養血滋陰 補精益髓	12~30g
		白芍 2兩	苦酸 微寒 / 肝	養血柔肝 緩中止痛 斂陰收汗	6~24g
	佐	鎖陽 1兩 半	甘 溫 / 脾 腎 大腸	補腎陽 益精血 潤腸通便	5~9g
		虎骨 1兩(炙)	辛 溫 / 肝 腎	祛風定痛 强筋健骨 鎭痙	3~6g
		乾薑 半兩	辛 熱 / 脾 胃 肺	溫中逐寒 回陽通脈	3~9g
		陳皮 2兩	辛 溫 / 脾 胃 肺	理氣健脾 燥濕化痰	6~12g

증상 분석	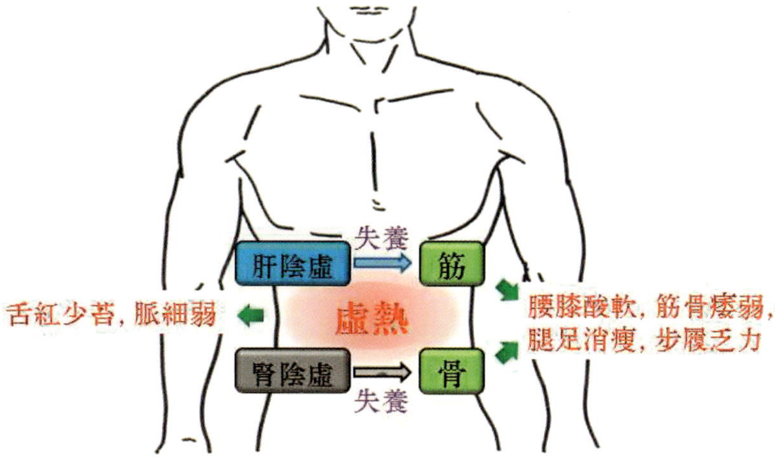	
방제 해설	君	黃柏 : 苦寒淸熱 → ① 瀉腎中伏火 龜版 : 血肉有精之品 ⟶↓ 鹹 + 甘寒滋陰 → ① 滋腎陰(益精) → 心腎相交 → ② 養血補心 質重 → ③ 潛陽
	臣	知母 : 苦寒 → 淸熱 → ① 淸肺胃伏熱 → 降火則滋陰 → ② 生津潤燥 熟地黃 : 甘潤滋陰 → ① 滋腎陰 → ② 滋陰養肝 溫胃 → ③ 助腐熟 白芍 : 酸 → 斂肝血 → ① 養血
	佐	鎖陽 : 溫養 → ① 補陰益精 → ② 養筋起痿 虎骨 : 辛散 → ① 祛風定痛 溫補 → ② 强筋健骨 乾薑 : 熱 → 助陽 → 入脾 → ① 補脾陽 → 逐寒 陳皮 : 辛微苦 → 苦辛通降 → 入肺脾 → ① 理氣健脾 辛散 → ② 化痰 ↙ ③ 甘膩藥의 壅滯를 방지

<table>
<tr><td>약리 작용</td><td>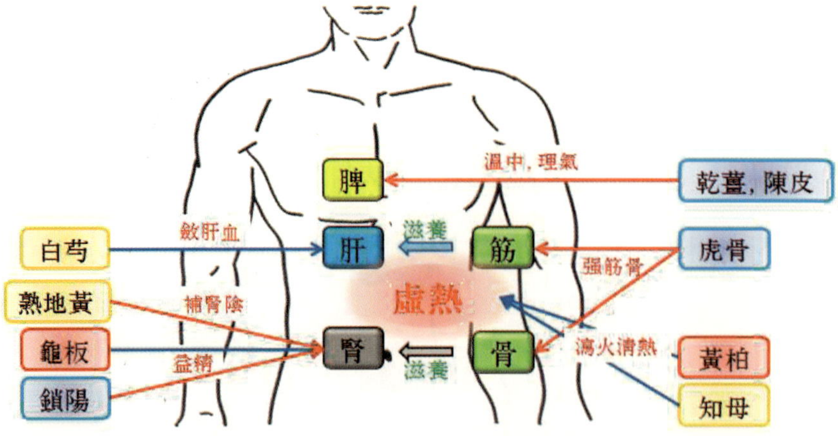
</td></tr>
<tr><td>참고</td><td>① 肝腎陰虛內熱로 인한 痿證에 적용
② 大補陰丸 ⊖ 猪脊髓, 蜂蜜 ⊕ 白芍, 虎骨, 鎖陽, 乾薑, 陳皮
③ 방제의 특징
ⓐ 標本同治法 : 滋陰淸火(本) + 强壯筋骨(標)
ⓑ 補瀉倂用 : 滋陰養血藥 + 苦寒淸降藥 ⇒ 滋陰而不滯邪, 降火而無傷陰之患
ⓒ 滋陰降火藥 + 行氣溫中藥 ⇒ 滋而不膩, 補而不滯, 瀉火而不傷中
④ 乾薑과 陳皮의 배오 의의
ⓐ 補脾陽(乾薑) + 理氣(陳皮)하여 脾의 運化를 助
ⓑ 甘膩藥의 壅滯를 방지
ⓒ 苦寒藥의 寒性을 제어</td></tr>
</table>

二至丸 ≪醫方集解≫

效用	補腎養肝				
主治	**肝腎陰虛, 下肢痿軟證.** 頭暈目眩 口苦咽乾 失眠多夢 腰膝痿軟 遺精 早年白髮				
組成	君	女貞子	甘苦 凉 / 肝 腎	滋補肝腎 明目烏髮	6～12g
	佐	旱蓮草	甘酸 寒 / 腎 肝	滋陰益陰 凉血止血	6～12g

증상 분석	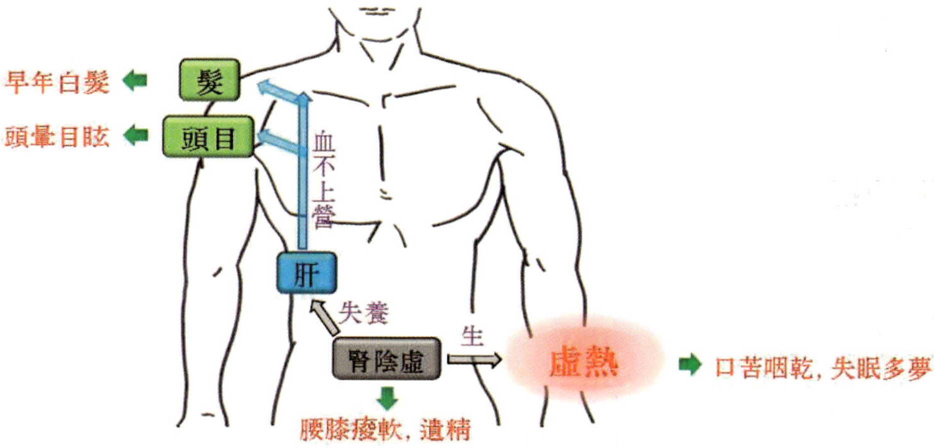	
방제 해설	君	女貞子 : 甘凉滋陰 → ① 補肝益腎 凉淸熱 → ② 明目烏髮 ↲ 苦降 → ③ 膩滯를 방지
	佐	旱蓮草 : 甘酸化陰 + 質輕 → ① 滋陰益腎(頭目) 寒淸熱 → ② 凉血止血
약리 작용	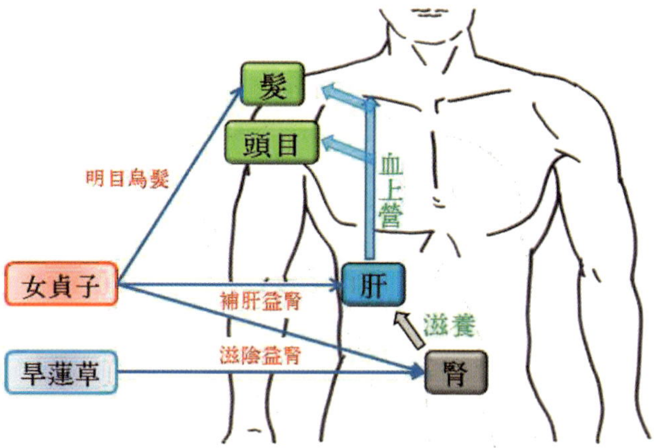	
참고	① 肝腎陰虛로 인한 下肢痿軟證에 적용 ② 藥性 平和 + 丸劑 ⇒ 平補肝腎之劑 ③ 복용 방법 : 자기 전에 酒服 ④ 포제법 : 旱蓮草煎汁濃縮 + 女貞子蒸熟粉末	

附	桑麻丸 ≪醫方集解≫
效用	補肝腎 明目 祛風濕
主治	**陰虛血燥證**. 頭暈目眩 久咳不愈 津枯便秘 風濕痲痺 肌膚乾燥

組成	桑葉・蜂蜜 1斤, 黑芝麻 4兩
참고	복용 방법 : 아침에는 鹽湯, 저녁에는 酒服

一貫煎 ≪柳洲醫話≫

效用	滋陰疏肝
主治	**肝腎陰虛 血燥氣鬱證.** 胸脘脇痛 呑酸吐苦 咽乾口燥 疝氣積聚 舌紅少津 脈細弱 或 虛弦

組成					
君	熟地黃 6錢	甘 微溫 / 腎 肝	養血滋陰 補精益髓	12~30g
臣	沙參 3錢	甘 微寒 / 肺 胃	養陰淸肺 祛痰止咳	9~15g
臣	麥門冬 3錢	甘 微寒 / 心 肺	養陰潤肺 淸心除煩 益胃生津	6~12g
臣	當歸身 3錢	辛甘 溫 潤 / 心 肝 脾	補血和血 調經止痛 潤燥滑腸	6~18g
臣	枸杞子 3錢	甘 平 / 肝 腎	滋補肝腎 益精明目	6~12g
佐	川楝子 1錢 半	苦 寒 小毒 / 肝 胃 小腸	舒肝行氣止痛 殺蟲	4.5~9g

증상 분석

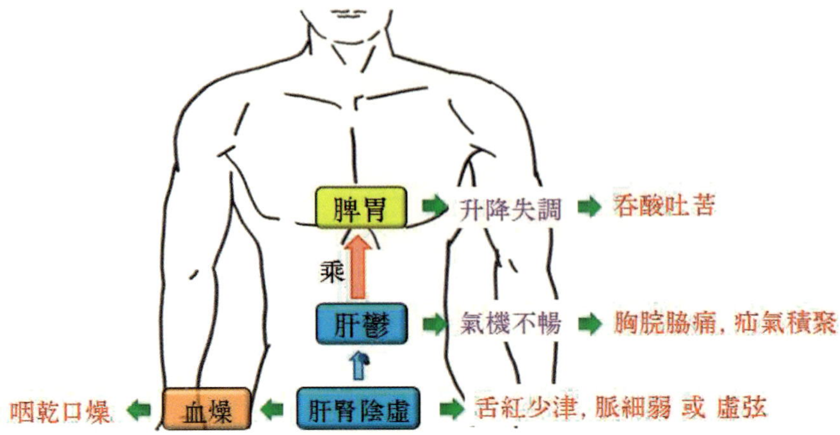

방제 해설		
	君	熟地黃 : 甘潤滋陰 → ① 滋腎陰 → ② 滋陰養肝 溫胃 → ③ 助腐熟
	臣	沙參 : 寒淸熱 + 甘寒滋陰 → ① 淸肺養陰 → ② 益胃生津 麥門冬 : 甘潤寒 → 滋陰生津 → ① 滋補肺胃 → ② 滋陰淸熱 當歸身 : 甘溫益氣 → 益心氣 → ① 生血 質潤 → ② 潤腸 枸杞子 : 甘潤滋陰 → ① 滋肝腎陰 → ② 明目

	佐	川楝子 : 苦降 寒清熱 → ① 疏肝理氣清熱

약리 작용

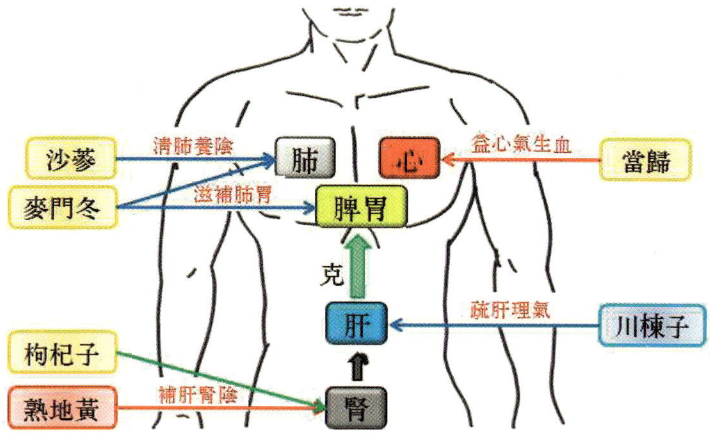

참고

① 肝腎陰虛로 인한 血燥氣鬱證에 적용

② 방제의 배오 특징 : 대량의 滋陰養血藥에 疏肝理氣藥 배오 → 補肝 + 疏肝
⇒ 滋陰藥의 옹체 방지 川楝子의 苦燥濕으로 인한 傷陰 방지

③ 肝陰虛 肝鬱의 병기

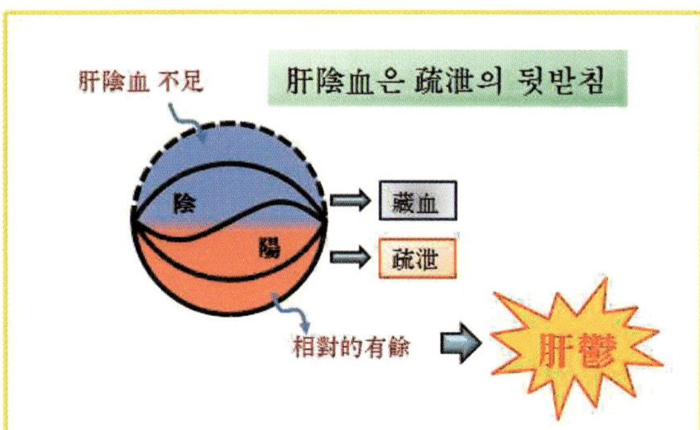

④ 약물의 배오 의의 : ⓐ 熟地黃, 枸杞子 ⇒ 滋水涵木, ⓑ 沙參 ⇒ 淸金制木,
ⓒ 麥門冬 ⇒ 培土抑木

⑤ 肝鬱을 치료하는 방제의 비교

방 제	小柴胡湯	逍遙散	一貫煎
공통점	肝鬱에 적용 ⇒ 胸悶脇痛 頭痛目眩		
약 물	<u>柴胡, 黃芩,</u> 半夏, 生薑, 大棗, 人蔘, 甘草	<u>當歸, 白芍,</u> 白朮, 銀柴胡, 茯苓, 薄荷, 燒生薑, 甘草	<u>熟地黃,</u> 沙參, 麥門冬, 當歸, 枸杞子, 川楝子
적 용	외부 스트레스 → 肝鬱	脾虛 → 血虛 → 肝鬱	肝腎陰虛 → 肝鬱

石斛夜光丸 ≪原機啓微≫

效用	平肝熄風 滋陰明目
主治	**肝腎不足 陰虛火旺證**. 瞳孔散大 視物昏花 流淚 頭暈目眩 內障
組成	天門冬・人蔘・茯苓 각 2兩, 麥門冬・熟地黃・生地黃 각 1兩, 菟絲子・甘菊・草決明・杏仁・山藥・枸杞子・牛膝 각 7錢 半, 五味子・蒺藜・石斛・肉蓯蓉・川芎・炙甘草・枳殼・青葙子・防風・川黃連・犀角 각 半兩
증상 분석	精血不能上營 → 虛熱挾風上搖 → 目失滋養
방제 해설	生津養血 : 天門冬, 麥門冬, 熟地黃, 生地黃, 五味子, 石斛 滋陰補腎 : 菟絲子, 枸杞子, 牛膝, 肉蓯蓉 補肺益脾 : 人蔘, 茯苓, 甘草, 山藥 疏風淸熱 : 枳殼, 川芎, 菊花, 杏仁, 防風, 草決明, 蒺藜, 靑葙子 平肝瀉心 : 黃連, 犀角, 羚羊角
참고	① 肝腎不足으로 인한 陰虛有熱의 目疾에 적용 ⇒ 안과 계통의 상용방 ② 生津養血, 滋陰補腎, 補肺益脾, 疏風淸熱, 平肝瀉心의 분야로 분류 ③ 비교 처방 : 磁朱丸(磁石, 朱砂, 新曲) ⇒ 虛陽上浮, 心神不寧, 水火不交로 인한 視物不明에 적용

補肺阿膠湯 ≪小兒藥證直訣≫

效用	補肺養陰 鎭咳止血
主治	**肺陰虛兼有熱證**. 咳嗽氣喘 咽喉乾燥 咯痰不多 痰中滯血

組成					
	君	阿膠 1兩 半(麩炒)	甘 平 / 肺 肝 腎 心	補血滋陰 潤燥 止血	5~10g
	臣	牛蒡子 2錢 5分(炒)	辛苦 寒 / 肺 胃	疏散風熱 宣肺透疹 解毒利咽	3~12g
		馬兜鈴 5錢(焙)	苦 微寒 / 肺 大腸	清肺降氣 止咳平喘 淸腸消痔	4~12g
	佐	杏仁 7個(炒)	苦辛 微溫 / 肺 大腸	止咳平喘 潤腸通便	3~10g
	佐使	甘草 2錢 5分(炙)	甘 平 / 脾 胃 肺 心	調和諸藥 和中緩急 潤肺解毒	3~10g
		糯米 1兩(炒)	甘 溫 / 脾 胃	補脾養胃	40~70g

증상 분석	肺陰虛 → 虛熱 → ↗ 咽喉乾燥 宣降失調 → 咳嗽氣喘, 咯痰不多 ↘ 侵襲肺絡 → 痰中滯血	
방제 해설	君	阿膠 : 滋陰補肺, 凉血止血
	臣	牛蒡子 : 散風熱, 化痰利咽 馬兜鈴 : 淸泄肺熱, 化痰寧嗽
	佐	杏仁 : 宣降肺氣, 止咳平喘
	佐使	甘草 : 補脾胃, 調和諸藥 糯米 : 補脾胃
참고	① 肺陰虛 → 虛熱로 인한 喘咳에 적용 ② 방제의 배오 특징 : 標本同治, 養陰補肺(本) 兼淸肺化痰, 寧嗽平喘(標) ③ 甘草와 糯米의 배오 의의 : 補脾胃 → 補肺 ⇒ 培土生金	

附	月華丸 ≪醫學心悟≫
效用	滋陰潤肺 鎭咳止血
主治	**肺腎陰虛證**. 久咳 痰中滯血 勞瘵久嗽
組成	天門冬・麥門冬・生地黃・熟地黃・山藥・百部根・沙參・川貝母・阿膠 각 1兩, 茯苓・獺肝(수달의 간)・三七 각 5錢, 白菊花・桑葉 각 2兩
참고	현대 폐결핵에 적용

龜鹿二仙膠 ≪醫方考≫

效用	滋陰塡精 益氣壯陽				
主治	**眞元虛損 精血不足證**. 全身瘦削 陽痿遺精 兩目昏花 腰膝痠軟 久不孕育				
組成	君	鹿角 10斤	甘鹹 溫 / 肝 腎	補血 益精	4~12g
		龜板 5斤	鹹甘 微寒 / 肝 腎	滋陰潛陽 益腎健骨 養血補心	9~24g
	佐	枸杞子 30兩	甘 平 / 肝 腎	滋補肝腎 益精明目	6~12g
		人蔘 15兩	甘微苦 微溫 / 脾 肺	大補元氣 固脫生津 安神	2~15g

<table>
<tr><td>증상 분석</td><td colspan="2">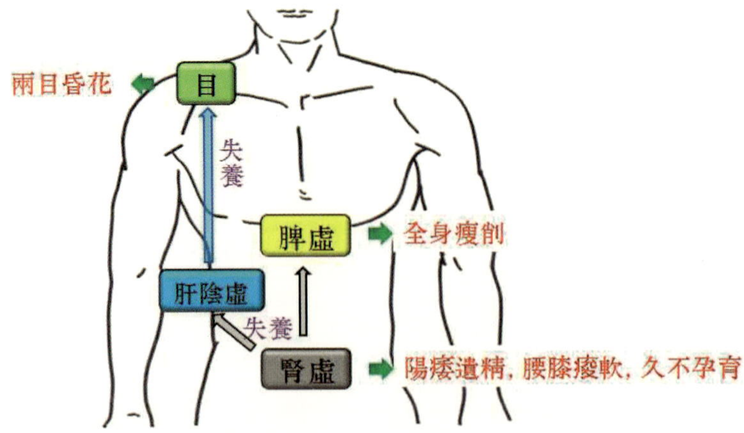
</td></tr>
<tr><td rowspan="2">방제 해설</td><td>君</td><td>鹿角 : 鹹補 + 熱 → ① 補腎陽 → ② 益精血
↘ ③ 通督脈
龜板 : 血肉有精之品 ↓
鹹 + 甘寒滋陰 → ① 滋腎陰(益精) → 心腎相交 → ② 養血補心
⇒ 補先天 交通任督二脈</td></tr>
<tr><td>佐</td><td>枸杞子 : 甘潤滋陰 → ① 滋肝腎陰 → ② 明目
人蔘 : 甘溫益氣 → ① 補脾氣 → ② 大補元氣
↘ 益氣生津 → ③ 生津止渴
⇒ 補後天</td></tr>
<tr><td>약리 작용</td><td colspan="2">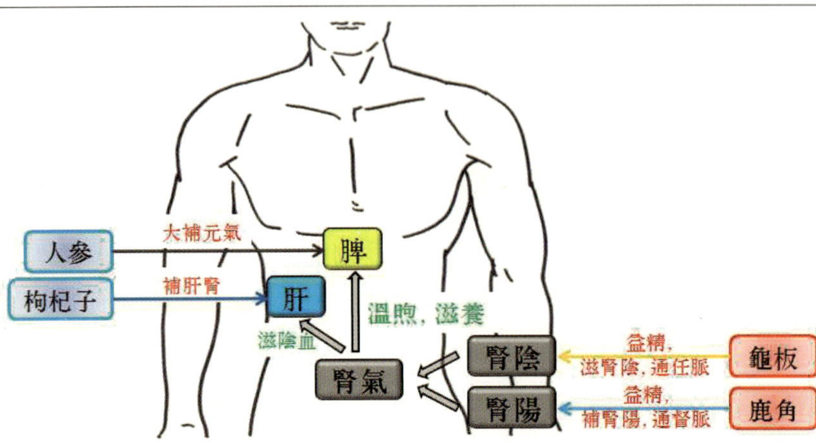
</td></tr>
<tr><td>참고</td><td colspan="2">① 眞元虛損 精血不足證에 적용 ⇒ 腎陰陽의 虛損정도가 重
② 방제의 배오 특징
ⓐ 陰陽氣血을 補
ⓑ 先天과 後天을 併補 ⇒ 龜板・鹿角(血肉有精之品 → 先天의 陰陽을 峻補)
枸杞子・人蔘(後天을 補)</td></tr>
</table>

七寶美髥丹 ≪醫方集解≫

效用	補益肝腎 烏髮壯骨				
主治	**肝腎不足證.** 鬚髮早白 脫髮 齒牙動搖 腰膝痠軟 夢遺滑精 腎虛不育				
組成	君	赤白首烏(九蒸九曝) 1斤	苦甘澁 溫 / 肝 心 腎	補肝 益腎 養血 祛風	6~12g
	臣	枸杞子(酒浸) 半斤	甘 平 / 肝 腎	滋補肝腎 益精明目	6~12g
		菟絲子(酒浸蒸) 半斤	辛甘 溫 / 肝 腎 脾	補肝腎 益精髓 明目 止瀉	6~12g
	佐	當歸(酒洗) 半斤	辛甘 溫 潤 / 心 肝 脾	補血和血 調經止痛 潤燥滑腸	6~18g
		牛膝(酒浸) 半斤	甘苦酸 平 / 肝 腎	補肝腎 强筋骨 活血 祛瘀	10~15g
		破古紙(黑芝麻 炒) 4兩	辛苦 溫 / 腎 脾	溫腎助陽 納氣 止瀉	6~9g
		白茯苓 半斤	甘淡 平 / 脾 肺 心 腎	利水滲濕 健脾寧心	9~18g

증상 분석

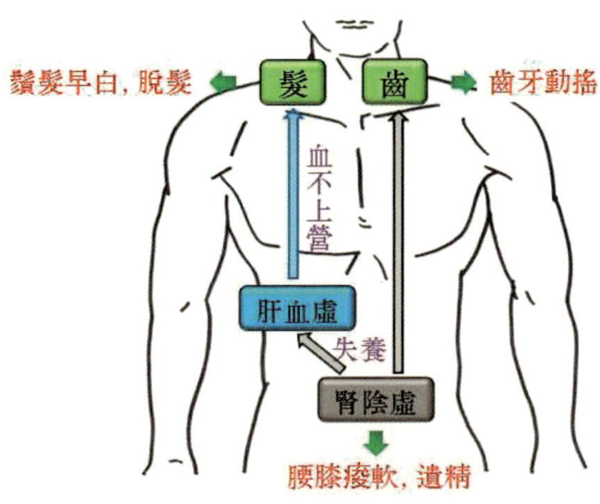

방제 해설	君	何首烏 : 澁 → ① 固精 甘溫益氣 → 補肝腎 → ② 强筋骨
	臣	枸杞子, 菟絲子 : 補腎益精, 養肝補血
	佐	當歸 : 益心氣, 生血 牛膝 : 補肝腎, 强筋骨, 活血脈 補骨脂合芝麻炒香 : 補腎壯陽, 固精, 滋液潤燥 茯苓 : 健脾胃, 滲濕濁

<table>
<tr><td>약리 작용</td><td>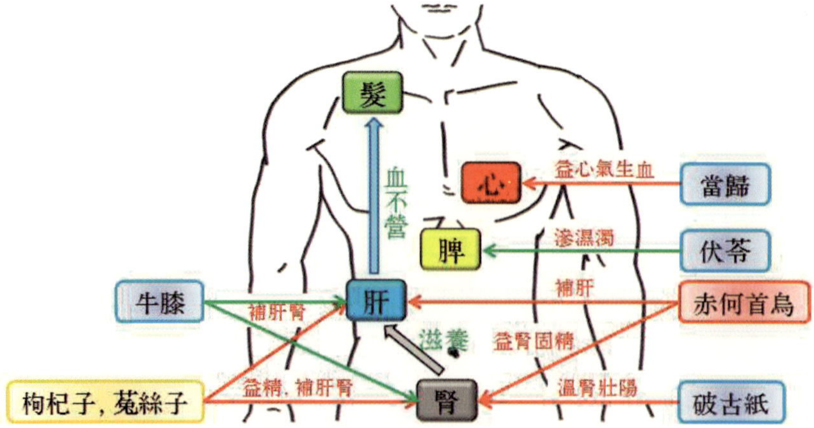
</td></tr>
<tr><td>참고</td><td>① 肝腎不足으로 인한 鬚髮早白證에 적용
② 鹽湯이나 酒服, 鐵器는 忌
③ 補骨脂의 배오 의의 : 대량의 補陰藥 ＋ 補骨脂 ⇒ 陰中求陽
④ 茯苓의 배오 의의 : 陰虛 → 邪水 ⇒ 滲濕濁, 健脾胃</td></tr>
</table>

補陰劑의 정리

방　제	六味地黃湯	左歸丸	大補陰丸	虎潛丸
병　기	肝腎陰虛證	眞陰不足證	肝腎陰虛 ＋ 虛熱	肝腎陰虛 ＋ 虛熱 ＋ 痿證
효　능	滋補肝腎	滋陰補腎 塡精益髓	滋陰降火	滋陰降火 强壯筋骨
대표약물	熟地黃, 山茱萸, 山藥, 澤瀉, 茯苓	熟地黃, 枸杞子, 山茱萸, 鹿膠, 龜膠	熟地黃, 龜板, 知母, 黃柏	黃柏, 龜板, 知母, 虎骨, 鎖陽
변증요점	腰膝痠軟, 頭暈目眩, 耳鳴耳聾, 遺精	腰痠腿軟, 遺精滑泄, 自汗盜汗, 口燥舌乾, 生長發育不振	骨蒸潮熱, 盜汗遺精, 心煩易怒, 足膝疼熱	筋骨痿弱, 腿足消瘦, 步履乏力
특　징	補腎陰의 기본 방제 三補三瀉	六味地黃湯 ⊖ 三瀉 ⇒ 補陰에 치중	陰虛와 虛熱이 旺盛한 者에게 적용	强筋骨 작용

방　제	二至丸	一貫煎	石斛夜光丸
병　기	肝腎陰虛 ＋ 頭目昏花	肝腎陰虛 ＋ 血燥氣滯	肝腎陰虛 ＋ 虛熱
효　능	補腎養肝	滋陰疏肝	平肝熄風 滋陰明目
대표약물	女貞子, 旱蓮草	熟地黃, 麥門冬, 枸杞子, 川楝子	石斛 외 23味
변증요점	頭暈目眩, 口苦咽乾, 失眠多夢, 早年白髮	胸脘脇痛, 呑酸吐苦, 疝氣積聚	瞳孔散大, 視物昏花, 流淚, 內障

특 징	補腎養肝의 平補劑	肝腎陰虛로 인한 肝鬱에 적용	陰虛虛熱로 인한 目疾의 상용 방제

방 제	補肺阿膠湯	龜鹿二仙膠	七寶美髥丹
병 기	肺陰虛 + 虛熱	腎陰腎陽俱虛	肝腎陰虛 + 脫髮早白
효 능	補肺養陰 鎭咳止血	滋陰塡精 益氣壯陽	補益肝腎 烏髮壯骨
대표약물	阿膠, 杏仁, 牛蒡子, 馬兜鈴	鹿角, 龜板, 枸杞子, 人蔘	何首烏, 枸杞子, 菟絲子, 當歸
변증요점	咳嗽氣喘, 咽喉乾燥, 咯痰不多, 痰中滯血	全身瘦削, 陽痿遺精, 兩目昏花, 腰膝痠軟	鬚髮早白, 脫髮, 齒牙動搖
특 징	肺陰虛燥熱로 인한 咳喘證에 적용	氣血陰陽을 俱補	肝腎不足으로 인한 鬚髮早白證에 적용

5) 補陽劑

① 補陽(心脾腎의 위주)의 작용으로 陽氣虛弱證을 치료하는 방제

② 대표증상 : 形寒肢冷, 腰膝酸痛, 下肢軟弱無力, 小便不利 或 小便短頻, 陽痿早泄, 婦女宮寒, 舌質淡白, 脈沈細

③ 대표약물

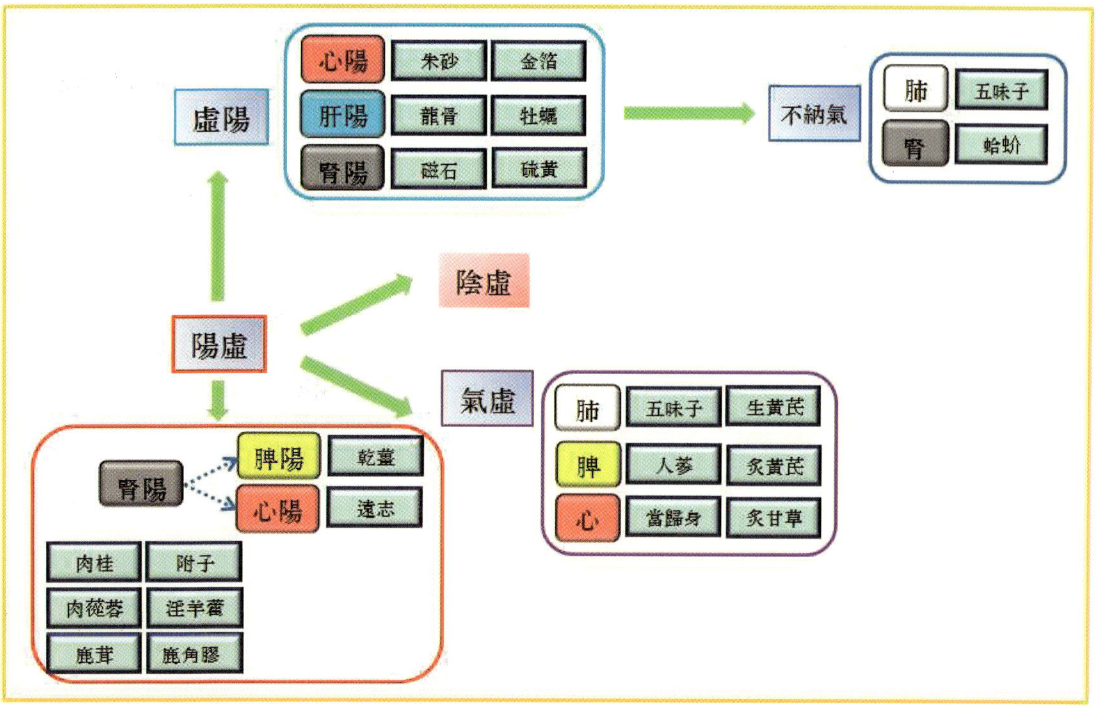

◖ 陽虛 : 發病機理

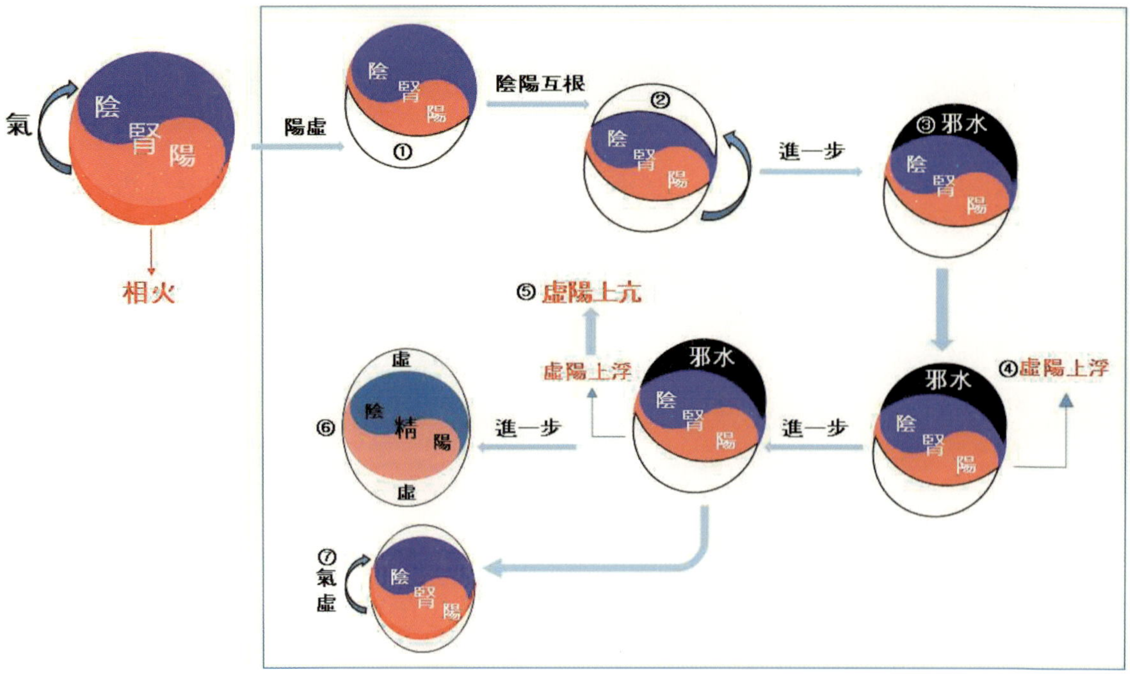

1. 陽虛의 病理 및 증상

① 여러 병인으로 腎陽을 손상시킬 수 있다.	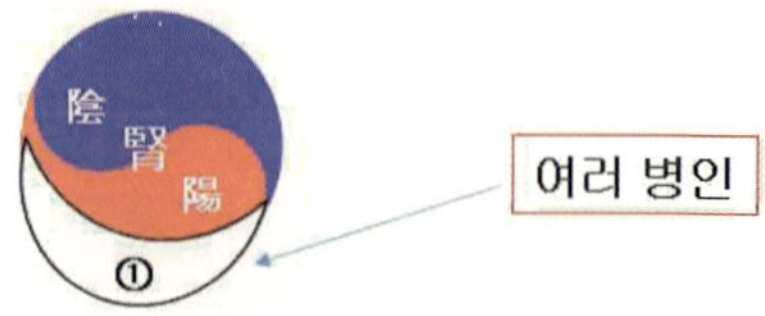
② 腎陽虛가 심하면 陰陽互根의 이론에 따라 결국 腎陰에 영향을 미쳐 腎陰虛하게 된다. 이를 '陽損及陰'이라 한다.	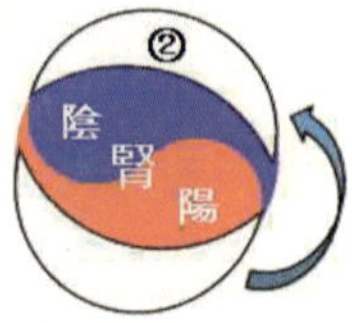
③ 腎陽虛하면 溫煦機能이 감퇴된다. 또한 制陰하지 못하여 일부분 넘치는 陰은 결국 邪水(虛寒)를 일으킨다.	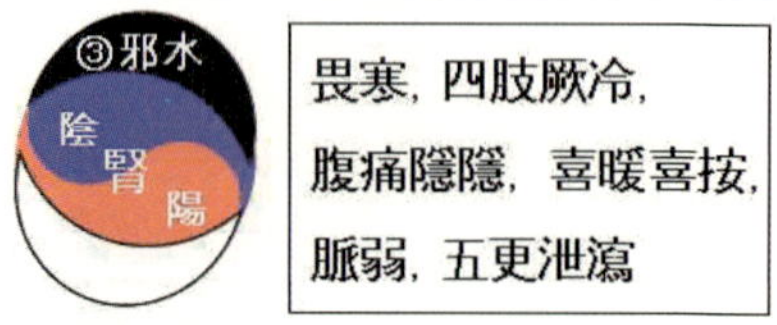
④ 이로 인하여 '虛陽畏寒上越'이 된다. 즉 虛한 腎陽이 邪水(虛寒) 및 腎陰이 合쳐진 寒을 두려워 上浮한다.	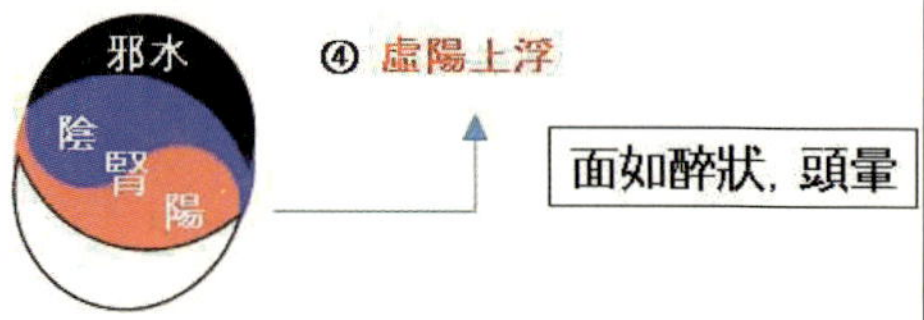

⑤ 腎陽虛가 심하면 '虛陽上亢', 즉 虛陽上浮 보다 한층 심화된다.	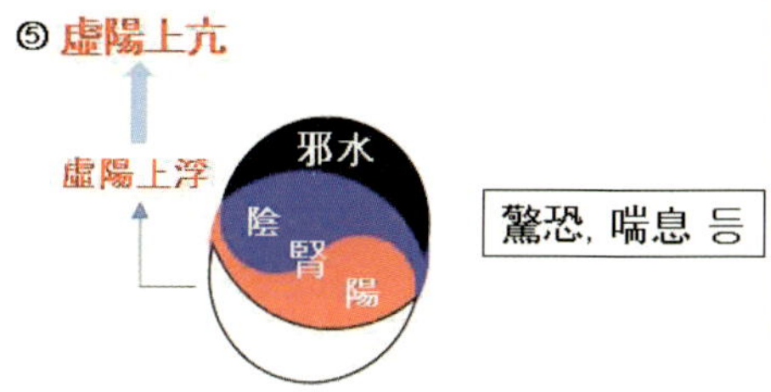
⑥ 腎陽虛가 極에 이르면 精中之陽을 消耗하여 결국 封藏된 精을 虛損한다.	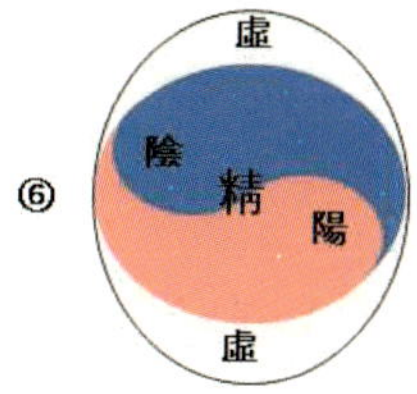
⑦ 腎臟은 결국 陽陰兩虛로 腎氣가 부족하게 되고, 腎의 封藏기능이 저하된다.	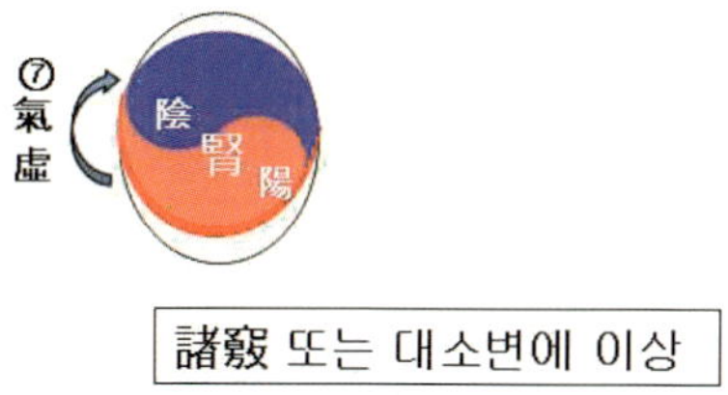

2. 陽虛의 治療方法

① 引火歸源 ; 少火生氣	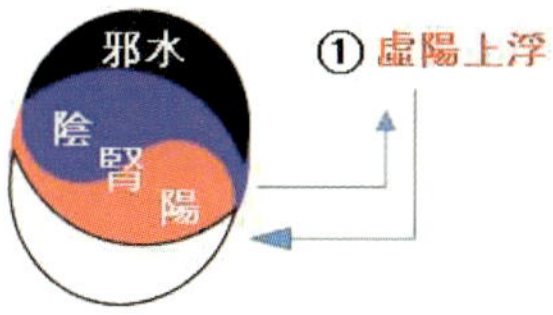
② 陰中求陽 → 滋陰	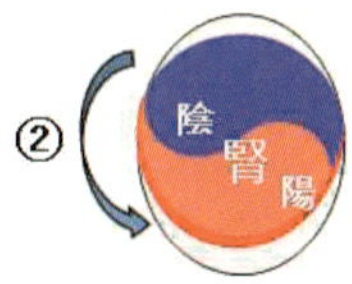
③ 陽生陰長	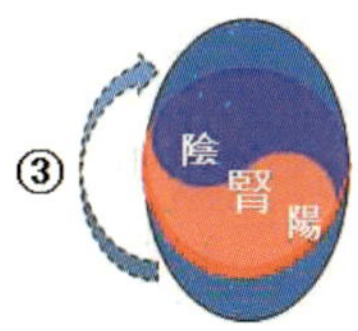
④ 祛邪水(寒 ; 濕痰 ; 瘀血)	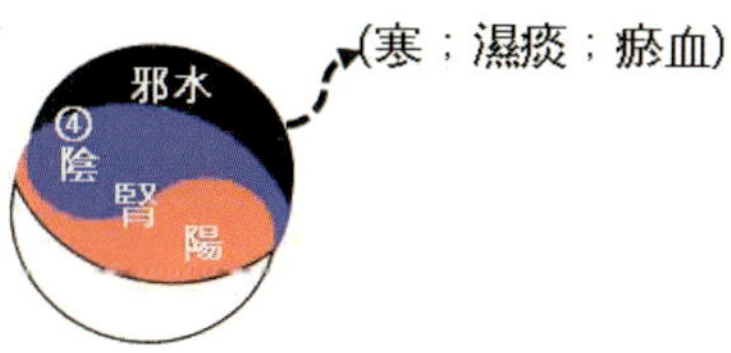

<table>
<tr><td>⑤ 重鎭潛陽</td><td>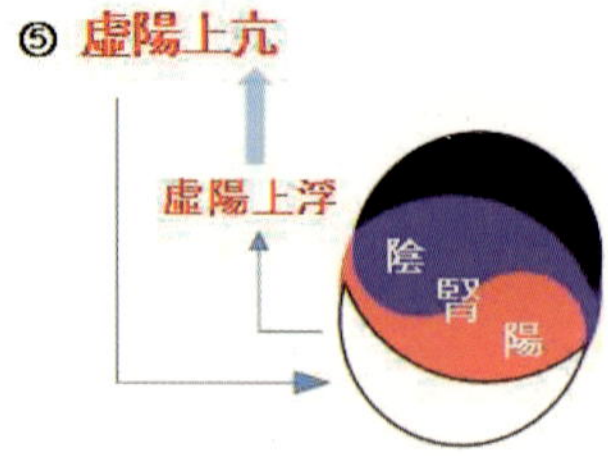
</td></tr>
<tr><td>⑥ 添精補陽</td><td>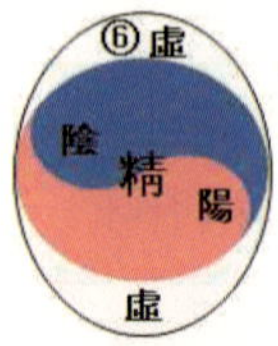
</td></tr>
<tr><td>⑦ 補陽益氣固澁</td><td>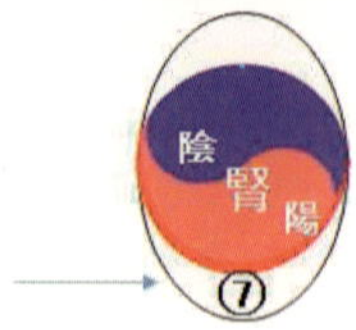
</td></tr>
</table>

腎氣丸 ≪金匱要略≫

<table>
<tr><td>效用</td><td colspan="5">補腎助陽</td></tr>
<tr><td>主治</td><td colspan="5">腎陽不足證. 腰痛脚軟 半身以下冷感 小腹拘急 小便不利 或 小便反多 入夜尤甚 陽痿早泄 舌淡 脈虛弱 尺部沈細 痰飮 水腫 消渴 脚氣</td></tr>
<tr><td rowspan="8">組成</td><td rowspan="3">君</td><td>熟地黃 8兩</td><td>甘 微溫 / 腎 肝</td><td>養血滋陰 補精益髓</td><td>12～30g</td></tr>
<tr><td>肉桂 1兩</td><td>辛甘 大熱 / 腎 脾 膀胱</td><td>補元陽 暖脾胃 除積冷 通血脈</td><td>2～5g</td></tr>
<tr><td>附子 1兩(炮)</td><td>辛甘 大熱 / 心 脾 腎</td><td>回陽補火 散寒除濕</td><td>3～15g</td></tr>
<tr><td rowspan="2">臣</td><td>山茱萸 4兩</td><td>酸澁 微溫 / 肝 腎</td><td>補益肝腎 澀精固脫</td><td>6～12g</td></tr>
<tr><td>山藥 4兩</td><td>甘 平 / 脾 肺 腎</td><td>補脾養胃 生津益肺 補腎澁精</td><td>15～30g</td></tr>
<tr><td rowspan="3">佐</td><td>澤瀉 3兩</td><td>甘 寒 / 膀胱 腎</td><td>利小便 淸濕熱</td><td>6～9g</td></tr>
<tr><td>茯苓 3兩</td><td>甘淡 平 / 脾 肺 心 腎</td><td>利水滲濕 健脾寧心</td><td>9～ 18g</td></tr>
<tr><td>牡丹皮 3兩</td><td>辛苦 微寒 / 肝 心 腎</td><td>淸熱凉血 活血散瘀</td><td>6～12g</td></tr>
</table>

증상 분석		
	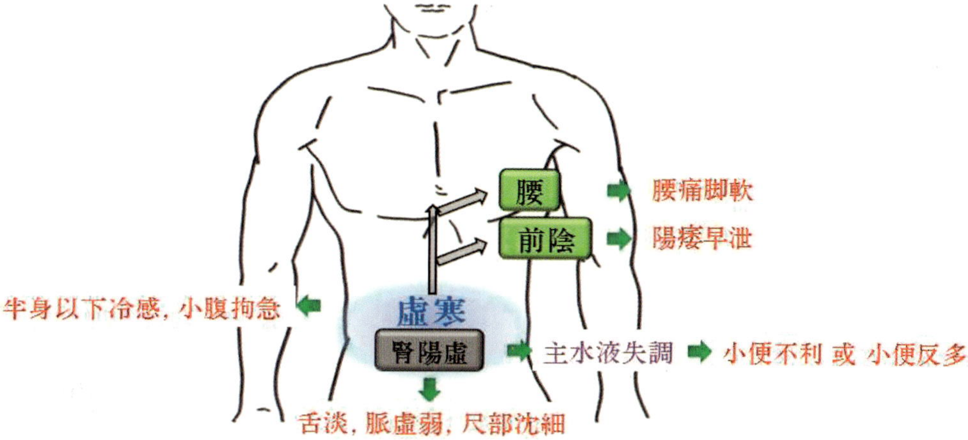 	
방제 해설	君	熟地黃 : 甘潤滋陰 → ① 滋腎陰 → ② 滋陰養肝 溫胃 → ③ 助腐熟 肉桂 : 大熱(少量) → 入腎 → ① 補命門之火 甘溫益氣 → 入脾 → ② 溫脾胃 附子 : 大熱(少量炮製) → 少火生氣 → ① 補命門火 ↘ ② 逐寒
	臣	山茱萸 : 酸斂 → ① 收斂肝陰 澁 → 固澁 → ② 澁精固氣 山藥 : 甘潤滋陰 → ① 補脾陰 澁 → 固澁 → ② 益精
	佐	澤瀉 : 甘淡滲濕 → 入腎 → ① 利小便(腎濁을 泄) 寒淸熱 → ② 淸膀胱濕熱 茯苓 : 甘淡滲濕 → 入脾胃 → ① 滲濕健脾 牡丹皮 : 苦寒淸熱 → ① 淸熱凉血(血中伏火) 辛散苦降 → ② 活血散瘀

약리 작용	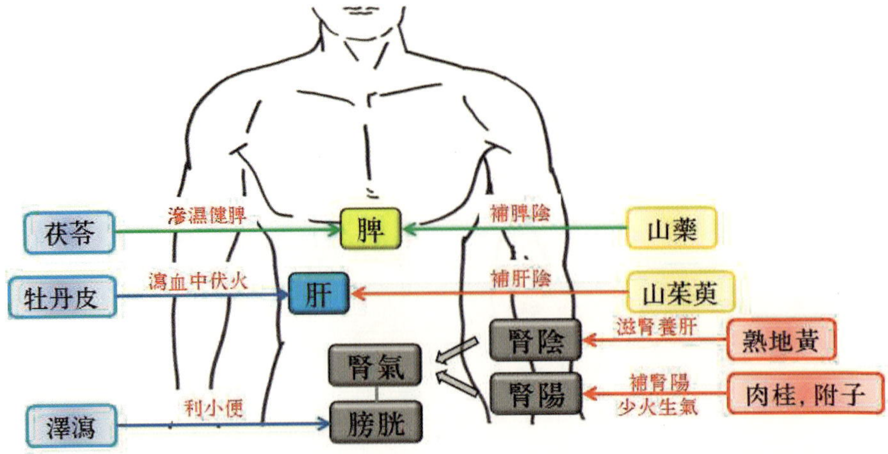
참고	① 腎陽虛를 치료하는 기본 처방 ② 방제의 배오 특징 ⓐ 補陽藥과 補陰藥 배오 ⇒ 陰陽倂補 補陽爲主 ⓑ 대량의 滋陰藥 중 少量의 附子, 肉桂 배오 ⇒ 陰中求陽, 少火生氣 ≪醫宗金鑑≫ "此腎氣丸納桂附於滋陰劑中十倍之一, 意不在補火, 而在微微生化, 卽生腎氣也" ⓒ 補中有瀉 ⇒ 補 위주 兼瀉 ⇒ 甘膩의 壅滯 방지하며 邪水를 제거 ③ 張景岳 : "善補陽者, 必於陰中求陽, 則陽得陰助, 而生化無窮"

附	濟生腎氣丸 ≪濟生方≫
效用	溫補腎陽 利水消腫
主治	**腎陽虛水腫**. 腰重脚腫 小便不利
組成	附子(炮) 2枚, 茯苓・澤瀉・山茱萸・山藥(炒)・車前子(酒蒸)・牡丹皮 각 1兩, 官桂・川牛膝・熟地黃 각 半兩
참고	① 腎陽虛에 水腫을 겸한 者에게 적용 ② 약량의 변화로 인하여 상대적으로 腎氣丸보다 補陽力 强 ③ 腎氣丸 ⊕ 川牛膝, 車前子

附	十補丸 ≪濟生方≫
效用	補腎陽 益精血
主治	**腎陽虛損 精血不足證**. 面色黧黑 足冷足腫 耳鳴耳聾 肢體消瘦 足膝軟弱 小便不利 腰脊疼痛
組成	附子(炮, 去皮)・五味子・山茱萸・山藥(炒)・牡丹皮・熟地黃 각 2兩, 鹿茸・肉桂 각 1錢, 茯苓・澤瀉 각 1兩

참고	① 腎陽虛重證에 적용 ② 補陽力의 비교 : 腎氣丸 〈 濟生腎氣丸 〈 十補丸 ③ 腎氣丸 ⊕ 鹿茸, 五味子

右歸丸 ≪景岳全書≫

效用	溫補腎陽 塡精益髓
主治	**命門火衰**. 畏寒肢冷 腰膝軟弱 陽痿遺精 或 陽衰無子 或 飮食減少 大便不實 或 小便自遺 舌淡苔白 脈沈而遲

組成

	약물	性味 / 歸經	효능	용량
君	肉桂 2兩	辛甘 大熱 / 腎 脾 膀胱	補元陽 暖脾胃 除積冷 通血脈	2~5g
	附子 2兩(製)	辛甘 大熱 / 心 脾 腎	回陽補火 散寒除濕	3~15g
臣	鹿角膠 4兩(炒)	甘鹹 溫 / 肝 腎	補血 益精	4~12g
	熟地黃 8兩	甘 微溫 / 腎 肝	養血滋陰 補精益髓	12~30g
	山茱萸 4兩	酸澁 微溫 / 肝 腎	補益肝腎 澀精固脫	6~12g
	山藥 3兩(炒)	甘 平 / 脾 肺 腎	補脾養胃 生津益肺 補腎澁精	15~30g
	枸杞子 4兩(微炒)	甘 平 / 肝 腎	滋補肝腎 益精明目	6~12g
佐	菟絲子 4兩(製)	辛甘 溫 / 肝 腎 脾	補肝腎 益精髓 明目 止瀉	6~12g
	杜仲 4兩(薑汁炒)	甘微辛 溫 / 肝 腎	補肝腎 强筋骨 安胎	6~9g
	當歸 3兩	辛甘 溫 潤 / 心 肝 脾	補血和血 調經止痛 潤燥滑腸	6~18g

증상 분석

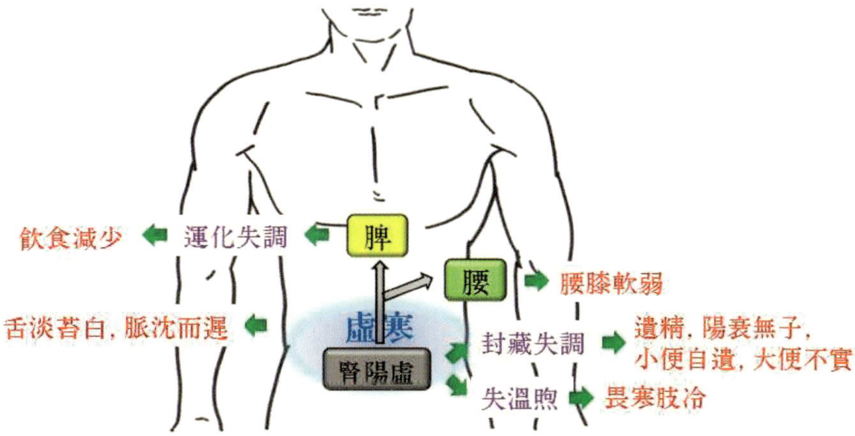

방제 해설	君	肉桂 : 大熱(少量) → 入腎 → ① 補命門之火 甘溫益氣 → 入脾 → ② 溫脾胃 附子 : 大熱(少量炮製) → 少火生氣 → ① 補命門火 ↘ ② 逐寒
	臣	鹿角膠 : 鹹補 + 熱 → ① 補腎陽 → ② 益精血 熟地黃 : 甘潤滋陰 → ① 滋腎陰 溫胃 → ② 助腐熟 山茱萸 : 酸斂 → ① 收斂肝陰 澁 → 固澁 → ② 澁精固氣 山藥 : 甘潤滋陰 → ① 補脾陰 澁 → 固澁 → ② 益精 枸杞子 : 甘潤滋陰 → ① 滋肝腎陰 → ② 明目
	佐	菟絲子 : 溫 → 溫陽 → ① 溫腎補肝 → ② 强腰膝 ↘ ③ 止遺固脫 杜仲 : 甘溫益氣 → ① 補肝腎 → ② 强筋骨 當歸 : 甘溫益氣 → 益心氣 → ① 生血 辛行 → ② 活血止痛
약리 작용		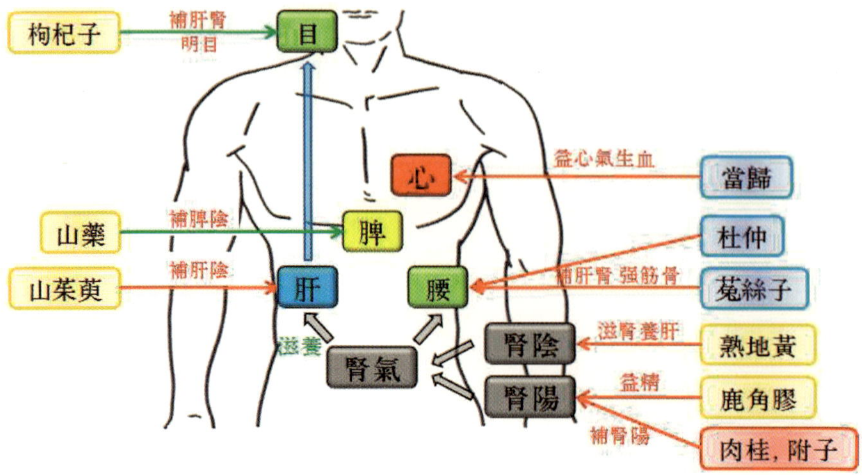
참고		① 腎陽不足, 命門火衰證에 적용 ② 腎氣丸 ⊖ 三瀉(澤瀉, 茯苓, 牡丹皮) ⊕ 當歸, 枸杞子, 鹿角膠, 菟絲子, 杜仲 ③ 방제의 특징 ⓐ 陽虛의 정도가 심하여 補에만 치중 ⇒ 祛三瀉之藥, 加鹿角膠 ⓑ 肝腎 계통의 滋養 실조를 補 : 枸杞子, 杜仲, 菟絲子 ④ 方名의 유래 : "溫養補腎, 使元陽得歸其原" ⇒ '右歸'

⑤ 右歸丸과 左歸丸

방 제	右歸丸	左歸丸
공 통 점	滋陰 + 補陽 ⇒ 補腎氣	
공통약물	熟地黃, 山藥, 山茱萸, 枸杞子, 菟絲子, 鹿角膠	
추가약물	**肉桂**, **附子**, 杜仲, 當歸 ⇒ 補陽에 偏重	**龜版膠**, 川牛膝 ⇒ 滋陰에 偏重
차 이 점	**補陽** + 滋陰	**滋陰** + 補陽

附	右歸飮 ≪景岳全書≫
效用	溫腎塡精
主治	**腎陽不足證**. 氣怯神疲 腹痛腰痠 手足不溫 陽痿遺精 大便溏薄 小便頻多 舌淡苔薄 脈虛細
組成	熟地黃 2~3錢 혹 1~2兩, 山藥·枸杞子·杜仲(薑製) 각 2錢, 山茱萸 1錢, 甘草(炙)·肉桂 각 1~2錢, 製附子 1~3錢
참고	① 右歸丸 ⊖ 鹿角膠, 菟絲子, 當歸 ⊕ 甘草 ② 右歸丸에 비해 補陽力 弱

補陽劑의 정리

방 제	腎氣丸	右歸丸
병 기	腎陽不足	
효 능	補腎助陽	溫補腎陽 **塡精益髓**
대표약물	熟地黃, 肉桂, 附子, 山茱萸, 山藥	腎氣丸 ⊖ 澤瀉, 茯苓, 牡丹皮 ⊕ 鹿角膠, 菟絲子
변증요점	腰痛脚軟, 半身以下冷感, 小腹拘急, 小便不利, 小便反多	畏寒肢冷, 腰膝軟弱, 陽痿遺精, 大便不實 或 小便自遺
특 징	補腎陽(腎氣)의 기본 방제 補腎氣를 통하여 간접적으로 益腎精	補陽(**腎精**)에만 치중 (腎氣丸보다 溫補腎陽力 强) 직접적으로 補腎精하여 益五臟之氣

9. 安神劑

❀ 重鎭安神, 滋養心神의 작용으로 神志不安 등의 證을 치료하는 방제

概說

① 立法 原則 : "驚者平之"≪素問・三部九候論≫, "重可鎭怯"≪藥對≫

② 神志 관련 병증의 구분

<table>
<tr><th colspan="2">구 분</th><th colspan="3">대표증상</th><th colspan="2">治 法</th></tr>
<tr><td rowspan="3">神志病證</td><td rowspan="2">神志不安</td><td rowspan="2">失眠, 多夢, 健忘, 心悸, 怔忡</td><td>實</td><td>火熱擾心 → 陰血耗傷 → 心神失養
(火熱擾心 위주로 인한 心神失養)</td><td>重鎭安神</td><td rowspan="2">安神</td></tr>
<tr><td>虛</td><td>陰血不足 → 虛火內擾 → 心神失養
(陰血不足 위주로 인한 心神失養)</td><td>滋養安神</td></tr>
<tr><td>神志異常</td><td colspan="3">행동이상 + 사유기억 장애</td><td colspan="2">開竅</td></tr>
</table>

* 抑鬱, 怒는 情志 이상으로 肝과 관련

③ 사용 시 주의 사항

ⓐ 重鎭安神藥은 주로 介石類 약물로 傷胃 우려 ⇒ 補脾和胃藥 배오

ⓑ 重鎭藥物들은 쉽게 煎出되지 않으므로 先煎하여 久煎

ⓒ 열을 가하면 유독성분이 煎出되는 약물은 冲服하거나 丸劑로만 사용(예 朱砂)

生理・病理 짚고 넘어가기 : 神

① 神의 개념

廣義의 神	인체의 생명활동의 총칭	精(물질 기초) → 氣(기능활동) → 神(외재표현)
狹義의 神	사유, 의식활동	神志

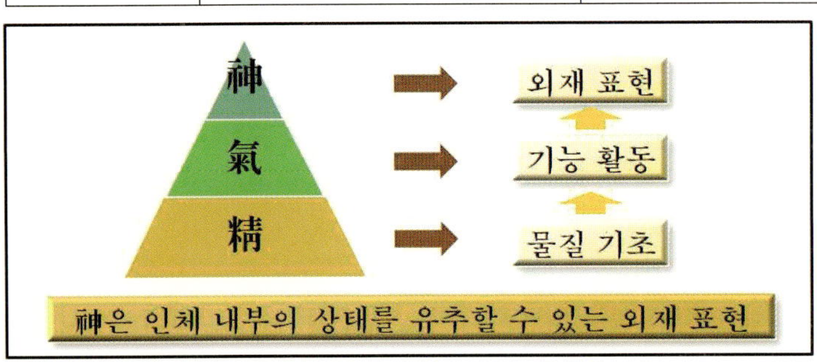

② 神 관련 장부

心	"心者, 君主之官, 神明出焉"
	"心者, 五臟六腑之大主也, 精神之所舍"
	"心藏神", "心主神"
肝	"肝臟血, 血舍魂, 肝主疏泄"
腎	"心腎相交"
脾	"氣血化生之源", "脾主思"

安神劑의 종류 및 대표방제

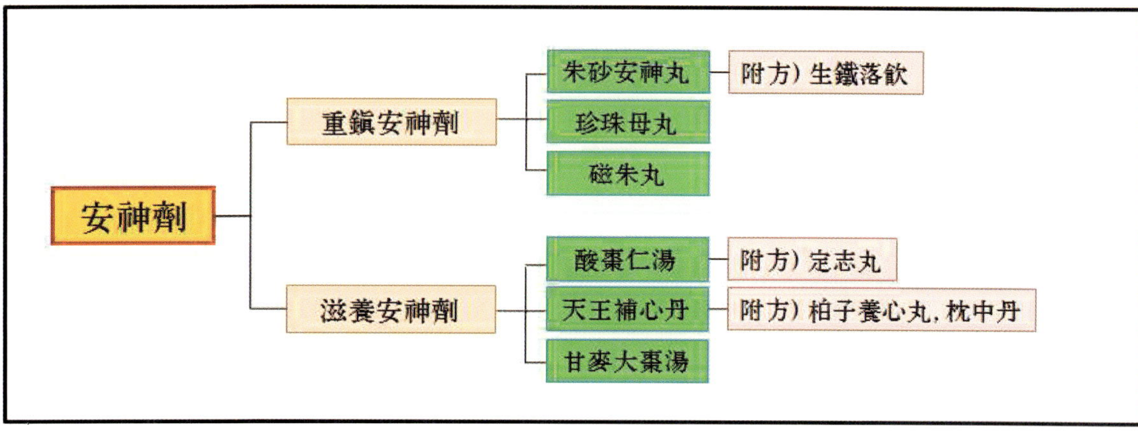

1) 重鎭安神劑

① 重鎭安神의 작용으로 神志不安 등의 證을 치료하는 방제
② 대표증상 : 驚悸怔忡, 心煩, 失眠
③ 대표약물 : 朱砂, 磁石, 龍齒, 珍珠母

朱砂安神丸 ≪醫學發明≫

效用	鎭心安神 瀉火養陰				
主治	心火亢盛 陰血不足證. 失眠多夢 驚悸怔忡 心煩神亂 胸中懊憹 舌尖紅 脈細數				
組成	君	朱砂 半兩	甘 微寒 大毒 / 心	鎭心安神 淸熱解毒	0.3~1.5g
		黃連 6錢	苦 寒 / 脾 胃 心 肝 膽 大腸	淸熱燥濕 瀉火解毒 瀉心除煩	2~5g

	臣	乾地黃 2錢半	苦甘 寒 潤 / 腎 心 脾	養陰生津 淸熱凉血	9~15g
	佐	當歸 2錢 半	辛甘 溫 潤 / 心 肝 脾	補血和血 調經止痛 潤燥滑腸	6~18g
	佐使	甘草 5錢半(炙)	甘 平 / 脾 胃 肺 心	調和諸藥 和中緩急 潤肺 解毒	3~10g

증상 분석

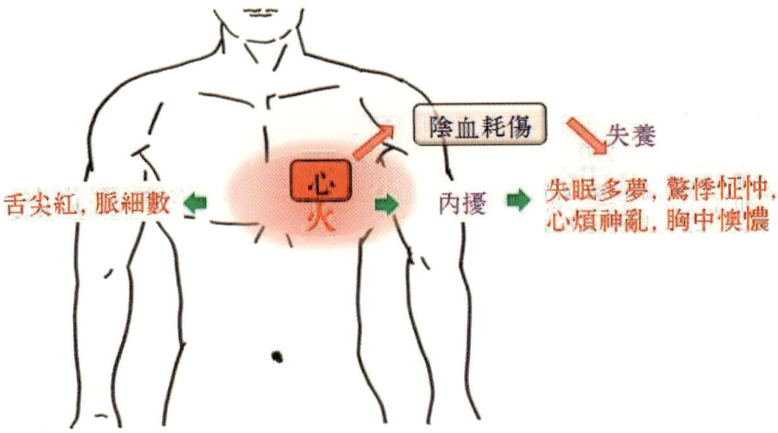

방제 해설		
	君	朱砂 : 質重 → ① 重鎭 → 安神 微寒 → 淸熱 ↗ 黃連 : 苦寒淸熱 → ① 淸胃熱 → ② 淸心熱(瀉心除煩)
	臣	乾地黃 : 甘寒滋陰 → 入腎 → ① 養陰生津 苦寒淸熱 → 入心 → ② 淸熱 ⇒ 黃連의 淸熱을 助
	佐	當歸 : 甘溫益氣 → 益心氣 → ① 生血 辛行 → ② 活血止痛 ⇒ 乾地黃의 滋陰養血을 助
	佐使	甘草(大量) : 甘溫益氣 → 入心 → ① 補心氣 ↘ 入脾 → ② 補脾胃 甘緩 → ③ 心急을 緩 ↘ ④ 調和諸藥 ⑤ 朱砂, 黃連의 重鎭, 苦寒으로 인한 傷胃 방지
	朱砂 + 黃連 : 一鎭一淸 ⇒ 瀉心火, 鎭心神	

약리 작용	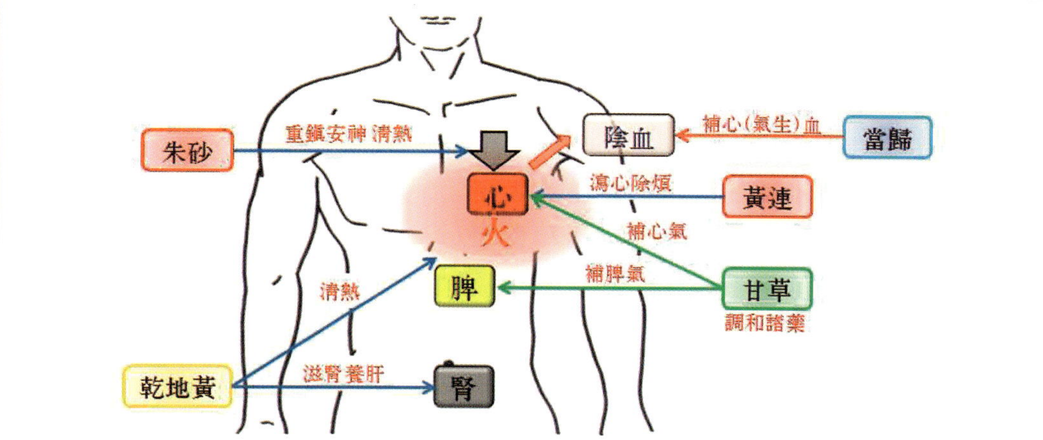
참고	① 心火偏亢(實) → 陰血耗傷 → 陰血不足 또는 心火內擾로 인한 神志不安에 적용 ⇒ 重鎭淸心安神 兼滋陰養血 ② 地黃과 當歸의 배오 의의 ⓐ 地黃 : 滋腎陰 ⇒ 腎水上濟則心火不亢 ⓑ 當歸 : 益心氣生血 ⇒ 耗損된 陰血을 補 ③ 朱砂의 복용 : 水飛하여 丸衣로 입혀서 복용(열을 가하면 수은 용출) ⇒ 久服, 多服을 禁

附	生鐵落飮 ≪醫學心悟≫
效用	鎭心除痰 寧神定志
主治	**痰火上擾 癲狂症.**
組成	天門冬・麥門冬・貝母 각 3錢, 膽星・橘紅・遠志肉・石菖蒲・連翹・茯苓・茯神 각 1錢, 元蔘・鉤藤・丹參 각 1錢 半, 辰砂 3分, 生鐵落
참고	① 安神情志 + 開竅 ⇒ 癲狂症에 적용 ② 鐵落 : 생철을 붉게 달구어 겉면이 산화하였을 때 메질하여 떨어진 철가루

珍珠母丸 ≪普濟本事方≫

效用	滋陰養血 鎭心安神
主治	**陰血不足 肝心陽偏亢.** 精神不安 失眠驚悸 頭目眩暈 脈細弦

組成					
	君	熟地黃 1兩 半	甘 微溫 / 腎 肝	養血滋陰 補精益髓	12~30g
		珍珠母 3分	鹹 寒 / 肝 心	平肝潛陽 淸肝明目	15~30g
	臣	人蔘 1兩	甘微苦 微溫 / 脾 肺	大補元氣 固脫生津 安神	2~15g

		當歸 1兩 半	辛甘 溫 潤 / 心 肝 脾	補血和血 調經止痛 潤燥滑腸	6~18g
		龍齒 半兩	甘澁 微寒 / 心 肝	平肝潛陽 鎭驚安神 斂汗固精	15~30g
		朱砂(丸衣)	甘 微寒 大毒 / 心	鎭心安神 淸熱解毒	0.3~1.5g
		酸棗仁 1兩	甘酸 平 / 心 肝	養心安神 斂汗	10~15g
		柏子仁 1兩	甘 平 / 心 腎 大腸	養心安神 潤腸通便	10~18g
		茯神 半兩	甘淡 平 / 心 脾	寧心安神 利水	9~18g
	佐	犀角 半兩 (細末)	苦鹹 大寒 / 心	淸熱止血 解毒化斑 安神定驚	0.5~1.5g
	佐	沈香 半兩	辛苦 溫 / 腎 脾 胃	行氣止痛 溫中止嘔 納氣平喘	1.5~4.5g

증상 분석

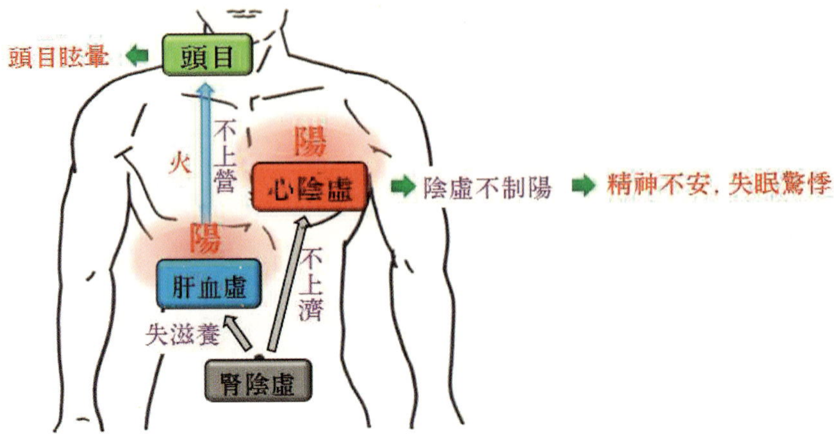

방제 해설

君

熟地黃 : 甘潤滋陰 → ① 滋腎陰 → ② 滋陰養肝
　　溫胃 → ③ 助腐熟

珍珠母 : 質重 → 重鎭 → ① 平肝潛陽
　　鹹寒淸熱 ↗

臣

人蔘 : 甘溫益氣 → ① 補脾氣→ ② 大補元氣

當歸 : 甘溫益氣 → 益心氣 → ① 生血
　　辛行 → ② 活血止痛

龍齒 : 固澁 + 重鎭 → 斂肝氣 → ① 重鎭潛陽
　　↘ ② 鎭靜安神

朱砂 : 質重 → ① 重鎭淸熱安神
　　微寒 → 淸熱 ↗

酸棗仁 : 甘潤滋陰 + 甘酸化陰 → ① 補肝(心)血
　　酸斂 → 斂魂 → ② 寧心安神 ↙

		柏子仁 ： 甘潤滋陰 → ① 養心安神 茯神 ： 甘淡利濕 → ① 利水 → ② 寧心安神
	佐	犀角 ： 大寒 ＋ 苦寒 ＋ 鹹寒 → ① 淸熱解毒(營分・血分) ↘ ② 凉血止血 沈香 ： 質重 ＋ 苦降 → ① 攝納浮陽
약리 작용	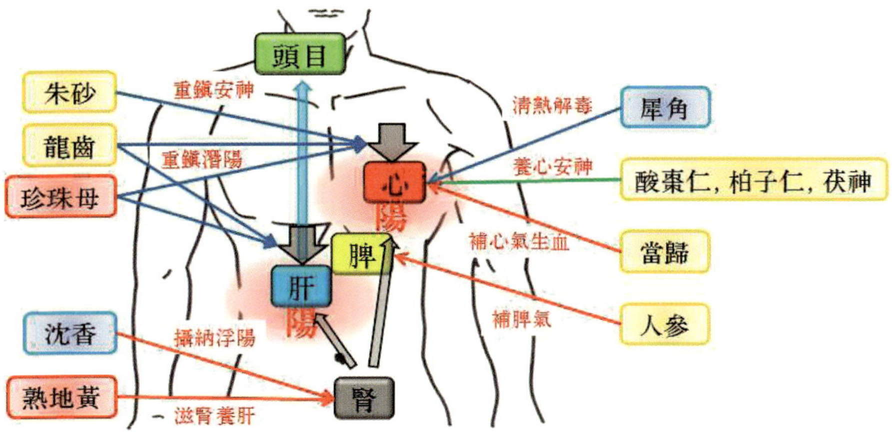	
참고	① 陰血不足으로 인한 肝心陽亢證에 적용 ② 방제의 특징 ： 滋陰養血과 平肝寧心 倂用 ⇒ 標本兼顧 ⓐ 人蔘・當歸・地黃 ： 本治 ⓑ 珍珠母・龍骨・朱砂 ： 標治 ③ 방제의 조성 ： 潛陽藥 ＋ 養心安神藥 ＋ 滋補陰血藥 ＋ 淸熱藥 ④ 복용 방법 ： 각 약물을 세말하여 蜜丸으로 만든 후 朱砂를 입히고 金銀花와 薄荷를 湯으로 하여 正午와 잠잘 때 복용	

磁朱丸 ≪備急千金要方≫

效用	重鎭安神 潛陽明目				
主治	**腎虛 心腎不交 心陽上亢證.** 耳鳴耳聾 心悸失眠 視物昏花 癲癎				
組成	君	磁石 2兩	辛鹹 寒 / 肝 心 腎	安神鎭驚 平肝潛陽 聰耳明目 納氣平喘	9～30g
		朱砂 1兩	甘 微寒 大毒 / 心	鎭心安神 淸熱解毒	0.3～1.5g
	佐	神麯 4兩	甘辛 溫 / 脾 胃	健脾和胃 消食調中	8～20g

증상 분석		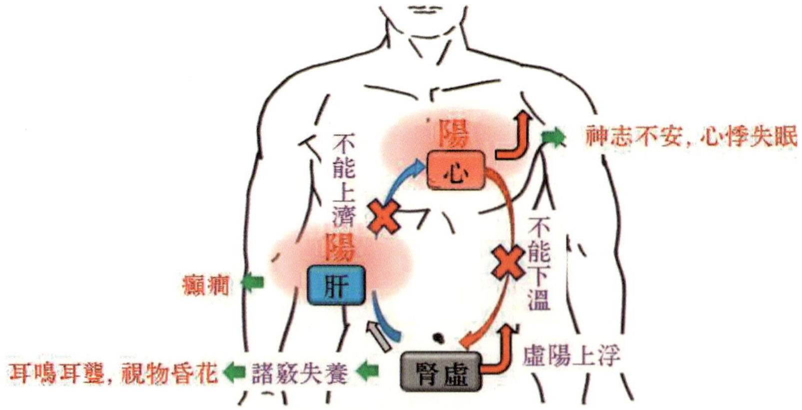
방제 해설	君	磁石 : 質重 → ① 重鎭腎陽 → ② 安神鎭驚 ↘ ③ 聰耳明目 朱砂 : 質重 → ① 重鎭淸熱安神 微寒 → 淸熱 ↗
	佐	神麯 : 甘溫益氣 → ① 健脾和胃 辛行 → ② 消食和中 ③ 朱砂 磁石의 傷胃 방지
약리 작용		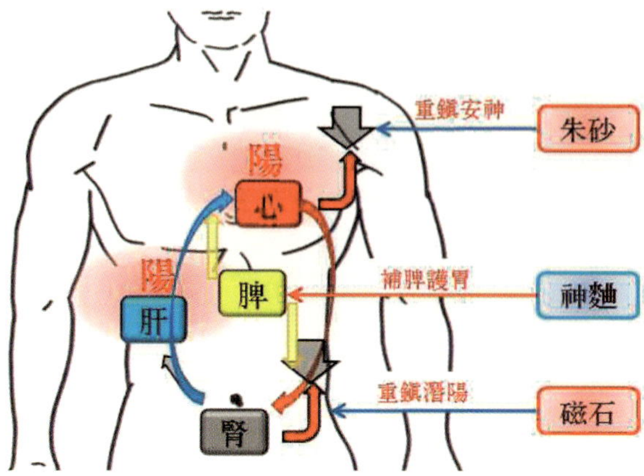
참고		① 腎虛 → 心腎不交 → 心陽偏亢證에 적용 腎虛 → 水不涵木 → 肝風內動하여 이루어진 癎症에 적용 ② 原名은 神麯丸 ③ 神麯의 배오 의의 ⓐ 水穀化生 → 生精氣 ⓑ 健脾胃하여 磁石, 朱砂의 傷胃 방지 ⓒ 脾土를 도와 脾胃의 升降을 빌려 心腎相交를 도움 ⇒ "使朱砂之入心, 磁石之入腎, 嬰兒姹女, 藉中土以卽濟之耳" ≪成方便讀≫ ④ 蜜丸으로 복용 : 煉蜜로 補中護胃와 調和諸藥케 함 ⑤ 補하는 약물 無 ⇒ 久服, 多服을 禁

重鎭安神劑의 정리

방 제	朱砂安神丸	珍珠母丸	磁朱丸
병 기	心火偏亢(實) → 陰血不足	陰血不足(本) → 肝心陽偏亢(標)	腎精不足 → 心腎不交 → 心陽偏亢
효 능	鎭心安神 瀉火養陰	滋陰養血 鎭心安神	重鎭安神 潛陽明目
방제조성	潛陽(心) + 淸熱 + 滋補陰血	潛陽(肝心) + 滋補陰血 + 養心安神 + 淸熱	潛陽(心腎)
대표약물	朱砂, 黃連, 地黃, 當歸	珍珠母, 龍齒, 朱砂, 熟地黃, 人蔘, 當歸, 酸棗仁, 柏子仁, 犀角	磁石, 朱砂, 神麯
변증요점	失眠多夢, 驚悸怔忡, 心煩神亂, 胸中懊憹, 舌尖紅	精神不安, 失眠驚悸, 頭目眩暈	耳鳴耳聾, 心悸失眠, 視物昏花, 癲癎
특 징	本治	標本兼顧	急治其標

2) 滋養安神劑

① 滋養安神의 작용으로 陰血不足, 虛陽偏亢으로 인한 神志不安 등의 證을 치료하는 방제
② 대표증상 : 虛煩少寐, 驚悸怔忡, 多夢健忘, 舌紅少苔
③ 대표약물 : ⓐ 滋陰養血－熟地黃, 麥門冬, 玄參, 枸杞子, 當歸
ⓑ 寧心安神－酸棗仁, 柏子仁, 茯神

酸棗仁湯 ≪金匱要略≫

效用	養血安神 淸熱除煩				
主治	**肝心(陰)血不足 虛熱內擾證**. 虛煩失眠 心悸不安 頭目眩暈 咽乾口燥 舌紅 脈弦細				
組成	君	酸棗仁 2升(炒)	甘酸 平 / 心 肝	養心安神 斂汗	10~15g
	臣	知母 2兩	苦甘 寒 潤 / 肺 腎	淸熱瀉火 生津潤燥	6~12g
		茯苓 2兩	甘淡 平 / 脾 肺 心 腎	利水滲濕 健脾寧心	9~18g
	佐	川芎 2兩	辛 溫 / 肝 膽 心包	活血行氣 祛風止痛	4~12g
	使	甘草 1兩	甘 平 / 脾 胃 肺 心	調和諸藥 和中緩急 潤肺 解毒	3~10g

<table>
<tr><td>증상
분석</td><td colspan="2">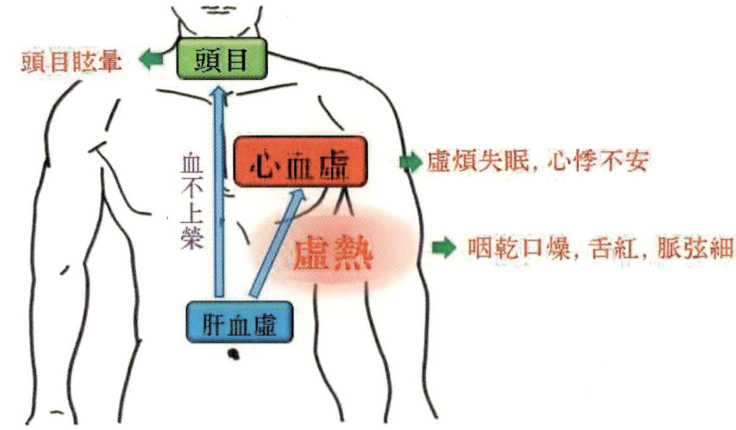
</td></tr>
<tr><td rowspan="5">방제
해설</td><td>君</td><td>酸棗仁 : 甘潤滋陰 + 甘酸化陰 → ① 補肝(心)血
酸斂 → 斂魂 → ② 寧心安神 ↙</td></tr>
<tr><td>臣</td><td>知母 : 苦寒淸熱 → ① 淸肺腎伏熱 → 降火則滋陰 → ② 生津潤燥(間接)
茯神 : 甘淡利濕 → ① 利水 → ② 寧心安神</td></tr>
<tr><td>佐</td><td>川芎 : 辛行溫通 → ① 理氣活血(肝), ② 酸棗仁의 酸收를 佐</td></tr>
<tr><td>使</td><td>甘草 : 甘溫益氣 → ① 補脾胃(肝乘脾 방지)
甘緩 → ② 調和諸藥
↘ ③ 川芎의 辛散을 佐</td></tr>
<tr><td colspan="2">酸棗仁 + 川芎 : 一酸收 + 一辛散 ⇒ 養血調肝</td></tr>
<tr><td>약리
작용</td><td colspan="2">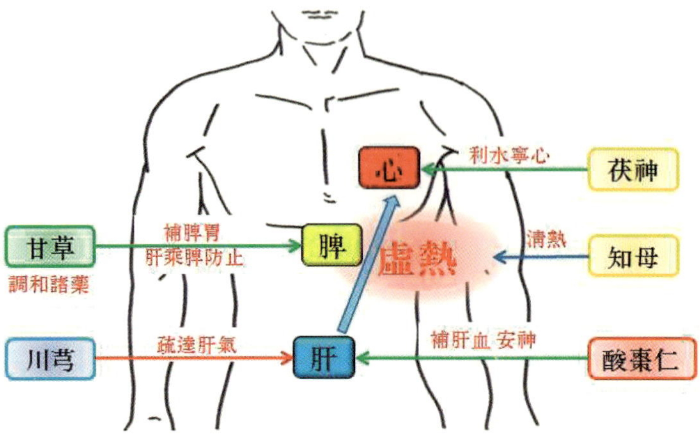
</td></tr>
<tr><td>참고</td><td colspan="2">① 肝心(陰)血不足으로 인한 虛煩不眠에 적용
② 川芎의 배오 의의
ⓐ 肝陰血不足 → 疏泄失常 → 肝鬱, 瘀血의 가능성 → 條暢氣血, 疏達肝氣
ⓑ 酸棗仁의 酸收로 收斂 ⇒ 太過 방지
ⓒ 溫燥하여 傷陰의 우려로 약량을 적게 쓰거나 대량의 滋陰補血藥에 배오하여 사용
③ 茯苓보다는 寧心하는 茯神이 적합</td></tr>
</table>

附	定志丸 《雜病原流犀燭》
效用	補心益智 鎭怯安神
主治	心怯善怒 夜臥不安
組成	人蔘·茯苓·茯神 각 3兩, 石菖蒲·姜遠志 각 2兩, 朱砂 1兩
참고	安神滋養 + 重鎭

天王補心丹 《攝生秘剖》

效用	滋陰淸熱 養血安神
主治	**陰虛血少 神志不安證**. 心悸怔忡 虛煩失眠 神疲健忘 夢遺 手足心熱 口舌生瘡 大便乾結 舌紅少苔 脈細數

組成					
	君	生地黃 4兩(酒洗)	大苦 大寒 / 心 肝 腎	淸熱生津 凉血止血	12~30g
	臣	元蔘 5錢(微炒)	甘苦鹹 微寒 / 肺 腎 胃	凉血滋陰 瀉火解毒	9~15g
		麥門冬 2兩	甘 微寒 / 心 肺	養陰潤肺 淸心除煩 益胃生津	6~12g
		天門冬 2兩	甘苦 寒 / 肺 腎	滋陰潤燥 淸肺生津	6~12g
	佐	當歸身 2兩(酒洗)	辛甘 溫 潤 / 心 肝 脾	補血和血 調經止痛 潤燥滑腸	6~18g
		丹參 5錢(微炒)	苦 微寒 / 心包 肝	活血祛瘀 除煩安神 凉血消癰	5~15g
		人蔘 5錢	甘微苦 微溫 / 脾 肺	大補元氣 固脫生津 安神	2~15g
		茯苓 5錢	甘淡 平 / 脾 肺 心 腎	利水滲濕 健脾寧心	9~18g
		五味子 5錢(烘)	酸鹹 溫 / 肺 心 腎	收斂固澁 益氣生津 補腎寧心	2~6g
		酸棗仁 2兩	甘酸 平 / 心 肝	養心安神 斂汗	10~15g
		遠志 5錢(炒)	苦辛 微溫 / 肺 心 腎	寧心安神 祛痰開竅 消散癰腫	3~9g
		柏子仁 2兩(炒)	甘 平 / 心 腎 大腸	養心安神 潤腸通便	10~18g
		朱砂(丸衣)	甘 微寒 大毒 / 心	鎭心安神 淸熱解毒	0.3~1.5g
	使	桔梗 5錢	辛苦 平 / 肺 心 胃	宣肺利咽 祛痰排膿	3~9g

<table>
<tr><td>증상
분석</td><td colspan="2">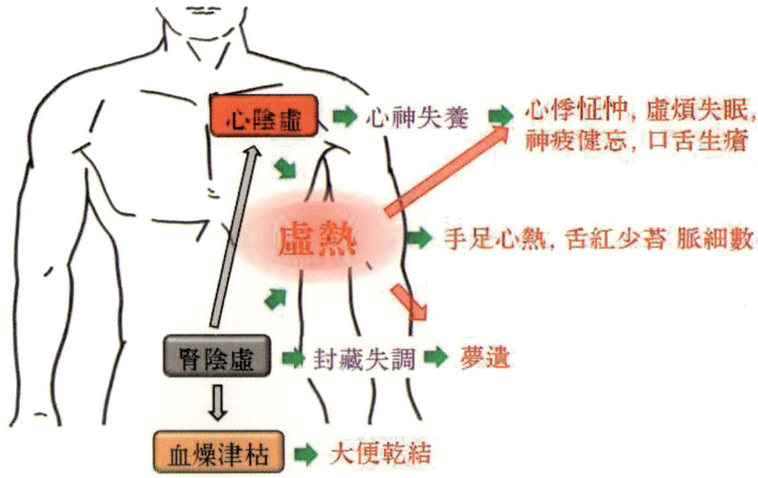
</td></tr>
<tr><td rowspan="4">방제
해설</td><td>君</td><td>熟地黃 : 甘潤滋陰 → ① 滋腎陰 → ② 滋陰養肝</td></tr>
<tr><td>臣</td><td>玄參 : 寒淸熱 → ① 사부유지신화
入腎經 → ② 熟地黃의 滋陰力을 咽喉로 引經
麥門冬 : 甘潤寒 → 滋陰生津 → ① 滋補肺胃 → ② 滋陰淸熱
天門冬 : 苦寒淸熱 + 甘寒滋陰 → ① 淸肺滋陰</td></tr>
<tr><td>佐</td><td>當歸 : 甘溫益氣 → 益心氣 → ① 生血
丹參 : 苦寒 → 淸熱 → ① 凉血活血
苦降 → ② 活血祛瘀
人蔘 : 甘溫益氣 → ① 補脾氣 → ②大補元氣
茯神 : 甘淡利濕 → ① 利水 → ② 寧心安神
五味子 : 酸斂 → 入肺 → ① 收斂肺氣
↘ 入心 → ② 寧心安神
↘ 入腎 → ③ 澁精固氣
酸棗仁 : 甘潤滋陰 甘酸化陰 → ① 補肝血
↘ ② 寧心安神
遠志 : 辛散溫通 → 補腎陽 → 補心陽 → ① 補火通心
甘溫益氣 ↗ ↓
寧心安神
柏子仁 : 甘潤滋陰 → ① 養心血安神
朱砂 : 質重 → ① 重鎭淸熱安神
微寒 → 淸熱 ↗</td></tr>
<tr><td>使</td><td>桔梗 : 辛升 → ① 載藥 上行</td></tr>
</table>

약리 작용	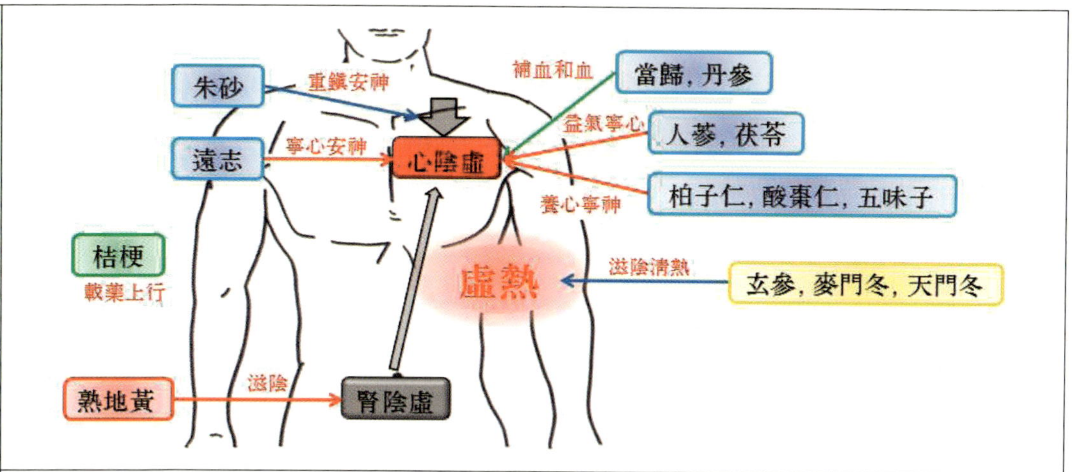
참고	① 心腎兩虛 → 陰虧血少로 인한 神志不安證에 적용 ② 방제의 조성 : 滋陰養血 + 益氣 + 安神 ⇒ 補中有淸 標本兼顧 ③ 胡荽, 마늘, 무, 생선(腥魚), 소주를 忌 ④ 心腎兩虛하므로 滋腎養肝의 효능이 있는 熟地黃이 적합 ⑤ 茯苓보다는 寧心하는 茯神이 적합

附	柏子養心丸 ≪體仁滙編≫
效用	養心安神 滋陰補腎
主治	**陰血虧虛 心腎失調症**. 精神恍惚 驚悸怔忡 夜寢多夢 健忘盜汗 舌紅少苔 脈細數
組成	柏子仁 4兩, 枸杞子 3兩, 麥門冬・當歸・石菖蒲・茯神 각 1兩, 玄參・熟地黃 각 2兩, 甘草 5錢
참고	補腎滋陰 寧心安神 ⇒ 滋補 위주의 처방

附	枕中丹 ≪備急千金要方≫
效用	補腎寧心 益智安神
主治	**心腎陰虧證**. 健忘失眠 心神不安 頭目眩暈 舌紅苔薄白 脈細弦
組成	龜板・龍骨・遠志・菖蒲 각 등분
참고	① 心腎交通 위주 ⇒ 益智 ② 복용 방법 : 黃酒로 送服

甘麥大棗湯 ≪金匱要略≫

效用	養心安神 和中緩急
主治	**臟躁**. 精神恍惚 常悲傷欲哭 不能自主 心中煩亂 睡眠不安 言行失常 呵欠頻作 舌淡紅苔少 脈細略數

組成					
組成	君	甘草 3兩	甘 平 / 脾 胃 肺 心	調和諸藥 和中緩急 潤肺 解毒	3~10g
	臣	浮小麥 1升	甘鹹 凉 / 心	益心陰 止汗	3~9g
	佐	大棗 5~7枚	甘 溫 / 脾 胃	補脾和胃 益氣生津 調營衛 解藥毒	3~10g

증상분석

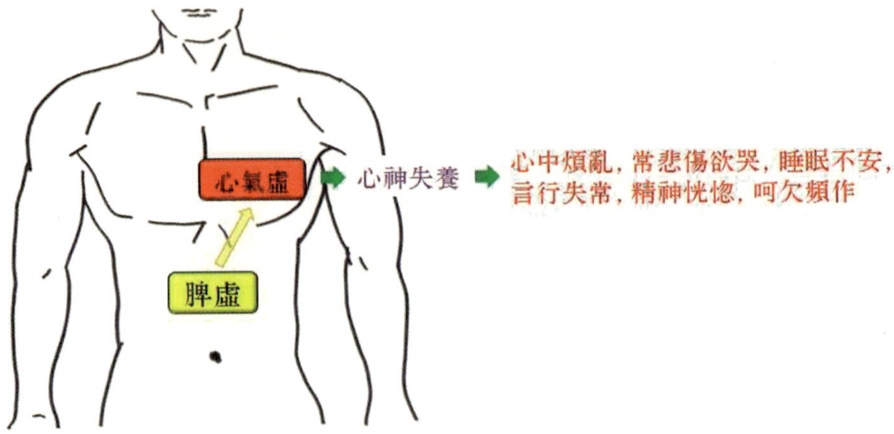

방제해설		
방제해설	君	甘草 : 甘溫益氣 → 入心 → ① 補心氣陽 → 推動血脈 ↘ 入脾 → ② 補脾胃 甘緩 → ③ 調和諸藥, ④ 緩心急
	臣	浮小麥 : 甘凉滋陰 → ① 補心陰 → 安神 凉清熱 → ② 清心熱
	佐	大棗 : 甘溫益氣 → ① 補脾和胃 甘潤滋陰 → ② 養陰血 → 養血安神

약리 작용	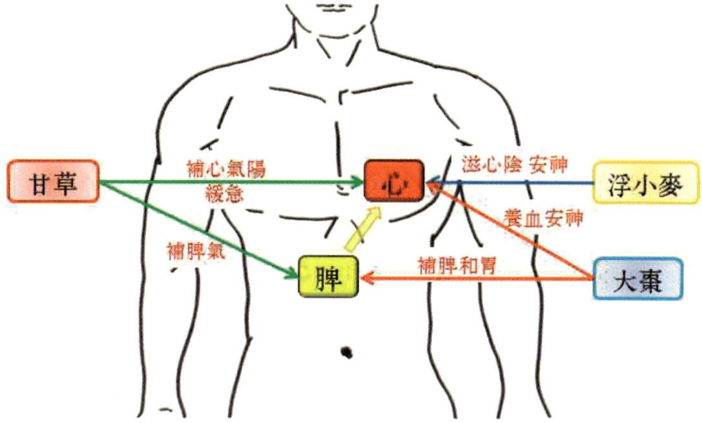
참고	① 脾虛 → 血虛 → 心氣虛로 인한 臟燥症에 적용 ② 방제의 특징 : 心脾倂補, 以甘緩之(心苦急, 急食甘以緩之)

滋養安神劑의 정리

방　제	酸棗仁湯	天王補心丹	＊ 방제 – 歸脾湯	甘麥大棗湯
공 통 점	養血安神			
병　기	肝心血不足 → 心神失養	心腎陰不足 → 心神失養	心脾兩虛 → 心神失養	脾虛 → 血虛 → 心氣虛 → 心神失養
효　능	養血安神 淸熱除煩	滋陰淸熱 養血安神	益氣補血 健脾養心	養心安神 和中緩急
조　성	安神 + 淸熱除煩	滋陰養血 + 益氣 + 安神	益氣生血 + 安神	滋陰養血
대표약물	酸棗仁, 知母, 茯苓, 川芎	熟地黃, 麥門冬, 天門冬, 玄參, 當歸, 丹參, 人參	黃芪, 人參, 白朮, 龍眼肉, 當歸, 茯神, 遠志 酸棗仁	甘草, 浮小麥, 大棗
변증요점	虛煩失眠, 心悸不安, 頭目眩暈, 咽乾口燥	心悸怔忡, 神疲健忘, 夢遺, 手足心熱, 口舌生瘡	心悸怔忡, 健忘失眠, 盜汗, 體倦食少, 面色萎黃	精神恍惚, 常悲傷欲哭, 心中煩亂, 睡眠不安, 言行失常
특　징	養肝血하여 安神	腎肝心을 補하여 安神	補血 위주 (補血劑에 屬)	臟燥症에 적용

10. 開竅劑

❀ 開竅醒神 작용으로 神昏竅閉證을 치료하는 방제

槪說

① 閉證의 구분

	구 분	대표증상	治 法
閉證	熱閉	高熱, 精神昏迷, 譫語, 痙厥	凉開法
	凉閉	突然昏倒, 牙關緊閉, 神昏不語, 白苔遲脈	溫開法

* 閉證의 病機 – 邪氣壅盛(熱·寒·痰·瘀·穢濁之氣) → 蒙蔽心竅 ⇒ 閉證

② 사용 시 주의 사항

ⓐ 虛實을 분별하여 邪氣壅盛의 閉證에 적용

ⓑ 陽明腑實證으로 인한 精神 昏迷와 譫語에는 攻下劑 적용

ⓒ 治標之劑이므로 병이 나으면 복용 중지

ⓓ 辛香走竄약물이므로 환제나 산제 혹 주사제로 사용

開竅劑의 종류 및 대표방제

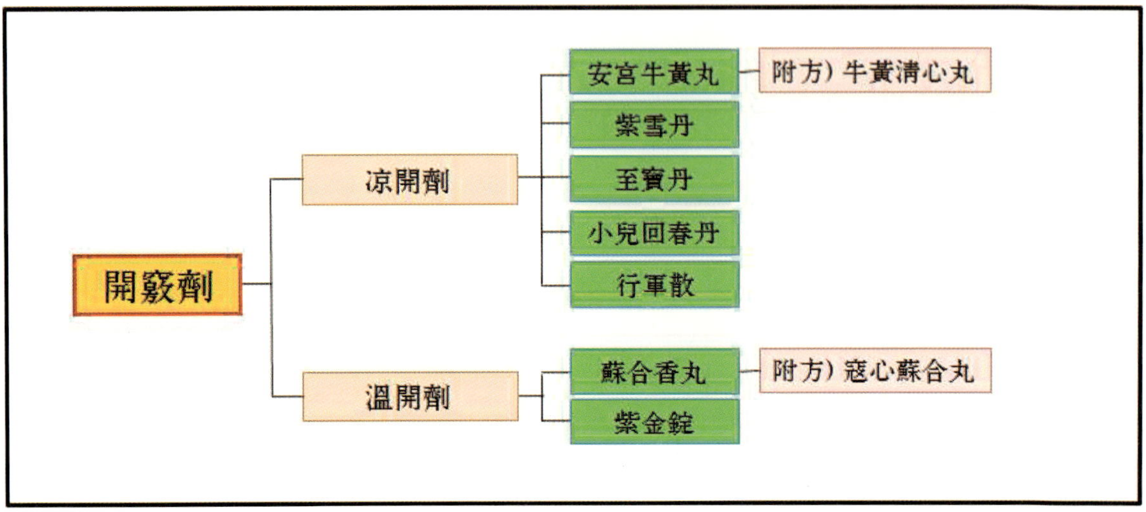

1) 凉開劑

① 清熱 開竅의 작용으로 溫熱毒邪 或 痰熱이 心包內陷한 熱閉證을 치료하는 방제
② 대표증상 : 高熱, 精神昏迷, 譫語, 痙厥
③ 대표약물

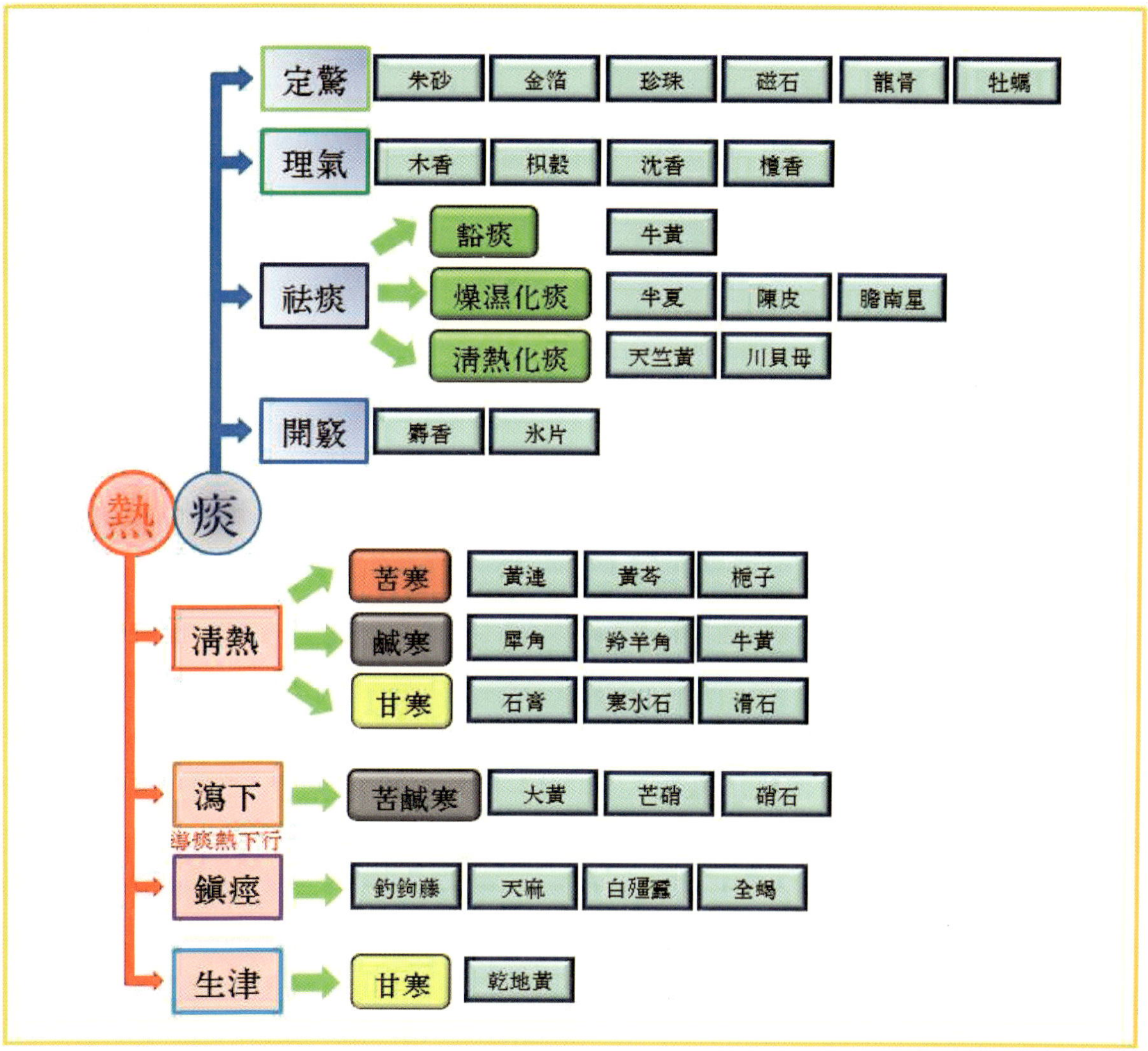

安宮牛黃丸	≪溫病條辨≫
效用	淸熱解毒 開竅醒神
主治	**邪熱內陷心包證**. 高熱煩躁 神昏譫語 舌謇肢厥 舌紅 或 絳 脈數有力 中風昏迷 小兒驚厥屬邪熱內閉者

組成	君	牛黃 1兩	甘苦 凉 / 心 肝	清熱解毒 熄風止痙 豁痰開竅	0.2～0.5g
		麝香 2錢 5分	辛 溫 / 心 脾	開竅醒神 活血散結 止痛 催産	0.03～1g
	臣	犀角 1兩	苦鹹 大寒 / 心	清熱止血 解毒化斑 安神定驚	0.5～1.5g
		黃蓮 1兩	苦 寒 / 脾 胃 心 肝 膽 大腸	清熱燥濕 瀉火解毒 瀉心除煩	2～5g
		黃芩 1兩	苦 寒 / 肺 心 大腸 肝 膀胱	清熱燥濕 瀉火解毒 止血 安胎	6～12g
		梔子 1兩	苦 寒 / 心 肝 肺 胃 三焦	瀉火除煩 清熱利尿 凉血解毒	6～18g
		氷片 2錢 5分	辛苦 微寒 / 心 脾 肺	開竅醒神 清熱止痛	0.03～0.1g
		鬱金 1兩	辛苦 寒 / 心 肝 肺 膽	活血止痛 行氣解鬱 清熱凉血 清心開竅	3～9g
	佐	朱砂 1兩	甘 微寒 大毒 / 心	鎭心安神 清熱解毒	0.3～1.5g
		珍珠 5錢	甘鹹 寒 / 心 肝	安神定驚 清肝明目 解毒生肌	0.3～1g
		雄黃 1兩	辛 溫 有毒 / 肝 大腸	攻毒燥濕殺蟲 祛痰截瘧定驚	0.15～0.3g
		金箔衣	辛 平 / 腎 肝	鎭心安神 解毒	
증상 분석	熱邪 → 心包 → 痰熱心竅壅閉 : 中風昏迷, 小兒驚厥 ↘ 高熱煩燥, 神昏譫語				
방제 해설	君	牛黃 : 苦寒清熱 → ① 清熱解毒 → ② 熄風止痙 香走竄 → ③ 豁痰開竅 麝香 : 辛散 + 香走竄 → 通行十二經 → ① 開竅醒神			
	臣	犀角 : 大寒 + 苦寒 + 鹹寒 → ① 清熱解毒(營分・血分) 黃蓮 : 苦寒清熱 → ① 清胃熱, ② 兼清心熱 黃芩(枯) : 苦寒清熱 → ① 清上焦之熱(肺・心) 梔子 : 苦寒清熱 → ① 清心熱 → 屈曲下行 → ② 清熱利尿 → ③ 清三焦之熱 ⇒ 牛黃의 清心包之熱을 助 氷片 : 辛散苦降 + 香走竄 → ① 開竅醒神 寒清熱 → ② 清熱止痛			

		鬱金 : 辛行苦降 → ① 理氣活血(心肝) 苦寒清熱 → ② 清熱凉血 + 香走竄 → ③ 淸心開竅 ⇒ 麝香의 開竅醒神을 助
	佐	朱砂 : 質重 → ① 重鎭淸熱安神 微寒 → 淸熱 ↗ 珍珠 : 質重 → ① 鎭心定驚 鹹寒淸熱 → ② 淸肝除翳 雄黃 : 溫燥濕 → ① 燥濕祛痰 毒性 → ② 解毒殺蟲 金箔 : 質重 → ① 鎭心安神
참고		① 邪熱內陷心包로 인한 神昏譫語症에 적용 ② 방제의 조성 : 淸熱瀉火 + 凉血解毒 + 芳香開竅 ⇒ 淸熱解毒力 우수 ③ 복용 방법 : 脈虛者는 人蔘湯으로 복용, 脈實者는 銀花, 薄荷湯으로 복용 ④ 孕婦 愼用

附	牛黃淸心丸 ≪痘疹世醫心法≫
效用	淸熱解毒 開竅安神
主治	**溫熱病熱閉心包證**. 身熱煩躁 神昏譫語 小兒高熱驚厥 中風昏迷
組成	牛黃 2分 半, 朱砂 1錢 半, 黃連 5錢, 黃芩・山梔子 각 3錢, 鬱金 2錢
참고	① 安宮牛黃丸 ⊖ 麝香, 犀角, 雄黃, 氷片, 鬱金, 珍珠 ② 淸熱開竅 작용이 安宮牛黃丸보다 弱 ⇒ 熱閉, 輕證에 적용 ③ 糊丸을 만들어 燈心湯으로 복용

紫雪丹 ≪外台秘要≫

效用	淸熱開竅 熄風止痙				
主治	**溫熱病 熱閉心包及熱盛動風證**. 高熱煩躁 神昏譫語 痙厥 口渴脣焦 尿赤便閉 小兒熱盛驚厥				
組成	君	犀角 5兩 (屑)	苦鹹 大寒 / 心	淸熱止血 解毒化斑 安神定驚	0.5~1.5g
		麝香 5分	辛 溫 / 心 脾	開竅醒神 活血散結 止痛 催産	0.03~1g

	臣	石膏 3斤	辛甘 大寒 / 肺 胃	解肌淸熱 除煩止渴	10～60g
		寒水石 3斤	辛鹹 大寒 / 肺 胃 腎	淸熱瀉火 除煩止渴	10～15g
		滑石 3斤	甘淡 寒 / 膀胱 肺 胃	利水通淋 淸熱解暑 祛濕斂瘡	10～15g
		羚羊角 5兩 (屑)	鹹 寒 / 肝 心	平肝息風 平肝潛陽 淸肝明目 淸熱解毒	1～3g
	佐	靑木香 5兩	辛苦 寒 / 肝 胃	行氣止痛 解毒消腫	3～9g
		沈香 5兩	辛苦 溫 / 腎 脾 胃	行氣止痛 溫中止嘔 納氣平喘	1.5～4.5g
		丁香 1兩	辛 溫 / 脾 胃 肝 腎	溫中止痛 降逆	1～3g
		玄參 1斤	甘苦鹹 微寒 / 肺 腎 胃	養血滋陰 瀉火解毒	9～15g
		升麻 1斤	辛甘微苦 寒 / 脾 胃 肺 大腸	發表透疹 淸熱解毒 升擧陽氣	3～9g
		磁石 3斤	腎鹹 寒 / 肝 心 腎	安神鎭驚 平肝潛陽 聰耳明目 納氣平喘	9～30g
		朱砂 3兩	甘 微寒 大毒 / 心	鎭心安神 淸熱解毒	0.3～1.5g
		黃金 100兩	辛 平 / 腎 肝	鎭心安神 解毒	
		朴硝 10斤	鹹苦 寒 / 胃 大腸	瀉下 軟堅 淸熱瀉火	10～15g
		硝石 4升	鹹苦 寒 / 胃 大腸	瀉下 軟堅 淸熱瀉火	10～15g
	佐使	甘草 8兩	甘 平 / 脾 胃 肺 心	調和諸藥 和中緩急 潤肺 解毒	3～10g
증상 분석	熱邪 → 心包 : 高熱煩燥, 神昏譫語 ↘ 熱極生風 : 痙厥 ↘ 傷津 : 口渴焦脣, 尿赤便閉				
방제 해설	君	犀角 : 淸心經之熱, 凉血解毒 麝香 : 通行十二經, 開竅醒神			
	臣	石膏・寒水石・滑石 : 甘寒淸熱 羚羊角 : 凉肝熄風止痙 ⇒ 淸心・肝兩經熱毒			
	佐	靑木香・丁香・沈香 : 行氣通竅 ⇒ 麝香의 開竅醒神力 강화 玄參 : 瀉浮游之腎火 升麻 : 淸熱解毒, 散風透熱 磁石・朱砂・黃金 : 重鎭安神(腎・心) 芒硝・硝石 : 瀉熱通便			
	佐使	甘草 : 調和諸藥, 益氣安中			

참고	① 熱邪心包內陷으로 인한 熱盛動風證에 적용 ② 방제의 조성 : 淸熱藥(鹹寒 甘寒) + 開竅藥 + 理氣藥 + 重鎭藥 + 瀉下藥 ③ 甘寒 鹹寒 약물을 사용하여 血分의 熱毒을 凉解 ⇒ 苦寒藥의 苦燥傷津을 피함 ④ 寒凉藥 + 辛溫芳香藥 + 甘草 ⇒ 寒凉藥의 傷胃 방지 ⑤ 과량 복용 시 元氣 손상 심하면 大汗, 腹冷, 心悸, 氣促의 증상 출현, 孕婦 禁用

至寶丹 ≪太平惠民和劑局方≫

效用	化濁開竅 淸熱解毒
主治	**痰熱內閉心包證**. 神昏譫語 身熱煩躁 痰盛氣粗 舌絳苔黃垢膩 脈滑數 中風 中暑 小兒驚厥屬於痰熱內閉者

組成					
	君	生烏犀(犀角) 1兩(屑)	苦鹹 大寒 / 心	淸熱止血 解毒化斑 安神定驚	0.5~1.5g
		麝香 1分	辛 溫 / 心 脾	開竅醒神 活血散結 止痛 催産	0.03~1g
		牛黃 半兩	甘苦 凉 / 心 肝	淸熱解毒 熄風止痙 豁痰開竅	0.2~0.5g
	臣	龍腦 1分	辛苦 微寒 / 心 脾 肺	開竅醒神 淸熱止痛	0.03~0.1g
		安息香 1兩 半	辛苦 平 / 心 脾	開竅淸神 行氣活血 止痛	0.6~1.5g
		玳瑁 1兩	甘鹹 寒 / 心 肝	平肝定驚 淸熱解毒	3~6g
	佐	朱砂 1兩	甘 微寒 大毒 / 心	鎭心安神 淸熱解毒	0.3~1.5g
		生琥珀 1兩(屑)	甘 平 / 心 肝 膀胱	定驚安神 活血散瘀 利尿通淋	1.5~3g
		金箔 50片	辛 平 / 腎 肝	鎭心安神 解毒	丸衣로 사용
		銀箔 50片	辛 平 / 心 肝	鎭心安神	丸衣로 사용
		雄黃 1兩	辛 溫 有毒 / 肝 大腸	攻毒燥濕殺蟲 祛痰截瘧定驚	0.15~0.3g

증상 분석	邪熱 → 痰熱蒙蔽心竅 : 痰盛氣粗, 驚厥 ↘ 心包 : 神昏譫語, 身熱煩躁

방제 해설		
	君	犀角 : 大寒 + 苦寒 + 鹹寒 → ① 淸熱解毒(營分·血分) ↘ ② 凉血止血 麝香 : 辛散 + 香走竄 → 通行十二經 → ① 開竅醒神 牛黃 : 淸熱解毒, 豁痰開竅

	臣	龍腦, 安息香 : 芳香開竅, 辟穢化濁 ⇒ 麝香의 開竅醒神力 강화 玳瑁 : 清熱解毒, 豁痰開竅 ⇒ 犀角의 清熱凉血解毒力 강화
	佐	朱砂・琥珀・金箔・銀箔 : 鎭心安神 雄黃 : 豁痰解毒
참고		① 痰熱內閉心包證에 적용 ② 방제의 조성 : 芳香開竅 + 清熱解毒 + 鎭心安神 ③ 복용 방법 : 脈虛者－人蔘湯으로 복용(益氣扶正) 脈實者－童便과 生薑汁에 복용(祛痰止嘔 + 滋陰降火, 行瘀) ④ 현대에서는 金箔, 銀箔을 사용하지 않음 ⑤ 安宮牛黃丸, 紫雪丹, 至寶丹은 凉開劑의 상용 대표방('三寶'라 칭) ⇒ 熱閉에 적용 ("大抵安宮牛黃丸最凉, 紫雪次之, 至寶又次之" ≪溫病條辨≫)

小兒回春丹 ≪敬修堂藥說≫

效用	開竅定驚 清熱化痰				
主治	**小兒急驚風 痰熱蒙蔽心竅證**. 發熱煩躁 神昏驚厥 反胃嘔吐 夜啼吐乳 痰嗽哮喘 腹痛泄瀉				
組成	君	牛黃 4錢	甘苦 凉 / 心 肝	清熱解毒 熄風止痙 豁痰開竅	0.2～0.5g
		麝香 4錢	辛 溫 / 心 脾	開竅醒神 活血散結 止痛 催産	0.03～1g
	臣	全蝎 1兩 2錢 半	辛 平 有毒 / 肝	息風止痙 解毒散結 通絡止痛	3～6g
		膽南星 2兩	苦 凉 / 肝 脾	清熱化痰 息風定驚	3～9g
		天竺黃 1兩 2錢 半	甘 寒 / 心 肝	清熱化痰 凉心定驚	3～6g
		川貝母 1兩 2錢 半	苦甘 微寒 / 肺 心	清熱潤肺 化痰止咳	3～9g
	佐	陳皮 1兩 2錢 半	辛 溫 / 脾 胃 肺	理氣健脾 燥濕化痰	6～12g
		法半夏 1兩 2錢 半	辛 溫 / 肺 胃 脾	化痰止嘔 燥濕降逆 消痞散結	4～12g
		釣鉤藤 8兩	甘 凉 / 肝 心包	息風止痙 清熱平肝	10～12g
		天麻 1兩 2錢 半	甘 平 / 肝	熄風止痙 平肝潛陽	3～10g
		白殭蠶 1兩 2錢 半	辛鹹 平 / 肝 肺	熄風止痙 疏散風熱 清熱解毒	3～10g

구분		약물	性味 / 歸經	효능	용량
		大黃 2兩	大苦 大寒 / 脾 胃	瀉熱通腸 凉血解毒 逐瘀經痛	3~30g
		白荳蔻 1兩 2錢 半	辛 溫 / 肺 脾 胃	行氣 化濕 健胃 溫胃止嘔	4~8g
		木香 1兩 2錢 半	辛苦 溫 / 脾 胃 大腸 三焦 膽	行氣止痛 健脾消食	3~10g
		枳殼 1兩 2錢 半	苦酸 微寒 / 肺 脾 大腸	理氣寬中 行痰 消積	3~12g
		沈香 1兩 2錢 半	辛苦 溫 / 腎 脾 胃	行氣止痛 溫中止嘔 納氣平喘	1.5~4.5g
		檀香 1兩 2錢 半	辛 溫 / 脾 胃 肺	理氣調中 散寒止痛	2~5g
		朱砂(丸衣)	甘 微寒 大毒 / 心	鎭心安神 淸熱解毒	0.3~1.5g
	使	甘草 8錢 7分 半	甘 平 / 脾 胃 肺 心	調和諸藥 和中緩急 潤肺 解毒	3~10g

증상분석		痰熱 → 蒙蔽心竅 → 神昏, 發熱煩燥 ↘ 熱極生風 → 痙厥 ↘ 壅阻肺胃 → 痰嗽哮喘, 反胃嘔吐, 夜啼吐乳, 腹痛泄瀉
방제해설	君	牛黃 : 苦寒淸熱 → ① 淸熱解毒 → ② 熄風止痙 香走竄 → ③ 豁痰開竅 麝香 : 辛散 + 香走竄 → 通行十二經 → ① 開竅醒神
	臣	全蝎 : 平肝淸熱, 熄風止痙 膽南星·天竺黃·川貝母 : 淸熱化痰, 祛痰定驚
	佐	釣鉤藤·天麻·白殭蠶 : 平肝淸熱, 熄風止痙 陳皮·半夏·白荳蔻 : 燥濕化痰, 降逆止嘔 木香·枳殼·沈香·檀香 : 行氣調中 朱砂 : 重鎭安神 大黃 : 淸熱瀉火, 導痰熱下行
	使	甘草 : 調和諸藥
참고		① 小兒急驚風에 적용 ② 急驚의 病機 : 熱·痰·風·驚 ⇒ 淸熱化痰, 開竅醒神, 熄風鎭痙, 重鎭, 理氣

行軍散 ≪霍亂論≫

效用	辟穢解毒 淸熱開竅
主治	**暑穢**. 吐瀉腹痛 煩悶欲絶 頭目昏暈 不省人事 口瘡咽痛 風熱障翳

組成

君	牛黃 1錢	甘苦 凉 / 心 肝	淸熱解毒 熄風止痙 豁痰開竅	0.2~0.5g
君	麝香 1錢	辛 溫 / 心 脾	開竅醒神 活血散結 止痛 催産	0.03~1g
臣	氷片 1錢	辛苦 微寒 / 心 脾 肺	開竅醒神 淸熱止痛	0.03~0.1g
佐	珍珠 1錢	甘鹹 寒 / 心 肝	安神定驚 淸肝明目 解毒生肌	0.3~1g
佐	硼砂 1錢	甘鹹 凉 / 肺 胃	淸熱解毒 消腫防腐 淸肺化痰	1.5~3g
佐	雄黃 8錢	辛 溫 有毒 / 肝 大腸	攻毒燥濕殺蟲 祛痰截瘧定驚	0.15~0.3g
佐	硝石 3分	鹹苦 寒 / 胃 大腸	瀉下 軟堅 淸熱瀉火	10~15g
佐	飛金(金箔) 20頁	辛 平 / 腎 肝	鎭心安神 解毒	

증상분석

暑熱, 穢濁之氣 → 蒙蔽淸竅 : 頭目眩暈, 人事不省
↘ 中焦氣機逆亂 : 吐瀉腹痛, 煩悶欲絶

방제해설

君	牛黃 : 苦寒淸熱 → ① 淸熱解毒 → ② 熄風止痙 香走竄 → ③ 豁痰開竅 麝香 : 辛散 + 香走竄 → 通行十二經 → ① 開竅醒神
臣	氷片 : 辛散苦降 + 香走竄 → ① 開竅醒神 寒淸熱 → ② 淸熱止痛
佐	珍珠 : 質重 → ① 鎭心定驚 鹹寒淸熱 → ② 淸肝除翳 硼砂 : 寒淸熱 → ① 淸熱解毒 → ② 消腫防腐 雄黃 : 溫燥濕 → ① 燥濕祛痰 毒性 → ② 解毒殺蟲 硝石 : 瀉熱破結 飛金 : 質重 → ① 鎭心安神

참고

① 暑穢에 적용
② 방제의 조성 : 淸熱開竅 + 辟穢 + 解毒 + 安神
③ 異名 : 諸葛行軍散, 武候行軍散
④ 현대에는 飛金을 빼고 薑粉을 加 ⇒ 降逆和中작용으로 辟穢解毒 효과 증강

涼開劑의 정리

방 제	安宮牛黃丸	紫雪丹	至寶丹
병 기	熱邪 → 痰 → 邪熱內閉心包證	熱 → 熱極生風證	熱 → 痰 → 痰熱內閉心包證
효 능	清熱解毒 開竅醒神	清熱開竅 熄風止痙	化濁開竅 清熱解毒
방제조성	清熱瀉火 + 涼血解毒 + 芳香開竅	清熱(鹹寒 甘寒) + 開竅 + 理氣 + 重鎭 + 瀉下	芳香開竅 + 清熱解毒 + 鎭心安神
대표약물	牛黃, 麝香, 犀角, 黃連, 氷片, 朱砂	犀角, 麝香, 石膏, 沈香, 磁石, 朱砂	犀角, 麝香, 牛黃, 龍腦, 安息香
변증요점	高熱煩躁, 神昏譫語, 舌謇肢厥	痙厥, 口渴脣焦, 尿赤, 便閉,	神昏譫語, 身熱煩躁, 痰盛氣粗
특 징	清熱解毒力 우수 성인의 熱閉에 적용	熄風鎭痙力 우수 소아의 熱證에 적용	開竅醒神力 우수 소아의 熱痰에 적용

방 제	小兒回春丹	行軍散
병 기	痰熱 → 蒙蔽心竅證	暑穢
효 능	開竅定驚 清熱化痰	辟穢解毒 清熱開竅
방제조성	清熱開竅 + 理氣 + 化痰 + 瀉下	清熱開竅 + 辟穢 + 解毒 + 安神
대표약물	牛黃, 麝香, 膽南星, 貝母, 大黃	牛黃, 麝香, 氷片, 珍珠, 雄黃
변증요점	發熱煩躁, 神昏驚厥, 反胃嘔吐, 夜啼吐乳, 痰嗽哮喘, 腹痛泄瀉	吐瀉腹痛, 煩悶欲絶, 頭目昏暈, 不省人事, 口瘡咽痛, 風熱障翳
특 징	소아의 急驚風에 적용	暑穢에 적용

2) 溫開劑

① 芳香, 化濁開竅의 작용으로 風·氣·寒·痰·閉阻氣機로 인한 蒙蔽心竅의 寒閉證을 치료하는 방제

② 대표증상 : 突然昏倒, 牙關緊閉, 神昏不語, 白苔遲脈

③ 대표약물 : 蘇合香, 麝香

蘇合香丸	≪太平惠民和劑局方≫
效用	芳香開竅 行氣止痛
主治	**寒閉證**. 突然昏倒 牙關緊閉 不省人事 苔白 脈遲 心腹卒痛 昏厥 寒凝氣滯

組成	君	蘇合香 1兩	辛 溫 / 心 脾	開竅醒神 辟穢 止痛	1~2g
		麝香 2兩	辛 溫 / 心 脾	開竅醒神 活血散結 止痛 催産	0.03~1g
		龍腦 1兩	辛苦 微寒 / 心 脾 肺	開竅醒神 淸熱止痛	0.03~0.1g
		安息香 2兩	辛苦 平 / 心 脾	開竅淸神 行氣活血 止痛	0.6~1.5g
	臣	靑木香 2兩	辛苦 寒 / 肝 胃	行氣止痛 解毒消腫	3~9g
		香附子 2兩	辛苦 香燥 平 / 肝 脾 三焦	理氣解鬱 調經止痛	6~12g
		沈香 2兩	辛苦 溫 / 腎 脾 胃	行氣止痛 溫中止嘔 納氣平喘	1.5~4.5g
		丁香 2兩	辛 溫 / 脾 胃 肝 腎	溫中止痛 降逆	1~3g
		檀香 2兩	辛 溫 / 脾 胃 肺	理氣調中 散寒止痛	2~5g
		乳香 1兩	辛苦 溫 / 心 肝 脾	活血止痛 消腫生肌	4~12g
	佐	蓽撥 2兩	辛 熱 / 脾 胃	溫中止痛	1.5~3g
		烏犀屑 2兩	苦鹹 大寒 / 心	淸熱止血 解毒化斑 安神定驚	0.5~1.5g
		朱砂 2兩	甘 微寒 大毒 / 心	鎭心安神 淸熱解毒	0.3~1.5g
		白朮 2兩	苦甘 溫 / 脾 胃	燥濕健脾 止汗安胎	4~12g
		訶子 2兩	苦酸澀 平 / 肺 大腸	斂肺下氣 利咽 澁腸止瀉	3~9g
증상분석	寒濕痰濁之邪 → 氣鬱閉阻 → 蒙蔽淸心竅 : 突然昏倒, 牙關緊閉, 不省人事, 苔白, 脈遲, 心腹卒痛, 昏厥				
방제해설	君	蘇合香・麝香・龍腦・安息香 : 宣通氣血, 開竅搜邪			
	臣	木香・檀香・丁香・沈香・乳香・香附子 : 行氣解鬱			
	佐	蓽撥 : 溫中散寒 白朮 : 補氣健脾 訶子 : 收斂肺氣, 辛香藥의 부작용 방지 犀角 : 淸心解毒 朱砂 : 重鎭安神			
참고	① 寒閉證과 氣滯寒凝心腹疼痛에 유효 ② 방제의 조성 : 芳香開竅(主) + 溫裏散寒 + 行氣活血 + 辟穢化濁				

	③ 방제의 배오 특징 ⓐ 十香 : 木香·香附子·白檀香·安息香·沈香·麝香·丁香·龍腦香·蘇合香·乳香 ⇒ 芳香開竅, 行氣解鬱, 散寒化濁, 兼臟腑氣血之鬱滯를 解 ⓑ 다량의 辛散藥 중 소량의 白朮·訶子 배오 : 芳香辛散으로 인한 傷正氣 방지 ⇒ 白朮의 補氣健脾, 訶子의 收澁

附	冠心蘇合丸 ≪中國藥典≫
效用	理氣活血 寬胸止痛
主治	**痰濁氣滯血瘀之心絞痛.** 胸悶 憋氣
組成	蘇合香 50g, 氷片·乳香 각 105g, 檀香·靑木香 각 210g
참고	心絞痛에 대한 양호한 止痛 효과

紫金錠 ≪片玉心書≫

效用	辟穢解毒 化痰開竅 消種止痛				
主治	**暑令時疫.** 脘腹脹悶疼痛 惡心嘔吐 泄瀉 痢疾 舌潤 苔厚膩 或 濁膩 痰厥 疔瘡癤腫 蟲咬損傷 無名腫毒 喉風				
組成	君	麝香 3錢	辛 溫 / 心 脾	開竅醒神 活血散結 止痛 催産	0.03~1g
		雄黃 1兩	辛 溫 有毒 / 肝 大腸	攻毒燥濕殺蟲 祛痰截瘧定驚	0.15~0.3g
	臣	山慈姑 3兩	甘微辛 凉 有小毒 / 肝 胃	清熱解毒 消癰散結	3~9g
	佐	大戟 1兩 半	苦微辛 寒 / 肺 腎	瀉水逐飮	1.5~3g
		續隨子 1兩	辛 溫 有毒 / 肝 腎 大腸	瀉下逐水 破血消癥 殺蟲 攻毒	1~2g
		五倍子 3兩	酸澁 寒 / 肺 大腸 腎	斂肺降火 澁腸止瀉 斂汗止血 水濕斂瘡	3~6g
		朱砂 1兩	甘 微寒 大毒 / 心	鎭心安神 清熱解毒	0.3~1.5g
증상 분석	痰濁之邪 → 邪壅中焦 : 脘腹脹悶疼痛, 吐瀉交作 ↘ 痰濁邪毒鬱於肌表 : 疔瘡癤腫				
방제 해설	君	麝香 : 辛散 + 香走竄 → 通行十二經 → ① 開竅醒神 雄黃 : 溫燥濕 → ① 燥濕祛痰 毒性 → ② 解毒殺蟲			

	臣	山慈姑 : 寒清熱 → ① 清熱解毒 辛散 → ② 消癰散結
	佐	大戟 : 苦降 → ① 臟腑之水濕을 泄 續隨子 : 辛行 → ① 瀉下利水 → ② 逐水消腫 五倍子 : 酸斂 + 固澁 → ① 澁腸止瀉, ② 大戟, 續隨子의 瀉下力을 緩 朱砂 : 質重 → ① 重鎭清熱安神 微寒 → 清熱 ↗
참고	① 外用하면 消腫散結의 효능 ⇒ 疔瘡癤腫에 적용 ② 續隨子, 大戟은 有毒하므로 소아에는 減量, 麝香은 走竄하므로 임산부에 愼用 ③ 異名 : 玉樞丹, 太乙紫金丹	

溫開劑의 정리

방 제	蘇合香丸	紫金錠
병 기	寒濕痰 → 蒙蔽清心竅	暑令時疫
효 능	芳香開竅 行氣止痛	辟穢解毒 化痰開竅 消種止痛
방제조성	芳香開竅 + 溫裏散寒 + 行氣活血 + 辟穢化濁	芳香開竅 + 清熱 + 逐水
대표약물	蘇合香, 麝香, 龍腦, 安息香	麝香, 雄黃, 山慈姑, 續隨子
변증요점	突然昏倒, 牙關緊閉, 不省人事, 心腹卒痛, 昏厥, 寒凝氣滯	脘腹脹悶疼痛, 惡心嘔吐, 泄瀉, 痢疾
특 징	溫開法의 대표방제	외용 시 疔瘡癤腫에 적용

11. 固澁劑

❀ 收斂固澁 작용으로 氣, 血, 津液耗散의 滑脫之證을 치료하는 방제

◖ 槪說

① 立法 原則 : "澁可固脫"≪藥對≫, "散者收之"≪素問·三部九候論≫

② 固澁劑의 분류

<table>
<tr><th colspan="2">기 능</th><th>부 위</th><th>대표증상</th><th>固澁물질</th><th>분 류</th></tr>
<tr><td rowspan="5">固澁劑</td><td rowspan="2">收斂</td><td>外部</td><td>自汗, 盜汗</td><td>津液</td><td>固表止汗劑</td></tr>
<tr><td>上部</td><td>久嗽不愈</td><td>氣</td><td>斂肺止咳劑</td></tr>
<tr><td rowspan="3">固澁</td><td rowspan="3">下部</td><td>遺精滑泄, 遺尿</td><td>精, 液</td><td>澁精止遺劑</td></tr>
<tr><td>崩漏, 帶下</td><td>血, 精</td><td>固崩止帶劑</td></tr>
<tr><td>久瀉</td><td>氣, 津液</td><td>澁腸固脫劑</td></tr>
</table>

＊ 元氣大虧로 인한 亡陽欲脫證은 回陽救逆하는 溫裏劑 참조

③ 사용 시 주의사항

ⓐ 正氣虛(本)로 인하여 五臟의 藏而不瀉 기능 실조 → 滑脫散失證(標) ⇒ 本治를 위하여 補益劑와 배오

ⓑ 熱病으로 인한 汗出, 痰飮咳嗽, 火動遺精, 傷食瀉痢, 血熱崩漏에는 忌 ⇒ "閉門留寇"

固澁劑의 종류 및 대표방제

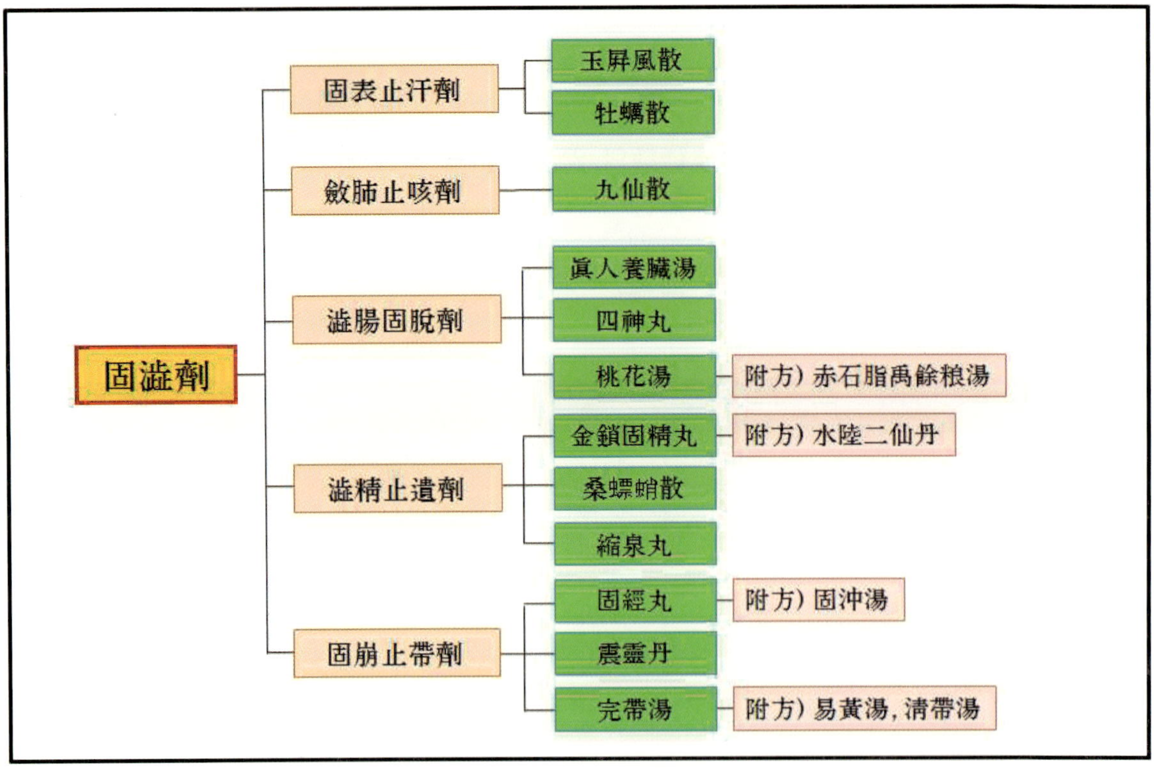

1) 固表止汗劑

① 固表止汗의 작용으로 衛氣不固로 인한 肌表疏松, 혹은 陰虛火旺 등의 證을 치료하는 방제
② 대표증상 : 自汗盜汗, 心悸短氣, 舌淡, 脈虛細弱
③ 대표약물 : 牡蠣, 麻黃根, 浮小麥(止汗藥), 黃芪, 白朮(益氣)
　　* 汗出로 인하여 耗氣傷津하므로 益氣, 養陰藥 배오

玉屛風散 ≪丹溪心法≫

效用	益衛固表止汗				
主治	表虛自汗. 汗出惡風 面色皖白 舌淡苔薄白 脈浮虛				
組成	君	黃芪 2兩	甘 微溫 / 肺 脾	益衛固表 利水消腫 補中益氣	15~30g
	臣	白朮 1兩	苦甘 溫 / 脾 胃	燥濕健脾	4~12g
	佐	防風 1兩	辛甘 溫 / 膀胱 肝 脾	解表祛風 勝濕止痛	4.5~9g

증상 분석	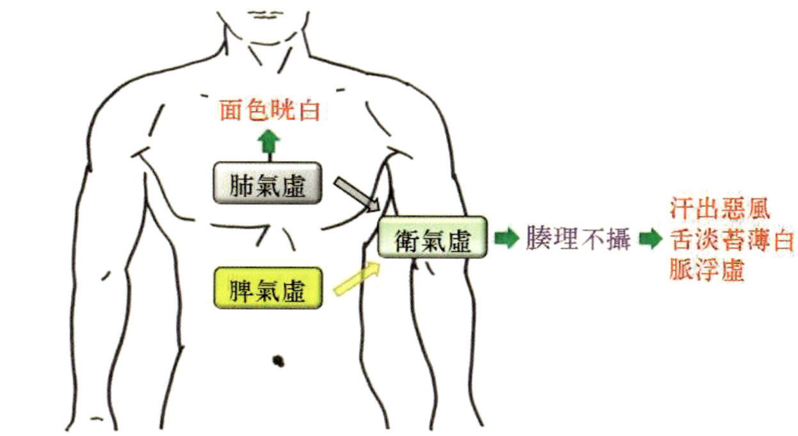	
방제 해설	君	黃芪 : 甘溫 → ① 補肺氣 → ② 升陽益衛固表
	臣	白朮 : 苦溫燥濕 → ① 燥濕健脾 → 脾主四肢 → ② 黃芪의 작용을 助
	佐	防風 : 辛散 → 入肺 → ① 走表祛風 ↘ 入脾 → 勝濕 → ② 白朮의 작용을 助
	黃芪 + 防風 : 益衛 + 散風, 黃芪得防風 ⇒ 益衛효능 增强 防風得黃芪 ⇒ 散風하되 不傷正 白朮 + 防風 : 肝乘脾 예방	
약리 작용	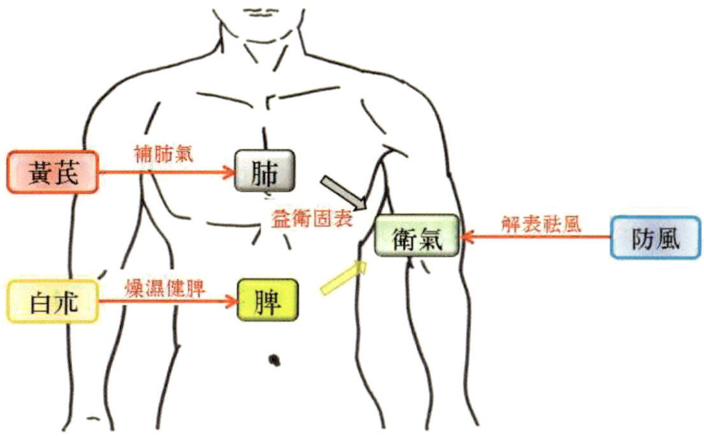	
참고	① 乾薑 3片을 넣고 복용 → 溫中(補脾力 助) ② 衛虛不固의 自汗을 치료(外邪와 상관없이 虛하여 倦怠를 느끼는 경우에도 적용) ③ 玉屛風散의 한계 ⓐ Ca 물질 보충 약물 無 ⓑ 汗爲心之液 → 傷心陰 ⇒ 補心하는 약물 無 ⓒ 汗을 직접적으로 수렴하는 약물 無	

牡蠣散 ≪太平惠民和劑局方≫

效用	固表斂汗				
主治	**體虛自汗 盜汗證**. 自汗 盜汗 心悸驚悸 舌淡紅 脈細弱				
組成	君	牡蠣 (米泔浸 後煅)	鹹澁 微寒 / 肝 膽 腎	平肝潛陽 收斂固澁 補腎氣	15～30g
	臣	生黃芪	甘 微溫 / 肺 脾	益衛固表 利水消腫 補中益氣	15～30g
	佐	麻黃根	甘微澁 平 / 肺 心	收斂止汗	3～9g
		浮小麥 각 1兩	甘鹹 凉 / 心	益心陰 止汗	3～9g

증상 분석

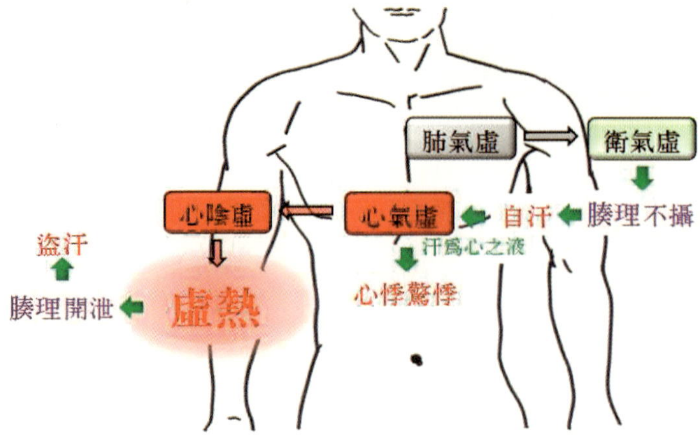

방제 해설	君	牡蠣 : 澁 → 收斂 : ① 斂陰 → 止汗 鹹寒 → 滋陰 : ② 補腎陰 微寒 → ③ 清熱 成分 : ④ Ca 보충
	臣	黃芪 : 甘溫 → ① 補肺氣 → ② 升陽益衛固表
	佐	麻黃根 : 微澁→ ① 斂汗 甘平(微溫) → ② 益衛氣 → 固表止汗 浮小麥 : 甘凉 → 滋陰 : ① 補心陰, ② 滋陰清熱
	黃芪 + 牡蠣 : 益衛氣 + 斂陰 ⇒ 固表 牡蠣 + 浮小麥 : 斂陰 + 養心陰, 清熱 ⇒ 固表	

약리 작용	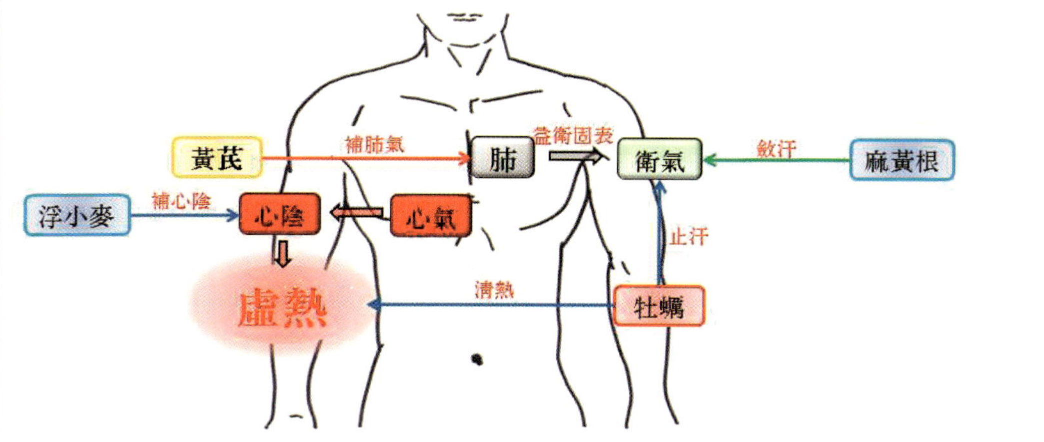
참고	① 純虛無邪證에 사용 : 邪氣를 수렴하는 폐단이 없도록 ② 收斂固澁法을 위주로 하는 治標法에 屬

止汗劑의 정리

	玉屛風散	牡蠣散	참고방제 – 桂枝湯	참고방제 – 當歸六黃湯
병 기	脾肺氣虛 → 汗出	肺氣虛 → 衛氣虛 → 汗出 → 心氣虛	營衛失和 → 汗出	陰虛虛熱 → 盜汗
효 능	益氣固表止汗	固表斂汗	解肌發表 調和營衛	滋陰淸熱 固表止汗
조 성	補氣 ＋ 祛風	補氣 ＋ 養陰 ＋ 斂汗	益衛 ＋ 解表	補陰 ＋ 淸熱
대표약물	黃芪, 防風, 白朮	黃芪, 麻黃根, 牡蠣, 浮小麥	桂枝, 芍藥, 生薑, 大棗, 炙甘草	當歸, 生地黃, 熟地黃, 黃芩, 黃柏, 黃連, 黃芪
변 증	汗出惡風, 面色晄白	自汗, 盜汗, 心悸驚悸	頭痛發熱, 汗出惡風, 鼻鳴乾嘔	發熱盜汗, 面赤, 心煩, 口乾脣燥, 便結溲黃
특 징	扶正祛邪하여 表虛自汗적용	직접적으로 斂汗하여 自汗, 盜汗 모두 적용	營衛失和로 인한 汗出에 적용	주로 陰虛로 인한 盜汗에 적용

2) 斂肺止咳劑

① 斂肺止咳의 작용으로 久咳肺虛, 氣陰耗傷 등의 證을 치료하는 방제
② 대표증상 : 喘促自汗, 脈虛數

③ 대표약물 : ⓐ 斂肺止咳 - 五味子, 罌粟殼, 烏梅
ⓑ 益氣養陰 - 人蔘, 阿膠

九仙散 ≪醫學正傳≫

效用	斂肺止咳 益氣養陰
主治	**久咳肺虛證**. 久咳不已 咳甚則氣喘自汗 痰少而粘 脈虛數

組成

	藥物	性味歸經	效能	用量
君	罌粟殼 2錢	酸澁 平 / 肺 大腸 腎	斂肺止咳 澁腸 止痛	3~9g
	人蔘 5分	甘微苦 微溫 / 脾 肺	大補元氣 固脫生津 安神	2~15g
臣	五味子 5分	酸鹹 溫 / 肺 心 腎	收斂固澁 益氣生津 補腎寧心	2~6g
	烏梅 1개	酸澁 平/ 肝 脾 肺 大腸	斂肺 澁腸 生津 安蛔	6~30g
	阿膠 5分	甘 平 / 肺 肝 腎 心	補血滋陰 潤燥 止血	5~10g
佐	款冬花 5分	辛微甘 溫 / 肺	潤肺下氣 止咳化痰	5~9g
	貝母 5分	苦甘 微寒 / 肺 心	淸熱潤肺 化痰止咳	3~9g
	桑白皮 5分	辛甘 寒 / 肺	瀉肺平喘 利水消腫	6~12g
使	桔梗 5分	辛苦 平 / 肺 心 胃	宣肺利咽 祛痰排膿	3~9g

증상분석

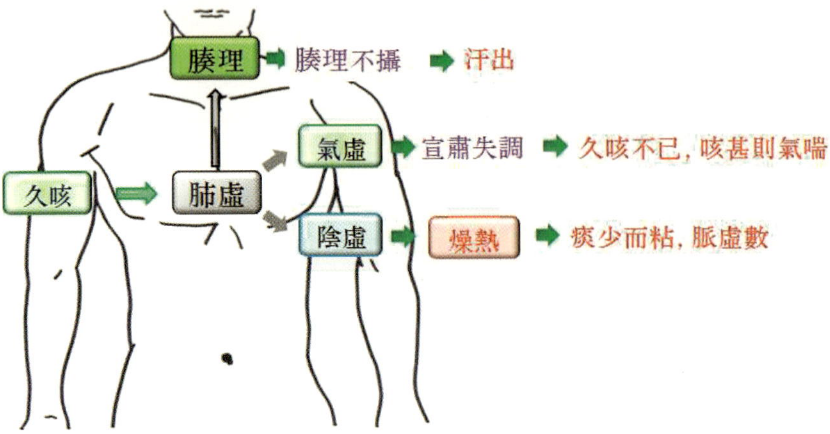

방제해설

君	罌粟殼 : 酸斂 → 入肺 → ① 斂肺止咳 固澁 → 入腎 → ② 固精止遺 ↘ 入大腸 → ③ 澁腸 人蔘 : 甘溫益氣 → ① 補脾氣 → ② 大補元氣
臣	五味子 : 酸斂 → 入肺 → ① 收斂肺氣 → 益衛氣 → ② 斂肺止汗 ↘ 入腎 → ③ 澁精固氣 烏梅 : 酸斂 → 入肺 → ① 收斂肺氣 固澁 → 入大腸 → ② 澁腸 阿膠 : 甘潤滋陰 → ① 補腎肝肺心陰 → ② 養血止血

	佐	款冬花 : 辛升苦降 → 助宣肅 → ① 止咳化痰 川貝母 : 甘寒滋陰 + 寒淸熱 → ① 淸熱潤肺 苦降 → 助肅降 → ② 化痰止咳 桑白皮 : 寒淸熱 → ① 瀉肺平喘 → ② 利水消腫
	使	桔梗 : 辛升 → 入肺 → 助宣發 → ① 開提肺氣 ↘ ② 載藥上行
약리작용	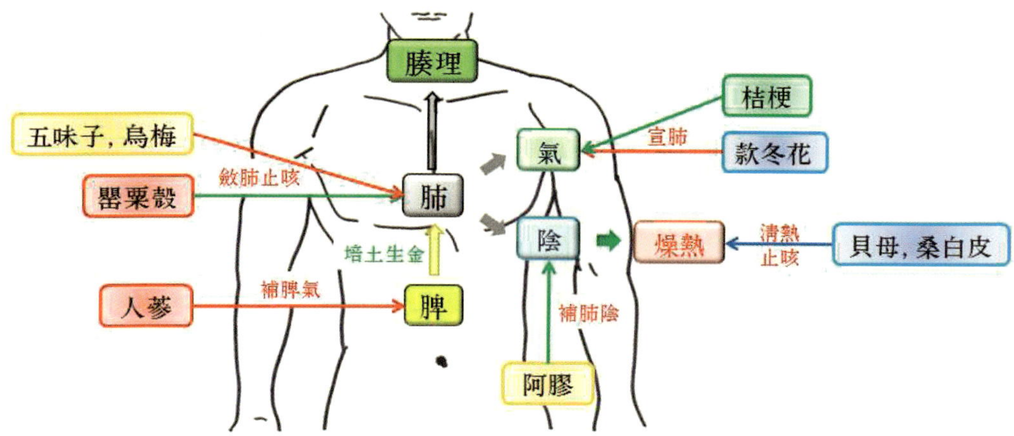	
참고	① 肺虛不斂, 肺陰虧損, 氣逆不降으로 인한 久咳者에게 적용 ② 방제의 특징 : 斂中有散, 降中有升 ⇒ 收斂, 降氣 위주 ③ 斂肺止咳力이 강하므로 痰涎이 많고 表邪가 있는 者는 愼用 ④ 罌粟殼의 효능 : 止痛 작용이 强, 임상에서 尿蛋白에 상용	

3) 澁腸固脫劑

① 澁腸固脫의 작용으로 脾腎虛寒으로 인한 久瀉滑脫 등의 證을 치료하는 방제
② 대표증상 : 神疲乏力, 瀉痢不禁, 腹痛喜溫喜按, 飮食減少, 舌淡苔白, 脈象沈遲
③ 대표약물 : ⓐ 澁腸止瀉 – 赤石脂, 肉荳蔲, 訶子, 五味子
ⓑ 溫補脾腎 – 補骨脂, 肉桂, 乾薑, 白朮

眞人養臟湯 ≪太平惠民和劑局方≫

效用	澁腸固脫 溫補脾腎
主治	**久瀉久痢 脾腎虛寒證**. 瀉痢無度 滑脫不禁 脫肛墜下 臍腹疼痛 喜溫喜按 倦怠食少 舌淡苔白 脈遲細

組成	君	罌粟殼 3兩 6錢(蜜炙)	酸澁 平 / 肺 大腸 腎	斂肺止咳 澁腸 止痛	3~9g
		肉桂 8錢	辛甘 大熱 / 腎 脾 膀胱	補元陽 暖脾胃 除積冷 通血脈	2~5g
	臣	肉豆蔻 半兩(煨)	辛澁 溫 / 脾 胃 大腸	溫中行氣 澁腸止瀉	3~9g
		訶子 1兩 2錢(去核)	苦酸澀 平 / 肺 大腸	斂肺下氣 利咽 澁腸止瀉	3~9g
		人蔘 6錢	甘微苦 微溫 / 脾 肺	大補元氣 固脫生津 安神	2~15g
		白朮 6錢(焙)	苦甘 溫 / 脾 胃	燥濕健脾 止汗安胎	4~12g
	佐	當歸 6錢	辛甘 溫 潤 / 心 肝 脾	補血和血 調經止痛 潤燥滑腸	6~18g
		白芍 1兩 6錢	苦酸 微寒 / 肝	養血柔肝 緩中止痛 斂陰收汗	6~24g
		木香 1兩 4錢	辛苦 溫 / 脾 胃 大腸 三焦 膽	行氣止痛 健脾消食	3~10g
	使	甘草 8錢(炙)	甘 平 / 脾 胃 肺 心	調和諸藥 和中緩急 解毒	3~10g
증상 분석	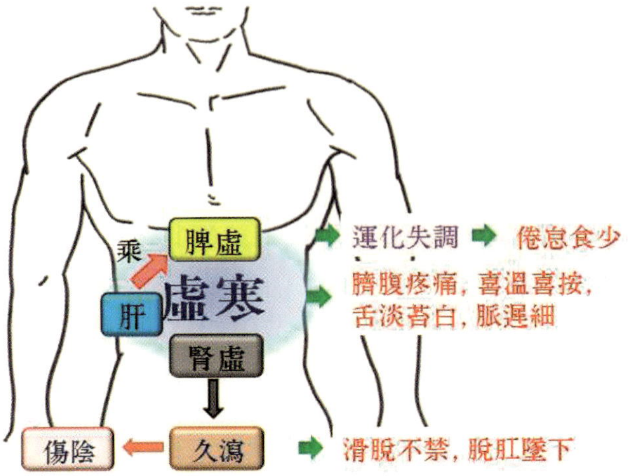 				
방제 해설	君	罌粟殼 : 酸斂 → 入肺 → ① 斂肺止咳 固澁 → 入腎 → ② 固精止遺 ↘ 入大腸 → ③ 澁腸 肉桂 : 大熱(少量) → 入腎 → ① 補命門之火 甘溫益氣 → 入脾 → ② 溫脾胃				
	臣	肉豆蔻 : 固澁 → 入大腸 → ① 澁腸止瀉 溫陽 + 辛行 → ② 溫中行氣 ↗				

		訶子 : 固澁 → 入大腸 → ① 澁腸止瀉 酸斂 + 苦降 → ② 斂肺下氣 人蔘 : 甘溫益氣 → ① 補脾氣 → ②大補元氣 白朮 : 苦溫燥濕 → ① 燥濕健脾
	佐	當歸 : 甘溫益氣 → 益心氣 → ① 生血 辛行 → ② 活血止痛 白芍 : 酸 → 收斂 → ① 柔肝止痛 ↘ 斂肝血 → ② 養血 木香 : 苦降辛行 → 入脾 → ① 醒脾 香走竄 → 入肝 → ② 疏肝(多量), ③ 收澁藥의 太過를 방지
	使	甘草 : 甘 → ① 調和諸藥
	白芍 + 甘草 : 緩急止腹痛	
약리 작용	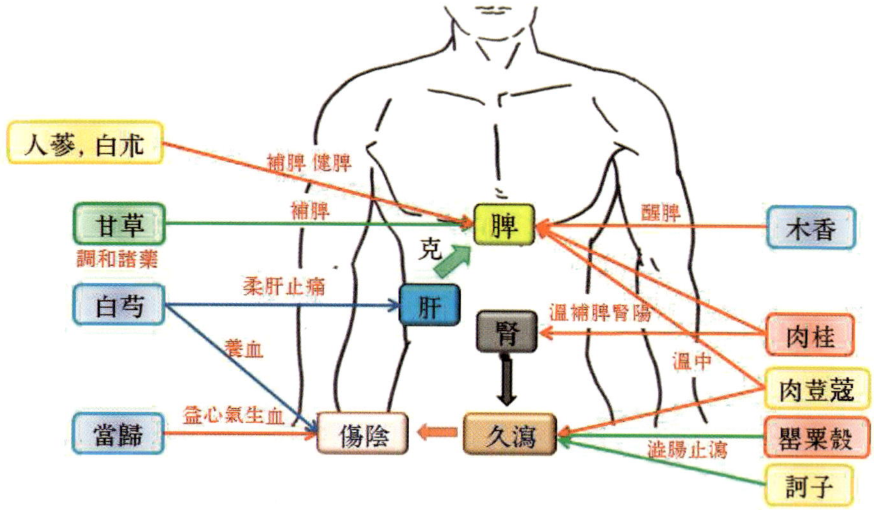	
참고	① 脾腎虛寒으로 인한 久瀉久痢에 적용 ② 방제의 조성 : 收澁 + 補脾 + 溫中 + 養血 ⇒ 脾腎倂治, 澁養兼施, 標本兼顧, 補而不滯 ③ 方名의 의미 : 澁腸止瀉, 溫中補虛하여 상한 臟腑의 氣를 養 ⇒ 養臟湯	

四神丸 ≪證治準繩≫

效用	溫腎暖脾 固腸止瀉
主治	**脾腎陽虛之腎泄證**. 五更泄瀉 不思飮食 久瀉不愈 腹痛喜溫 腰痠肢冷 神疲乏力 舌淡苔薄白 脈沈遲無力

組成	君	補骨脂 4兩	辛苦澁 溫 / 腎 脾	溫腎助陽 納氣 止瀉	6~9g
	臣	肉荳蔻 2兩	辛 溫 / 脾 胃 大腸	溫中行氣 澁腸止瀉	3~9g
	佐	五味子 2兩	酸鹹 溫 / 肺 心 腎	收斂固澁 益氣生津 補腎寧心	2~6g
		吳茱萸 1兩 (浸炒)	辛 熱 / 肝 脾 胃 腎	散寒止痛 降逆止嘔 助陽止瀉	1.5~4.5g
	使	生薑	辛 溫 / 肺 脾 胃	解表散寒 溫中止嘔 化痰止咳	3~18g
		大棗	甘 溫 / 脾 胃	補脾和胃 益氣生津 調營衛 解藥毒	3~10g

증상 분석

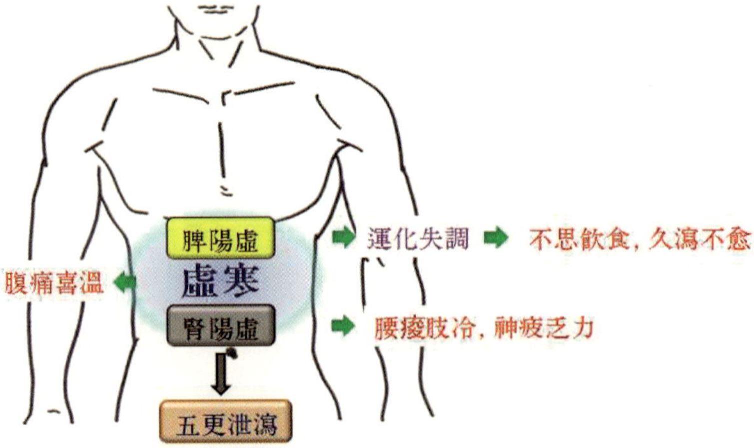

방제 해설	君	補骨脂 : 溫陽 → 入腎 → ① 溫腎陽 → ② 固精縮尿 固澁 → ③ 止瀉 ← 溫脾 ↙
	臣	肉荳蔻 : 固澁 → 入大腸 → ① 澁腸止瀉 溫陽 + 辛行 → ② 溫中行氣 ↗
	佐	五味子 : 酸斂 → 入肺 → ① 收斂肺氣 → 益衛氣 → ② 斂肺止汗 ↘ 入腎 → ③ 澁精固氣 吳茱萸 : 熱 → ① 溫腎肝脾(散寒) → ② 止瀉
	使	生薑 : 辛升 → 升淸而降濁 → ① 降逆止嘔 溫散 → ② 溫胃散寒 大棗 : 甘溫益氣 → ① 補脾和胃 甘潤滋陰 → ② 養陰血 → 養血安神

약리 작용

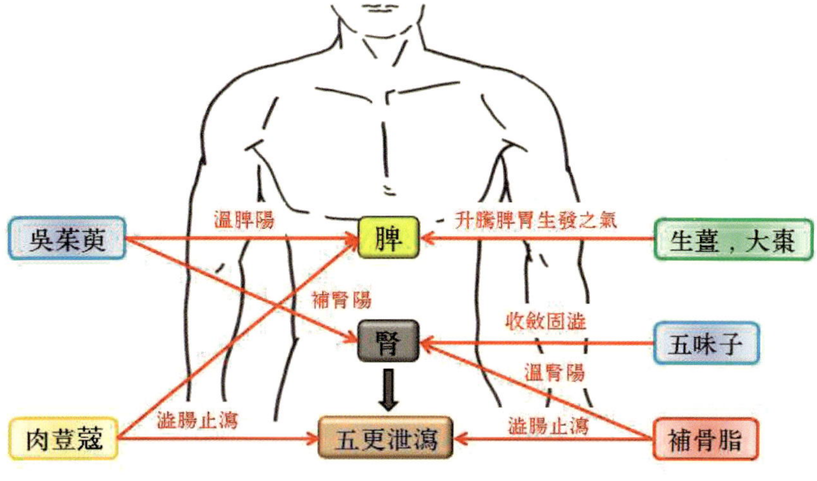

참고

① 脾腎虛寒으로 인한 五更泄瀉(腎泄, 黎明泄)에 적용
② 二神丸(補骨脂, 肉荳蔻) ⊕ 五味子散(五味子, 吳茱萸)
③ 복용 방법 : 生薑과 棗肉을 첨가하여 丸으로 만든 후 끓인 맹물로 送下
④ 五更 :"黎明之前. 陰氣盛極 陽氣萌發之際"
五更泄瀉 :"腎陽虛衰者, 陽氣當至不至, 陰氣極而下行, 故泄瀉"

桃花湯 ≪傷寒論≫

效用	溫中澁腸
主治	**虛寒血痢證**. 久痢不愈 膿血便 色暗不鮮 小便不利 腹痛喜按喜溫

組成

君	赤石脂 1斤	甘酸澁 溫 / 胃 大腸	澁腸 止血 生肌斂瘡	9~12g
臣	乾薑 1兩	辛 熱 / 脾 胃 肺	溫中逐寒 回陽通脈	3~9g
佐	粳米 1升	甘 平 / 脾 胃 心	固中 淸熱 除煩	9~15g

증상 분석

脾(腎)虛寒 → 腸失固攝 : 久痢不愈 膿血便 色暗不解
↘ 陰寒凝聚 : 腹痛喜溫喜按

방제 해설

君	赤石脂 : 固澁 → 入大腸 → ① 澁腸止瀉
臣	薑 : 熱 → 助陽 → 入脾 → ① 補脾陽 → 逐寒
佐	粳米 : 甘 → ① 益胃生津, ② 君臣의 厚腸胃를 助

참고

① 脾(腎)虛寒으로 인한 膿血便에 적용
② ≪傷寒論≫ :"少陰病 下痢便膿血 桃花湯主之"
③ 복용 방법 : 赤石脂 半升은 다른 약재와 같이 전탕하고 半升은 冲服

附	赤石脂禹余粮湯 ≪傷寒論≫
效用	澁腸止瀉
主治	久痢 滑泄不禁
組成	赤石脂・禹餘粮 각 1斤
참고	桃花湯에 비해 溫中力 弱, 固澁力 强

澁腸固脫劑의 정리

방 제	眞人養臟湯	四神丸	桃花湯
공통점	久瀉久痢에 적용		
병 기	脾腎陽虛 → 大便滑脫	脾腎陽虛 → 五更泄瀉	脾(腎)陽虛 → 膿血便
효 능	澁腸固脫 溫補脾腎	溫腎暖脾 固腸止瀉	溫中澁腸
조 성	固澁 + 補脾 + 溫中 + 養血	固澁 + 溫脾腎	固澁 + 溫中
대표약물	罌粟殼, 肉荳蔻, 訶子, 人蔘, 白朮, 肉桂, 當歸, 白芍, 木香, 甘草	補骨脂, 肉荳蔻, 五味子, 吳茱萸	赤石脂, 乾薑, 粳米
변증요점	瀉痢無度, 滑脫不禁, 脫肛墜下, 臍腹疼痛, 喜溫喜按, 倦怠食少	五更泄瀉, 不思飮食, 腹痛喜溫, 腰痠肢冷, 神疲乏力	膿血便, 色暗不解, 小便不利, 腹痛喜按喜溫
특 징	固澁力 强 標本兼顧	溫補에 치중	膿血便에 적용

4) 澁精止遺劑

① 澁精止遺의 작용으로 腎虛失藏으로 精關不固하여 나타나는 遺精, 滑泄 혹은 腎虛不攝으로 膀胱失約하여 나타나는 遺尿 등의 證을 치료하는 방제

② 대표증상 : 腰酸乏力, 耳鳴健忘, 遺精滑泄, 遺尿 或 小便失禁, 舌淡苔白, 脈細弱無力

③ 대표약물 : 沙苑蒺藜, 蓮鬚, 芡實(澁精藥), 桑螵蛸, 益智仁(止遺藥)

金鎖固精丸 ≪醫方集解≫

效用	澁精補腎 安神				
主治	**腎虛不固之遺精**. 遺精滑泄 神疲乏力 腰痛耳鳴 舌淡苔白 脈細弱				
組成	君	沙苑蒺藜 2兩(炒)	甘 溫 / 肝 腎	補肝 益腎 明目 固精	9~15g
	臣	芡實 2兩(蒸)	甘澁 平 / 脾 腎	益腎固精 補脾止瀉 祛濕止帶	9~15g
		蓮子肉	甘澁 平 / 脾 腎 心	補脾止瀉 益腎澀精 養心安神	6~15g
	佐	龍骨 1兩(酥炙)	甘澁 微寒 / 心 肝	平肝潛陽 鎭驚安神 斂汗固精 止血澁腸	15~30g
		牡蠣 1兩	鹹澁 微寒 / 肝 膽 腎	平肝潛陽 收斂固澁 補腎氣	15~30g
		蓮鬚 2兩	甘澁 溫 / 心 腎	固精止脫	
증상분석	腎虛 → 封藏失職 : 遺精滑泄 ↘ 腎精不足 : 神疲無力, 四肢痿軟, 腰痠耳鳴				
방제해설	君	沙苑蒺藜 : 補腎固精			
	臣	芡實·蓮子肉 : 益腎固精, 補益脾氣, 交通心腎			
	佐	龍骨·牡蠣·蓮鬚 : 潛陽安神而澁精			
참고	① 腎虛로 인한 遺精에 적용 ② 방제의 조성 : 補腎 + 澁精 ⇒ 標本兼顧, 治標 위주 ③ 복용 방법 : 蓮子粉으로 糊丸을 만들어 鹽湯으로 送下				

附 水陸二仙丹 ≪洪氏集驗方≫

效用	補腎澁精
主治	**腎虛不攝證**. 遺精白濁 帶下
組成	芡實·金櫻子 각 등분
참고	金鎖固精丸보다 補澁力 弱

桑螵蛸散 ≪本草衍義≫

效用	調補心腎 澁精止遺
主治	**心腎兩虛證**. 小便頻數 尿如米泔色 遺尿 遺精 心神恍惚 健忘 舌淡苔白 脈細弱

組成	君	桑螵蛸 1兩	甘鹹 平 / 肝 腎	益腎固精 縮尿 止濁	6～12g
	臣	龍骨 1兩	甘澁 微寒 / 心 肝	平肝潛陽 鎭驚安神 斂汗固精 止血澁腸	15～30g
		龜板 1兩 (醋炙)	鹹甘 微寒 / 肝 腎	滋陰潛陽 益腎健骨 養血補心	9～24g
	佐	人蔘 1兩	甘微苦 微溫 / 脾 肺	大補元氣 固脫生津 安神	2～15g
		當歸 1兩	辛甘 溫 潤 / 心 肝 脾	補血和血 調經止痛 潤燥滑腸	6～18g
		茯神 1兩	甘淡 平 / 心 脾	寧心安神 利水	9～18g
		遠志 1兩	苦辛 微溫 / 肺 心 腎	寧心安神 祛痰開竅 消散癰腫	3～9g
		石菖蒲 1兩	辛苦 溫 / 心 胃	化痰開竅 化濕行氣 祛風利痺 消腫止痛	3～9g

증상 분석

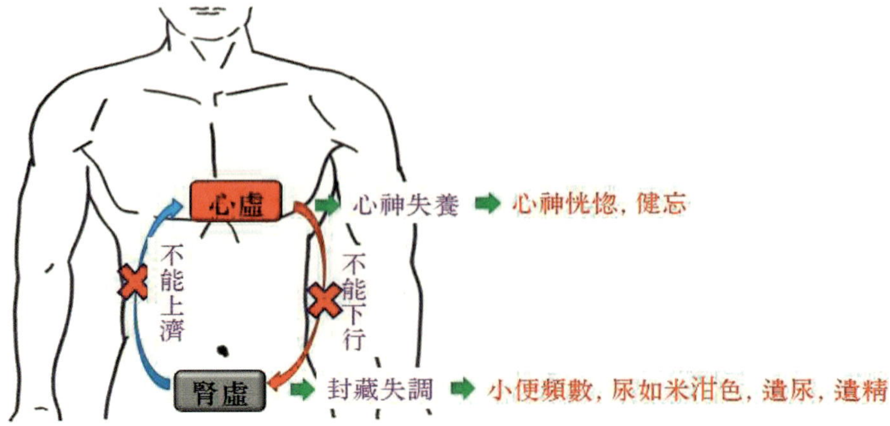

방제 해설

방제 해설	君	桑螵蛸 : 鹹益腎 + 甘補 → ① 益腎固精 ↘ ② 交心(腎足則水自上昇)
	臣	龍骨 : 澁斂 + 重鎭 → 斂肝氣 → ① 重鎭潛陽 ↘ 斂魂 → ② 鎭靜安神 固澁 → 入腎 → ③ 收澁固脫 龜板 : 血肉有精之品 ──┐ 鹹 + 甘寒滋陰 → ① 滋腎陰(益精) → 心腎相交 → ② 養血補心 質重 → ③ 潛陽
	佐	人蔘 : 甘溫益氣 → ① 補脾氣 → ② 大補元氣 當歸 : 甘溫益氣 → 益心氣 → ① 生血 辛行 → ② 活血止痛 茯神 : 甘淡利濕 → ① 利水 → ② 寧心安神

	遠志 ： 辛散溫通 → 補腎陽 → 補心陽 → ① 補火通心 甘溫益氣 ↗ ↓ 寧心安神 石菖蒲 ： 辛行 ＋ 香走竄 → ① 開通心竅 香化濕 ＋ 溫燥濕 → ② 化濕和胃
	龍骨 ＋ 龜板 ： 益陰潛陽, 安神力 增强 龜板 ＋ 遠志 ： 補腎陰 → 補心陰, 補腎陽 → 補心陽 ⇒ 心腎相交
약리 작용	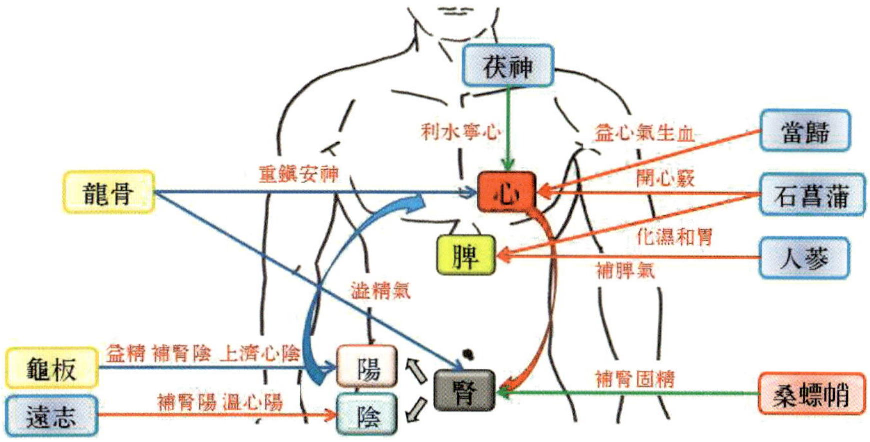
참고	① 心腎兩虛로 인한 腎關不固, 心腎失養으로 인한 遺尿滑精, 健忘恍惚에 적용 ② 石菖蒲의 배오 의의 ⓐ 石菖蒲의 辛行, 香走竄으로 九竅를 開 ⓑ 化濕和胃하여 龜板의 膩滯를 방지 ③ 人蔘의 배오 의의 ⓐ 補脾胃(後天之氣) → 補先天之氣 ⓑ 脾土를 도와 脾胃의 升降을 빌려 心腎相交를 도움 ④ 복용 방법 ： 밤에 취침 시에 人蔘湯으로 복용

縮泉丸 ≪婦人良方≫

效用	溫腎祛寒 縮尿止遺				
主治	**下元虛冷證.** 小便頻數 遺尿 小腹怕冷 舌淡 脈沈弱				
組成	君	益智仁	辛 溫 / 脾 腎	溫脾 暖腎 固氣 澁精	3~9g
	臣	烏藥 각 등분	辛 溫 / 脾 肺 腎 膀胱	順氣止痛 溫腎散寒	3~9g
	佐	山藥(末)	甘澁 平 / 脾 肺 腎	補脾養胃 生津益肺 補腎澁精	15~30g

<table>
<tr><td>증상
분석</td><td colspan="2">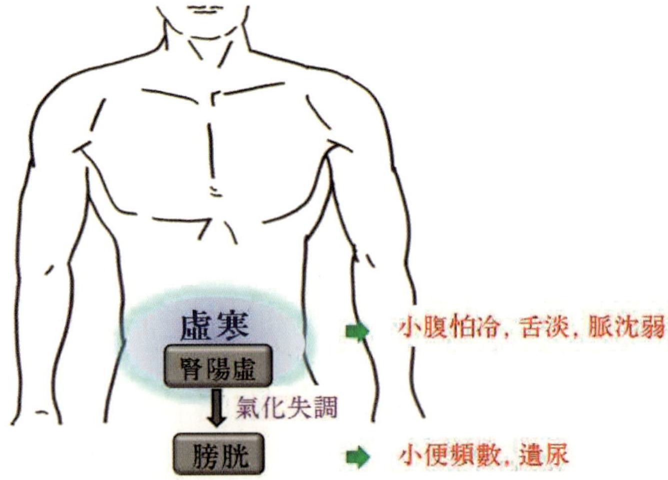
</td></tr>
<tr><td rowspan="3">방제
해설</td><td>君</td><td>益智仁 : 熱 → 祛寒 → ① 溫腎 → ② 縮尿
↘ ③ 溫脾胃</td></tr>
<tr><td>臣</td><td>烏藥 : 辛散＋香走竄 → ① 行氣止痛
溫陽 → ② 溫腎散寒</td></tr>
<tr><td>佐</td><td>山藥 : 甘潤滋陰 → ① 補脾陰
澁→ 固澁 → ② 益精</td></tr>
<tr><td>약리
작용</td><td colspan="2">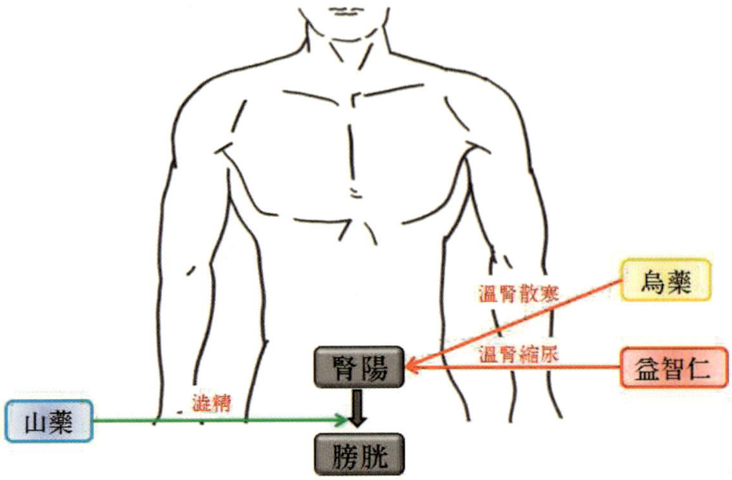
</td></tr>
<tr><td>참고</td><td colspan="2">① 下元虛冷으로 인한 遺尿에 적용
② 직접적인 固澁보다는 溫腎을 통하여 固澁縮尿
③ 제조 : 烏藥, 益智仁을 분말로 하여 酒煎 후 山藥末로 梧桐子大의 糊丸을 만듬
④ 복용 방법 : 鹽酒나 米飮으로 送下</td></tr>
</table>

澁精止遺劑의 정리

방제	金鎖固精丸	桑螵蛸散	縮泉丸
병기	腎虛 → 精關不固	心腎兩虛 → 精關不固	腎陽虛 → 膀胱氣化失調
효능	澁精補腎 安神	調補心腎 澁精止遺	溫腎祛寒 縮尿止遺
조성	固澁 + 補腎	固澁 + 安神	溫腎 + 固澁
대표약물	沙苑蒺藜, 芡實, 蓮子肉, 龍骨	桑螵蛸, 龍骨, 龜板, 茯神, 遠志	益智仁, 烏藥, 山藥
변증요점	遺精滑泄, 神疲乏力, 腰痛耳鳴	小便頻數, 尿如米泔色, 遺尿, 遺精, 心神恍惚, 健忘	小便頻數, 遺尿, 小腹怕冷
특징	標本兼顧, 治標 위주 遺精에 적용	遺精과 遺尿 모두 적용 + 心腎交通을 통한 安神作用	溫腎하여 縮尿

5) 固崩止帶劑

① 固崩止帶의 작용으로 婦人의 崩漏 帶下不止 등의 病證을 치료하는 방제
② 대표증상 : 心悸氣短, 腰酸乏力, 崩漏不止, 帶下清稀連綿不斷, 舌淡, 脈虛細弱
③ 대표약물 : 椿根皮, 黑荊芥, 赤石脂, 山藥, 龍骨, 牡蠣

固經丸 ≪醫學入門≫

效用	滋陰清熱 固經止血				
主治	**陰虛血熱之崩漏**. 月經過多 崩中漏下 血色深紅 或 紫黑稠粘 手足心熱 腰膝痠軟 舌紅 脈弦數				
組成	君	龜板 1兩	鹹甘 微寒 / 肝 腎	滋陰潛陽 益腎健骨 養血補心	9~24g
	臣	白芍 1兩	苦酸 微寒 / 肝	養血柔肝 緩中止痛 斂陰收汗	6~24g
		黃芩 1兩	苦 寒 / 肺 心 肝 大腸	清熱燥濕 瀉火解毒 止血 安胎	6~12g
		黃柏 3錢	苦 寒 / 腎 膀胱 大腸	清熱燥濕 瀉火解毒 退虛熱	3~12g
	佐	椿皮 7錢	苦澁 寒 / 大腸 胃 肝	清熱燥濕 收澁止帶 止瀉 止血	6~9g
		香附子 2錢 半	辛苦 香燥 平 / 肝 脾 三焦	理氣解鬱 調經止痛	6~12g

증상 분석	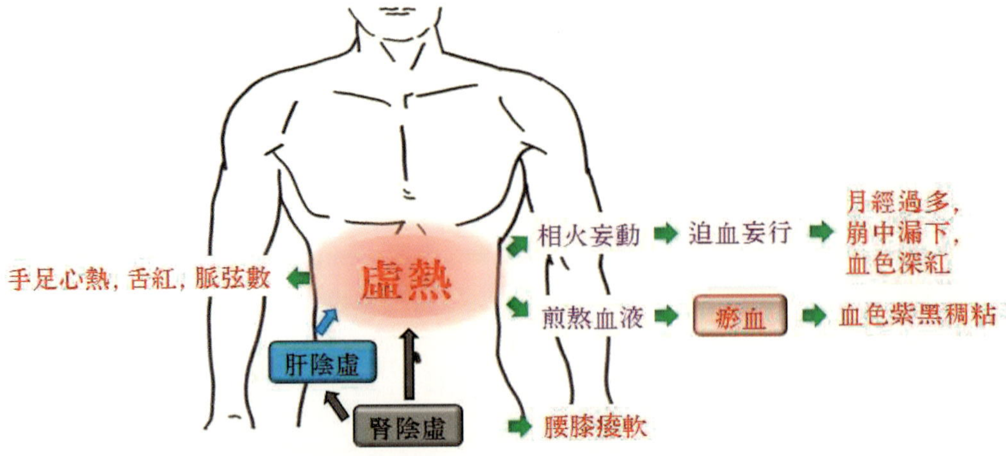 	
방제 해설	君	龜板 : 血肉有精之品 ───↓ 鹹 + 甘寒滋陰 → ① 滋腎陰(益精) → 降火 → ② 止血 ↘ 心腎相交 → ③ 養血補心
	臣	白芍 : 酸 → 斂肝血 → ① 養血 ↘ 收斂 → ② 柔肝止痛 黃芩(條芩) : 苦寒淸熱 → ① 淸肝熱 黃柏 : 苦寒淸熱 → ① 瀉腎中伏火 苦燥濕 → ② 除膀胱濕熱
	佐	椿皮 : 寒淸熱 + 固澁 → ① 涼血 收澁止血 ↗ ② 疏肝解鬱 香附子 : 辛行苦降 → 入肝 → ① 理氣 活血 ↘ ③ 調經止痛
약리 작용	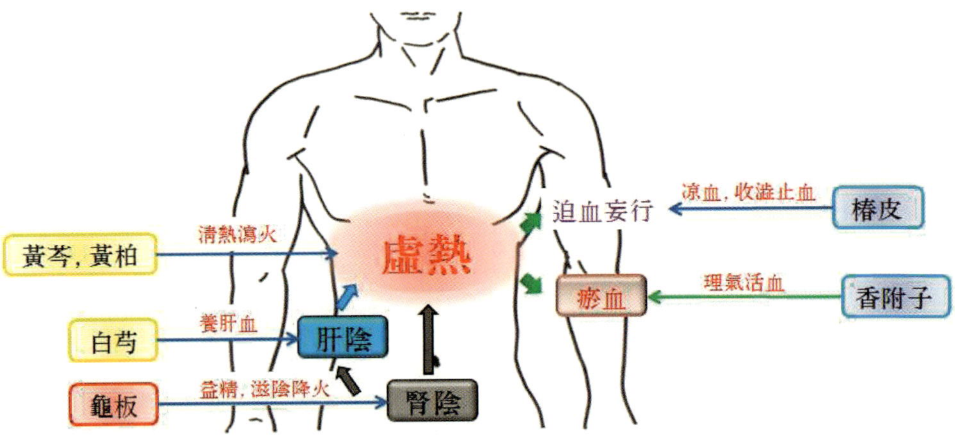 	
참고	① 陰虛血熱로 인한 崩漏에 적용 ⇒ 滋陰 + 淸熱 + 疏肝 ⇒ 標本兼顧	

	② 香附子의 배오 의의 ⓐ 血熱로 인한 氣滯瘀血을 理氣和血 ⓑ 寒凉약물의 寒性을 제어하여 寒凉留瘀之弊를 방지 ⓒ 龜板의 膩滯를 방지 ③ 제조 방법 : 분말로 빻아 梧桐子大로 酒糊丸을 만듬

附	固冲湯 ≪醫學衷中參西錄≫
效用	固冲攝血 益氣健脾
主治	**脾氣虛弱 冲脈不固證**. 脾不統血 血崩 月經過多 血色稀淡 心悸氣短 舌淡 脈細弱
組成	白朮(炒) 1兩, 生黃芪 6錢, 龍骨·牡蠣·茱肉 각 8錢, 生杭芍·海螵蛸 각 4錢, 茜草 3錢, 棕邊炭 2錢, 五味子 5分
참고	① 脾氣虛弱으로 인한 冲任不固에 적용 ② 방제의 특징 ⓐ 標本兼顧 : 補氣固冲(本) 兼收澁止血 ⓑ 益氣固澁 + 佐行血之品 ⇒ 固澁하되 留瘀하지 않게 함

震靈丹 ≪太平惠民和劑局方≫

效用	止血 祛瘀
主治	**冲任脈虛寒 胞宮瘀阻出血**. 血色紫紅 血塊 少腹疼痛 拒按 瘀塊排出後 疼痛減 舌質紫黯 沈細弦脈

組成					
	君	紫石英 4兩(煅)	甘 溫 / 心 肝	安心定神 溫暖胞宮	
	臣	禹餘粮 4兩 (火煅醋淬)	甘澁 平 / 胃 大腸	澁腸止汗 收斂止血	9~15g
		赤石脂 4兩(煅)	甘酸澁 溫 / 胃 大腸	澁腸 止血 生肌斂瘡	9~12g
		丁頭代磁石 4兩 (煅)	苦 寒 / 肝 心	平肝潛陽 重鎭降逆 凉血 止血	10~30g
		乳香 2兩(細末)	辛苦 溫 / 心 肝 脾	活血止痛 消腫生肌	3~10g
		五靈脂 2兩 (細末)	苦甘 溫 / 心 肝	活血止痛 化瘀止血 消積 解毒	3~10g
		沒藥 2兩	苦 平 / 肝 脾	活血止痛 消腫生肌	3~10g
	佐	朱砂 1兩	甘 微寒 大毒 / 心	鎭心安神 淸熱解毒	0.3~1.5g
		糯米粉	甘 溫 / 脾 胃 肺	補益脾胃	

증상 분석	冲任虛寒 → 血不歸經 → 下焦停蓄 → 瘀血 : 血色紫紅 血塊 少腹疼痛 拒按	
방제 해설	君	紫石英 : 暖胞宮, 固衝任, 化瘀血
	臣	禹餘粮・赤石脂・代磁石 : 收澀止崩 乳香・五靈脂・沒藥 : 活血化瘀, 行氣止痛
	佐	朱砂 : 定志安神 糯米粉 : 補益脾胃
참고	冲任虛寒으로 인한 瘀血, 出血에 적용	

完帶湯 ≪傅靑主女科≫

效用	補中健脾 化濕止帶				
主治	**脾虛肝鬱 濕濁下注**. 淡黃帶下 面色萎黃 倦怠便溏 舌淡苔白 脈緩 或 濡弱				
組成	君	白朮 1兩(土炒)	苦甘 溫 / 脾 胃	燥濕健脾 止汗安胎	4～12g
		人蔘 2錢	甘微苦 微溫 / 脾 肺	大補元氣 固脫生津 安神	2～15g
	臣	山藥 1兩(炒)	甘 平 / 脾 肺 腎	補脾養胃 生津益肺 補腎澁精	15～30g
		蒼朮 3錢	辛苦 溫燥 香 / 脾 胃	燥濕健脾 祛風散寒 明目	6～10g
		陳皮 5分	辛 溫 / 脾 胃 肺	理氣健脾 燥濕化痰	6～12g
		車前子 3錢 (酒炒)	甘 微寒 / 肝 腎 肺 小腸	淸熱利尿 滲濕通淋 明目 祛痰	5～10g
	佐	白芍 5錢(酒炒)	苦酸 微寒 / 肝	養血柔肝 緩中止痛 斂陰收汗	6～24g
		柴胡 6分	辛苦 微寒 / 肝 膽	和解表裏 疏肝 升陽	3～15g
		黑芥穗 5分	辛澁 微溫 / 肺 肝	解表散風 透疹 止血	4.5～9g
	使	甘草 1錢	甘 平 / 脾 胃 肺 心	調和諸藥 和中緩急 潤肺 解毒	3～10g

증상 분석		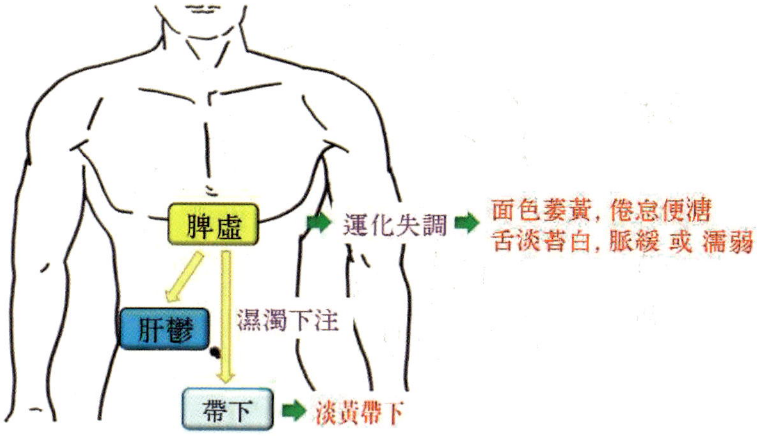
방제 해설	君	白朮 : 苦溫燥濕 → ① 燥濕健脾 人蔘 : 甘溫益氣 → ① 補脾氣 → ② 大補元氣
	臣	山藥 : 甘潤滋陰 → ① 補脾陰 澁 → 固澁 → ② 益精, ③ 白朮의 溫燥를 佐 蒼朮 : 辛散 + 香化濕 → ① 祛風濕(頭表) 苦溫燥濕 → ② 健脾 陳皮 : 辛微苦 → 苦辛通降 → 入肺脾 → ① 理氣健脾 辛散 → ② 化痰 ↙ 車前子 : 鹹寒淸熱 → ① 淸肺肝熱 → ③ 明目 ↘ 助通調水道 → ② 利水通淋
	佐	白芍 : 酸 → 收斂 → ① 柔肝止痛 ↘ 斂肝血 → ② 養血 柴胡 : 辛散 → ① 疏肝 ② 疏邪透表 辛升 → ③ 升陽(少陽經) 微苦 → 降 → ④ 지나친 升散을 잡아줌 黑芥穗 : 辛散 → ① 發散風邪, 止帶
	使	甘草 : 甘 → ① 調和諸藥
	白朮 + 山藥 : 補脾陽 + 補脾陰 ⇒ 補脾氣 "君臣相配 止帶而不留濕 利濕而不傷正"	

약리 작용	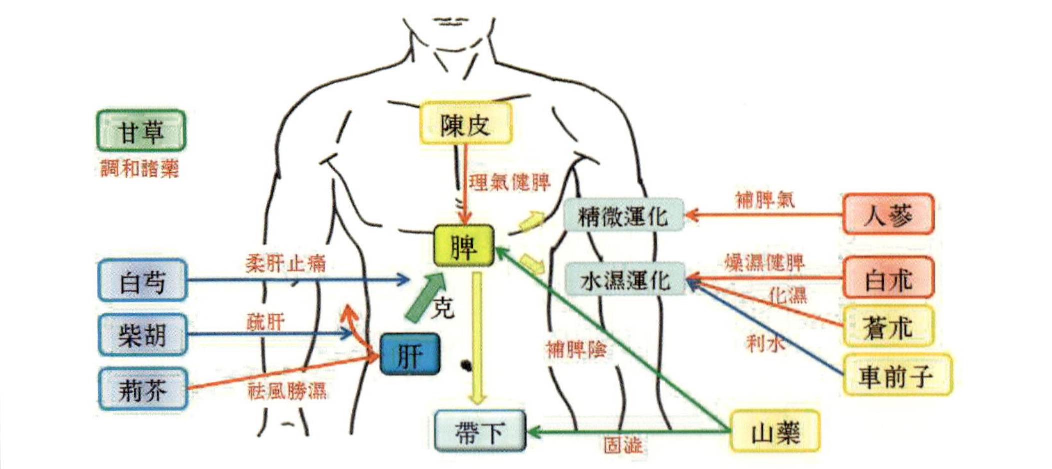
참고	① 脾虛 ＋ 肝鬱 → 濕濁下注 → 帶下에 적용 ② 방제의 조성 : 燥濕, 益氣健脾 ＋ 利水 ＋ 疏肝 ⇒ 標本兼顧

附	易黃湯 ≪傅靑主女科≫
效用	固腎止帶 淸熱祛濕
主治	**脾虛濕熱帶下**. 帶下粘稠量多 色黃如濃茶汁 腥穢 舌紅 苔黃膩
組成	山藥(炒)·芡實(炒) 각 1兩, 黃柏(鹽水炒) 2錢, 車前子(酒炒) 1錢, 白果(碎) 10枚
참고	脾虛 ＋ 濕熱로 인한 帶下에 적용

附	淸帶湯 ≪醫學衷中參西錄≫
效用	健脾止帶
主治	**脾虛帶下**. 赤白帶下 淸稀量多 腰痠體乏 舌淡苔白 脈細緩 或 沈
組成	生山藥 1兩, 生龍骨·生牡蠣 각 6錢, 海螵蛸 4錢, 茜草 3錢
참고	① 단순 脾虛로 인한 帶下에 적용 ② 茜草의 배오 의의 : 澁味藥의 太過 방지 ③ 白帶는 脾氣虛, 赤帶는 血虛 인하여 生

固崩止帶藥의 정리

방 제	固經丸	固冲湯	震靈丹
공통점	治 崩漏		
병 기	肝腎陰虛 → 虛熱 → 崩漏	脾氣虛 → 脾不統血 → 崩漏	冲任虛寒 → 瘀血 → 崩漏
효 능	滋陰淸熱 固經止血	固冲攝血 益氣健脾	止血 祛瘀
출혈특징	血色深紅 或 紫紅 量多	血色淡 量多	紫色 量多
방제조성	滋陰 + 淸熱	補氣 + 固澁 + 養血	溫澁 + 活血
대표약물	龜板, 白芍, 黃芩, 黃柏, 椿皮	白朮, 黃芪, 龍骨, 牡蠣, 海螵硝, 山茱肉	紫石英, 禹餘粮, 赤石脂, 代磁石, 乳香, 沒藥, 五靈脂
변증요점	月經過多, 手足心熱, 腰膝痠軟, 舌紅, 脈弦數	心悸氣短, 舌淡, 脈細弱	血塊, 少腹疼痛, 拒按, 舌質紫黑, 沈細弦脈
특 징	陰虛 出血	脾虛 出血	瘀血 出血

방 제	完帶湯	易黃湯	淸帶湯
공통점	治 帶下		
병 기	脾虛 + 肝鬱 → 帶下	脾(腎)虛 + 濕熱 → 帶下	脾(腎)虛 → 帶下
효 능	補中健脾 化濕止帶	固腎止帶 淸熱祛濕	健脾止帶
대하특징	色白 或 淡黃	黃色	赤白相兼
대표약물	白朮, 人蔘, 山藥, 蒼朮, 陳皮, 車前子	山藥, 芡實, 黃柏, 車前子	山藥, 龍骨, 牡蠣, 海螵硝
방제조성	燥濕 益氣健脾 + 固澁 + 利水 + 疏肝	固澁 + 淸熱祛濕	固澁 + 活血
변증요점	白帶下, 淡黃帶下, 面色萎黃, 倦怠便溏, 舌淡苔白, 脈緩 或 濡弱	帶下粘稠量多, 色黃如濃茶汁, 腥穢, 舌紅, 苔黃膩	赤白帶下, 淸稀量多, 腰痠體乏, 舌淡苔白, 脈細緩 或 沈
특 징	脾虛肝鬱로 인한 濕熱下注	脾腎不足으로 인한 濕熱下注	脾腎固攝不能으로 인한 帶下

12. 理氣劑

❀ 行氣, 降氣의 작용으로 氣滯, 氣逆의 證을 치료하는 방제

概說

① 立法 原則 : "逸者行之" "結者散之" "高者抑之" ≪素問・至眞要大論≫,
"木鬱達之" ≪素問・六元正紀大論≫

② 氣病의 구분

허 실		병 리	치 법	방 제
氣病	虛	臟腑氣虛	補氣	補氣劑
		氣陷 → 氣脫		
	實	氣滯	**行氣**	**理氣劑**
		氣逆	**降氣**	

③ 氣血津液의 상호 관계

구 분		生 理	病 理	2차 病症
氣	血	"氣爲血之帥 血爲氣之母"	氣滯則血瘀	鬱久化熱
	津液	"氣能行水"	氣滯則津液停滯 → 水・濕・痰・飮	

④ 사용 시 주의사항

ⓐ 理氣藥은 대부분 芳香辛燥하므로 傷津耗氣 ⇒ 益氣滋陰藥 배오

ⓑ 年老體弱, 素體陰虛火旺, 孕婦 및 崩漏, 吐衄者에게는 愼用

理氣劑의 종류 및 대표방제

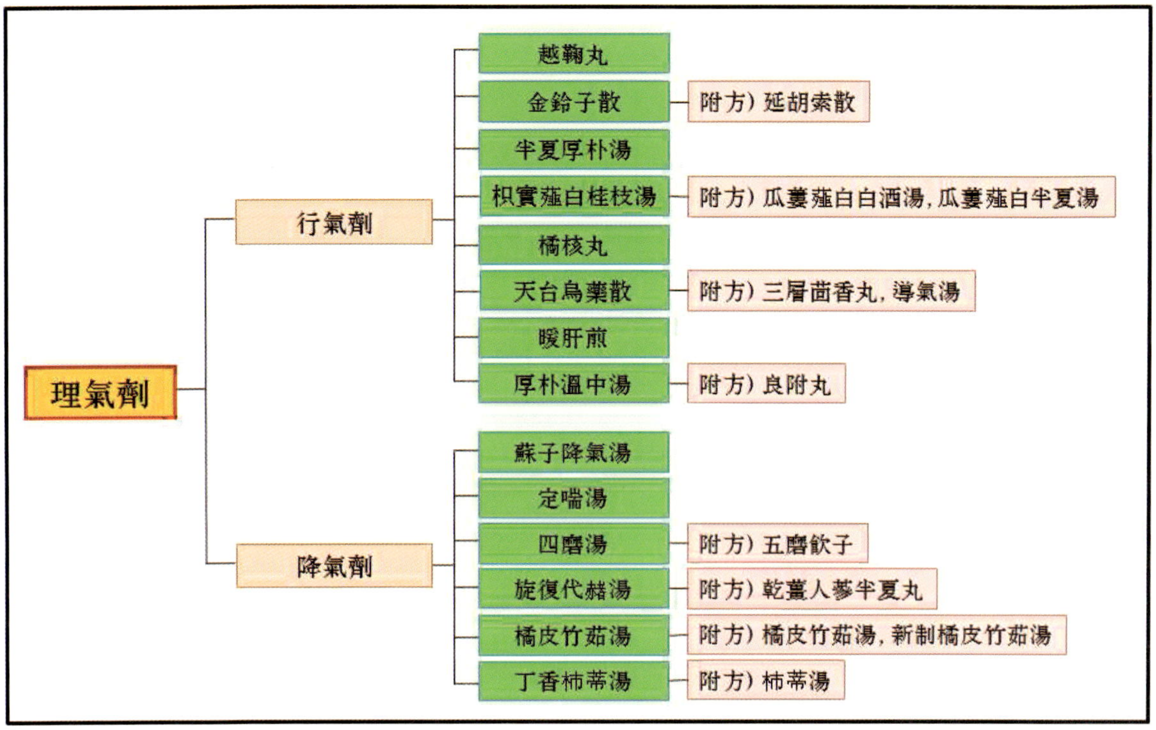

1) 行氣劑

① 疏暢氣機의 작용으로 氣機鬱滯 등의 證을 치료하는 방제

② 대표증상 : ⓐ 脾胃氣滯－脘腹脹滿, 噯氣呑酸, 嘔惡食少, 大便失常
ⓑ 肝氣鬱滯－胸脇脹痛, 疝氣痛, 月經不順, 痛經
ⓒ 肺氣壅滯 － 胸膈滿悶, 善太息

③ 대표약물 : ⓐ 理氣(脾胃)－陳皮, 厚朴, 木香, 枳實
ⓑ 疏肝－川楝子, 烏藥, 香附子, 橘核
ⓒ 宣肺 － 桔梗, 枳殼, 紫蘇葉

越鞠丸	≪丹溪心法≫			
效用	行氣解鬱			
主治	六鬱證. 胸膈痞悶 脘腹脹痛 噯腐呑酸 惡心嘔吐 飮食不消			
組成	君 香附子	辛苦 香燥 平 / 肝 脾 三焦	理氣解鬱 調經止痛	6~12g

臣	川芎	辛 溫 / 肝 膽 心包	活血行氣 祛風止痛	4~12g
	蒼朮	辛苦 溫燥 香 / 脾 胃	散濕 燥濕	6~10g
	神麯	甘辛 溫 / 脾 胃	健胃和胃 消食調中	8~20g
佐	梔子 각 등분	苦 寒 / 心 肝 肺 胃 三焦	瀉火除煩 淸熱利尿 凉血解毒	6~18g

증상분석

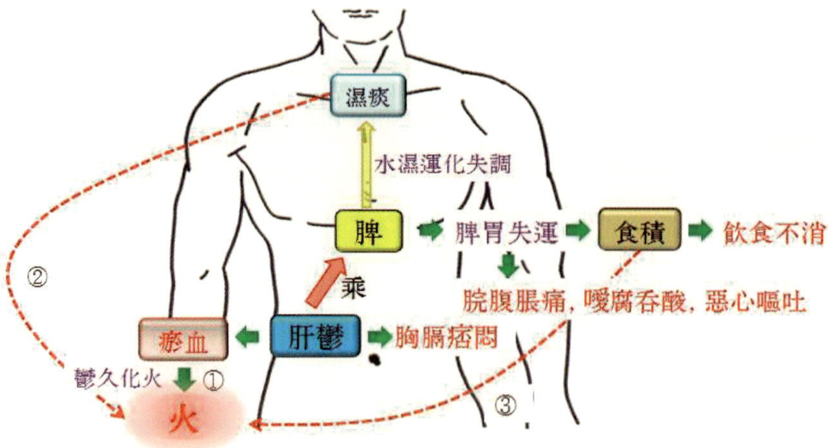

방제해설

君	↗ ② 疏肝解鬱 香附子 : 辛行苦降 → 入肝 → ① 理氣 活血 ↘ ③ 調經止痛 ⇒ **氣鬱을 治**
臣	川芎 : 辛行溫通 → ① 理氣活血(諸頭痛 少陽頭痛) ⇒ **血鬱을 治** 蒼朮 : 辛散 +香化濕 → ① 祛風濕(頭表) 苦溫燥濕 → ② 健脾 ⇒ **濕痰鬱을 治** 神麯 : 甘溫益氣 → ① 健脾和胃 辛行 → ② 消食和中 ⇒ **食鬱을 治**
佐	梔子 : 苦寒淸熱 → ① 淸心熱 → 屈曲下行 → ② 淸熱利尿 → ③ 淸三焦之熱 ④ 諸藥의 溫燥를 佐 ⇒ **火鬱을 治**

약리 작용	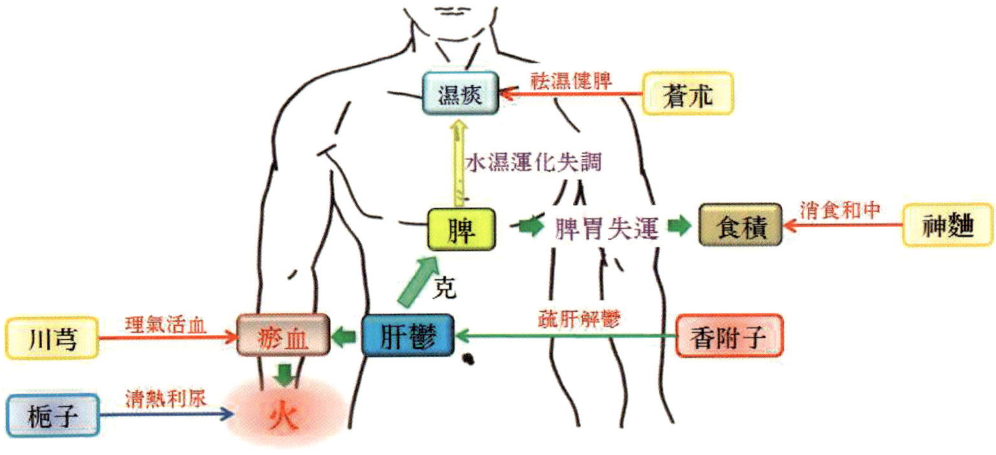
참고	① 六鬱症에 적용하지만 주로 氣鬱에 적용 ② 六鬱 : 氣·血·濕·痰·食·火 ③ 병기 특징 ⓐ 六鬱 중 氣鬱 위주 ⓑ 肝·脾와 관련 −氣·血·火·三鬱은 肝과 관련 : 肝主疏泄 → 肝鬱**氣**滯 → 氣滯則**血**瘀 → 鬱久**火**化 −濕, 痰, 食, 三鬱은 脾와 관련 : 脾主水**濕**運化 → 運化失職 → 聚濕生**痰** 或 **食**滯不和 ④ 化痰藥이 없는 이유 : 祛濕하여 痰의 생성 근본을 제거하고 氣機疏暢시킴으로써 諸鬱을 解 ⇒ 治病求本

金鈴子散 ≪素問病機氣宜保命集≫

效用	疏肝泄熱 活血止痛
主治	**肝鬱化火證**. 胸腹脇肋諸痛 時發時止 口苦 痛經 疝氣痛 舌紅苔黃 脈弦數

組成					
	君	川楝子(金鈴子) 1兩	苦 寒 小毒 / 肝 胃 小腸	疏肝行氣止痛 殺蟲	4.5~9g
	佐	玄胡索 1兩	辛苦 溫 / 肝 脾	活血散瘀 理氣止痛	3~10g

<table>
<tr><td>증상
분석</td><td colspan="2">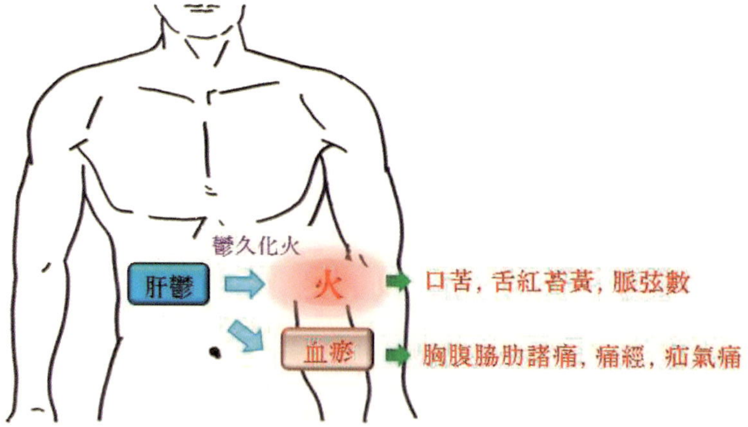
</td></tr>
<tr><td rowspan="2">방제
해설</td><td>君</td><td>川楝子 : 苦降 → ① 理氣活血
寒淸熱 → ② 淸肝火</td></tr>
<tr><td>佐</td><td>延胡索 : 辛行溫通 → ① 理氣活血 → ② 止痛
③ 溫性으로 川楝子의 寒性을 佐, 辛味로 川楝子의 苦降을 佐</td></tr>
<tr><td>약리
작용</td><td colspan="2">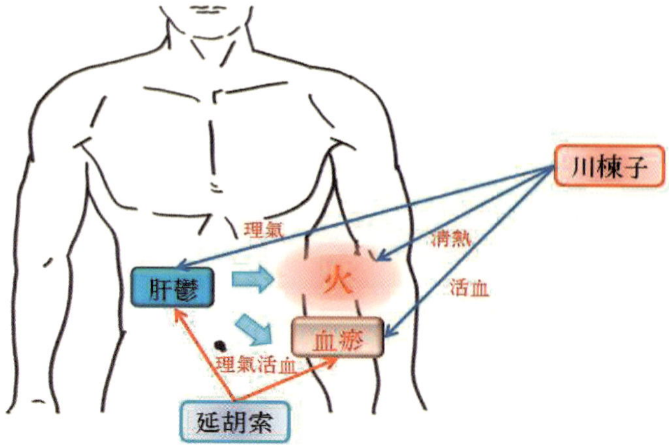
</td></tr>
<tr><td>참고</td><td colspan="2">① 肝鬱化火 + 血瘀에 적용
② 술과 같이 복용 : 活血작용을 助
③ 延胡索의 효능 : 理氣活血(기능), 活血理氣(물질적 瘀)</td></tr>
</table>

附	延胡索散 《濟生方》
效用	行氣活血 調經止痛
主治	婦人室女 七情傷感 心腹作痛 連腰脇 連背膂 上下攻刺 經候不調 一切血氣疼痛
組成	當歸·延胡索·蒲黃·赤芍藥·肉桂 각 半兩, 片子姜黃·乳香·沒藥·木香 각 3兩, 甘草 2錢 半
참고	金鈴子散보다 行氣活血力 强, 溫性에 偏

半夏厚朴湯(七氣湯) ≪金匱要略≫

效用	行氣散結 降逆化痰
主治	**梅核氣**. 咽中如有物阻 咯吐不出 呑咽不下 胸膈滿悶 或 咳 或 嘔 舌苔白潤 或 白滑 脈弦緩 或 弦滑

組成

君	半夏 1升	辛 溫 / 肺 胃 脾	化痰止嘔 燥濕降逆 消痞散結	4~12g
臣	厚朴 3兩	辛苦 溫 / 脾 胃	行氣燥濕 消痰平喘 消積 下氣	3~10g
佐	茯苓 4兩	甘淡 平 / 脾 肺 心 腎	利水滲濕 健脾寧心	9~18g
佐	生薑 5兩	辛 溫 / 肺 脾 胃	解表散寒 溫中止嘔 化痰止咳	3~18g
佐	紫蘇葉 2兩	辛 香 溫 / 肺 脾	解表散寒 行氣和胃	3~9g

증상분석

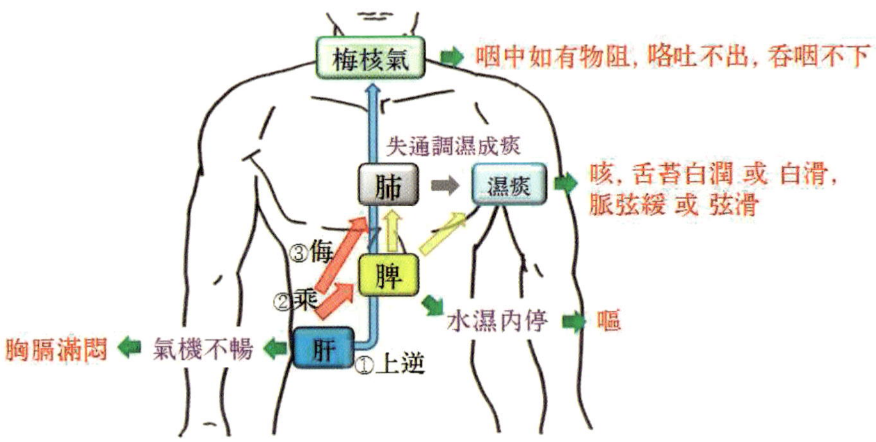

방제해설

君	半夏 : 辛溫 → 散 燥濕 → ① 燥濕化痰 辛升 → 入脾胃 → 升淸而降濁 → ② 止嘔
臣	厚朴 : 辛散濕 + 苦溫燥濕 + 芳香化濕 → ① 祛濕滿 辛行苦降 → ② 祛實滿
佐	茯苓 : 甘淡滲濕 → 入脾胃 → ① 滲濕健脾 ② 水濕을 제거하여 半夏의 化痰을 助 生薑 : 辛升 → 升淸而降濁 → ① 降逆止嘔 ② 半夏毒 제거 紫蘇葉 : 辛香 → 散 → 疏肺 → ① 散風寒 ↘ 辛行 → 入脾胃 → ② 理氣寬中 ③ 厚朴의 行氣를 助
	半夏 + 厚朴 : 一散痰結 一行氣滯

<table>
<tr><td>약리 작용</td><td>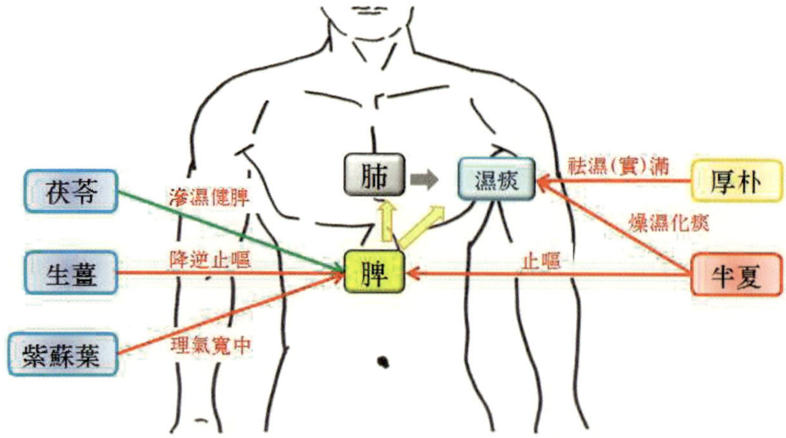
</td></tr>
<tr><td>참고</td><td>① 情志不暢으로 痰氣鬱結된 梅核氣를 치료하는 대표방제(진단 요점 : 咽中如有物阻, 苔白膩, 脈弦滑)
② 梅核氣 : 咽中에 梅核과 같은 것이 막혀 있는 것 같은 이물감이 있는 병
③ 방제의 특징 : 辛苦合用(辛 → 行氣散結, 苦 → 燥濕降逆)
④ 복용 방법 : 4회로 나누어서 낮에 3服, 밤에 1服으로 溫服
⑤ 陰虛로 인한 梅核氣와, 熱로 인한(肝火上炎) 梅核氣에는 禁用</td></tr>
</table>

枳實薤白桂枝湯 ≪金匱要略≫

<table>
<tr><td>效用</td><td colspan="5">通陽散結 祛痰下氣</td></tr>
<tr><td>主治</td><td colspan="5">胸陽不振痰氣互結之胸痹. 胸滿而痛 胸痛徹背 喘息咳唾 短氣 氣從脇下冲逆 上攻心胸 舌苔白膩 脈沈弦 或 緊</td></tr>
<tr><td rowspan="5">組成</td><td rowspan="2">君</td><td>瓜蔞 1枚</td><td>甘微苦 寒 / 肺 胃 大腸</td><td>淸熱滌痰 寬胸散結 潤燥滑腸</td><td>10~20g</td></tr>
<tr><td>薤白 半升</td><td>辛苦 溫 / 肺 胃 大腸</td><td>通陽散結 行氣導滯</td><td>5~10g</td></tr>
<tr><td rowspan="2">臣</td><td>枳實 4枚</td><td>苦辛酸 微寒 / 脾 胃</td><td>破氣散痞 瀉痰 消積</td><td>6~12g</td></tr>
<tr><td>厚朴 4兩</td><td>辛苦 溫 / 脾 胃</td><td>行氣燥濕 消痰平喘 消積 下氣</td><td>3~12g</td></tr>
<tr><td>佐</td><td>桂枝 1兩</td><td>辛甘 溫 / 肌表 心 膀胱</td><td>發汗解肌 溫經通陽 助陽化氣</td><td>3~9g</td></tr>
</table>

<table>
<tr><td>증상
분석</td><td colspan="2">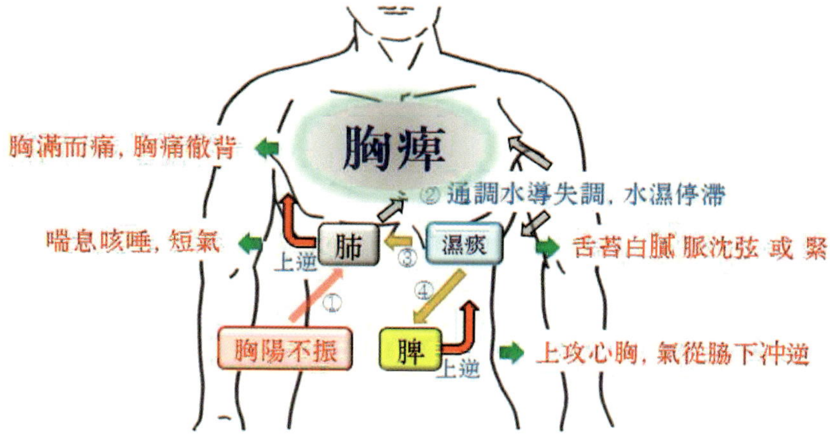
</td></tr>
<tr><td rowspan="3">방제
해설</td><td>君</td><td>瓜蔞 : 寒淸熱 + 苦降 → 入肺 → ① 淸熱滌痰
苦降 → 助肅降 → ② 寬胸散結
薤白 : 辛行苦降 → 助宣肅 → ① 化痰散結
溫通 → ② 通陽散寒</td></tr>
<tr><td>臣</td><td>枳實 : 苦降 → 助降濁 → ① 破氣除痞 → ② 化痰
辛散 + 酸磨積 → ③ 消積
厚朴 : 辛散濕 + 苦溫燥濕 + 芳香化濕 → ① 祛濕滿
辛行苦降 → ② 祛實滿</td></tr>
<tr><td>佐</td><td>桂枝 : 辛行 + 溫通 → ① 溫經通陽</td></tr>
<tr><td>약리
작용</td><td colspan="2">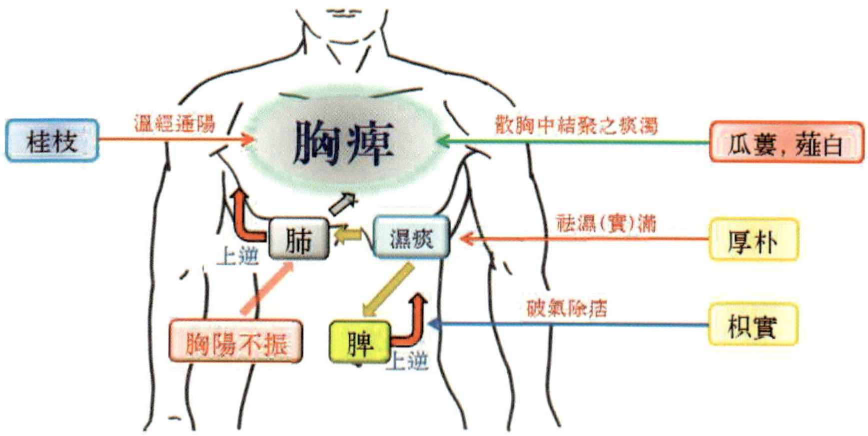
</td></tr>
<tr><td>참고</td><td colspan="2">① 瓜蔞薤白白酒湯 ⊖ 白酒 ⊕ 枳實, 厚朴, 桂枝
② 通陽散結力 우수 ⇒ 氣結脇下, 上逆衝心한 者에게 적용
③ 복용 방법 : "先煮枳實厚朴, 後內諸藥, 煮數沸, 分溫三服"</td></tr>
</table>

附	瓜蔞薤白白酒湯 ≪金匱要略≫
效用	通陽散結 行氣祛痰
主治	**胸陽不振 痰氣互結之胸痺輕證.** 胸部滿痛 胸痛徹背 喘息咳唾 短氣 舌苔白膩 脈沈弦或 緊
組成	瓜蔞實 1枚, 薤白 半升, 白酒 7升
참고	胸痺痰濁 輕證에 적용

附	瓜蔞薤白半夏湯 ≪金匱要略≫
效用	通陽散結 祛痰寬胸
主治	**胸痺而痰濁較甚.** 胸痛徹背 不能安臥
組成	瓜蔞實 1枚, 薤白 3兩, 半夏 半升, 白酒 1斗
참고	① 瓜蔞薤白白酒湯 ⊕ 半夏 ② 祛痰散結力 강하여 胸痺에 痰濁이 盛한 者에게 적용 ③ 枳實薤白桂枝湯과 瓜蔞薤白白酒湯과 瓜蔞薤白半夏湯의 비교

방 제	枳實薤白桂枝湯	瓜蔞薤白白酒湯	瓜蔞薤白半夏湯
공 통 점	治 胸痺		
특 징	通陽散結力 强 下氣祛寒 消痺除滿	通陽散結 行氣祛痰	祛痰散結力 强
적 용	痰氣互結 胸中痞滿者	痰濁較輕者	痰濁較盛者

橘核丸	≪濟生方≫
效用	行氣止痛 軟堅散結
主治	**寒濕疝氣.** 睾丸腫脹偏墜 堅硬如石 痛引臍腹 陰囊腫大 輕者時出黃水 重者成膿潰爛

組成

君	橘核 1兩(炒)	苦 溫 / 肝	理氣散結 止痛	3~6g
臣	川楝子 1兩 (炒)	苦 寒 小毒 / 肝 胃 小腸	疏肝行氣止痛 殺蟲	4.5~9g
	木香 半兩	辛苦 溫 / 脾 胃 大腸 三焦 膽	行氣止痛 健脾消食	3~10g
	桃仁 1兩 (麩炒)	苦甘 平 / 心 肝 大腸	活血祛瘀 潤腸通便	10~15g
	延胡索 半兩 (炒)	辛苦 溫 / 肝 脾	活血散瘀 理氣止痛	3~10g
佐	海藻 1兩(洗)	苦鹹 寒 / 肝 胃 腎	軟堅散結 消痰 利水	10~15g

昆布 1兩(洗)	鹹 寒 / 肝 胃 腎	軟堅散結 消痰 利水	10~15g
海帶 1兩(洗)	鹹 寒	軟堅散結 消痰 清熱利尿	4.5~9g
枳實 半兩 (麩炒)	苦辛酸 微寒 / 脾 胃	破氣散痞 瀉痰 消積	6~12g
厚朴 半兩 (薑汁炒)	辛苦 溫 / 脾 胃	行氣燥濕 消痰平喘 消積 下氣	3~10g
肉桂 半兩	辛甘 大熱 / 腎 脾 膀胱	補元陽 暖脾胃 除積冷 通血脈	2~5g
木通 半兩	甘淡苦 寒 / 心 小腸	清熱利尿 滲濕通淋 明目 祛痰	3~10g

증상 분석

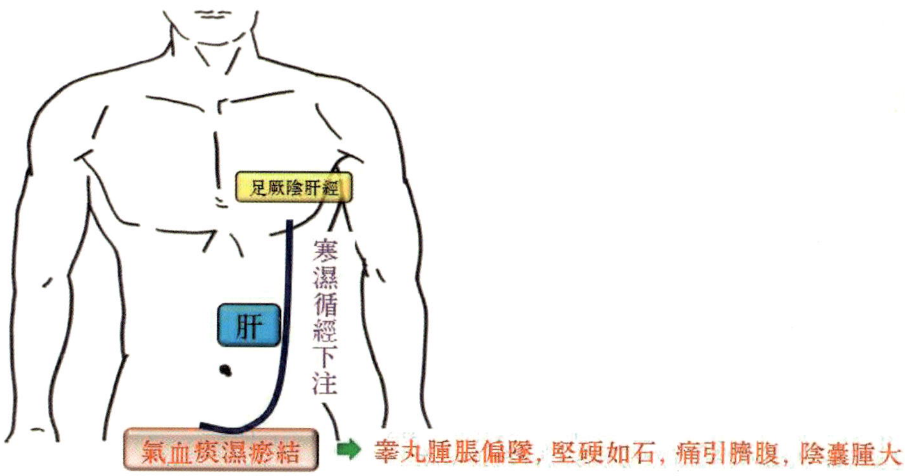

방제 해설

君	橘核 : 苦降 → ① 行氣散結 比類取象 → ② 治睾丸腫痛
臣	川楝子 : 苦降 → ① 疏肝理氣 木香 : 苦降 + 香走竄 → 入肝 → ① 疏肝(多量) 桃仁 : 苦降 → ① 活血散瘀 延胡索 : 辛行溫通 → ① 理氣活血 → ② 止痛
佐	海藻, 昆布, 海帶 : 鹹軟堅 → ① 軟堅散結 枳實 : 苦降 → 助降濁 → ① 破氣除痞 → ② 化痰 辛散 + 酸磨積 → ③ 消積 厚朴 : 辛散濕 + 苦溫燥濕 + 芳香化濕 → ① 祛濕滿 辛行苦降 → ② 祛實滿

<table>
<tr><td></td><td></td><td>肉桂 : 大熱 → 入腎 → ① 溫陽祛寒
甘溫益氣 → 入脾 → ② 溫脾胃 → ③ 散寒凝
木通 : 甘淡利濕 → 入心 小腸 → ① 利小便
苦寒清熱 → ② 淸心熱 ↙</td></tr>
<tr><td>약리 작용</td><td colspan="2">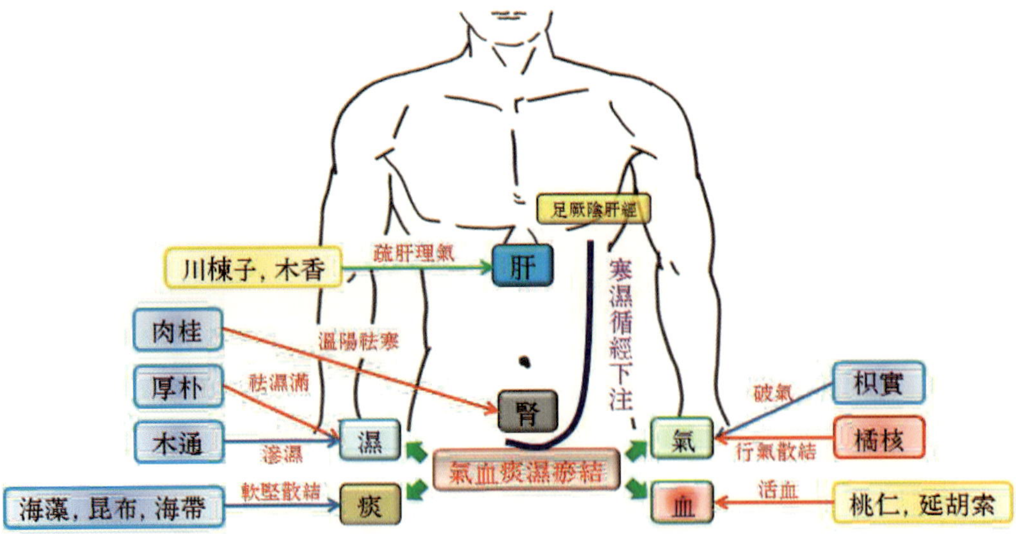
</td></tr>
<tr><td>참고</td><td colspan="2">① 寒濕疝氣로 睾丸腫脹偏墜에 적용
② 방제의 조성 : 理氣 + 活血 + 軟堅 + 祛寒 + 除濕 ⇒ 理氣活血, 軟堅散結 위주
③ 복용 방법 : 세말로 하여 酒糊丸을 만들어 空腹에 鹽酒로 복용</td></tr>
</table>

天台烏藥散 ≪醫學發明≫

效用	行氣疏肝 散寒止痛				
主治	**肝經寒凝氣滯證**. 小腸疝氣 少腹引控睾丸而痛 偏墜腫脹 少腹疼痛 苔白 脈弦				
組成	君	烏藥 半兩	辛 溫 / 脾 肺 腎 膀胱	順氣止痛 溫腎散寒	3~9g
	臣	木香 半兩	辛苦 溫 / 脾 胃 大腸 三焦 膽	行氣止痛 健脾消食	3~10g
		靑皮 半兩	苦辛 微溫 / 肝 膽	疏肝破氣 散結消痰	3~9g
		小茴香 半兩	辛 溫 / 脾 胃 腎	溫脾散寒 和胃理氣	3~6g
		高良薑 半兩	辛 熱 有毒 / 脾 胃	溫胃散寒 消食止痛	3~6g
	佐	檳榔 2個	苦辛 溫 / 胃 大腸	殺蟲消積 降氣 行水 截瘧	6~15g
		川楝子 10個	苦 寒 小毒 / 肝 胃 小腸	疏肝行氣止痛 殺蟲	4.5~9g

<table>
<tr><td>증상
분석</td><td colspan="2">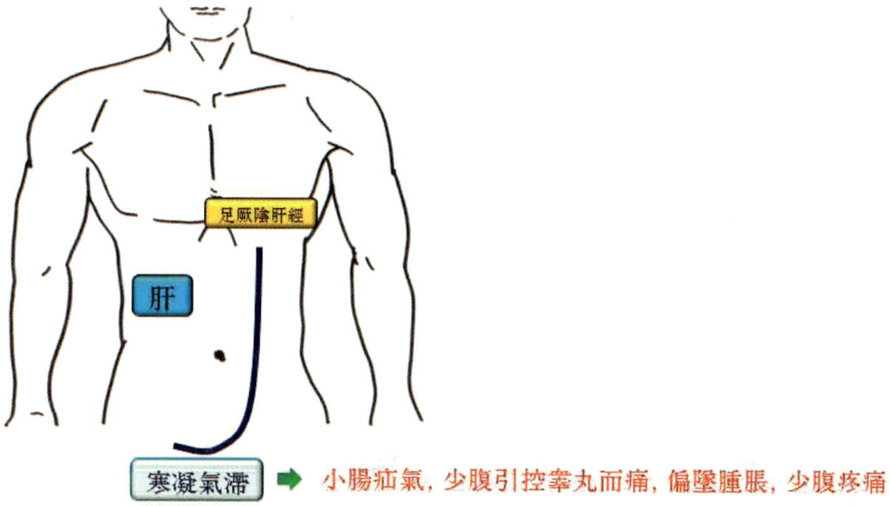
</td></tr>
<tr><td rowspan="3">방제
해설</td><td>君</td><td>烏藥 : 辛散 + 香走竄 → ① 行氣止痛
溫陽 → ② 溫腎散寒</td></tr>
<tr><td>臣</td><td>木香 : 苦降 + 香走竄 → 入肝 → ① 疏肝(多量)
青皮 : 苦降辛散 → ① 疏肝破氣 → ② 散結消滯
小茴香 : 辛散 + 溫祛寒 → ① 祛沈寒痼冷(脾腎)
溫祛寒 → 溫胃 → ② 理氣和胃
高良薑 : 辛熱 → ① 溫中止痛</td></tr>
<tr><td>佐</td><td>檳榔 : 苦降辛行 → 下焦直達 → ① 消積降氣
川楝子 : 苦降 → ① 疏肝理氣(脘腹 睾丸)
② 諸藥의 溫燥를 佐</td></tr>
<tr><td>약리
작용</td><td colspan="2">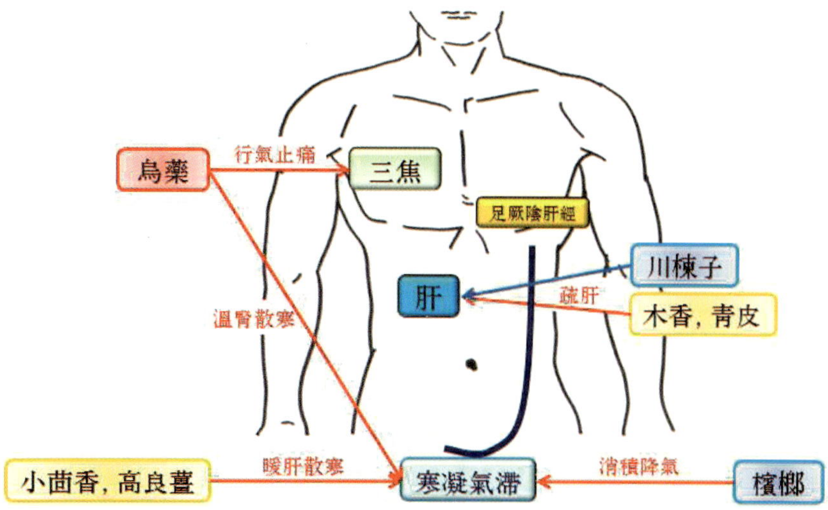
</td></tr>
<tr><td>참고</td><td colspan="2">① 寒凝氣滯로 인한 疝氣에 상용 방제</td></tr>
</table>

	② 방제의 조성 : 疏肝 + 暖肝散寒 ③ 川楝子와 巴豆의 포제 : 巴豆와 川楝子를 함께 黑炒하고 巴豆는 빼고 水煎 ⇒ 川楝子는 行氣散結力 증강, 苦寒之性 제약, 巴豆는 有毒하므로 제거

附	三層茴香丸 《景岳全書》
效用	溫腎祛寒 行氣疏肝 消疝止痛
主治	寒疝 臍腹疼痛 睾丸偏大 陰囊腫脹重墜 外腎冷硬
組成	제1처방 : 茴香·沙參·川楝子·木香 각 1兩 제2처방 : 제1처방 + 蓽撥 1兩, 檳榔 5錢 제3처방 : 제2처방 + 茯苓 4兩, 附子 5錢 혹 1兩
참고	茴香의 포제 : 소금 半兩을 함께 누렇게 볶아서 소금과 같이 사용

附	導氣湯 《沈氏尊生書》
效用	行氣疏肝 散寒止痛
主治	寒疝疼痛
組成	川楝子 4錢, 木香 3錢, 茴香 2錢, 吳茱萸 1錢
참고	藥力이 緩慢

暖肝煎 《景岳全書》

效用	溫補肝腎 行氣止痛				
主治	**肝腎陽虛 寒滯肝脈證**. 睾丸冷痛 少腹疼痛 疝氣痛 畏寒喜暖 舌淡苔白 脈沈遲				
組成	君	肉桂 12錢	辛甘 大熱 / 腎 脾 膀胱	補元陽 暖脾胃 除積冷 通血脈	2~5g
		小茴香 2錢	辛 溫 / 脾 胃 腎	溫腎散寒 和胃理氣	3~6g
	臣	當歸 23錢	辛甘 溫 潤 / 心 肝 脾	補血和血 調經止痛 潤燥滑腸	6~18g
		枸杞子 3錢	甘 平 / 肝 腎	滋補肝腎 益精明目	6~12g
		烏藥 2錢	辛 溫 / 脾 肺 腎 膀胱	順氣止痛 溫腎散寒	3~9g
		沈香 1錢	辛苦 溫 / 腎 脾 胃	行氣止痛 溫中止嘔 納氣平喘	1.5~4.5g
	佐	茯苓 2錢	甘淡 平 / 脾 肺 心	利水滲濕 健脾寧心	5~18g
		生薑 3~5片	辛 溫 / 肺 脾 胃	解表散寒 溫中止嘔 化痰止咳	3~18g

증상 분석	
	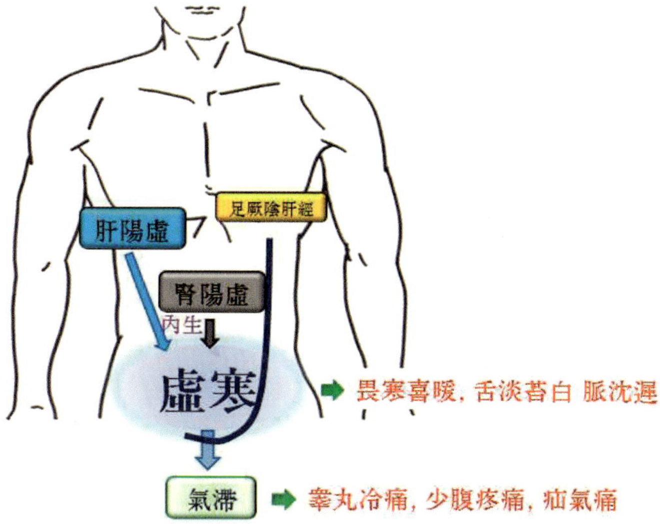

방제 해설	君	肉桂 : 大熱(少量) → 入腎 → ① 溫腎祛寒 甘溫益氣 → 入脾 → ② 溫脾胃 小茴香 : 辛散 + 溫祛寒 → ① 祛沈寒痼冷(脾腎) 溫祛寒 → 溫胃 → ② 理氣和胃
	臣	當歸 : 甘溫益氣 → 益心氣 → ① 生血 辛行 → ② 活血止痛 枸杞子 : 甘潤滋陰 → ① 滋肝腎陰 烏藥 : 辛散 + 香走竄 → ① 行氣止痛 溫陽 → ② 溫腎散寒 沈香 : 辛散 + 香走竄 + 溫祛寒 → ① 溫中行氣止痛 苦降 質重 → 入腎 → ② 納氣平喘
	佐	茯苓 : 甘淡滲濕 → 入脾胃 → ① 滲濕健脾 生薑 : 辛散 → ① 散寒 溫 → ② 溫胃止嘔

약리 작용	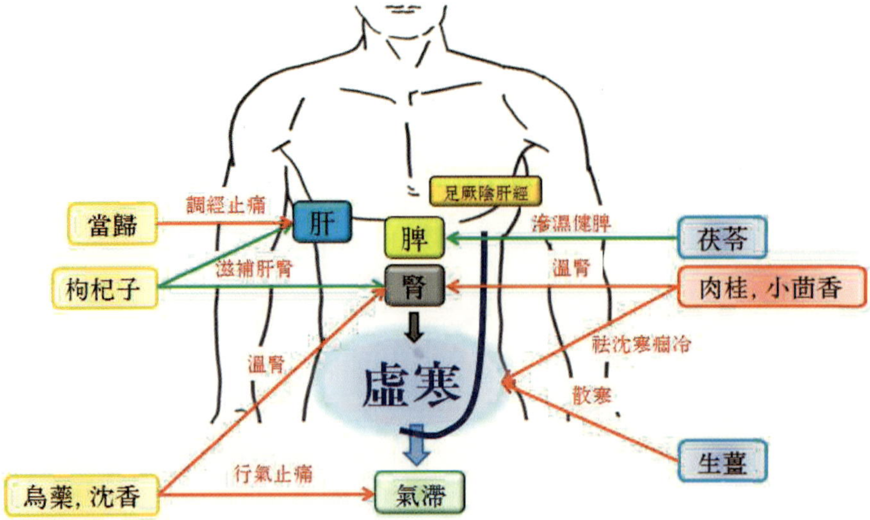
참고	① 肝腎陽虛로 인한 虛寒內生하여 생긴 疝氣에 적용 ② 방제의 조성 : 溫補 + 養血 + 理氣 ⇒ 寒, 虛, 氣滯를 치료 ⇒ 標本兼顧 ③ 寒이 심한 자는 吳茱萸, 乾薑을 加 ④ 복용 방법 : 生薑을 첨가하여 食遠 溫服 ⇒ 散寒和胃 작용 ＊食遠 : 식후 2시간 이상 지난 후

厚朴溫中湯 ≪內外傷辨惑論≫

效用	行氣除滿 溫中燥濕				
主治	**脾胃寒濕氣滯證.** 脘腹脹滿 或 疼痛 不思飮食 四肢倦怠 舌苔白膩 脈沈弦				
組成	君	厚朴 1兩	辛苦 溫 / 脾 胃	行氣燥濕 消痰平喘 消積 下氣	3～10g
	臣	草豆蔻 5錢	辛 溫 / 脾 胃	燥濕健脾 溫胃止嘔	3～6g
	佐	陳皮 1兩	辛 溫 / 脾 胃 肺	理氣健脾 燥濕化痰	6～12g
		木香 5錢	辛苦 溫 / 脾 胃 大腸 三焦 膽	行氣止痛 健脾消食	3～10g
		乾薑 7分	辛 熱 / 脾 胃 肺	溫中逐寒 回陽通脈	3～9g
		茯苓 5錢	甘淡 平 / 脾 肺 心	利水滲濕 健脾寧心	5～18g
		生薑 3片	辛 溫 / 肺 脾 胃	解表散寒 溫中止嘔 化痰止咳	3～18g
	使	甘草 5錢(炙)	甘 平 / 脾 胃 肺 心	調和諸藥 和中緩急 潤肺 解毒	3～10g

<table>
<tr><td>증상 분석</td><td colspan="2">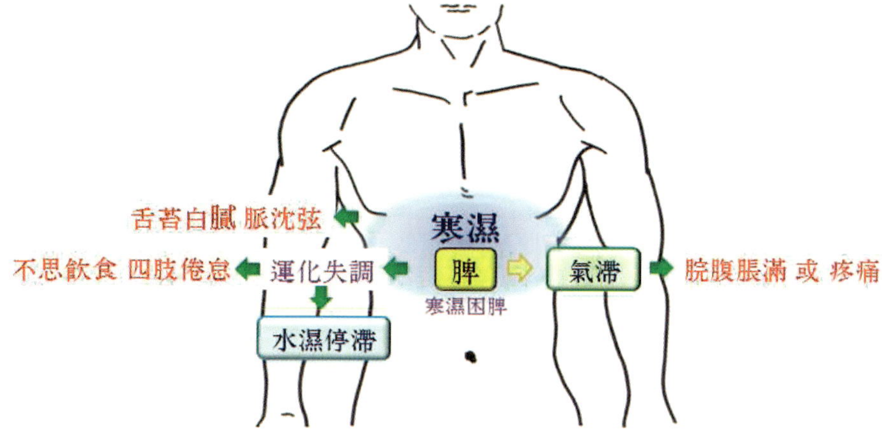
</td></tr>
<tr><td rowspan="4">방제 해설</td><td>君</td><td>厚朴 : 辛散濕 ＋ 苦溫燥濕 ＋ 芳香化濕 → ① 祛濕滿
辛散苦降 → ② 祛實滿</td></tr>
<tr><td>臣</td><td>草豆蔻 : 溫祛寒 → ① 溫中
辛散 ＋ 溫燥濕 → ② 燥濕健脾</td></tr>
<tr><td>佐</td><td>陳皮 : 辛微苦 → 苦辛通降 → 入肺脾 → ① 理氣健脾
辛散 → ② 化痰 ↙
木香 : 辛散苦降 → 入脾 → ① 醒脾(少量), ② 厚朴의 行氣消脹을 助
乾薑 : 熱 → 助陽 → 入脾 → ① 補脾陽 → 逐寒
茯苓 : 甘淡滲濕 → 入脾胃 → ① 滲濕健脾
生薑 : 辛散 → ① 散寒
溫 → ② 溫胃止嘔</td></tr>
<tr><td>使</td><td>甘草 : 甘 → 調和諸藥</td></tr>
<tr><td>약리 작용</td><td colspan="2">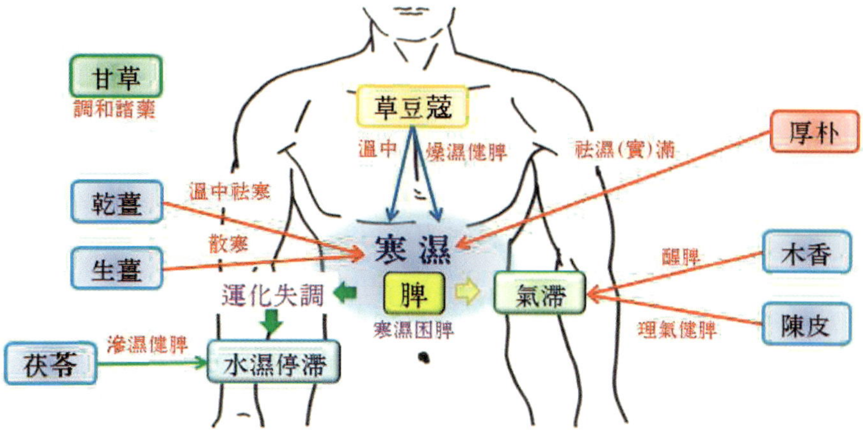
</td></tr>
<tr><td>참고</td><td colspan="2">① 寒濕困脾에 적용
② 방제의 조성 : 行氣 ＋ 溫中 ＋ 祛濕</td></tr>
</table>

	③ 복용 방법 : 散을 만들어 生薑을 넣고 달인 물에 식전 溫服 ④ 一切冷物 금지

附	良附丸 《良方集腋》
效用	行氣疏肝 祛寒止痛
主治	**肝胃氣滯寒凝證**. 胃脘疼痛 胸脇脹悶 畏寒喜溫 苔白脈弦
組成	高良薑(酒洗)・香附子(醋洗) 각 등분
참고	① 溫胃 + 疏肝 ② 복용 방법 : 米飮湯에 生薑汁과 소금으로 환을 지어 복용

行氣劑의 정리

방 제	越鞠丸	金鈴子散	半夏厚朴湯	枳實瓜蔞薤白湯
병 기	肝鬱 → 六鬱證	肝鬱化火證	肝氣上逆 + 痰氣鬱結 → 梅核氣	胸陽不振 → 痰氣互結胸痺
효 능	行氣解鬱	疏肝泄熱 活血止痛	行氣散結 降逆化痰	通陽散結 祛痰下氣
방제조성	理氣活血 + 消食 + 祛濕 + 清熱	疏肝 + 活血	祛濕痰 + 利水 + 理氣	祛痰 + 理氣
대표약물	香附子, 川芎, 蒼朮, 神麯	川楝子, 延胡索	厚朴, 半夏, 茯苓, 紫蘇葉	瓜蔞, 薤白, 枳實, 厚朴
변증요점	胸膈痞悶, 脘腹脹痛, 噯腐呑酸, 惡心嘔吐, 飮食不消	胸腹脇肋諸痛, 口苦, 痛經 疝氣痛, 脈弦數	咽中如有物阻, 胸膈滿悶 或 咳 或 嘔	胸滿而痛, 胸痛徹背, 喘息,咳唾, 短氣
특 징	六鬱 중 氣鬱에 偏重	肝鬱化火로 인한 胸腹諸痛에 적용	實로 인한 梅核氣에 적용	痰氣互結의 흉비에 적용

방　　제	橘核丸	天台烏藥散	暖肝煎	厚朴溫中湯
공 통 점	治 疝氣			治 脘腹脹滿
병　　기	寒濕內侵肝脈 → 氣滯血瘀 → 疝氣	寒邪內侵肝脈 → 氣滯血瘀 → 疝氣	肝腎陽虛 → 虛寒內生 → 氣滯血瘀 → 疝氣	寒濕 → 脾胃 → 寒濕困脾證
효　　능	行氣止痛 軟堅散結	行氣疏肝 散寒止痛	溫補肝腎 行氣止痛	行氣除滿 溫中燥濕
방제조성	理氣 ＋ 活血 ＋ 軟堅 ＋ 祛寒 ＋ 除濕	疏肝 ＋ 肝散寒	溫補 ＋ 養血 ＋ 理氣	行氣 ＋ 溫中 ＋ 祛濕
대표약물	橘核, 川楝子, 木香, 桃仁, 延胡索, 枳實, 海藻, 昆布	烏藥, 青皮, 木香, 檳榔, 川楝子, 小茴香, 巴豆	肉桂, 小茴香, 當歸, 枸杞子, 烏藥, 沈香, 茯苓	厚朴, 草豆蔻, 乾薑, 茯苓, 陳皮
변증요점	睾丸腫脹偏墜, 堅硬如石, 痛引臍腹, 陰囊腫大, 輕者時出黃水	小腸疝氣, 小腹引控睾丸, 偏墜腫脹, 苔白脈弦	睾丸冷痛, 少腹疼痛, 疝氣痛, 畏寒喜暖, 脈沈遲	脘腹脹滿 或 疼痛, 不思飮食, 四肢倦怠
특　　징	軟堅散結力 强	疏肝力 强	溫補肝腎力 强	行氣消脹, 燥濕除滿 위주

2) 降氣劑

① 降氣平喘 또는 降逆止嘔의 작용으로 氣機上逆을 치료하는 방제

② 대표증상

生　理	病　理	症　狀	治　法
肺 ↗宣發 ↘肅降	平衡失調 → 肺氣上逆	咳喘	降氣平喘
脾胃 ↗升淸(脾) ↘降濁(胃)	平衡失調 → 胃濁上逆	呃逆 噯氣 嘔吐	降逆止嘔
肝 ↗疏 ↘泄	疏泄太過 → 肝氣上逆	胸膈煩悶	降逆寬胸

③ 대표약물

ⓐ 降氣平喘 : 蘇子, 杏仁, 桑白皮

ⓑ 降逆止嘔 : 旋復花, 代磁石, 半夏, 丁香, 竹茹, 柿蒂, 生薑

ⓒ 降逆寬胸 : 烏藥

蘇子降氣湯 ≪太平惠民和劑局方≫

效用	降氣平喘 祛痰止咳
主治	**上實下虛喘咳證**. 咳喘痰多 胸膈滿悶 短氣 呼多吸少 腰疼脚弱 肢體倦怠 肢體浮腫 舌苔白滑 或 白膩 脈弦滑

組成

君	紫蘇子 2兩 半	辛 溫 / 肺	降氣消痰 平喘 潤腸	3~9g
臣	半夏 2兩 半	辛 溫 / 肺 胃 脾	化痰止嘔 燥濕降逆 消痞散結	4~12g
	厚朴 1兩 (薑汁拌炒)	辛苦 溫 / 脾 胃	行氣燥濕 消痰平喘 消積 下氣	3~10g
	前胡 1兩	苦辛 微寒 / 肺	祛痰降氣 宣散風熱	3~10g
佐	川當歸 1兩 半	辛甘 溫 潤 / 心 肝 脾	補血和血 調經止痛 潤燥滑腸	6~18g
	肉桂 1兩 半	辛甘 大熱 / 腎 脾 膀胱	補元陽 暖脾胃 除積冷 通血脈	2~5g
	生薑 2片	辛 溫 / 肺 脾 胃	解表散寒 溫中止嘔 化痰止咳	3~18g
	蘇葉 5片	辛 香 溫 / 肺 脾	解表散寒 行氣和胃	3~9g
使	大棗 1匃	甘 溫 / 脾 胃	補脾和胃 益氣生津 調營衛 解藥毒	3~10g
	甘草 2兩(炙)	甘 平 / 脾 胃 肺 心	調和諸藥 和中緩急 潤肺 解毒	3~10g

증상 분석

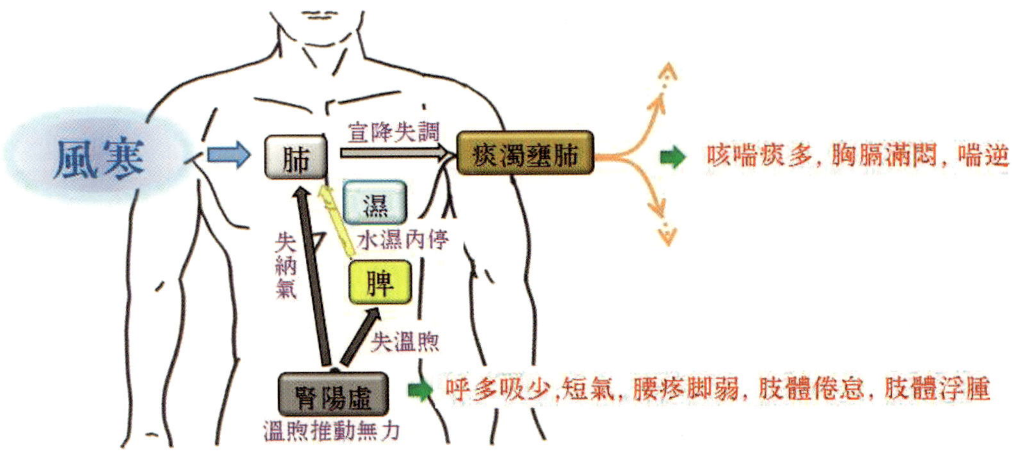

방제 해설

君	蘇子 : 辛升 → 宣發而肅降 → ① 降氣平喘 → ② 消痰
臣	半夏 : 辛溫 → 散 燥濕 → ① 散濕化痰 辛升 → 入脾胃 → 升淸而降濁 → ② 止嘔

		厚朴 : 辛散濕 + 苦溫燥濕 + 芳香化濕 → ① 祛濕滿 辛散苦降 → ② 祛實滿 前胡 : 苦降 → 助肅降 → ① 降氣祛痰 ↘ 辛散 + 寒淸熱 → 入肺 → ② 宣散風熱
	佐	生薑 · 蘇葉 : 辛散 → ① 散寒宣肺, ② 半夏毒 제거 肉桂 : 大熱(少量) → 入腎 → ① 補命門之火 甘溫益氣 → 入脾 → ② 溫脾胃 當歸 : 甘溫益氣 → 益心氣 → ① 生血 辛行 → ② 活血止痛
	使	大棗 : 甘溫益氣 → ① 補脾和胃 甘草 : 甘 → 調和諸藥
약리 작용		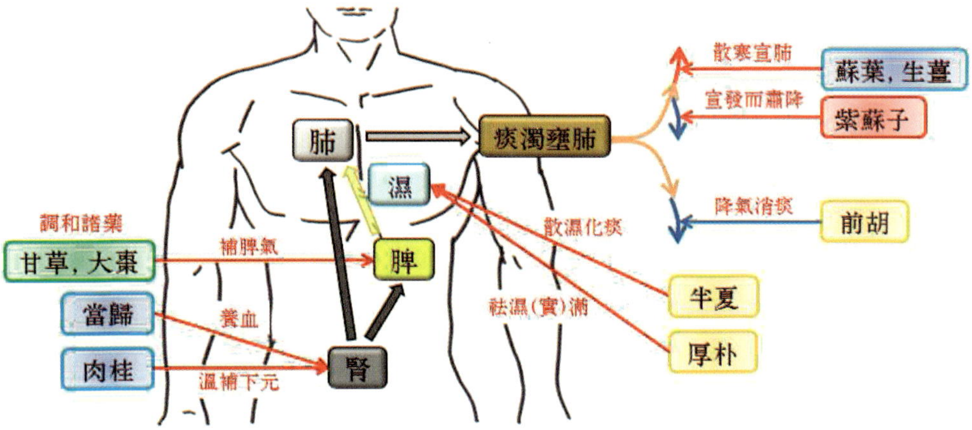
참고		① 腎陽虛로 痰飮內停된 상태에서 風寒을 받아 痰濁壅肺한 者에게 적용(本虛表實) ⇒ "上實下虛"(上實이 위주) ② 치법 : 上實 → 化痰止咳 / 下虛 → 溫腎納氣 ⇒ 肺腎同治 標本兼顧 ③ 본방의 증상 요점 : 咳喘短氣, 胸膈滿悶, 痰多稀白, 苔白滑 或 白膩 ④ 복용 방법 : 약물을 세말하여 生薑 2片, 大棗 1個, 蘇葉 5片을 넣고 달여 시간에 관계없이 熱服

定喘湯 ≪攝生衆妙方≫

效用	宣降肺氣 淸熱化痰				
主治	**風寒外束 痰熱內蘊證**. 咳喘痰多氣急 質稠色黃 微惡風寒 舌苔黃膩 脈滑數				
組成	君	白果 21枚 (炒黃)	甘苦澀 平 有小毒 / 肺	斂肺平喘 收澁止帶濁 縮小便	4.5~9g

		麻黃 3錢	辛微苦 溫 / 肺 膀胱	發汗散寒 宣肺平喘 利水消腫	3～12g
	臣	杏仁 1錢 5分	苦辛 微溫 / 肺 大腸	止咳平喘 潤腸通便	3～10g
		蘇子 2錢	辛 溫 / 肺	降氣消痰 平喘 潤腸	3～9g
		款冬花 3錢	辛微甘 溫 / 肺	潤肺下氣 止咳化痰	5～9g
		半夏 3錢	辛 溫 / 肺 胃 脾	化痰止嘔 燥濕降逆 消痞散結	4～12g
	佐	桑白皮 3錢	辛甘 寒 / 肺	瀉肺平喘 利水消腫	6～12g
		黃芩 1錢 5分	苦 寒 / 肺 心 肝 大腸	清熱燥濕 瀉火解毒 止血 安胎	6～12g
	使	甘草 1錢	甘 平 / 脾 胃 肺 心	調和諸藥 和中緩急 潤肺 解毒	3～10g

증상 분석	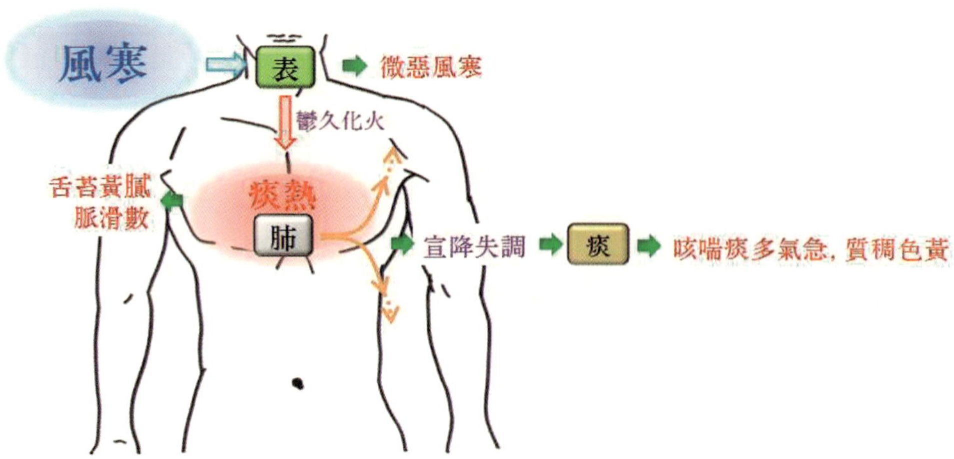

방제 해설	君	白果 : 澁 → 收澁 → 入肺 → ① 斂肺平喘 麻黃 : 辛 → 升 → 助宣發 → ① 宣肺平喘 微苦 → 降 → 助肅降 ↗ 辛 → 散 → 腠理를 開泄 → ② 發汗散寒
	臣	杏仁 : 苦 → 降 → 助肅降 → ① 降氣平喘 微辛 → 升 → 助宣發 → ② 麻黃을 助 蘇子 : 辛升 → 宣肺而肅降 → ① 降氣平喘 → ② 消痰 款冬花 : 辛升 + 潤肺 → 助宣發肅降 → ① 潤肺止咳 半夏 : 辛溫 → 散 燥濕 → ① 散濕化痰 辛升 → 入脾胃 → 升淸而降濁 → ② 止嘔 ⇒ 降氣 化痰하여 平喘
	佐	桑白皮 : 寒淸熱 → ① 瀉肺伏火 → 助通調水道 → ② 利水消腫

		黃芩(枯) ： 苦寒淸熱 → ① 淸上焦之熱(肺・心) ⇒ 瀉肺熱하여 平喘
	使	甘草 ： 甘 → 調和諸藥
약리 작용	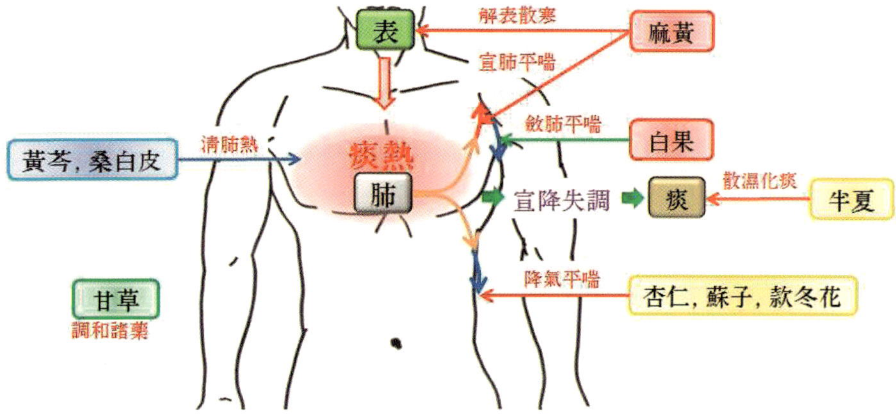	

참고

① 風寒外束 痰熱內蘊로 인한 哮喘에 적용(表證은 輕, 裏證 重)

② 麻黃과 白果의 배오 의의 ： 一散一斂 ⇒ 平喘之力 증강

ⓐ 麻黃得白果 ： 發散하되 不太過, 耗散肺氣 방지

ⓑ 白果得麻黃 ： 收斂하되 不留邪

③ 咳喘에 사용하는 방제의 비교

방 제	麻黃湯	小靑龍湯	蘇子降氣湯
공통점	治 寒喘		
병 기	外感風寒 → 肺氣上逆	外感風寒 ＋ 水飮內停(脾肺氣虛) → 肺氣上逆	外感風寒 ＋ 腎陽虛 → 肺氣上逆
효 능	發汗散寒 宣肺平喘	解表溫肺 止咳平喘	降氣平喘 祛痰止咳
대표약물	麻黃, 桂枝, 杏仁, 甘草	麻黃, 桂枝, 乾薑, 細辛, 半夏, 芍藥, 五味子, 甘草	蘇子, 前胡, 半夏, 厚朴, 陳皮, 肉桂, 當歸, 蘇葉

방 제	麻杏甘石湯	瀉白散	定喘湯	人蔘蛤蚧散
공통점	治 熱喘			
병 기	外感風寒 或 風寒鬱久化熱 → 火熱壅肺 → 肺氣上逆	肺伏熱 → 肺氣上逆	外感風寒鬱久化熱 ＋ 痰熱 → 肺氣上逆	肺腎兩虛 ＋ 伏熱 → 肺氣上逆
효 능	辛涼宣泄 淸肺平喘	淸肺瀉火 止咳平喘	宣降肺氣 淸熱化痰	益氣淸肺 止咳平喘
대표약물	麻黃, 杏仁, 石膏, 甘草	桑白皮, 地骨皮, 粳米, 甘草	麻黃, 白果, 杏仁, 蘇子, 半夏, 款冬花, 桑白皮	蛤蚧, 人蔘, 茯苓, 杏仁, 桑白皮, 貝母

四磨湯 ≪濟生方≫

效用	行氣降逆 寬胸散結
主治	**七情所傷 肝氣鬱結證.** 胸膈煩悶 上氣喘急 心下(胃上脘)痞滿 不思飮食

組成

	藥材	性味 / 歸經	效能	用量
君	烏藥 9g	辛 溫 / 脾 肺 腎 膀胱	順氣止痛 溫腎散寒	3~9g
臣	檳榔 9g	苦辛 溫 / 胃 大腸	殺蟲消積 降氣 行水 截瘧	6~15g
	沈香 3g	辛苦 溫 / 腎 脾 胃	行氣止痛 溫中止嘔 納氣平喘	1.5~4.5g
佐	人蔘 3g	甘微苦 微溫 / 脾 肺	大補元氣 固脫生津 安神	2~15g

* 원서에는 약량 미기재

증상분석

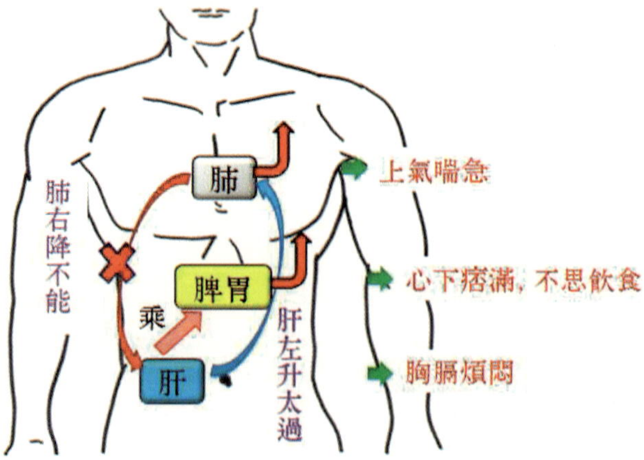

방제해설

君	烏藥 : 辛散 + 香走竄 → ① 行氣止痛(順氣) → 行氣疏肝 溫陽 → ② 溫腎散寒
臣	沈香 : 辛散 + 香走竄 + 溫祛寒 → ① 溫中行氣止痛 苦降 + 質重 → 入腎 → ② 納氣平喘 檳榔 : 苦降 → ① 降氣消積(胃大腸) → ② 行水 ↘ 除痞滿
佐	人蔘 : 甘溫益氣 → ① 補脾氣, ② 理氣藥의 傷正氣를 방지

약리 작용	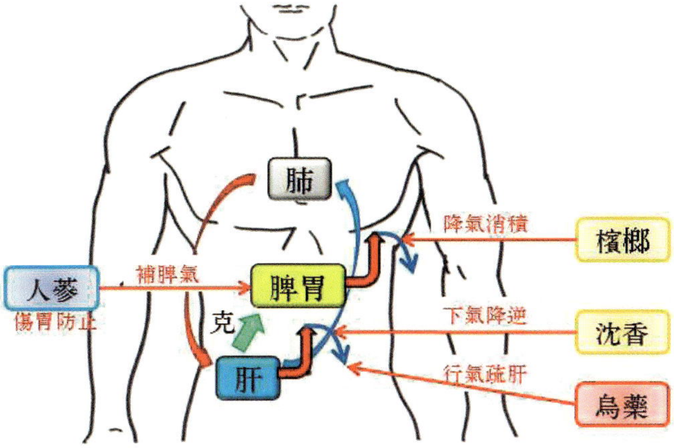
참고	① 肝氣鬱結로 인한 氣滯, 氣逆證에 적용 ② 복용 방법 : 약재를 갈아서 물로 달여 溫服 ③ 烏藥 : 行氣力 强, 氣上逆에 상용

附	五磨飲子 ≪醫便≫
效用	行氣降逆
主治	**氣逆證**. 大怒暴厥 心腹脹痛 走注攻痛
組成	木香・沈香 각 6g, 檳榔子・枳實・烏藥 각 9g
참고	① 大怒로 인한 氣厥에 적용 ② 四磨湯 ⊖ 人蔘 ⊕ 木香, 枳實

旋覆代赭湯 ≪傷寒論≫

效用	降逆化痰 益氣和胃
主治	**胃虛痰阻氣逆證**. 胃脘痞悶 或 脹滿 按之不痛 頻頻噯氣 納差 呃逆 惡心 嘔吐 舌苔白膩 脈緩 或 滑

組成				
君	旋覆花 3兩	辛苦鹹 微溫 / 肺 脾 胃 大腸	降氣止嘔 消痰行水	3~10g
臣	代磁石 1兩	苦 寒 / 肝 心	平肝潛陽 重鎭降逆 凉血止血	10~30g
佐	半夏 半升 (洗)	辛 溫 / 肺 胃 脾	化痰止嘔 燥濕降逆 消痞散結	4~12g
	生薑 5兩	辛 溫 / 肺 脾 胃	解表散寒 溫中止嘔 化痰止咳	3~18g

		人蔘 2兩	甘微苦 微溫 / 脾 肺	大補元氣 固脫生津 安神	2～15g
		大棗 12枚	甘 溫 / 脾 胃	補脾和胃 益氣生津 調營衛 解藥毒	3～10g
	佐使	甘草 3兩 (炙)	甘 平 / 脾 胃 肺 心	調和諸藥 和中緩急 潤肺 解毒	3～15g

증상 분석

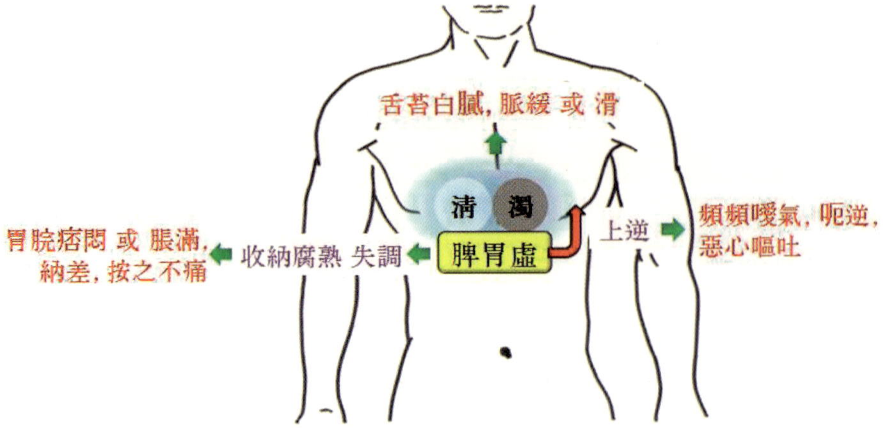

방제 해설

君	旋復花 : 辛升 + 體輕 → 升淸而降濁 → ① 降逆 ↘ ② 淸濁之氣 中 淸氣를 選別하여 升
臣	代磁石 : 質重 → ① 重鎭降逆 ↘ ② 淸濁之氣 中 濁氣를 選別하여 降
佐	半夏 : 辛溫 → 散 燥濕 → ① 散濕化痰 辛升 → 入脾胃 → 升淸而降濁 → ② 止嘔 生薑 : 辛升 → 升淸而降濁 → ① 降逆止嘔 溫陽 → ② 代磁石의 寒凉之性 제어 ③ 半夏毒 제거 ⇒ 旋復花, 代磁石의 降逆을 助 人蔘 : 甘溫益氣 → ① 補脾氣 → ② 大補元氣 大棗 : 甘溫益氣 → ① 補脾和胃
佐使	甘草 : 甘 → ① 調和諸藥 甘緩 → ② 傷脾胃 방지 甘草 3兩 → ③ 補脾胃 작용 ⇒ 佐使藥으로 사용
生薑 + 大棗 : ① 甘味로 緩和 + 辛味로 壅滯 방지 ② 甘辛化陽 : 脾胃를 돕고 表로 가서 衛氣를 도움 ③ 脾의 昇騰之氣를 助(脾 → 肺 → 四肢肌肉)	

약리작용

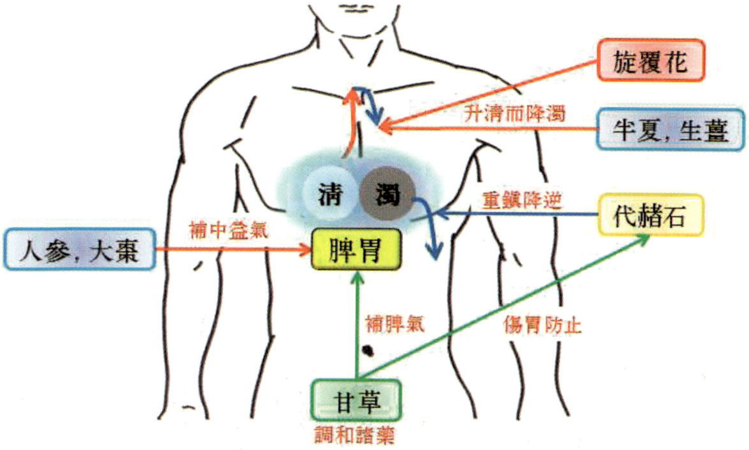

참고	
참고	① 胃氣虛로 인한 上逆에 적용 ② 방제의 조성 : 止嘔 + 補中 ③ ≪傷寒論≫ : "傷寒發汗, 若吐若下, 解後, 心下(胃上脘)痞硬, 噯氣不除者" ④ 旋復花와 代磁石의 용량을 3 : 1 ⇒ 胃虛氣逆할 때 重鎭之品이 아니면 氣逆을 누르기 어려움. 過用하면 傷脾胃하므로 소량 사용 * 重鎭약재들은 대량 사용하여야 重鎭의 효능이 나타남. 하지만 본 방에서는 약량이 旋復花보다도 적음. 胃氣虛하기 때문에 대량 사용하면 傷胃하므로 약량이 적음

附	乾薑人蔘半夏丸 ≪金匱要略≫
效用	溫中補虛 降逆止嘔
主治	妊娠嘔吐 脾胃虛寒嘔吐
組成	乾薑 · 人蔘 각 1兩, 半夏 2兩
참고	脾胃虛寒으로 인한 嘔吐에 적용

橘皮竹茹湯 ≪金匱要略≫

效用	降逆止呃 益氣淸熱				
主治	**胃虛有熱之呃逆**. 呃逆 或 乾嘔 虛煩少氣 口乾 舌紅嫩 脈虛數				
組成	君	陳皮 2斤	辛 溫 / 脾 胃 肺	理氣健脾 燥濕化痰	6~12g
		竹茹 2升	甘 微寒 / 肺 胃	淸熱化痰 除煩止嘔	6~10g
	臣	生薑 半斤	辛 溫 / 肺 脾 胃	解表散寒 溫中止嘔 化痰止咳	3~18g
	佐	人蔘 1兩	甘微苦 微溫 / 脾 肺	大補元氣 固脫生津 安神	2~15g

		大棗 30枚	甘 溫 / 脾 胃	補脾和胃 益氣生津 調營衛 解藥毒	3~10g
	佐使	甘草 5兩	甘 平 / 脾 胃 肺 心	調和諸藥 和中緩急 潤肺 解毒	3~10g

증상 분석	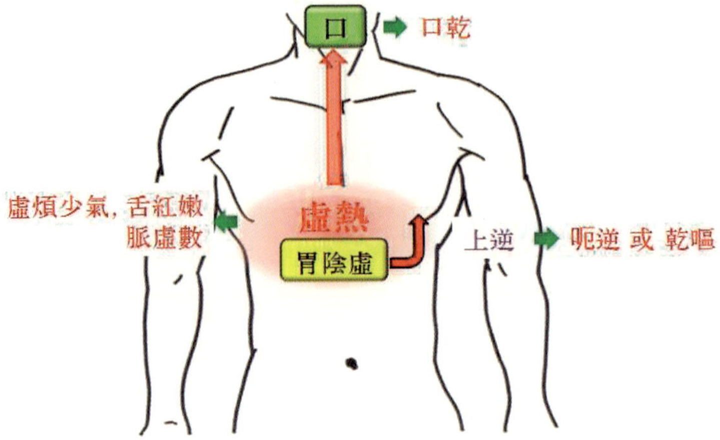

방제 해설	君	陳皮 : 辛微苦 → 苦辛通降 → 入肺脾 → ① 理氣健脾 辛散 → ② 化痰 ↙ 竹茹(多量) : 寒淸熱 → 淸胃熱 → ① 止嘔
	臣	生薑 : 辛升 → 升淸而降濁 → ① 降逆止嘔
	佐	人蔘 : 甘溫益氣 → ① 補脾氣 → ② 大補元氣 大棗 : 甘溫益氣 → ① 補脾和胃
	佐使	甘草 : 甘 → ① 調和諸藥 甘草 5兩 → ② 補脾胃 작용 ⇒ 佐使藥으로 사용
	竹茹 + 生薑 : 淸中有溫 淸而不寒 陳皮 + 人蔘 : 行中有補 補而不滯 竹茹 + 陳皮 : 理氣淸熱 和胃止嘔	

약리 작용	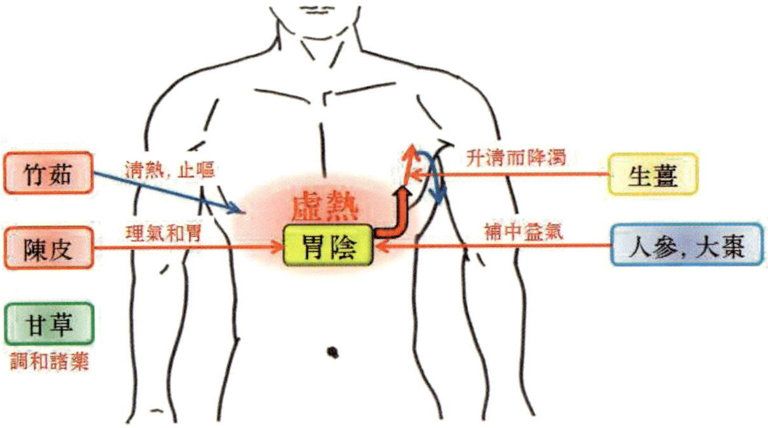

참고	① 胃虛有熱의 呃逆에 적용 ② 방제의 조성 : 補胃虛 + 淸胃熱 + 降胃逆 ③ 胃氣虛하므로 苦寒, 大寒한 약은 사용 불가(傷胃의 우려) ⇒ 溫性의 약재 중에 竹茹로 淸熱

附	橘皮竹茹湯 ≪濟生方≫
效用	降逆止嘔 和胃淸熱
主治	胃熱多渴 嘔噦不食
組成	赤茯苓・橘皮・枇杷葉・麥門冬・青竹茹・半夏 각 1兩, 人蔘・甘草 각 半兩
참고	① 橘皮竹茹湯 ⊖ 大棗 ⊕ 赤茯苓, 半夏, 麥門冬, 枇杷葉 ② 胃熱嘔逆, 氣陰俱虛 者에게 적용
附	新制橘皮竹茹湯 ≪溫病條辨≫
效用	理氣降逆 淸熱止呃
主治	胃熱呃逆 胃氣不虛者
組成	橘皮・竹茹 각 3錢, 柿蒂 7枚, 薑汁 3茶匙
참고	止呃力 强 ⇒ 胃氣不虛者에게 적용

丁香柿蒂湯 ≪症因脈治≫

效用	溫中益氣 降逆止呃
主治	**胃氣虛寒者**. 呃逆不已 胸痹 脈遲者

組成

君	丁香 6g	辛 溫 / 脾 胃 肝 腎	溫中止痛 降逆	1~3g
	柿蒂 9g	苦澀 平 / 肺 胃	降逆下氣	4.5~9g
臣	生薑 6g	辛 溫 / 肺 脾 胃	解表散寒 溫中止嘔 化痰止咳	3~18g
佐	人蔘 3g	甘微苦 微溫 / 脾 肺	大補元氣 固脫生津 安神	2~15g

* 원서에는 약량 미기재

<table>
<tr><td>증상
분석</td><td colspan="2">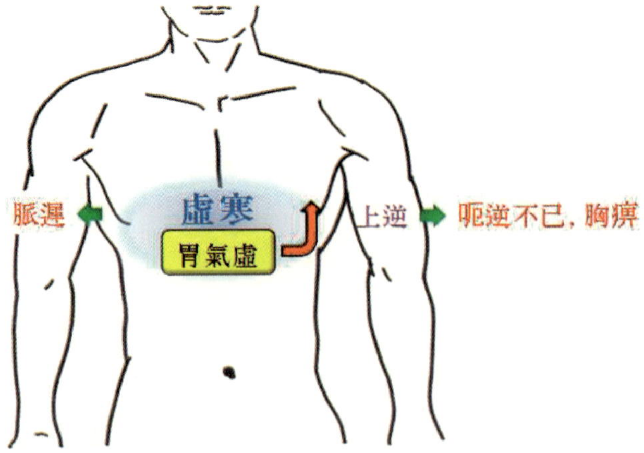
</td></tr>
<tr><td rowspan="3">방제
해설</td><td>君</td><td>丁香 : 辛溫 → ① 溫中 → ② 降逆
柿蒂 : 苦降 → 助降濁 → ① 降逆止呃</td></tr>
<tr><td>臣</td><td>生薑 : 辛升 → 升淸而降濁 → ① 降逆止嘔
溫散 → ② 溫胃散寒
③ 柿蒂의 降逆을 助</td></tr>
<tr><td>佐</td><td>人蔘 : 甘溫益氣 → ① 補脾氣 → ② 大補元氣</td></tr>
<tr><td>약리
작용</td><td colspan="2">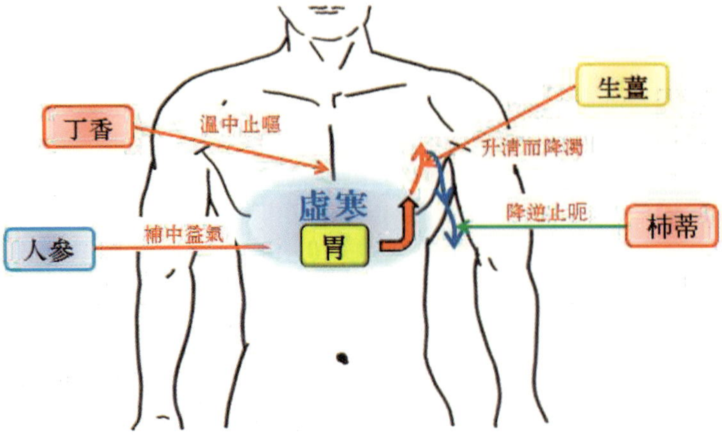
</td></tr>
<tr><td>참고</td><td colspan="2">① 胃氣虛寒으로 인한 呃逆에 적용
② 방제의 조성 : 溫中 + 止嘔 + 補中</td></tr>
</table>

<table>
<tr><td>附</td><td>柿蒂湯</td><td>≪濟生方≫</td></tr>
<tr><td>效用</td><td colspan="2">溫中降逆</td></tr>
<tr><td>主治</td><td colspan="2">胃寒呃逆不止</td></tr>
<tr><td>組成</td><td colspan="2">丁香・生薑 6g, 柿蒂 9g
* 원서에는 약량 미기재</td></tr>
</table>

참고	① 胃寒呃逆에 적용(胃虛하지 않음) ② 丁香柿蒂湯 ⊖ 人蔘

降氣劑의 정리

방제	蘇子降氣湯	定喘湯	四磨湯
병기	腎陽虛 + 外感風寒 → 肺氣上逆	外感風寒 鬱久化熱 + 痰熱 → 肺氣上逆	肝氣鬱結 → 氣逆
효능	降氣平喘 祛痰止咳	宣降肺氣 淸熱化痰	行氣降逆 寬胸散結
방제조성	降氣祛痰 + 解表 + 補腎	降氣 + 解表 + 淸熱	降氣 + 補氣
대표약물	紫蘇葉, 半夏, 厚朴, 前胡, 肉桂	白果, 麻黃, 杏仁, 蘇子, 款冬花	烏藥, 檳榔, 沈香, 人蔘
변증요점	咳喘短氣, 胸膈滿悶, 痰多稀白, 苔白滑 或 白膩	咳喘痰多氣急, 質稠色黃, 微惡風寒, 舌苔黃膩, 脈滑數	胸膈煩悶, 上氣喘急, 心下(胃上脘)痞滿, 不思飮食
특징	肺氣上逆으로 인한 咳喘에 적용		肝氣上逆에 적용

방제	旋覆代赭湯	橘皮竹茹湯	丁香柿蒂湯
병기	胃氣虛 + 痰飮 → 胃氣上逆	胃氣虛 + 虛熱 → 胃氣上逆	胃氣虛 + 虛寒 → 胃氣上逆
효능	降氣化痰 益氣和胃	降逆止呃 益氣淸熱	益胃溫中 降逆止嘔
방제조성	降氣 + 補脾胃	降氣 + 補脾胃 + 淸熱	降氣 + 溫中 + 補脾胃
대표약물	旋復花, 代磁石, 半夏, 生薑, 人蔘, 甘草, 大棗	橘皮, 竹茹, 人蔘, 生薑, 甘草, 大棗	丁香, 柿蒂, 人蔘, 生薑
변증요점	胃脘痞悶 或 脹滿, 按之不痛, 納差, 舌苔白膩, 脈緩 或 滑	呃逆 或 乾嘔, 虛煩少氣, 口乾, 舌紅嫩, 脈虛數	呃逆不已, 胸痹脈遲
특징	胃氣上逆으로 인한 呃逆에 적용		

13. 理血劑

❀ 活血, 調血 또는 止血 작용으로 血瘀나 出血을 치료하는 방제

概說

① 立法 原則 : "堅者削之" "留者攻之" ≪素問・至眞要大論≫
"血實者宜快之" ≪素問・陰陽應象大論≫

② 血病의 구분

구분	病 理	證	대표증상	치 법	
血病	化生不足	血虛	眩暈, 面色蒼白, 肢體痲木	補血	補益劑
	運行障碍	血瘀	蓄血, 癥積, 跌打損傷, 痛經, 經閉, 惡露不行	**活血祛瘀**	**理血劑**
		出血	吐血, 咳血, 衄血, 便血, 崩漏, 皮下出血	**止血**	

③ 血證의 관계

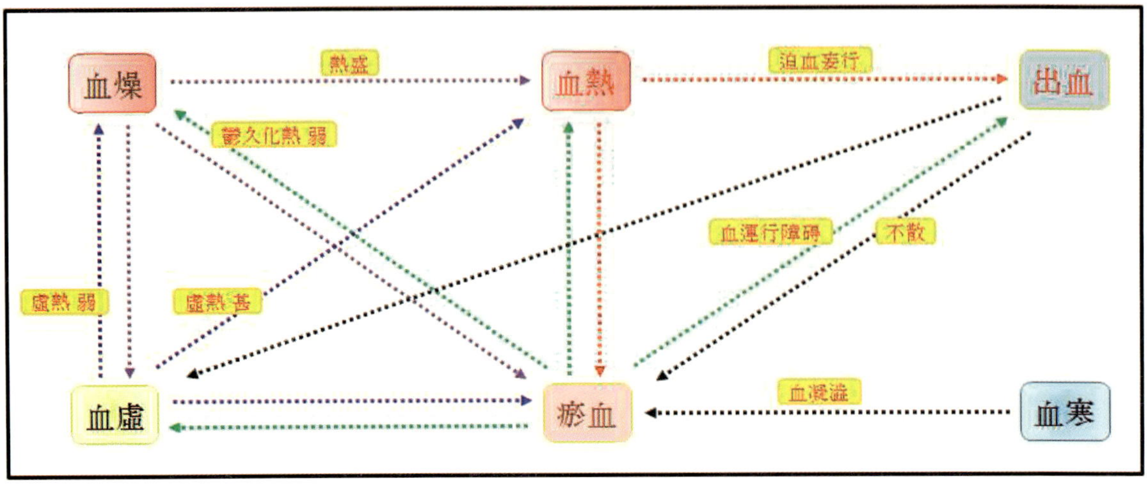

④ 사용 시 주의 사항

ⓐ 活血祛瘀劑는 性이 破泄하므로 傷血하기 쉬움 ⇒ 補血藥 배오, 孕婦에는 禁用

ⓑ 止血劑는 過用하면 留瘀하기 쉬움 ⇒ 活血藥 배오

ⓒ 氣行則血行 ⇒ 理氣藥 배오

理血劑의 종류 및 대표방제

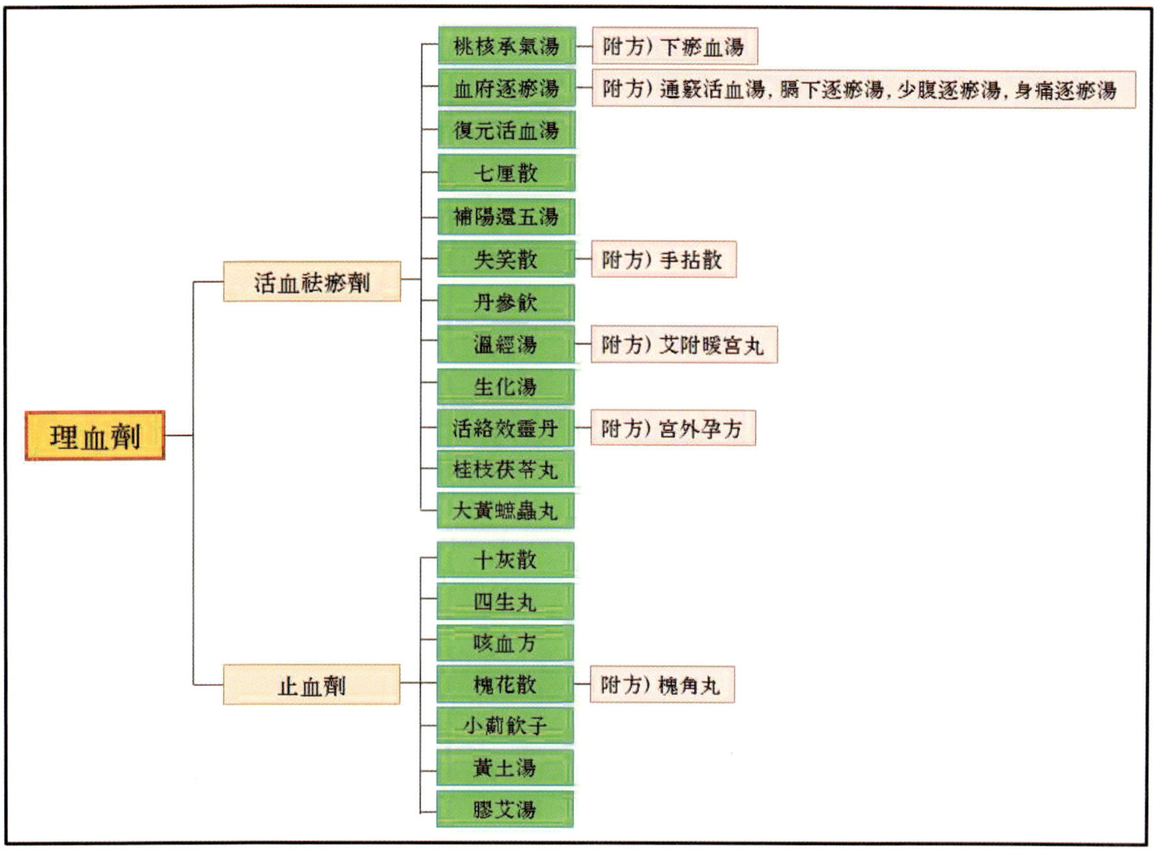

1) 活血祛瘀劑

① 活血祛瘀의 작용으로 蓄血과 瘀血證을 치료하는 방제
② 대표증상 : 刺痛, 固定不移, 局部腫塊, 疼痛拒按, 舌質紫暗, 瘀斑瘀点, 肌膚甲錯 , 脈澁
③ 대표약물 : 川芎, 桃仁, 紅花, 赤芍, 丹參, 茜草(氣行則血行 ⇒ 理氣藥 배오)

桃核承氣湯 ≪傷寒論≫

效用	逐瘀瀉熱				
主治	下焦蓄血證. 少腹急結 小便自利 神志如狂 煩躁譫語 至夜發熱 血瘀經閉 痛經 脈沈實而澀者				
組成	君	桃仁 50個 (去皮尖)	苦辛甘 溫 / 心 肝 大腸	活血祛瘀 潤腸通便	10～15g

	大黃 4兩	大苦 大寒 / 脾 胃	瀉熱通腸 凉血解毒 逐瘀經痛	3~30g
臣	芒硝 2兩	鹹苦 寒 / 胃 大腸	瀉熱通便 潤燥軟堅 淸火消腫	5~15g
佐	桂枝 2兩	辛甘 溫 / 肌表 心 膀胱	發汗解肌 溫經通陽 助陽化氣	3~9g
佐使	甘草 2兩(炙)	甘 平 / 脾 胃 肺 心	調和諸藥 和中緩急 潤肺 解毒	3~10g

증상분석	
	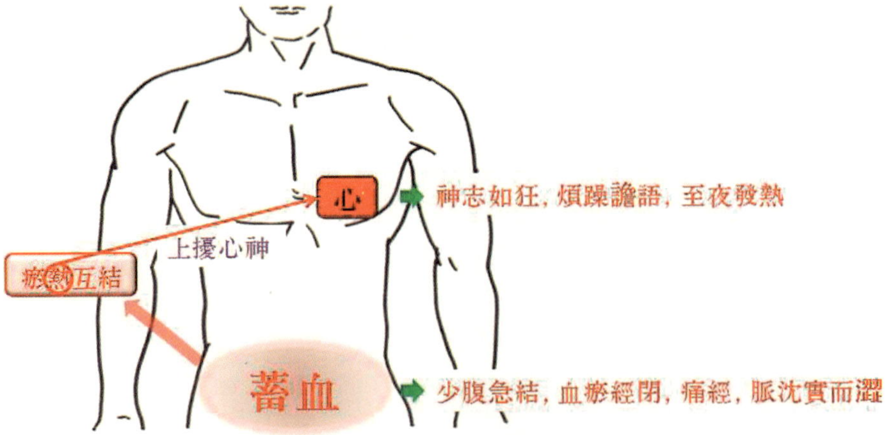

방제해설		
	君	桃仁 : 苦降 + 辛行 + 溫通 → ① 破血通經(肝心) 大黃 : 大苦 → 下降 → 氣分 → ① 瀉有形之積 ↘ 血分 → ② 逐瘀通經 大寒 → 淸熱 → ③ 瀉熱
	臣	芒硝 : 鹹 → 軟堅 → ① 軟堅熱積 苦 + 鹹寒 → 下降 → ② 軟堅된 積을 瀉下 ③ 大黃의 泄熱通便을 助
	佐	桂枝 : 辛行 + 溫通 → ① 溫經通陽 ② 大黃, 芒硝의 寒性을 제어 辛味로 苦降을 佐
	佐使	甘草 : 甘 → ① 調和諸藥, ② 大黃·芒硝의 峻烈한 약성 緩和, ③ 苦寒 傷胃 방지 甘草 2兩 → ④ 補脾胃 작용 ⇒ 佐使藥으로 사용

<table>
<tr><td>약리
작용</td><td>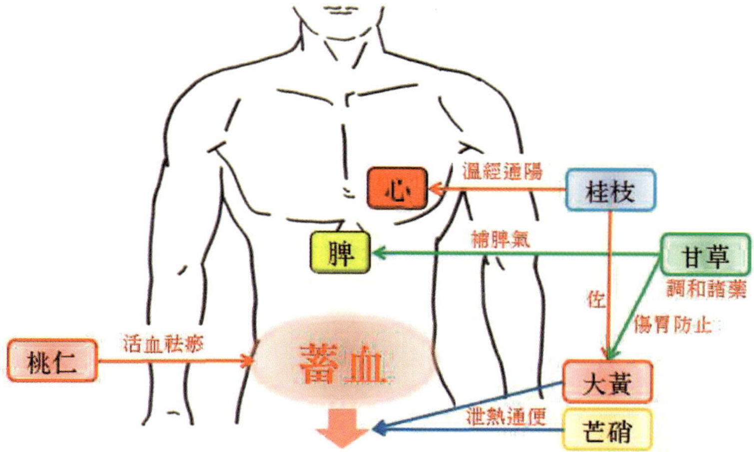
</td></tr>
<tr><td>참고</td><td>① 下焦蓄血證에 적용
② 調胃承氣湯 ⊕ 桃仁, 桂枝
③ 桂枝의 배오 의의
ⓐ 活血散瘀通脈의 효능
ⓑ 橫行絡道하여 大黃, 芒硝를 脈絡으로 引經 → 經脈의 深部의 蓄血을 消散
ⓒ 溫性으로 寒性을 辛味로 苦降을 佐
ⓓ 大黃, 芒硝의 上衝之逆熱을 平冲降逆
④ 小便自利 : 瘀血은 膀胱에 영향 주지 않음. 膀胱에 영향을 주어 小便不自利는 蓄水證(대표방 : 五苓散)
⑤ 蓄血證 : 身熱하고 神志가 如狂하며 小腹이 脹滿하고 拘急不舒하며 小便이 自利한다. 이는 表熱이 經脈을 따라 入裏하여 血과 相搏해서 瘀熱이 小腹에 阻滯되어 心神을 上擾하는 所致 ⇒ 蓄血은 瘀血보다 疼痛은 弱하나 神志에 영향을 주며 주로 下焦, 臍腹에 위치</td></tr>
</table>

附	下瘀血湯 ≪金匱要略≫
效用	瀉熱逐瘀
主治	**瘀血化熱 瘀熱內結證**. 産後少腹刺痛拒按 按之有硬塊 惡露不下 口燥舌乾 大便結燥 肌膚甲錯
組成	大黃 3兩, 桃仁·蟅蟲 각 20枚
참고	① 産後腹痛과 乾血이 臍下에 붙어있는 有硬塊者를 치료 ② 瀉熱逐瘀力이 强

血府逐瘀湯 ≪醫林改錯≫

效用	活血化瘀 行氣止痛
主治	**胸中血瘀證.** 胸痛 頭痛 日久不愈 痛如針刺而有定處 呃逆日久不止 飮水卽嗆 乾嘔 內熱瞀悶 心悸怔忡 失眠多夢 急躁易怒 入暮潮熱 脣暗 或 兩目暗黑 舌質暗紅 舌有瘀斑 瘀點 脈澁 或 弦緊

組成				
君	桃仁 4錢	苦辛甘 平 / 心 肝 大腸	活血祛瘀 潤腸通便	10～15g
	紅花 3錢	辛苦 溫 / 心 肝	活血祛瘀 散瘀止痛	3～10g
臣	川芎 1錢 半	辛 溫 / 肝 膽 心包	活血行氣 祛風止痛	4～12g
	赤芍藥 2錢	苦 微寒 / 肝	淸熱凉血 散瘀止痛	6～12g
	當歸 3錢	辛甘 溫 潤 / 心 肝 脾	補血和血 調經止痛 潤燥滑腸	6～18g
佐	生地黃 3錢	大苦 大寒 / 心 肝 腎	淸熱生津 凉血止血	12～30g
	柴胡 1錢	辛苦 微寒 / 肝 膽	和解表裏 疏肝 升陽	3～15g
	桔梗 1錢 半	辛苦 平 / 肺 心 胃	宣肺利咽 祛痰排膿	3～9g
	枳殼 2錢	苦酸 微寒 / 肺 脾 大腸	理氣寬中 行痰 消積	3～12g
	牛膝 3錢	甘苦酸 平 / 肝 腎	補肝腎 强筋骨 活血祛瘀	10～15g
使	甘草 1錢	甘 平 / 脾 胃 肺 心	調和諸藥 和中緩急 潤肺 解毒	3～10g

증상 분석

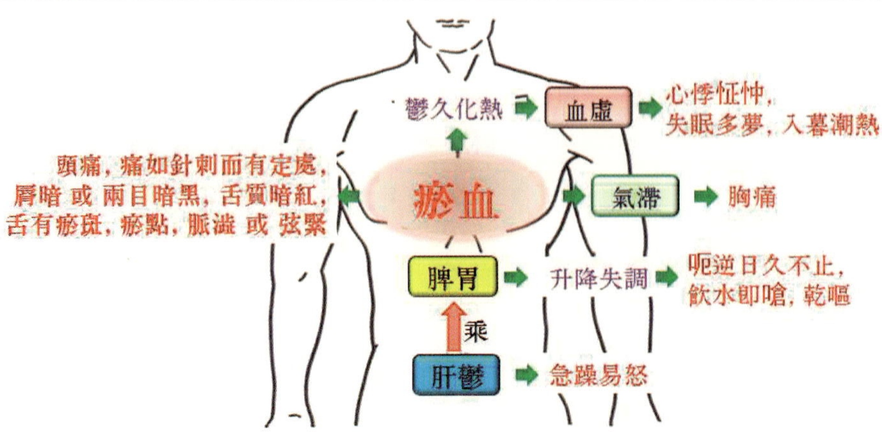

방제 해설

君	桃仁 : 苦降 + 辛行 + 溫通 → 入肝心 → ① 破血通瘀 微甘 → ② 苦辛味를 佐 紅花 : 辛行 + 苦降 + 溫通 → 入心肝 → ① 活血祛瘀
臣	川芎 : 辛行溫通 → ① 理氣活血(胞宮～頭) 赤芍 : 苦寒淸熱 → 入肝 → ① 瀉肝血熱 苦降 → 入肝 → ② 活血止痛

		當歸 : 甘溫益氣 → 益心氣 → ① 生血 辛行 → ② 活血止痛
	佐	乾地黃 : 苦寒 → 淸熱 → ① 淸熱生津(血分) 甘寒 → 滋陰 → ② 滋陰生津 柴胡 : 辛散 → ① 疏肝 辛升 → ② 升陽(少陽經) → ③ 胸部로 引經 桔梗 : 辛升 → 入肺 → 助宣發 → ① 開提肺氣 ↘ ② 諸藥上行(活血祛瘀藥들이 胸中의 瘀血을 없애는 것을 助) 枳殼 : 苦降 → 入肺 → 助肅降 → ① 下氣寬胸 川牛膝 : 苦降 → ① 活血祛瘀 ↘ ② 引血下行
	使	甘草 : 甘 → ① 調和諸藥 ↘ ② 苦寒藥의 傷胃 방지
	桔梗 + 枳殼 : 一升一降 → 胸膈以上의 氣機를 疏暢	
약리 작용	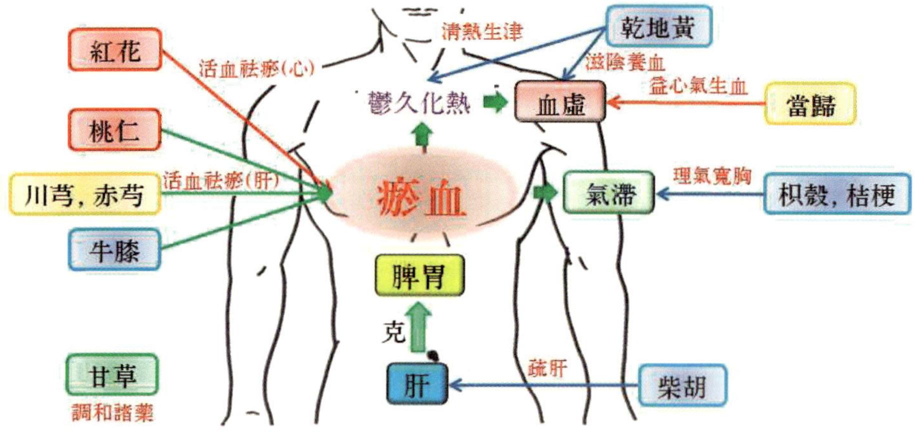 	
참고	① 胸中의 瘀血에 적용 ② 桃紅四物湯(熟地黃 → 生地黃) ⊕ 四逆散(枳實 → 枳殼) ⊕ 桔梗, 牛膝 ③ 병기의 특징 : ⓐ 瘀血內阻胸中 ⓑ 瘀血 → 氣滯 ⓒ 瘀血 → 鬱久化熱 → 傷津 → 血虛 ↘ 瘀阻脈道 → 新血化生 影響 ↗ ④ 방제의 조성 : 活血祛瘀 + 行氣 + 涼血 + 養血 ⑤ 방제의 특징 ⓐ 活血과 理氣藥 倂用 ⇒ 血瘀則氣滯 ⓑ 升降 倂用 : 桔梗과 枳殼으로 胸腹의 氣機를 行, 柴胡와 牛膝로 肝經의 氣血을 行 ⇒ 令其調達, 而致和平 ⑥ 血府 = 胸部	

附	通竅活血湯 ≪醫林改錯≫
效用	活血通竅
主治	**瘀阻頭面證**. 頭痛昏暈 耳聾 脫發 面色青紫 酒渣鼻 白癜風 婦女乾血癆 小兒疳積 肌肉消瘦 大腹青筋
組成	赤芍藥・川芎 각 1錢, 桃仁・紅花 각 3錢, 老葱 3斤, 紅棗 7枚, 麝香 5厘, 黃酒 半斤
참고	① 頭面瘀血에 적용 ② 복용 방법 : 먼저 7味를 달여서 탕액에 술을 넣고 다시 끓여 麝香과 冲服. 취침 시 복용
附	膈下逐瘀湯 ≪醫林改錯≫
效用	活血祛瘀 行氣止痛
主治	**瘀血阻滯膈下證**. 膈下瘀血蓄積 腹中脇下有痞塊 肚腹疼痛 痛處不移 臥則腹墜似有物者
組成	五靈脂・當歸・桃仁・甘草・紅花 각 3錢, 川芎・赤芍藥・丹皮・烏藥 각 2錢, 延胡索 1錢, 香附子・枳殼 1錢 半
참고	兩脇下 및 腹中瘀血積塊에 적용
附	少腹逐瘀湯 ≪醫林改錯≫
效用	活血祛瘀 溫經止痛
主治	**寒凝血瘀證**. 少腹瘀血積塊疼痛 或 不痛 痛而無積塊 少腹脹滿 經期腰酸 少腹作脹 月經一月見三五次 接連不斷 斷而又來 其色 或 紫 或 黑 有瘀塊 崩漏兼少腹疼痛等症
組成	小茴香 7粒, 乾薑 2分, 延胡索・川芎・官桂 각 1錢, 當歸・蒲黃 각 3錢, 赤芍藥・五靈脂 각 2錢
참고	少腹瘀阻寒凝에 적용
附	身痛逐瘀湯 ≪醫林改錯≫
效用	活血行氣 祛風除濕 通痺止痛
主治	**瘀血痹阻經絡證**. 肩痛 臂痛 腰痛 腿痛 周身疼痛經久不愈
組成	桃仁・紅花・當歸・牛膝 3錢, 川芎・甘草・五靈脂・沒藥・地龍 2錢, 秦艽・羌活・香附子 1錢
참고	① 風濕久痺되어 瘀血이 있는 者에게 적용 ② 血府逐瘀湯 加減方의 정리

방제	血府逐瘀湯	通竅活血湯	膈下逐瘀湯
공통	活血祛瘀		
효능	活血祛瘀 行氣止痛	活血通竅	活血祛瘀
방제조성	活血祛瘀 + 行氣 + 凉血 + 養血	活血祛瘀 + 開竅	活血祛瘀 + 行氣

대표약제	桃仁, 紅花, 川芎, 赤芍, 當歸	桃仁, 紅花, 川芎, 赤芍	桃仁, 紅花, 川芎, 赤芍, 當歸, 五靈脂
어혈의 부위	胸中	頭面	膈下

방　제	少腹逐瘀湯	身痛逐瘀湯
공　통	活血祛瘀	
효　능	活血祛瘀 溫經止痛	活血行氣 祛瘀通絡
방제조성	活血祛瘀 + 溫中	活血祛瘀 + 祛風通絡
대표약제	赤芍, 當歸, 小茴香, 肉桂, 蒲黃, 五靈脂	桃仁, 紅花, 川芎, 當歸, 牛膝, 五靈脂
어혈의 부위	少腹	全身

復元活血湯 ≪醫學發明≫

效用	活血祛瘀 疏肝通絡			
主治	**跌打損傷 瘀血阻滯證.** 脇肋瘀腫 痛不可忍			

組成				
君	大黃 1兩(酒浸)	大苦 大寒 / 脾 胃	瀉熱通腸 凉血解毒 逐瘀經痛	3~30g
君	柴胡 半兩	辛苦 微寒 / 肝 膽	和解表裏 疏肝 升陽	3~15g
臣	當歸 3錢	辛甘 溫 潤 / 心 肝 脾	補血和血 調經止痛 潤燥滑腸	6~18g
臣	桃仁 50個(酒浸)	苦辛甘 平 / 心 肝 大腸	活血祛瘀 潤腸通便	10~15g
臣	紅花 2錢	辛苦 溫 / 心 肝	活血祛瘀 散瘀止痛	3~10g
臣	穿山甲 2錢(炮)	鹹 微寒 / 肝 胃	活血通經 下乳 消腫排膿 搜風通絡	3~10g
佐	瓜蔞根 3錢	甘微苦酸 微寒 / 肺 胃	淸熱生津 消腫排膿	10~15g
佐使	甘草 2錢	甘 平 / 脾 胃 肺 心	調和諸藥 和中緩急 潤肺 解毒	3~10g

증상 분석	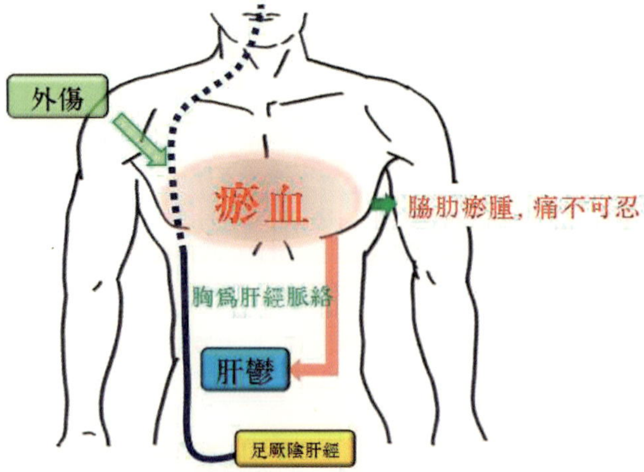	
방제 해설	君	大黃(酒) : 苦降 → 入血分 → ① 蕩滌凝瘀敗血 → 祛瘀生新 寒淸熱 → ② 凉血 柴胡 : 辛散 → ① 疏肝 辛升 → ② 升陽(少陽經), ③ 脇下로 引經
	臣	當歸 : 辛行 → ① 活血止痛 甘溫益氣 → 益心氣 → ② 生血 桃仁 : 苦降 + 辛行 + 溫通 → 入肝心 → ① 破血通瘀 微甘 → ② 苦辛味를 佐 紅花 : 辛行 + 苦降 + 溫通 → 入心肝 → ① 活血祛瘀 穿山甲 : 鹹軟堅 + 性走竄 → ① 活血通經絡 ② 瘀血所結之處로 引經
	佐	瓜蔞根 : 苦降 → ① 散結 甘酸化陰 + 寒淸熱 → ② 潤燥
	佐使	甘草 : 甘 → ① 調和諸藥 甘草 2兩 → ② 補脾胃 작용 ⇒ 佐使藥으로 사용
약리 작용	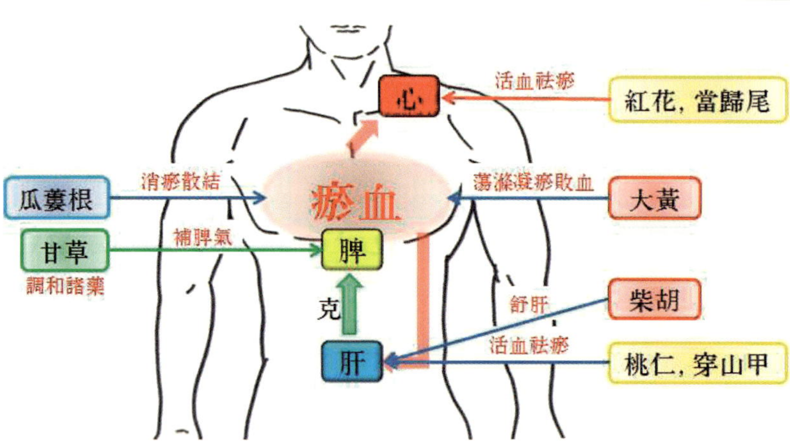	

참고	① 外傷으로 인한 脇下의 瘀血 + 肝鬱에 적용 ② 柴胡의 배오 의의 : ⓐ 疏肝理氣, ⓑ 脇下로 引經, ⓒ 大黃과 配伍되어 一升一降하여 調暢氣機 ③ 天花粉의 배오 의의 : 瘀血留於脇下 → 鬱久化熱 → 結乾하게 됨. 散結하고 潤燥의 작용 ④ 방제의 특징 : ⓐ 氣血同治, ⓑ 升降同用, ⓒ 活中有養 ⇒ 活血破瘀로 인한 傷陰血 방지 ⑤ 제조와 복용 방법 : 약물을 粗末하여 散劑로 만들어 물과 술을 3 : 1의 비율로 전탕하여 복용 ⑥ 方名의 의미 : "去者去, 生者生, 痛自舒而元自復矣" ⇒ 復元活血湯

七厘散 ≪良方集腋≫

效用	散瘀消腫 定痛止血				
主治	**跌打損傷 筋斷骨折之瘀血腫痛 刀傷出血.** 無名腫毒 燒傷湯傷				
組成	君	血竭 1兩	甘鹹 平 / 心 肝	散瘀定痛 止血生肌	1~1.5g
	臣	乳香 1錢 5分	辛苦 溫 / 心 肝 脾	活血止痛 消腫生肌	3~10g
		沒藥 1錢 5分	苦 平 / 肝 脾	活血止痛 消腫生肌	3~10g
		紅花 1錢 5分	辛苦 溫 / 心 肝	活血祛瘀 散瘀止痛	3~10g
		麝香 1分 2厘	辛 溫 / 心 脾	開竅醒神 活血散結 止痛 催産	0.03~1g
		冰片 1分 2厘	辛苦 微寒 / 心 脾 肺	開竅醒神 淸熱止痛	0.03~0.1g
	佐	朱砂 1錢 2分	甘 微寒 大毒 / 心	鎭心安神 淸熱解毒	0.3~1.5g
		兒茶 2錢 4分	苦 甘 凉 / 心 肺 胃	淸頭目 除煩渴 利小便	3~12g

방제 해설	君	血竭 : 鹹軟堅 → ① 散瘀定痛 → ② 止血
	臣	乳香·沒藥·紅花 : 活血祛瘀 → 止痛 麝香·氷片 : 活血散瘀 → 止痛
	佐	朱砂 : 定驚安神 兒茶 : 收斂 淸熱
참고	① 打撲損傷으로 인한 瘀血作痛, 出血에 적용 ⇒ 祛瘀止痛止血力 强(活血行氣藥으로만 구성) ② 朱砂의 배오 의의 : 跌打損傷으로 갑자기 놀라면 氣亂하기에 朱砂로 定驚安神 ③ 복용 방법 : 燒酒로 冲服, 外用 시 燒酒에 섞어 바름 ④ 孕婦 禁用	

補陽還五湯 ≪醫林改錯≫

效用	補氣 活血 通絡
主治	**中風之氣虛血瘀證.** 半身不遂 口眼喎斜 言語謇澀 口角流涎 小便頻數 遺尿失禁 舌暗淡 苔白 脈緩無力

組成					
	君	黃芪 4兩	甘 溫 / 肺 脾	益衛固表 利水消腫 托毒生肌	10～24g
	臣	當歸 2錢(尾)	辛甘 溫 潤 / 心 肝 脾	補血和血 調經止痛 潤燥滑腸	6～18g
	佐	赤芍藥 1錢 半	苦 微寒 / 肝	清熱凉血 散瘀止痛	6～12g
		川芎 1錢	辛 溫 / 肝 膽 心包	活血行氣 祛風止痛	4～12g
		紅花 1錢	辛苦 溫 / 心 肝	活血祛瘀 散瘀止痛	3～10g
		桃仁 1錢	苦辛甘 平 / 心 肝 大腸	活血祛瘀 潤腸通便	10～15g
		蚯蚓 1錢	鹹 寒 / 肝 脾 肺	清熱定驚 通絡 平喘 利尿	5～15g

증상분석

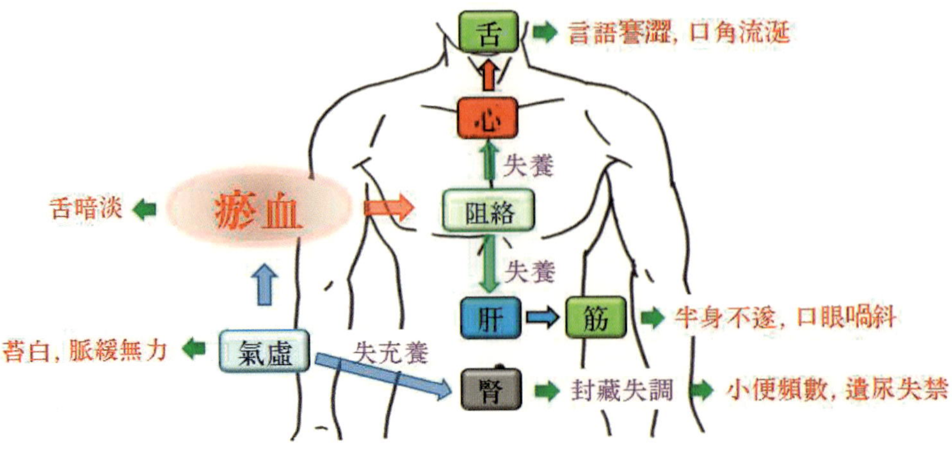

방제해설		
	君	黃芪 : 甘溫益氣 → ① 補脾氣 → ② 大補元氣 → ③ 氣旺而血行
	臣	當歸尾 : 辛行 → ① 活血止痛 甘溫益氣 → 益心氣 → ② 生血
	佐	赤芍 : 苦寒清熱 → 入肝 → ① 瀉肝血熱 苦降 → 入肝 → ② 活血止痛 川芎 : 辛行溫通 → ① 理氣活血(胞宮～頭) 紅花 : 辛行 + 苦降 + 溫通 → 入心肝 → ① 活血祛瘀 桃仁 : 苦降 + 辛行 + 溫通 → 入肝心 → ① 破血通瘀 微甘 → ② 苦辛味를 佐 蚯蚓 : 鹹軟堅 → ① 通絡 鹹寒清熱 → ② 清熱定驚

약리 작용	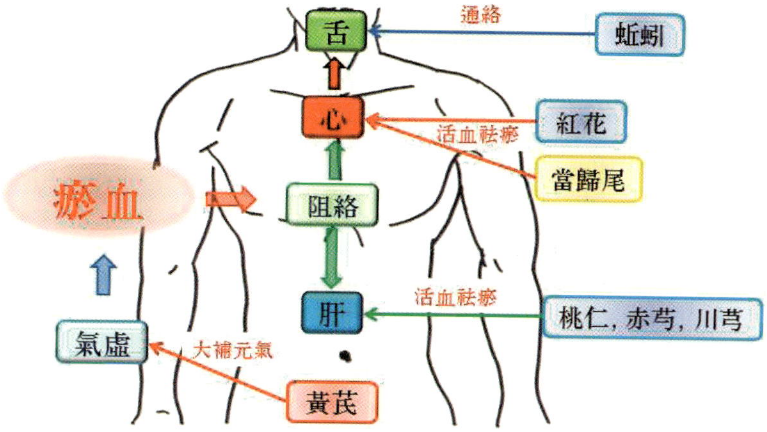
참고	① 氣虛로 인한 瘀血에 적용 ② 방제의 특징 ⓐ 補氣藥과 活血通絡藥 배오(5 : 1) ⇒ 氣虛爲本, 血瘀爲標 ⇒ 補氣 + 活血通絡(當歸補血湯에서 발전) ⓑ 黃芪의 용량 重(4兩) : 氣旺而血行, 行血散瘀하되 不傷正 ③ 黃芪의 용량은 50～120g까지 증가 가능 ④ 임상에서 중풍회복기 또는 후유증 환자에게 양호한 효과(中風 중 急性期에 神志變化가 명확한 경우는 禁)

失笑散 《太平惠民和劑局方》

效用	活血祛瘀 散結止痛				
主治	**瘀血停滯證(心腹)**. 少腹刺痛 產後惡露不行 月經不調 少腹急痛				
組成	君	五靈脂(酒研 土炒)	苦辛酸 腥臭 寒 / 心 肝	活血止痛 化瘀止血 消積解毒	3～10g
	佐	蒲黃(炒香) 각 등분	甘澁 平 / 肝 心包	止血 化瘀 通淋	3～10g
방제 해설	君	五靈脂 : 苦降 + 辛行 → 入心肝→ ① 活血祛瘀 → ② 止痛 腥臭(同氣相求) → 入血凝臭穢之處			
	佐	蒲黃 : 性滑 → ① 行氣消瘀 炒用 : 澁 → 固澁 → ② 收澁止血			
참고	① 瘀血이 心腹에 있거나 產後惡露不行으로 少腹急痛에 적용 ② 방제의 특징 : 活血과 止血 겸용 ⇒ 祛瘀하되 出血의 弊를 방지 ③ 蒲黃의 쓰임 : 《本草綱目》"生則能行, 熟則能止" ⇒ 炒香하므로 止血 위주 ④ 黃酒나 食醋로 冲服 ⇒ 活血脈, 行藥力, 化瘀血 작용 助. 五靈脂의 腥臊를 제어				

	＊少量의 食醋는 收斂 작용이 있으나 大量의 食醋는 散瘀血 작용 있음

附	手拈散 ≪奇效良方≫
效用	活血祛瘀 行氣止痛
主治	氣血凝滯 脘腹疼痛
組成	延胡索・五靈脂・草果・沒藥 각 등분
참고	失笑散보다 活血止痛力 强

丹參飮 ≪時方歌括≫

效用	活血祛瘀 行氣止痛				
主治	**血瘀氣滯之心胃諸痛.** 心胃痛 胃脘疼痛 痛處固定 痛如針刺				
組成	君	丹參 1兩	苦 平 / 心包 肝	活血祛瘀 除煩安神 涼血消癰	5～15g
	佐	檀香 1錢 半	辛 溫 / 脾 胃 肺	理氣調中 散寒止痛	2～5g
		砂仁 1錢 半	辛苦 溫 / 脾 胃 腎	化濕開胃 溫脾止瀉 理氣安胎	3～9g
증상 분석	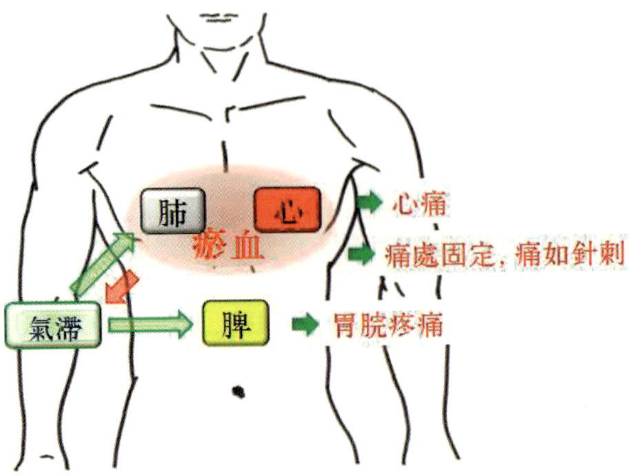				

방제 해설	君	丹參 : 苦降 → ① 活血祛瘀
	佐	檀香 : 辛行 ＋ 香走竄 ＋ 溫通 → ① 理氣寬胸 砂仁 : 辛行 ＋ 香走竄 → 助升淸降濁 → ① 行氣消脹 溫 → 入胃 → ② 助腐熟

약리 작용	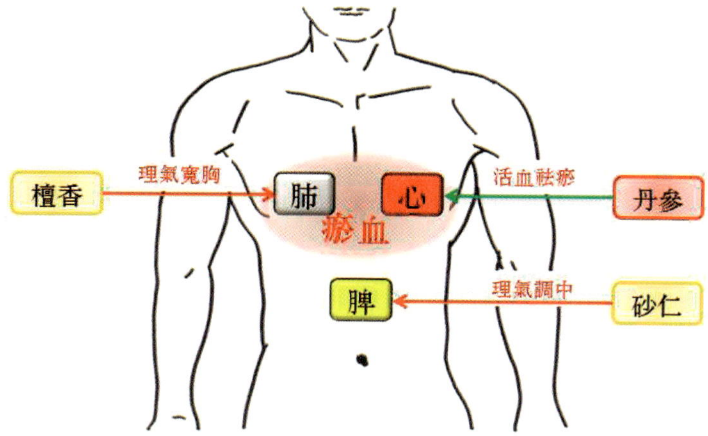
참고	① 血瘀氣滯로 인한 心胃痛에 적용 ② 檀香과 砂仁의 소량 배오 의의 : 血瘀로 인한 氣滯를 풀어줌

溫經湯 ≪金匱要略≫

效用	溫經散寒 養血祛瘀
主治	**冲任虛寒 瘀血阻滯證.** 漏下不止 血色暗而有塊 淋漓不暢 月經超前 或 延後 逾期不止 一月再行 經停不至 少腹裏急 腹滿 傍晚發熱 手心煩熱 脣口乾燥 舌質暗紅 脈細而澀 婦人宮冷 久不受孕

組成					
	君	吳茱萸 3兩	辛 熱 / 肝 脾 胃 腎	散寒止痛 降逆止嘔 助陽止瀉	1.5~4.5g
		桂枝 2兩	辛甘 溫 / 肌表 心 膀胱	發汗解肌 溫經通陽 助陽化氣	3~9g
	臣	當歸 3兩	辛甘 溫 潤 / 心 肝 脾	補血和血 調經止痛 潤燥滑腸	6~18g
		川芎 2兩	辛 溫 / 肝 膽 心包	活血行氣 祛風止痛	4~12g
		牡丹皮 2兩	辛苦 微寒 / 肝 心 腎	淸熱凉血 活血散瘀	6~12g
	佐	阿膠 2兩	甘 平 / 肺 肝 腎 心	補血滋陰 潤燥 止血	5~10g
		麥門冬 1升	甘 微寒 / 心 肺	養陰潤肺 淸心除煩 益胃生津	6~12g
		白芍 2兩	苦酸 微寒 / 肝	養血柔肝 緩中止痛 斂陰收汗	6~24g
		人蔘 2兩	甘微苦 微溫 / 脾 肺	大補元氣 固脫生津 安神	2~15g

		半夏 半升	辛 溫 / 肺 胃 脾	化痰止嘔 燥濕降逆 消痞散結	4~12g
		生薑 2兩	辛 溫 / 肺 脾 胃	解表散寒 溫中止嘔 化痰止咳	3~18g
	佐使	甘草 2兩	甘 平 / 脾 胃 肺 心	調和諸藥 和中緩急 潤肺 解毒	3~10g

증상 분석

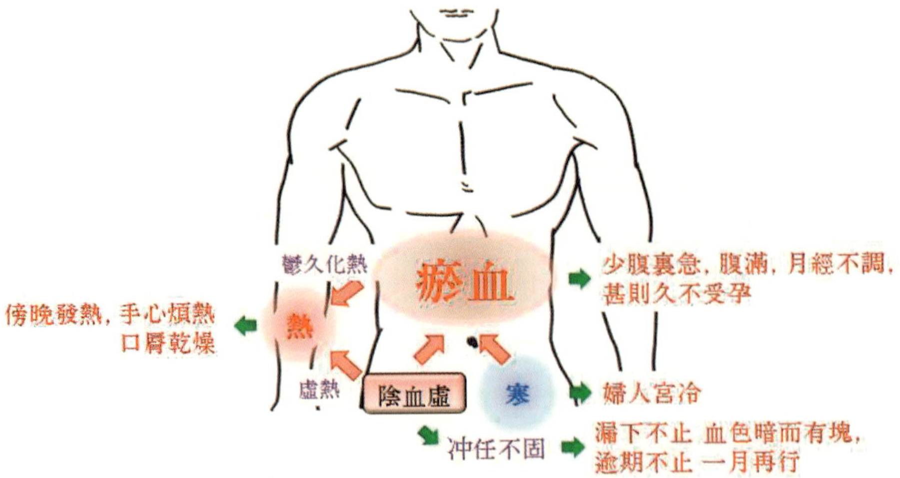

방제 해설		
	君	吳茱萸 : 熱 → ① 溫腎肝脾(散寒) 肉桂 : 大熱(少量) → 入腎 → ① 補命門之火 甘溫益氣 → 入脾 → ② 溫脾胃
	臣	當歸 : 甘溫益氣 → 益心氣 → ① 生血 辛行 → ② 活血止痛 川芎 : 辛行溫通 → ① 理氣活血(胞宮~頭) 牡丹皮 : 苦寒清熱 → ① 清熱凉血(血中伏火) 辛散苦降 → ② 活血散瘀 ③ 吳茱萸의 辛熱을 佐
	佐	阿膠 : 甘潤滋陰 → ① 補腎肝肺心陰 → ② 養血止血 → ③ 潤燥 麥門冬 : 甘潤寒 → 滋陰生津 → ① 滋補肺胃 → ② 滋陰清熱 ③ 半夏의 溫燥한 성질을 제어 白芍 : 酸 → 斂肝血 → ① 養血收斂 ② 寒性으로 諸藥의 溫燥를 방지 人蔘 : 甘溫益氣 → ① 補脾氣 → ② 大補元氣 半夏 : 辛升 → 入陽明經 → ① 升清而降濁 生薑 : 辛升 + 溫通 → 溫胃氣 → ① 化陽 ② 半夏毒을 解毒

	佐使	甘草 : 甘 → ① 調和諸藥 甘草 2兩 → ② 補脾胃 작용 ⇒ 佐使藥으로 사용
약리 작용	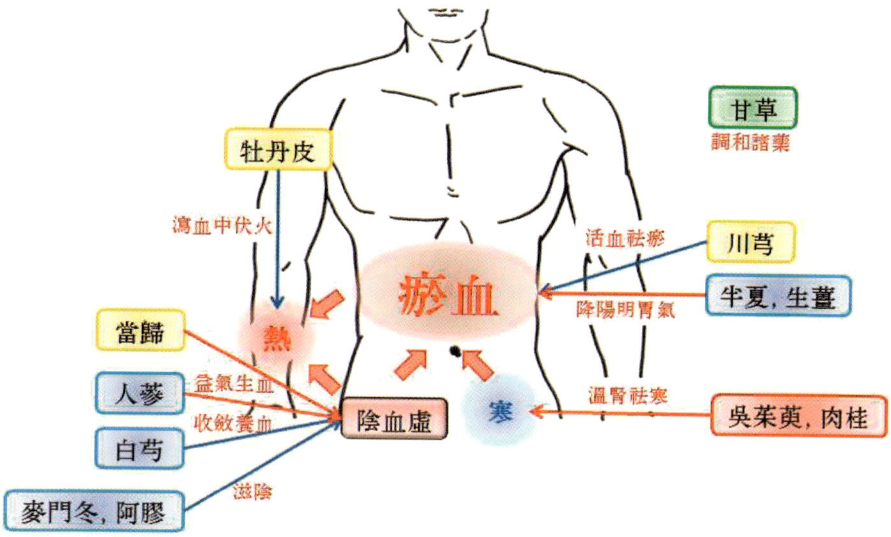	
참고	① 冲任虛寒 瘀血阻滯에 적용 : 瘀・寒・虛・熱 挾雜 ⇒ 溫經散寒 위주 ② 방제의 특징 ⓐ 溫淸補消 倂用 ⓑ 대량의 溫補藥에 소량의 寒凉藥 배오 : 溫而不燥, 剛柔相濟 ③ 半夏의 배오 의의 : 足陽明胃經은 衝・任脈과 氣衝穴에서 相通되어 半夏는 足陽明胃經으로 들어가 胃氣를 通降하고 散結하여 衝・任脈의 瘀血을 下行토록 도와줌 ④ 원방은 桂枝라고 기재되었으나 溫腎祛寒하는 肉桂가 적합	

附	艾附暖宮丸	≪仁齋直指≫
效用	暖宮溫經 養血活血	
主治	婦人子宮虛冷 帶下白淫 面色萎黃 四肢疼痛 倦怠無力 飮食減少 經脈不調 肚腹時痛 久不受孕	
組成	艾葉・吳茱萸・川芎・白芍藥・黃芪・川歸 각 3兩, 香附子 6兩, 續斷 1兩 半, 生地黃 1兩, 官桂 5錢	
참고	祛瘀力은 溫經湯보다 弱	

生化湯 ≪傳青主女科≫

效用	養血祛瘀 溫經止痛				
主治	**血虛寒凝 瘀血阻滯證**. 産後惡露不行 少腹冷痛				
組成	君	當歸 8錢	辛甘 溫 潤 / 心 肝 脾	補血和血 調經止痛 潤燥滑腸	6~18g
	臣	川芎 3錢	辛 溫 / 肝 膽 心包	活血行氣 祛風止痛	4~12g
		桃仁 14枚(去皮尖)	苦辛甘 平 / 心 肝 大腸	活血祛瘀 潤腸通便	10~15g
	佐	乾薑 5分(炮黑)	辛 溫 / 脾 胃 肺	溫中逐寒 回陽通脈	3~9g
	使	甘草 5分(炙)	甘 平 / 脾 胃 肺 心	調和諸藥 和中緩急 潤肺 解毒	3~10g
증상 분석	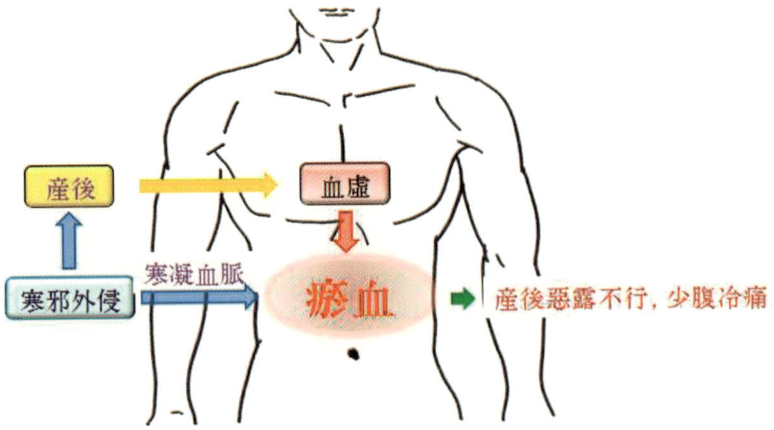				
방제 해설	君	當歸 : 甘溫益氣 → 益心氣 → ① 生血 辛行 → ② 活血止痛			
	臣	川芎 : 辛行溫通 → ① 理氣活血(胞宮~頭) 桃仁 : 苦降 + 辛行 + 溫通 → 入肝心 → ① 破血通瘀 微甘 → ② 苦辛味를 佐			
	佐	乾薑(炮黑) : 溫 → 祛寒 → ① 溫中散寒 色黑入腎 → ② 溫腎散寒			
	使	甘草 : 甘 → ① 調和諸藥			

약리 작용	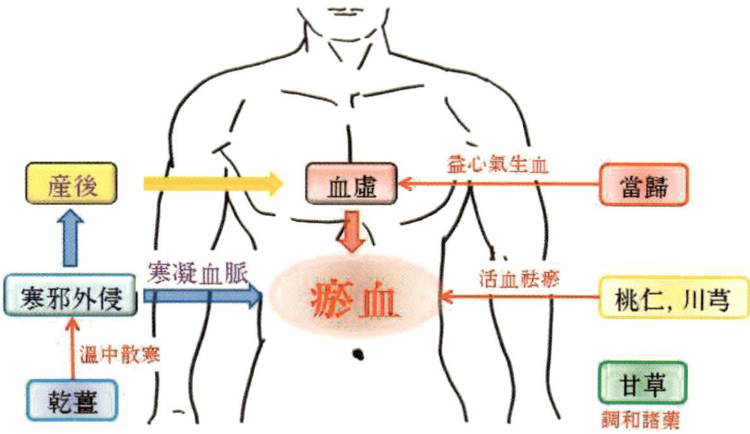
참고	① 產後 血虛한 상태에 寒邪를 받았을 때 ⇒ 산후 상용방 ② 병기 특징 : 寒・虛・瘀 ③ 방제의 특징 ⓐ 대량의 當歸 사용 : 養血하여 產後之虛를 補 ⓑ 溫陽과 化瘀 併用 : 祛瘀하되 不傷新血 → 祛瘀生新 ⓒ 黃酒와 童便의 사용 : 黃酒로 溫通血脈하고 童便으로 益陰化瘀 引敗血下行케 함 ④ 복용 방법 : 黃酒와 童便을 절반씩해서 煎服 ⑤ 방명의 의미 : 敗血未去, 生化受阻하므로 祛瘀하여 新血을 生化케 함

活絡效靈丹 ≪醫學衷中參西錄≫

效用	活血祛瘀 通絡止痛
主治	**氣血凝滯證**. 心腹疼痛 腿痛臂痛 跌打瘀腫 內外瘡瘍以及癥瘕積聚等

組成					
	君	當歸 5錢	辛甘 溫 潤 / 心 肝 脾	補血和血 調經止痛 潤燥滑腸	6~18g
	臣	乳香 5錢	辛苦 溫 / 心 肝 脾	活血止痛 消腫生肌	3~10g
		沒藥 5錢	苦 平 / 肝 脾	活血止痛 消腫生肌	3~10g
	佐	丹參 5錢	苦 平 / 心包 肝	활血祛瘀 除煩安神 涼血消癰	5~15g

방제 해설		
	君	當歸 : 辛行 → ① 活血止痛 甘溫益氣 → 益心氣 → ② 生血
	臣	乳香 : 辛行(氣) + 苦降(血) + 香走竄 → ① 活血行氣止痛 → ② 消腫生肌 沒藥 : 苦降 + 香走竄 → ① 活血行氣止痛 → ② 消腫生肌
	佐	丹參 : 苦寒 → 清熱 → ① 涼血消癰 苦降 → ② 活血祛瘀

참고	① 瘀血凝滯로 증상에 적용 ⇒ 活血祛瘀藥으로만 구성 ② 加減을 통하여 心絞痛, 자궁외잉태, 뇌혈전, 좌골신경통을 치료

附	宮外孕方 ≪中西醫結合治療小組經驗方≫
效用	活血祛瘀 消癥止痛
主治	子宮外孕破裂 突發性劇烈腹痛 月經過多 漏下不暢 血色暗紅 反跳痛 筋緊張 移動性濁音
組成	宮外孕 1號方 : 丹參・赤芍藥 각 5錢, 桃仁 3錢 宮外孕 2號方 : 宮外孕 1號方 + 三稜・莪朮 각 5分～2錢
참고	① 자궁외 妊娠의 분류 → 미파손형 ↘ 파손형 : 休克型, 不穩定型, 包塊型 ② 불온정형자 : 宮外孕 1號方 포괴형자 : 宮外孕 2號方

桂枝茯苓丸 ≪金匱要略≫

效用	活血化瘀 緩消癥塊
主治	**瘀阻胞宮證**. 婦人素有癥塊 妊娠漏下不止 或 胎動不安 血色紫黑晦暗 腹痛拒按 或 經閉腹痛 或 產後惡露不盡而腹痛拒按者 舌質紫暗 或 有瘀點 脈沈澀

組成					
君	桂枝	辛甘 溫 / 肌表 心 膀胱	發汗解肌 溫經通陽 助陽化氣	3～9g
臣	桃仁(去皮尖)	苦辛甘 平 / 心 肝 大腸	活血祛瘀 潤腸通便	10～15g
佐	茯苓	甘淡 平 / 脾 肺 心	利水滲濕 健脾寧心	5～18g
佐	牡丹皮	辛苦 微寒 / 肝 心 腎	清熱凉血 活血散瘀	6～12g
佐	赤芍藥 각 등분	苦 微寒 / 肝	清熱凉血 散瘀止痛	6～12g
佐	蜂蜜	甘 平 / 肺 脾 大腸	補中 潤燥 止痛 解毒	15～30g

<table>
<tr><td>증상 분석</td><td colspan="2">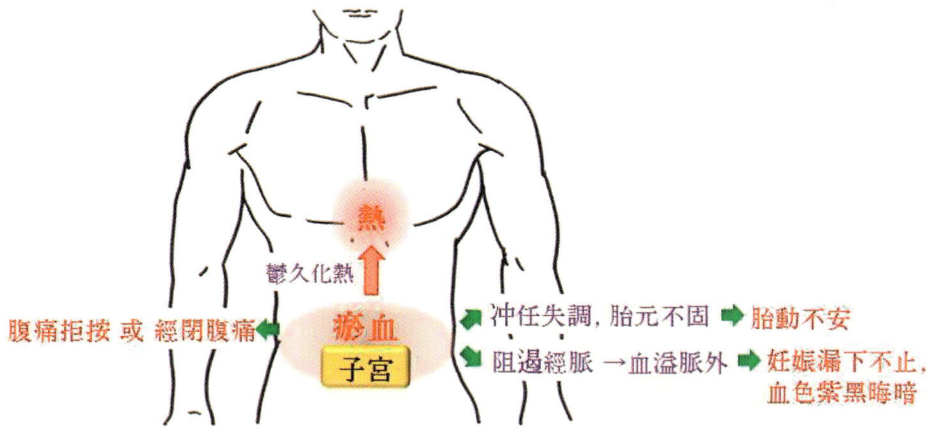
</td></tr>
<tr><td rowspan="4">방제 해설</td><td>君</td><td>桂枝 : 辛行 + 溫通 → ① 溫通血脈</td></tr>
<tr><td>臣</td><td>桃仁 : 苦降 + 辛行 + 溫通 → 入肝心 → ① 破血通瘀
微甘 → ② 苦辛味를 佐</td></tr>
<tr><td>佐</td><td>茯苓 : 甘淡滲濕 → 入脾胃 → ① 滲濕健脾
牡丹皮 : 苦寒淸熱 → ① 淸熱凉血(血中伏火)
辛散苦降 → ② 活血散瘀
赤芍 : 苦寒淸熱 → 入肝 → ① 瀉肝血熱
苦降 → 入肝 → ② 活血止痛</td></tr>
<tr><td>使</td><td>蜂蜜 : 甘 → ① 調和藥性
甘緩 → ② 藥性을 緩和</td></tr>
<tr><td>약리 작용</td><td colspan="2">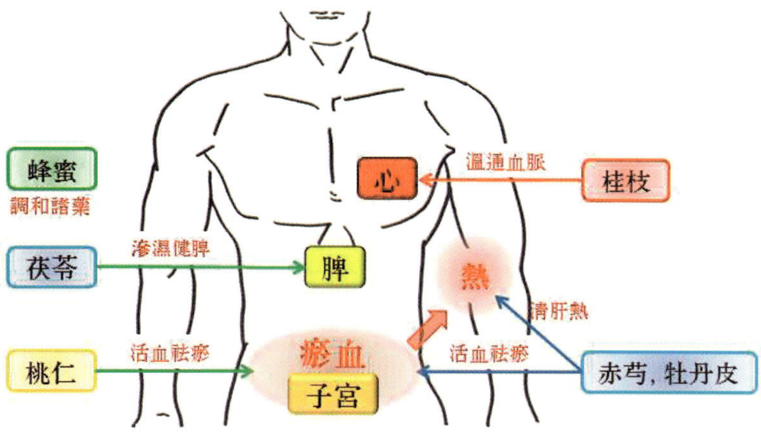
</td></tr>
<tr><td>참고</td><td colspan="2">① 胞宮에 瘀血로 인하여 胎動不安, 漏下不止에 적용
② 병기의 특징
ⓐ 瘀가 癥이 이루어질 정도로 病情이 비교적 長
ⓑ 瘀血이 下焦의 氣化작용을 방해 → 瘀中挾濕
ⓒ 瘀血이 脈道를 손상 → 胎元失養</td></tr>
</table>

	③ 방제의 특징 ⓐ 寒熱 併用 : 牡丹皮, 赤芍의 寒性으로 瘀血이 오래되어 鬱久化熱된 것을 淸. 桂枝의 溫性을 佐 ⓑ 通因通用法 : 漏下不止에 行血法 사용 ⇒ 癥塊得消, 則出血得之 ⓒ 緩消藥法 : 藥性이 緩和한 化瘀藥 選用, 白蜜로 甘緩, 丸劑 ④ 복용방법 : 兎屎大로 蜜丸을 만들어 식전에 1丸씩 복용 반응이 없을 때 3丸까지 ⑤ 胞宮에 작용하는 方劑의 活血力 비교 ⇒ 抵當湯 〉下瘀血湯 〉桃核承氣湯 〉桂枝茯苓丸

大黃蟅蟲丸 ≪金匱要略≫

效用	祛瘀生新
主治	**五勞虛極 乾血內停證**. 形體羸瘦 小腹攣急 腹痛拒按 或 按之不減 腹滿食少 肌膚甲錯 兩目無神 目眶暗黑

組成				
君	大黃 10分(蒸)	大苦 大寒 / 脾 胃	瀉熱通腸 凉血解毒 逐瘀經痛	3~30g
	蟅蟲 半升	鹹 寒 小毒 / 肝	破血逐瘀 續筋接骨	4~9g
臣	桃仁 1升	苦辛甘 平 / 心 肝 大腸	活血祛瘀 潤腸通便	10~15g
	乾漆 1兩	辛苦 溫 有小毒 / 肝 脾	破血祛瘀 消積 殺蟲	0.06~0.1g
	蠐螬 1升	鹹 微溫 / 肝	破血祛瘀 催乳	
	水蛭 100枚	鹹苦 平 小毒 / 肝	破血 逐瘀 通經	3~6g
	虻蟲 1升	苦 微寒 有小毒 / 肝	破血逐瘀	1~1.5g
佐	杏仁 1升	苦辛 微溫 / 肺 大腸	止咳平喘 潤腸通便	3~10g
	白芍 4兩	苦酸 微寒 / 肝	養血柔肝 緩中止痛 斂陰收汗	6~24g
	乾地黃 10兩	甘 寒 / 心 肝 腎	淸熱凉血 養陰生津	9~15g
	黃芩 2兩	苦 寒 / 肺 心 肝 大腸	淸熱燥濕 瀉火解毒 止血 安胎	6~12g
使	甘草 3兩	甘 平 / 脾 胃 肺 心	調和諸藥 和中緩急 潤肺 解毒	3~10g

<table>
<tr><td>증상
분석</td><td colspan="2">　　↗ 脾失運化 ： 形體羸痩, 腹滿食少
虛勞 → 氣血陰陽不足 → 瘀血 ： 小腹攣急, 腹痛拒按
　　　　　　↘ 鬱久化熱 → 陰血耗傷 → 不能濡養肌膚 ： 肌膚甲錯
　　　　　　　　　　　　　　↘ 不能上營於目 ： 兩目無神, 目眶暗黑</td></tr>
<tr><td rowspan="4">방제
해설</td><td>君</td><td>大黃・蟅蟲 ： 攻下積血, 通利血脈, 凉血泄熱</td></tr>
<tr><td>臣</td><td>桃仁・乾漆・蠐螬・水蛭・虻蟲 ： 活血通絡, 攻逐瘀血</td></tr>
<tr><td>佐</td><td>杏仁 ： 潤燥, 理氣機
白芍・乾地黃 ： 滋陰養血
黃芩 ： 淸瘀熱</td></tr>
<tr><td>使</td><td>甘草 ： 調和諸藥, 峻猛한 약성 緩和</td></tr>
<tr><td>참고</td><td colspan="2">① 虛勞가 極하여 나타나는 瘀血乾結에 적용
② 방제의 특징
　ⓐ 攻補兼施의 峻劑 ： 蜜丸으로 服用하여 藥性을 緩和시킴
　ⓑ 蟲類藥 사용 ： 經絡 깊은 곳까지 들어가 그 邪를 攻逐
　ⓒ 逐瘀藥과 濡潤藥의 배오 ： ≪金匱心典≫ “潤以濡其乾 蟲以運其瘀 通以去其閉”
③ 中病則止</td></tr>
</table>

活血祛瘀劑의 정리

<table>
<tr><th>방　제</th><th>桃核承氣湯</th><th>桂枝茯苓丸</th><th>溫經湯</th><th>生化湯</th></tr>
<tr><td>병　기</td><td>血熱互結 → 下焦蓄血</td><td>瘀血</td><td>冲任虛寒 → 瘀血</td><td>産後血虛 + 受寒 → 瘀血</td></tr>
<tr><td>효　능</td><td>逐瘀瀉熱</td><td>活血化瘀 緩消癥塊</td><td>溫經散寒 養血祛瘀</td><td>養血祛瘀 溫經止痛</td></tr>
<tr><td>방제조성</td><td>活血 + 瀉下泄熱</td><td>活血 + 通脈</td><td>溫經 + 活血 + 補陰 + 養血 + 補氣</td><td>養血 + 活血 + 溫中</td></tr>
<tr><td>대표약물</td><td>桃仁, 大黃, 芒硝, 桂枝</td><td>桂枝, 桃仁, 茯苓, 牡丹皮</td><td>吳茱萸, 桂枝, 當歸, 川芎, 阿膠, 麥門冬</td><td>當歸, 川芎, 桃仁, 乾薑</td></tr>
<tr><td>어혈부위</td><td colspan="4">下焦(胞宮)</td></tr>
<tr><td>변증요점</td><td>小腹急結, 小便自利, 神志如狂, 煩躁譫語, 至夜發熱</td><td>婦人素有癥塊, 妊娠漏下不止 或 胎動不安</td><td>漏下不止, 血色暗而有塊傍晩發熱, 手心煩熱, 脣口乾燥</td><td>産後惡露不行, 少腹冷痛</td></tr>
<tr><td rowspan="2">특　징</td><td rowspan="2">下焦蓄血證에 적용</td><td rowspan="2">緩消法, 妊婦의 胎動不安에 적용 가능</td><td colspan="2">婦人科經産劑</td></tr>
<tr><td>溫經散寒 위주 (虛・寒・瘀・熱)</td><td>産後惡露에 상용 (虛・寒・瘀)</td></tr>
</table>

방 제	血府逐瘀湯	丹參飮	活絡效靈丹	失笑散
병 기	瘀血 → 氣滯	瘀血 → 氣滯	瘀血	瘀血
효 능	活血化瘀 行氣止痛	活血祛瘀 行氣止痛	活血祛瘀 通絡止痛	活血祛瘀 散結止痛
방제조성	活血 + 行氣 + 凉血 + 養血	活血 + 行氣	活血 + 行氣止痛	活血 + 止血
대표약물	桃仁, 紅花, 川芎, 赤芍	丹參, 檀香, 砂仁	當歸, 乳香, 沒藥, 丹參	五靈脂, 蒲黃
어혈부위	胸中	心腹		
변증요점	胸痛, 頭痛, 痛如針刺而有定處, 呃逆, 乾嘔, 失眠多夢, 急躁易怒	心胃痛, 胃脘疼痛	腿痛臂痛, 跌打瘀腫	少腹刺痛, 産後惡露不行
특 징	胸部血瘀氣滯에 적용	心胃痛	跌打腫痛에 적용	産後惡露에도 적용

방 제	復元活血湯	補陽還五湯	七厘散	大黃蟅蟲丸
병 기	打撲 → 瘀血 → 肝鬱	氣虛 → 血瘀	外傷 → 瘀血 + 出血	氣血陰陽不足 → 瘀血
효 능	活血祛瘀 疏肝通絡	補氣 活血 通絡	散瘀消腫 定痛止血	祛瘀生新
방제조성	活血 + 疏肝	補氣 + 活血	活血 + 開竅 + 止血 + 行氣止痛 + 安神	逐瘀 + 養血 + 淸熱
대표약물	大黃, 柴胡, 當歸, 桃仁, 穿山甲	黃芪, 當歸, 赤芍, 川芎	血竭, 乳香, 沒藥, 麝香	大黃, 蟅蟲, 蠐螬, 水蛭
어혈부위	脇下		全身	
변증요점	脇肋瘀腫, 痛不可忍	半身不遂, 口眼喎斜, 言語謇澀, 口角流涎	筋斷骨折之瘀血腫痛	形體羸瘦, 小腹攣急, 肌膚甲錯, 兩目無神, 目眶暗黑
특 징	瘀血로 인한 肝鬱	중풍휴유증에 적용	筋斷骨折之瘀血腫痛, 외용·내복 가능	瘀血乾結에 적용

2) 止血劑

① 收澁止血, 凉血止血, 化瘀止血의 작용으로 각종 出血證을 치료하는 방제
② 대표증상 : 吐血, 衄血, 咳血, 便血, 崩漏
③ 대표약물 : 炒炭하여 사용. 側柏葉, 小薊, 槐花, 竈心黃土, 艾葉

④ 증상별 치법

ⓐ 血熱妄行 → 凉血止血

ⓑ 血瘀出血 → 化瘀止血

ⓒ 氣不攝血 → 益氣止血

ⓓ 血虛出血 → 補血止血

⑤ 止血劑의 사용 주의

ⓐ 上部出血에는 升提藥 禁 ⇒ 引血下行藥 배오(牛膝, 代赭石)

ⓑ 下部出血에는 沈降藥 禁 ⇒ 升提藥 배오(焦荊芥, 黑升麻, 黃芪)

十灰散 ≪十藥新書≫

效用	凉血止血				
主治	**血熱妄行之上部出血證.** 嘔血 吐血 咯血 嗽血 衄血等 血色鮮紅 來勢急暴 舌紅 脈數				
組成	君	大薊	苦甘 凉 / 心 肝	凉血止血 祛瘀消腫	9~15g
		小薊	甘苦 凉 / 心 肝	凉血止血 祛瘀消腫	10~30g
		荷葉	苦澁 香 平 / 心 肝 脾	祛暑化濕 升發陽氣 止血	3~9g
		側柏葉	苦澀 寒 / 肺 肝 脾	凉血止血 生髮烏鬚	10~15g
		白茅根	甘 寒 / 肺 胃 膀胱	凉血止血 清熱利尿	15~30g
		茜草根	苦 寒 / 肝	凉血 止血 祛瘀 通經	10~15g
	臣	梔子	苦 寒 / 心 肝 肺 胃 三焦	瀉火除煩 清熱利尿 凉血解毒	6~18g
		大黃	大苦 大寒 / 脾 胃	瀉熱通腸 凉血解毒 逐瘀經痛	3~30g
		棕櫚皮	苦澀 平 / 肺 肝 大腸	收斂止血	4~12g
	佐	牡丹皮 각 등분	辛苦 微寒 / 肝 心 腎	清熱凉血 活血散瘀	6~12g
증상 분석	肝胃火旺 → 血熱妄行 → 血絡損傷 → 離經外溢 : 嘔血, 吐血, 咯血, 嗽血				
방제 해설	君	大薊·小薊·荷葉·側柏葉·白茅根·茜草根 : 凉血止血			
	臣	梔子 : 苦寒清熱 → ① 清心熱 → 屈曲下行 → ② 清三焦之熱 大黃 : 大苦 → 下降 → ① 引熱下行(血熱의 上逆之勢를 降下) 大寒 → 清熱 → ② 瀉熱 棕梠皮 : 澁 → ① 收斂止血			
	佐	牡丹皮 : 苦寒清熱 → ① 清熱凉血(血中伏火) 辛散苦降 → ② 活血散瘀(瘀滯하지 않게함)			

참고	① 血熱(肝胃)로 인한 上部의 각종 出血에 적용 ⇒ 救急止血劑로 상용 ② 十味藥을 태워 성질을 남게하여(燒存性) 세말하여 사용 ⇒ 收澁止血力 증강, 복용 시 藕汁 또는 蘿菔汁과 함께 복용 ⇒ 淸熱凉血止血力 증강 ＊ 灰는 성분이 消去, 止血할 때는 炭해서 사용 ③ 방제의 조성 : 凉血止血 ＋ 淸熱 ＋ 化瘀 ＋ 收澁 ④ 大黃은 炒炭해도 止血보다는 凉血작용으로 사용

四生丸 ≪婦人大全良方≫

效用	凉血止血				
主治	血熱妄行所致之吐血 衄血 血色鮮紅 口乾咽燥 舌紅 或 降 脈弦數				
組成	君	生側柏葉	苦澁 寒 / 肺 肝 脾	凉血止血 生髮烏鬚	10～15g
	臣	生地黃	大苦 大寒 / 心 肝 腎	淸熱生津 凉血止血	12～30g
		生荷葉	苦澁 香 平 / 心 肝 脾	祛暑化濕 升發陽氣 止血	3～9g
	佐	生艾葉 각 등분	辛苦 溫 小毒 / 肝 脾 腎	散寒止痛 溫經止血	3～10g
증상 분석	血分有熱 → 熱傷血絡 → 離經外溢 : 吐血, 衄血, 血色鮮紅 ↘ 傷陰 : 口乾咽燥				
방제 해설	君	側柏葉 : 苦寒淸熱 → ① 凉血止血 澁 → 固澁 → ② 收斂止血			
	臣	生地黃 : 苦寒 → 淸熱 → ① 淸熱凉血 → ② 淸熱生津(간접적 生津) 荷葉 : 淸香之氣 → ① 脾胃의 淸陽之氣를 升 澁 → 固澁 → ② 收斂止血			
	佐	艾葉 : 辛行 ＋ 溫陽 → ① 溫經止血 ② 寒凉太過로 인한 血凝瘀滯를 防止			
참고	① 血熱(肺胃)로 인한 上部出血에 적용 ② 방제의 특징 : 凉而不寒 止中有散 ③ 四味藥을 生으로 갈아서 鷄卵大로 作丸하여 복용				

咳血方 ≪丹溪心法≫

效用	清肝寧肺 凉血止血
主治	**肝火犯肺之咳血證.** 咳嗽痰稠帶血 咯吐不爽 心煩易怒 胸脇作痛 咽乾口苦 頰赤便秘 舌紅苔黃 脈弦數

組成					
君	青黛 2錢(水飛)	鹹 寒 / 肝 肺 胃	淸熱解毒 凉血 定驚	1.5~3g
臣	梔子 3錢(炒黑)	苦 寒 / 心 肝 肺 胃 三焦	瀉火除煩 淸熱利尿 凉血解毒	6~18g
臣	瓜蔞仁 3錢(去油)	甘微苦 寒 / 肺 胃 大腸	潤肺化痰 滑腸通便	10~15g
臣	海浮石 3錢	鹹 寒 / 肺	淸肺化痰 軟堅散結	6~10g
佐	訶子 2錢	苦酸澀 平 / 肺 大腸	斂肺下氣 利咽 澁腸止瀉	3~9g

증상 분석

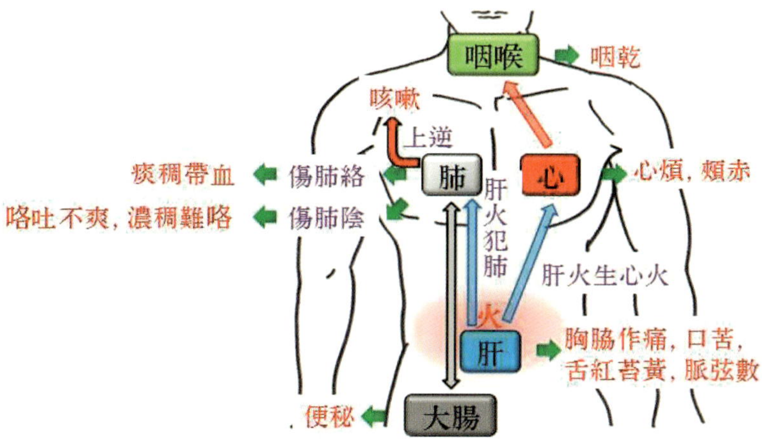

방제 해설	
君	青黛 : 鹹寒淸熱 → ① 淸肝之鬱火 ↘ ② 凉血
臣	瓜蔞仁 : 寒淸熱 + 質潤 → ① 淸肺潤燥 海浮石 : 質輕 → 入肺 + 寒淸熱 → ① 淸肺 → 通調水道 → ② 化痰 梔子 : 苦寒淸熱 → ① 淸心熱 → 屈曲下行 → ② 淸熱利尿(引濕熱下行) ③ 淸三焦之熱 ↙
佐	訶子 : 酸斂 + 苦降 → ① 斂肺下氣

약리 작용	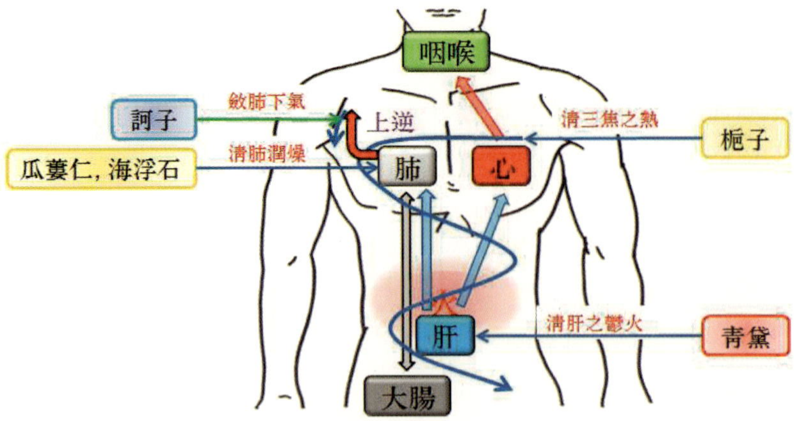
참고	① 肝火犯肺로 인한 咳血에 적용(임상에서 肝火로 인한 기관지확장에 多用) ② 방제의 특징 : "治病求本" ⇒ 瀉肝火 위주 兼 化痰止咳. 단 止血藥은 없음. "肝火清, 肺氣降, 咳嗽咯血自止" ③ 복용 방법 : 五味를 細末하여 薑汁蜜丸으로 복용

槐花散 ≪本事方≫

效用	清腸止血 疏風行氣				
主治	**風熱濕毒 壅遏腸道 損傷血絡證**. 便前出血 或 便後出血 或 糞中帶血 以及痔瘡出血 血色鮮紅 或 晦暗				
組成	君	槐花(炒)	苦 微寒 / 肝 大腸	凉血止血 清肝瀉火	10～15g
	臣	側柏葉(杵焙)	苦澀 寒 / 肺 肝 脾	凉血止血 生髮烏鬚	10～15g
		荊芥(炒)	辛 香 溫 / 肺 肝	解表散風 透疹	4.5～9g
	佐	枳殼(麩炒) 각 등분	苦酸 微寒 / 肺 脾 大腸	理氣寬中 行痰 消積	3～12g
증상 분석	風熱 濕熱 → 壅鬱大腸 → 腸道不通 → 損傷陰絡 : 便前出血 或 便後出血 或 糞中帶血, 以及痔瘡出血				
방제 해설	君	槐花 : 苦寒清熱 → 入大腸 → ① 凉血止血 炒用 → 收澁 → ② 止血 증강			
	臣	側柏葉 : 苦寒清熱 → 入大腸 → ① 凉血止血 澁 → 收澁 ↗ ② 槐花의 凉血止血을 助 荊芥 : 辛 香輕揚 → 散 → ① 散風寒 炒用 → 苦 澁 → 入血分 → ② 止血 ③ 諸藥의 寒性을 佐			

	佐	枳殼 : 苦降 → 入大腸 → ① 下氣寬腸
참고		① 腸風 臟毒으로 인한 下血(色鮮紅)에 적용 ② 방제의 특징 : 淸腸止血藥 + 祛風理氣藥 ⇒ 淸腸하면서 疏風, 止血하면서 理氣 ⇒ 熱淸濕化 風散血止 ③ 疏風理氣藥(荊芥・枳殼) 배오 의의 : 風熱濕毒이 大腸에 壅鬱 → 腸道不通 邪難外排 ⇒ 疏風理氣藥으로 腸道의 氣機를 疏暢 → 濕邪易化, 熱易淸, 毒易除 ④ 약재를 세말하여 淸米飮으로 空腹 ⑤ 血色鮮紅의 痔瘡出血에 적용 가능(血色不鮮, 粘液如膿者는 禁)

附	槐角丸 ≪太平惠民和劑局方≫
效用	淸腸止血 疏風利氣
主治	腸風下血 痔瘡 脫肛 風邪熱毒忽濕熱屬者
組成	槐角 1斤, 防風・地楡・當歸・黃芩・枳殼 각 半斤
참고	淸大腸濕熱 작용이 槐花散보다 强, 兼 養陰活血 ⇒ 濕熱壅遏腸道가 비교적 심한 者에게 적용

小薊飮子 ≪濟生方≫

效用	凉血止血 利水通淋				
主治	**熱結下焦之血淋 尿血**. 尿中帶血 小便頻數 赤澁熱痛 舌紅 脈數				
組成	君	小薊 半兩	甘苦 凉 / 心 肝	凉血止血 祛瘀消腫	10~30g
	臣	藕節 半兩	甘澁 平 / 心 胃 肝	散瘀止血	9~15g
		蒲黃 半兩(炒)	甘 平 / 肝 心包	止血 化瘀 通淋	3~10g
		滑石 半兩	甘淡 寒 / 膀胱 肺 胃	利水通淋 淸熱解暑 祛濕斂瘡	10~15g
		木通 半兩	甘淡苦 寒 / 心 小腸	淸熱利尿 滲濕通淋 明目 祛痰	3~10g
		淡竹葉 半兩	甘淡 寒 / 心 胃 小腸	淸心火 除煩熱 利小便	4~12g
		梔子 半兩	苦 寒 / 心 肝 肺 胃 三焦	瀉火除煩 淸熱利尿 凉血解毒	6~18g

<table>
<tr><td rowspan="3"></td><td rowspan="2">佐</td><td>生地黃 4兩(洗)</td><td>大苦 大寒 / 心 肝 腎</td><td>清熱生津 涼血止血</td><td>12～30g</td></tr>
<tr><td>當歸 半兩(酒浸)</td><td>辛甘 溫 潤 / 心 肝 脾</td><td>補血和血 調經止痛
潤燥滑腸</td><td>6～18g</td></tr>
<tr><td>使</td><td>甘草 半兩(炙)</td><td>甘 平 / 脾 胃 肺 心</td><td>調和諸藥 和中緩急
潤肺 解毒</td><td>3～10g</td></tr>
<tr><td>증상
분석</td><td colspan="5">血絡留瘀
↑
濕熱蘊結於膀胱 → 損傷血絡 : 尿中帶血
↓ ↘ 氣化失調 : 小便頻數, 赤澁熱痛
傷津</td></tr>
<tr><td rowspan="4">방제
해설</td><td>君</td><td colspan="4">小薊 : 涼淸熱 → ① 凉血止血
苦降 → ② 祛瘀消腫</td></tr>
<tr><td>臣</td><td colspan="4">藕節 : 澁 → 收澁 → ① 收斂止血
蒲黃 : 性滑 → ① 行氣消瘀
炒用 : 澁 → 固澁 → ② 收澁止血
滑石 : 甘淡利濕 + 質重而滑 → ① 利水通淋
木通 : 甘淡利濕 → 入心 小腸 → ① 利小便
苦寒淸熱 → ② 淸心熱 ↙
淡竹葉 : 甘淡利濕 → ① 利尿通淋
寒淸熱 → ② 淸熱除煩
梔子 : 苦寒淸熱 → ① 淸心熱 → 屈曲下行 → ② 淸熱利尿 → ③ 淸三焦之熱</td></tr>
<tr><td>佐</td><td colspan="4">乾地黃 : 苦寒 → 淸熱 → ① 淸熱生津(血分)
甘寒 → 滋陰 → ② 滋陰生津
當歸 : 甘溫益氣 → 益心氣 → ① 生血
辛行 → ② 活血止痛, ③ 諸藥의 寒凉太過를 방지</td></tr>
<tr><td>使</td><td colspan="4">甘草 : 甘緩 → ① 調和諸藥</td></tr>
<tr><td>참고</td><td colspan="5">① 熱結絡傷으로 인한 血淋, 尿血의 상용 방제(實證)
② 導赤散 ⊕ 小薊, 滑石, 蒲黃, 藕節, 當歸, 梔子
③ 尿血과 血淋의 구분
ⓐ 尿血 : 단순 血熱, 小便通暢하면서 尿中有血, 痛症이 弱
ⓑ 血淋 : 濕熱, 小便不暢하면서 赤澁熱痛, 痛症이 强
④ 방제의 특징
ⓐ 化瘀藥과 凉血止血藥 배오 ⇒ 止血하되 不留瘀(蒲黃)
ⓑ 養陰藥과 瀉火通淋藥 배오 ⇒ 熱邪傷陰, 利尿藥의 傷津을 방지(當歸・乾地黃)
⑤ 生地黃보다 淸熱하고 滋陰하는 乾地黃이 적합</td></tr>
</table>

黃土湯 ≪金匱要略≫

效用	溫陽健脾 養血止血
主治	**脾陽不足 脾不統血證.** 大便下血 先便後血 以及吐血 衄血 婦人崩漏 血色暗瀒 四肢不溫 面色萎黃

組成

君	伏龍肝(竈心黃土) 半斤	辛 微溫 / 脾 胃	溫中止血 止嘔 止瀉	15~30g
臣	附子 3兩(炮)	辛甘 大熱 / 心 脾 腎	回陽補火 散寒除濕	3~15g
	白朮 3兩	苦甘 溫 / 脾 胃	燥濕健脾 止汗安胎	4~12g
佐	阿膠 3兩	甘 平 / 肺 肝 腎 心	補血滋陰 潤燥 止血	5~10g
	乾地黃 3兩	甘 寒 / 心 肝 腎	淸熱凉血 養陰生津	9~15g
	黃芩 3兩	苦 寒 / 肺 心 肝 大腸	淸熱燥濕 瀉火解毒 止血 安胎	6~12g
使	甘草 3兩	甘 平 / 脾 胃 肺 心	調和諸藥 和中緩急 潤肺 解毒	3~10g

증상 분석

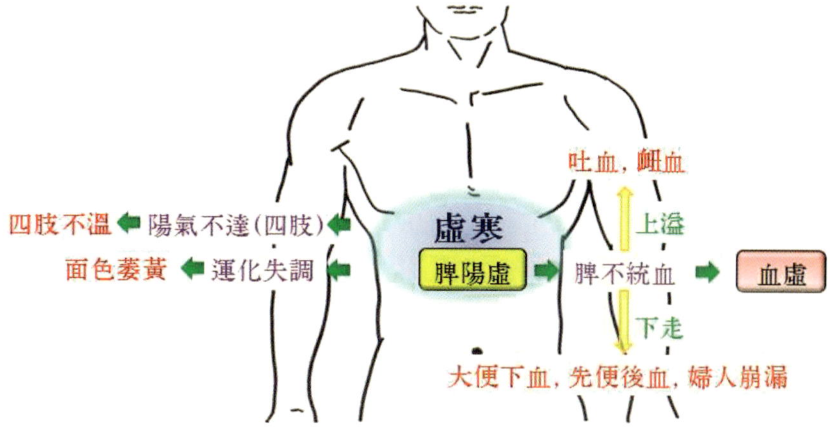

방제 해설

君	伏龍肝 : 微溫 → ① 溫中祛寒(補脾陽) → 助統血 → ② 收澁止血
臣	附子 : 大熱(少量炮製) → 少火生氣 → ① 補命門火 ↘ ② 逐寒 白朮 : 苦溫燥濕 → ① 燥濕健脾
佐	阿膠 : 甘潤滋陰 → ① 補腎肝肺心陰 → ② 養血止血 → ③ 潤燥 熟地黃 : 甘潤滋陰 → ① 滋腎陰 → ② 滋陰養肝 溫胃 → ③ 助腐熟 黃芩 : 苦寒淸熱 → ① 淸熱燥濕(大腸) ② 附子・白朮・伏龍肝의 溫性을 佐

	佐使	甘草 : 甘 → ① 調和諸藥 甘草 2兩 → ② 補脾胃 작용 ⇒ 佐使藥으로 사용
약리 작용	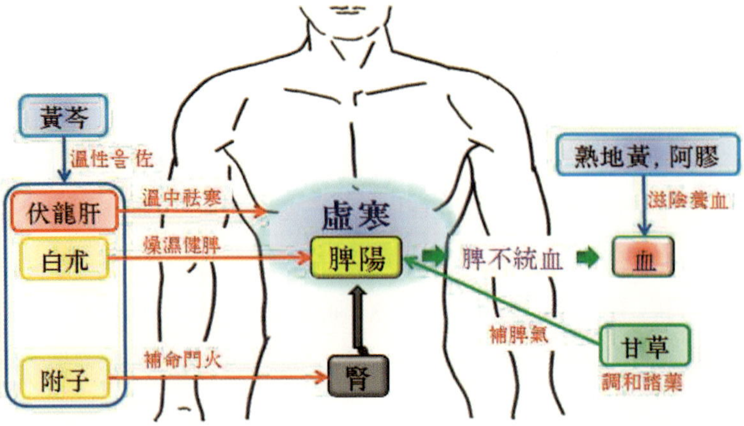	
참고	① 脾陽不足으로 인한 脾不統血 + 失血로 인한 血不足에 적용 ⇒ 虛寒性 慢性失血로 인한 陰陽不足證 치료 ② 방제의 특징 ⓐ 溫陽健脾攝血 + 凉血止血 ⇒ 標本兼顧 ⓑ 寒熱併用 剛柔相濟 ⇒ 溫陽不傷陰, 滋陰不碍陽 ③ 滋陰養血藥의 배오 의의 ⓐ 伏龍肝, 附子의 辛熱剛燥로 인한 耗血動血 방지 ⓑ 養血止血 ⇒ 失血로 인한 血虛증상 치료 ⓒ 辛熱溫陽藥과 동용 ⇒ 膩滯하지 않아 "中虛忌滋柔"之戒를 극복 ④ 虛寒의 상태이므로 淸熱力이 있는 乾地黃보다 오직 滋陰하는 熟地黃이 적합	

膠艾湯 ≪金匱要略≫

效用	補血止血 調經安胎				
主治	崩中漏下 月經過多 淋漓不止 流産後下血不止 或 妊娠下血 腹中疼痛者				
組成	君	阿膠 2兩	甘 平 / 肺 肝 腎 心	補血滋陰 潤燥 止血	5~10g
		艾葉 3兩	辛苦 溫 小毒 / 肝 脾 腎	散寒止痛 溫經止血	3~10g
	臣	當歸 3兩	辛甘 溫 潤 / 心 肝 脾	補血和血 調經止痛 潤燥滑腸	6~18g
		白芍 4兩	苦酸 微寒 / 肝	養血柔肝 緩中止痛 斂陰收汗	6~24g
		乾地黃 6兩	甘 寒 / 心 肝 腎	淸熱凉血 養陰生津	9~15g

佐	川芎 2兩	辛 溫 / 肝 膽 心包	活血行氣 祛風止痛	4~12g
	淸酒	甘苦辛 溫 / 心 肝 肺 胃	活血通脈	
佐使	甘草 2兩	甘 平 / 脾 胃 肺 心	調和諸藥 和中緩急 潤肺 解毒	3~10g

증상분석

衝・任虛損 → 統攝封藏失職 → 陰血失內守 : 崩漏下血, 月經過多, 産後 或 流散後下血不絶

↘ 胎孕不固 : 妊娠下血, 胎動不安, 腹中疼痛

방제해설

君	阿膠 : 甘潤滋陰 → ① 補腎肝肺心陰 → ② 養血止血 → ③ 潤燥 艾葉 : 辛行 + 溫陽 → ① 溫經止血
臣	當歸 : 甘溫益氣 → 益心氣 → ① 生血 辛行 → ② 活血止痛 白芍 : 酸 → 斂肝血 → ① 養血 ↘ 收斂 → ② 柔肝止痛 熟地黃 : 甘潤滋陰 → ① 滋腎陰 → ② 滋陰養肝 溫胃 → ③ 助腐熟
佐	川芎 : 辛行溫通 → ① 理氣活血(胞宮~頭) 淸酒 : 辛行 + 溫通 → ① 行氣活血 ⇒ ② 阿膠・熟地黃의 壅滯 방지, ③ 止血藥의 瘀滯를 방지
佐使	甘草 : 甘 → ① 調和諸藥 甘草 2兩 → ② 補脾胃 작용 ⇒ 佐使藥으로 사용

참고

① 衝・任虛損으로 인한 崩漏에 적용

② 膠艾湯 ⊖ 阿膠, 艾葉, 甘草 ⇒ 四物湯

③ 방제의 특징

　ⓐ 標本兼顧 寓塞於養 : 阿膠 艾葉 → 止血(治標) 四物湯 → 調肝養血(治本)

　ⓑ 養血中寓活血 : 止血하되 不留瘀滯 久崩으로 인한 瘀滯를 없애어 祛瘀生新

④ 淸酒와 같이 달여서 복용

⑤ 芎歸膠艾湯, 膠艾四物湯이라고도 함

⑥ 乾地黃보다 滋陰力이 강한 熟地黃이 적합

⑦ 溫經湯, 膠艾湯, 震靈丹의 비교

방　제	溫經湯	膠艾湯	震靈丹
공 통 점	治 衝任虛損으로 인한 出血		
차 이 점	虛寒 위주 兼血瘀 血熱	血虛 위주	瘀血 위주
효　능	溫經散寒 祛瘀養血	補血止血 調經安胎	止血 祛瘀
방제조성	溫經 + 活血 + 補陰 + 淸熱 + 養血 + 補氣	補血止血 + 活血	溫澁 + 活血

止血劑의 정리

① 實證 出血

	十灰散	四生丸	咳血方
병 기	血熱(肝胃)妄行 → 出血	血熱(肺胃)妄行 → 出血	肝火犯肺 → 出血
효 능	凉血止血	凉血止血	淸肝寧肺 凉血止血
조 성	凉血止血 + 淸熱 + 化瘀 + 收澁	凉血止血 + 溫經止血	淸肝火 + 化痰止咳 + 斂肺
대표약물	大薊, 小薊, 荷葉, 側柏葉, 白茅根	側柏葉, 生地黃, 荷葉, 艾葉	靑黛, 梔子, 瓜蔞仁, 海浮石
출혈부위	上部(吐血, 衄血)	上部(吐血, 衄血)	上部(咳血)
변증요점	嘔血, 吐血, 咯血, 嗽血, 衄血	吐血, 衄血, 口乾咽燥	咳嗽痰稠帶血, 咯吐不爽, 易怒, 胸脇作痛
특 징	救急止血劑로 상용 태워서 사용	四味 모두 生用	瀉肝火 위주, 止血藥 無 ⇒ 治病求本

	槐花散	小薊飮子
병 기	風熱濕毒 → 壅遏大腸 → 出血	濕熱蘊結於膀胱 → 出血
효 능	淸陽止血 疏風行氣	凉血止血 利水通淋
조 성	凉血止血 + 疏風 + 行氣	凉血止血 + 收澁 + 利水 + 滋陰養血
대표약물	槐花, 側柏葉, 荊芥, 枳殼	小薊, 藕節, 蒲黃, 滑石, 木通
출혈부위	下部(後陰)	下部(前陰)
변증요점	便前出血 或 便後出血 或 糞中帶血	尿中帶血, 小便頻數, 赤澁熱痛
특 징	腸風便血의 상용방	血淋, 尿血의 상용방

② 虛症 出血

	黃土湯	膠艾湯
병 기	脾陽虛 → 脾不統血 → 崩漏	衝任虛損 → 統攝失調 → 崩漏
효 능	溫陽健脾 養血止血	補血止血 調經安胎
조 성	溫陽脾腎 + 滋陰養血	補血止血 + 活血
대표약물	伏龍肝, 附子, 白朮, 阿膠, 熟地黃	阿膠, 艾葉, 當歸, 白芍, 熟地黃, 川芎
변증요점	大便下血, 先便後血, 以及吐血, 衄血, 婦人崩漏, 四肢不溫	崩中漏下, 月經過多, 淋漓不止, 流産後下血不止 或 妊娠下血, 腹中疼痛者
특 징	脾陽虛 出血, 특히 便血에 多用	衝任虛損으로 인한 崩漏胎漏에 적용

14. 治風劑

❀ 消散外風과 平熄內風작용으로 風病을 치료하는 방제

概說

① 立法 原則 : 外風宜疏散　內風宜平熄

② 風病의 구분

구 분		원 인	부 위	대표증상	治 法
風病	外風	正氣虛 + 外感風邪	肌表	發熱, 惡風, 汗出, 口不渴, 苔薄白, 脈浮緩	辛散解表法
			頭面 肌肉 關節 經絡 筋骨 + 破傷風	頭痛惡風, 肢體痲木, 筋骨攣痛, 屈伸不利, 口眼喎斜	疏散外風法
	內風	臟腑機能失調	肝腎	高熱不退, 神志昏迷, 四肢抽搐, 筋脈拘攣, 手足蠕動	平肝熄風法

③ 주의사항

ⓐ 外風과 內風을 구분하여 治法에 맞게 적용

ⓑ 風은 寒·熱·燥·痰 등의 邪氣와 쉽게 挾雜하므로 구분하여 약물 배오

ⓒ 辛散疏風藥은 溫燥하여 傷津液하며 助火하므로 滋陰藥과 배오

ⓓ "治風先治血 血行風自滅" ⇒ 養血活血藥과 배오

＊ 治風先治血 血行風自滅의 의미

陰血不足하면 筋脈으로 滋養이 실조되며 瘀血 생성되어 內風이 발생하게 된다. 또 衛氣虛로 인하여 外風을 받으면 氣血津液의 추동이 장애가 되어 瘀血이 생성된다. 活血劑를 사용하면 外風 內風으로 인하여 발생한 瘀血을 제거하여 風 또한 제거가 되며 活血劑의 辛散한 성질로 직접적으로 風邪를 疏散할 수 있다.

治風劑의 종류 및 대표방제

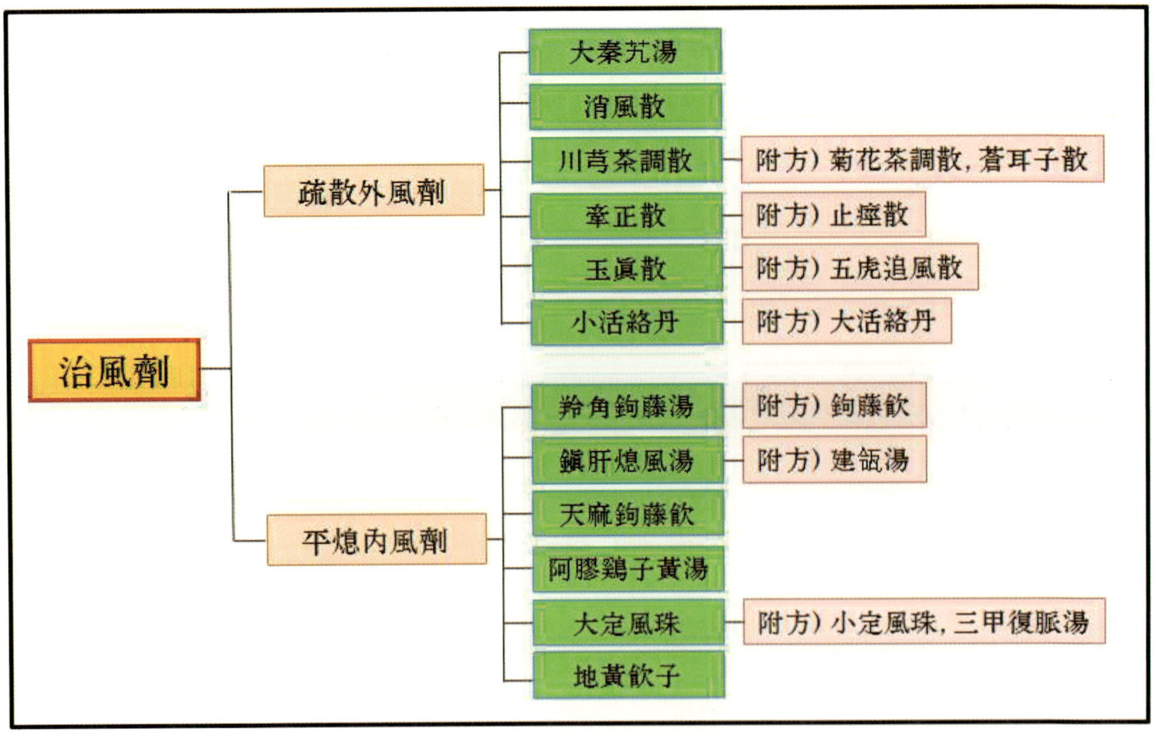

1) 消散外風劑

① 疏散風邪의 작용으로 外風諸證 및 破傷風 등의 證을 치료하는 방제
② 대표증상 : 頭痛惡風, 肢體痲木, 筋骨攣痛, 屈伸不利, 口眼喎斜
③ 대표약물 : 羌活, 獨活, 防風, 白芷, 荊芥, 白附子, 秦艽

大秦艽湯 ≪素問病機氣宜保命集≫

效用	疏風淸熱 養血活血				
主治	**風邪初中經絡證**. 口眼喎斜 舌强不能言語 手足不能運動				
組成	君	秦艽 3兩	苦辛 微寒 / 胃 肝 膽	祛風濕 止痺痛 淸虛熱 淸濕熱	3~9g
	臣	羌活 1兩	辛 溫 / 膀胱 腎	散寒祛風 除濕止痛	3~9g
		獨活 2兩	苦辛 微溫 / 腎 膀胱	祛風除濕 痛痺解表止痛	3~10g
		防風 1兩	辛甘 溫 / 膀胱 肝 脾	解表祛風 勝濕止痛	4.5~9g

	白芷 1兩	辛 溫 / 肺 胃	散寒除濕 通竅止痛 消腫排膿	6~10g
	細辛 半兩	辛 溫 / 肺 腎 心	祛風散寒 通竅止痛 溫肺化飮	1~3g
佐	當歸 2兩	辛甘 溫 潤 / 心 肝 脾	補血和血 調經止痛 潤燥滑腸	6~18g
	白芍 2兩	苦酸 微寒 / 肝	養血柔肝 緩中止痛 斂陰收汗	6~24g
	熟地黃 1兩	甘 微溫 / 腎 肝	養血滋陰 補精益髓	12~30g
	川芎 2兩	辛 溫 / 肝 膽 心包	活血行氣 祛風止痛	4~12g
	白朮 1兩	苦甘 溫 / 脾 胃	燥濕健脾 止汗安胎	4~12g
	茯苓 1兩	甘淡 平 / 脾 肺 心 腎	利水滲濕 健脾寧心	9~18g
	黃芩 1兩	苦 寒 / 肺 心 肝 大腸	淸熱燥濕 瀉火解毒 止血 安胎	6~12g
	石膏 2兩	辛甘 大寒 / 肺 胃	解肌淸熱 除煩止渴	10~60g
	生地黃 1兩	大苦 大寒 / 心 肝 腎	淸熱生津 凉血止血	12~30g
佐使	甘草 2兩	甘 平 / 脾 胃 肺 心	調和諸藥 和中緩急 潤肺 解毒	3~10g

증상분석	外感風邪 ↘ 正氣虛 → 衛外不固 → 入經絡 → 經絡不利 → 氣血痺阻 → 筋脈失滋養 : 手足不能運動, 口眼喎斜, 舌强不能言語	
방제해설	君	秦艽 : 祛散一身之風, 淸熱, 舒利筋脈
	臣	羌活·防風 : 散太陽之風 ↘ 白芷 : 散陽明之風 → 散風祛邪 細辛·獨活 : 散少陰之風 ↗
	佐	當歸·白芍·熟地黃 : 養血柔筋 川芎 : 活血通絡 白朮·茯苓 : 益氣健脾 黃芩·石膏·生地黃 : 凉血淸熱
	佐使	甘草 : 甘 → ① 調和諸藥 甘草 2兩 → ② 補脾胃 작용 ⇒ 佐使藥으로 사용
참고	① 正氣虛하며 外感風邪로 인한 中風證에 적용 ② 방제의 특징 ⓐ 祛風之中, 養血之品 배오-"治風先治血, 血行風自滅"之意 ⓑ 標本兼顧 ⇒ 治標 위주	

	③ 黃芩・石膏・生地黃의 배오 의의 ⓐ 風邪鬱而火熱 ⇒ 淸熱 ⓑ 辛溫藥의 溫燥를 佐 ④ 風藥이 많아 溫燥傷陰

消風散 ≪外科正宗≫

效用	疏風除濕 淸熱養血				
主治	**風疹 濕疹**. 皮膚瘙痒 疹出色紅 或 遍身云片斑點 瘙痒 抓破後滲出津水 苔白 或 黃 脈浮數				
組成	君	荊芥 1錢	辛 香 溫 / 肺 肝	解表散風 透疹	4.5~9g
		防風 1錢	辛甘 溫 / 膀胱 肝 脾	解表祛風 勝濕止痛	4.5~9g
		牛蒡子 1錢	辛苦 寒 / 肺 胃	疏散風熱 宣肺透疹 解毒利咽	6~12g
		蟬蛻 1錢	甘 寒 / 肺 肝	散風除熱 利咽 透疹 退翳 解痙	3~6g
	臣	蒼朮 1錢	辛苦 溫燥 香 / 脾 胃	散濕 燥濕	6~10g
		苦參 1錢	苦 寒 / 心 肝 胃 大腸 膀胱	淸熱燥濕 祛風殺蟲 利尿	4.5~9g
		木通 5分	苦 寒 / 心 小腸 膀胱	淸熱利尿 通利血脈	3~9g
		石膏 1錢	辛甘 大寒 / 肺 胃	解肌淸熱 除煩止渴	10~60g
		知母 1錢	苦甘 寒 潤 / 肺 腎	淸熱瀉火 生津潤燥	6~12g
	佐	當歸 1錢	辛甘 溫 潤 / 心 肝 脾	補血和血 調經止痛 潤燥滑腸	6~18g
		生地黃 1錢	大苦 大寒 / 心 肝 腎	淸熱生津 凉血止血	12~30g
		黑芝麻 1錢	甘 平 / 肝 腎 大腸	補肝腎 益精血 潤腸燥	5~15g
	使	甘草 5分	甘 平 / 脾 胃 肺 心	調和諸藥 和中緩急 潤肺 解毒	3~10g
증상 분석	風毒 濕熱 → 鬱於肌腠理之間 → 風勝則痒 : 皮膚瘙痒 ↘ 濕熱浸淫 : 疹出色紅 或 遍身云片斑點, 抓破後滲出津水				
방제 해설	君	荊芥・防風・牛蒡子・蟬蛻 : 疏風透表			
	臣	蒼朮 : 散風除濕 苦參 : 淸熱燥濕			

		木通 ： 滲利濕熱 石膏・知母 ： 淸熱瀉火
	佐	當歸・乾地黃・胡麻 ： 養血活血, 滋陰潤燥
	使	生甘草 ： 淸熱解毒, 調和諸藥
참고		① 風疹, 濕疹을 치료하는 상용방 ② 방제의 구성 ： 疏風 ＋ 祛濕 ＋ 淸熱 ＋ 養血 ③ 養血和血之品 배오 의의 ⓐ 風毒, 濕熱로 인한 耗傷陰血을 방지 ⓑ 疏風藥, 祛濕藥의 傷陰血 방지 ⓒ 血虛로 인한 生風 → 瘙痒 加重을 방지 ④ 복용금기 ： 맵고 짠 음식, 비린내 나는 음식, 술, 담배, 진한 차는 忌

川芎茶調散 ≪太平惠民和劑局方≫

效用	疏風止痛				
主治	**外感風邪頭痛**. 偏正頭痛 或 巓頂作痛 目眩鼻塞 或 惡風發熱 舌苔薄白 脈浮				
組成	君	川芎 4兩	辛 溫 / 肝 膽 心包	活血行氣 祛風止痛	4～12g
	臣	白芷 2兩	辛 溫 / 肺 胃	散寒除濕 通竅止痛 消腫排膿	6～10g
		羌活 2兩	辛 溫 / 膀胱 腎	散寒祛風 除濕止痛	3～9g
		細辛 1兩(去蘆)	辛 溫 / 肺 腎 心	祛風散寒 通竅止痛 溫肺化飮	1～3g
	佐	荊芥 4兩(去梗)	辛 香 溫 / 肺 肝	解表散風 透疹	4.5～9g
		防風 1兩 半 (去蘆)	辛甘 溫 / 膀胱 肝 脾	解表祛風 勝濕止痛	4.5～9g
		薄荷 8兩	辛 凉 / 肝 肺	宣散風熱 淸頭目 透疹	2～6g
		茶	苦 凉 / 心 肺 胃	淸頭目 除煩止渴 利尿	12～40g
	使	甘草 2兩	甘 平 / 脾 胃 肺 心	調和諸藥 和中緩急 潤肺 解毒	3～10g
증상 분석	風邪 → 頭面 ： 偏正頭痛 或 巓頂作痛, 目眩鼻塞 ↘ 表 → 正邪相爭 ： 惡寒發熱, 脈浮				
방제 해설	君	川芎 ： 辛行溫通 → ① 理氣活血(諸頭痛, 少陽頭痛)			
	臣	白芷 ： 辛 → 升散 → 入胃經 → ① 散風寒(陽明頭痛)			

		羌活 : 辛升 → 達表 → ① 散風寒濕(太陽頭痛) 溫 → 燥濕 → ② 祛濕(上焦) 細辛 : 辛散 → 入腎 → ① 散風寒(少陰頭痛) 溫 → 溫陽 → 入肺 → ② 溫肺化飮
	佐	荊芥 : 辛 香輕揚 → 升散 → ① 散上部風寒 防風 : 辛散 → 入肌肉 → ① 散上焦風濕邪 薄荷 : 辛香 → 升散 → ① 宣散風熱(頭目, 咽喉) 茶 : 上淸頭目, 下利小便 → 淸上降下
	使	甘草 : 甘 → ① 調和諸藥
참고	① 外感風邪로 인한 頭痛에 적용 ② "頭痛必用風藥者, 以高巓之上, 唯風藥可到也" – 汪昂 ③ 방제의 특징 ⓐ 辛溫藥과 辛凉藥의 배오 : 辛溫藥의 溫燥를 佐 ⓑ 薄荷(8兩)와 茶의 용량 重 : 風寒, 風熱에 치우치지 않음 ④ 복용 방법 : 식후에 淸茶로 調下	

附	菊花茶調散 《醫方集解》
效用	疏風止痛 淸利頭目
主治	風熱上犯頭目之偏正頭痛 或 巓頂作痛 頭暈目眩
組成	菊花·川芎·荊芥·羌活·甘草·白芷 각 2兩, 細辛 1兩, 防風 1兩 半, 蟬蛻·白僵蠶 각 5錢
참고	① 疏散風熱力 증강 ② 川芎茶調散 ⊕ 菊花, 白僵蠶

附	蒼耳子散 《重訂嚴氏濟生方》
效用	祛風通竅
主治	鼻淵 鼻塞 流濁涕 前額頭痛
組成	辛夷 半兩, 蒼耳子 2錢 半, 香白芷 1兩, 薄荷葉 半錢
참고	① 鼻淵, 鼻塞에 적용 ② 복용 방법 : 葱茶로 식후 調服

牽正散 ≪楊氏家藏方≫

效用	祛風化痰 通絡止痙				
主治	**風中頭面經絡**. 口眼喎斜 或 面肌抽動 舌淡紅 苔白				
組成	君	白附子	辛 溫 有毒 / 脾 胃	祛風痰 定驚搐 解毒 散結止痛	3~6g
	臣	白僵蠶	辛鹹 平 / 肝 肺	熄風止痙 疏散風熱 化痰散結 清熱解毒	3~10g
		全蝎(去毒) 각 등분	辛 平 有毒 / 肝	熄風止痙 解毒散結 通絡止痛	3~6g
	佐	熱酒	甘苦辛 溫 / 心 肝 肺 胃	活血通脈	
증상 분석	脾氣虛, 腠理失養, 氣血津液內停, 化濕痰 → 阻塞頭面經絡 : 口眼喎斜 或 面肌抽動				
방제 해설	君	白附子 : 溫燥濕 → ① 燥濕化痰 辛升散 → ② 散風止痙(頭面之風)			
	臣	殭蠶 : 辛散 → ① 祛風止痙 鹹軟堅 → ② 化痰散結 全蝎 : 辛散 → ① 熄風止痙 辛行 + 性走竄 → ② 通絡止痛			
	佐	熱酒 : 通血脈, 引藥入絡			
참고	① 風痰이 頭面經絡을 阻滯하여 나타나는 口眼喎斜에 적용(근본 원인인 脾虛는 치료하지 못함) ② 口眼喎斜의 가능 병기 : ⓐ 肝火, ⓑ 脾氣虛(衛氣虛) + 外感風邪 ③ 위 약물을 세밀하게 1錢을 熱酒로 복용				

附 止痙散 ≪方劑學≫上海中醫學院編

效用	祛風止痙 通絡止痛
主治	**痙厥 四肢抽搐等**. 對頑固性頭痛 偏頭痛 關節痛亦有較好的療效
組成	全蝎·蜈蚣 각 등분
참고	走竄하는 성질로 四肢關節을 遊走

玉眞散 ≪外科正宗≫

<table>
<tr><td>效用</td><td colspan="5">祛風化痰 定搐止痙</td></tr>
<tr><td>主治</td><td colspan="5">破傷風. 牙關緊急 口撮脣緊 身體强直 甚則角弓反張 咬牙縮舌 脈弦緊</td></tr>
<tr><td rowspan="7">組成</td><td rowspan="2">君</td><td>白附子</td><td>辛 溫 有毒 / 脾 胃</td><td>祛風痰 定驚搐 解毒 散結止痛</td><td>3~6g</td></tr>
<tr><td>天南星</td><td>苦辛 溫 有毒 / 肝 肺 脾</td><td>燥濕化痰 祛風止痙 散結消腫</td><td>3~9g</td></tr>
<tr><td rowspan="3">臣</td><td>羌活</td><td>辛 溫 / 膀胱 腎</td><td>散寒祛風 除濕止痛</td><td>3~9g</td></tr>
<tr><td>防風</td><td>辛甘 溫 / 膀胱 肝 脾</td><td>解表祛風 勝濕止痛</td><td>4.5~9g</td></tr>
<tr><td>白芷</td><td>辛 溫 / 肺 胃</td><td>散寒除濕 通竅止痛 消腫排膿</td><td>6~10g</td></tr>
<tr><td>佐</td><td>天麻
각 등분</td><td>甘 平 / 肝</td><td>熄風止痙 平肝潛陽</td><td>3~10g</td></tr>
<tr><td colspan="5">熱酒 또는 東便</td></tr>
<tr><td rowspan="4">방제
해설</td><td>君</td><td colspan="4">白附子・天南星 : 祛風化痰 解痙止痛</td></tr>
<tr><td>臣</td><td colspan="4">羌活・防風・白芷 : 經絡中 外邪를 消散</td></tr>
<tr><td>佐</td><td colspan="4">天麻 : 熄風解痙</td></tr>
<tr><td colspan="5">熱酒 또는 童便 : 通經絡 行氣血</td></tr>
<tr><td>참고</td><td colspan="5">① 破傷風에 적용 ⇒ 病情이 급한 者에게 적용
② 破傷風의 원인 : 惟跌打損傷, 瘡口未合, 貫風而成, 乃爲眞破傷風
③ 白附子와 天南星은 生用하면 毒性이 强 ⇒ 過用을 禁
④ 熱酒로 調服. 牙關緊急, 腰背反張者는 童便에 調服
⑤ 破傷風 : 皮膚의 外傷部에 邪(破傷風桿菌)를 받아 抽風을 일으키는 一種의 症. 血虛하여 筋을 營養할 수 없는데 病邪가 上口에서 內部로 侵入하여 風氣를 內動시켜 발생. 臨床表現은 面, 脣이 靑紫色을 띠며 苦笑하는 表情을 짓고 肌肉이 發作性痙攣을 일으키며 角弓反張하고 牙關緊閉, 呼吸困難, 痰鳴, 脈弦數, 或 弦緊 等을 나타냄.</td></tr>
</table>

<table>
<tr><td>附</td><td>五虎追風散 史傳恩家傳方 ≪中醫雜誌≫</td></tr>
<tr><td>效用</td><td>祛風解痙 止痛</td></tr>
<tr><td>主治</td><td>破傷風 牙關緊急 手足抽搐 角弓反張者</td></tr>
<tr><td>組成</td><td>蟬蛻 30g, 製南星・天麻 각 6g, 全蝎・白殭蠶 각 7~9個</td></tr>
<tr><td>참고</td><td>毒性이 비교적 弱. 破傷風이 緩者에게 적용</td></tr>
</table>

小活絡丹 ≪太平惠民和劑局方≫

效用	祛風除濕 化痰通絡 活血止痛
主治	**風寒濕痺**. 肢體筋脈疼痛 痲木拘攣 關節屈伸不利 疼痛游走不定 舌淡紫 苔白 脈沈弦 或澁 中風手足不仁 日久不愈 經絡中有濕痰瘀血 腰腿沈重 或 腿臂間作痛

組成					
君	川烏頭 6兩(炮)	辛 熱 有毒 / 脾 命門	祛寒濕 散風邪 溫經 止痛	1.5~4.5g
	草烏 6兩(炮)	辛苦 熱 大毒 / 心 肝 腎 脾	祛風除濕 溫經止痛	1.5~3g
臣	天南星 6兩(炮)	苦辛 溫 有毒 / 肝 肺 脾	燥濕化痰 祛風止痙 散結消腫	3~9g
佐	乳香 2兩 2錢(硏)	辛苦 溫 / 心 肝 脾	活血止痛 消腫生肌	3~10g
	沒藥 2兩 2錢(硏)	苦 平 / 肝 脾	活血止痛 消腫生肌	3~10g
	蚯蚓 6兩(去土)	鹹 寒 / 肝 脾 肺	淸熱定驚 通絡 平喘 利尿	5~15g

증상분석

風寒濕邪 ↘
留阻經絡 → 氣血不利 → 筋脈失養 : 肢體筋脈疼痛, 痲木拘攣, 關節屈伸不利, 疼痛游走不定
痰濕瘀血 ↗

방제해설	
君	川烏・草烏 : 逐風邪, 除寒濕, 止痛
臣	天南星 : 祛風豁痰, 燥濕, 祛絡中風痰濕邪
佐	乳香・沒藥 : 行氣活血, 通絡逐瘀 蚯蚓 : ① 通經活絡, ② 經絡으로 引經

참고

① 風寒濕邪가 經絡에 留滯한 증상에 적용(류마티스 관절염에 적용 가능)
② 복용 방법 : 空腹에 冷酒로 送下 또는 荊芥茶로 送下 ⇒ 通經絡, 散寒濕力 助
③ 藥力이 비교적 强하므로 陰虛有熱者, 妊産婦에는 禁用
④ 川烏頭・草烏・天南星 : 有毒 → 使用 時 炮製必須(去毒)

附 大活絡丹 ≪蘭台軌範≫

效用	祛風濕 益氣血 活絡止痛
主治	風濕痰瘀阻于經絡 正氣不足之中風癱瘓 痿痹 陰疽 流注以及跌打損傷等
組成	白花蛇・烏梢蛇・威靈仙・兩頭尖・草烏・天麻・全蝎・何首烏・龜板・痲黃・貫衆・甘草・羌活・肉桂・藿香・烏藥・黃連・熟地黃・大黃・木香・沈香 각 2兩, 細辛・赤芍藥・丁香・乳香・白殭蠶・天南星・靑皮・骨碎補・白荳蔲仁・安息香・黑附子・黃芩・茯苓・香附子・玄參・白朮 각 1兩, 防風 2兩 半, 葛根・虎脛骨・當歸 각 1兩

	半, 血竭 7錢, 蚯蚓·犀角·麝香·松脂 각 5錢, 牛黃·氷片 각 1錢 半, 人蔘 3兩
참고	① 祛風通絡 + 補氣 + 補血 + 活血 ② 中風에 적용 가능

疏散外風劑의 정리

방 제	大秦艽湯	消風散	川芎茶調散
병 기	正氣虛 + 風邪 → 經絡	風熱濕 → 肌肉	外感風邪 → 頭目
효 능	疏風淸熱 養血活血	疏風除濕 淸熱養血	疏風止痛
방제조성	祛風 + 養血 + 淸熱 + 活血	疏風 + 祛濕 + 淸熱 + 養血	疏風 + 活血
대표약물	秦艽, 羌活, 獨活, 防風, 白芷	荊芥, 防風, 牛蒡子, 蟬蛻	川芎, 白芷, 羌活, 細辛
변증요점	口眼喎斜, 舌强不語, 手足不能運動	皮膚瘙痒 疹出色紅 或 遍身云片斑點	偏正頭痛, 惡寒, 鼻塞, 舌薄白
특 징	經絡中風에 적용	風疹, 濕疹의 상용방	偏正頭痛에 적용

방 제	牽正散	玉眞散	小活絡丹
병 기	風痰 → 頭面經絡	破傷風	風寒濕邪 或 痰濕瘀血 → 經絡
효 능	祛風化痰 通絡止痙	祛風化痰 定搐止痙	祛風除濕 化痰通絡 活血止痛
방제조성	熄風 + 祛痰	祛風 + 化痰	祛風除濕 + 理氣活血
대표약물	白附子, 白殭蠶, 全蝎	白附子, 天南星, 羌活, 防風	川烏頭, 草烏, 天南星, 乳香, 沒藥
변증요점	風痰阻絡之面癱, 口眼喎斜	牙關緊急, 口撮脣緊, 身體强直, 角弓反張	肢體筋脈攣痛, 屈伸不利 或 痲木疼痛
특 징	口眼喎斜에 적용	破傷風에 적용	風寒濕痺(류마티스 관절염)

2) 平熄內風劑

① 熄風止痙의 작용으로 內風病證을 치료하는 방제
② 대표증상 : ⓐ 熱極生風－高熱不退, 神志昏迷, 四肢抽搐 ⇒ 平肝熄風
ⓑ 陰(血)虛生風－筋脈拘攣, 手足蠕動 ⇒ 補養熄風
③ 대표약물 : ⓐ 熱極生風－羚羊角, 鉤藤, 石決明, 天麻, 菊花, 牡蠣, 白蒺藜

ⓑ 陰(血)虛生風－地黃, 白芍, 阿膠, 鷄子黃

羚角鉤藤湯 ≪通俗傷寒論≫

效用	凉肝熄風 增液舒筋
主治	**熱盛動風證**. 高熱不退 煩悶躁擾 手足抽搐 發爲痙厥 甚則神昏 舌絳而乾 或 舌焦起刺 脈弦而數

組成

	藥物	性味 / 歸經	效能	用量
君	羚羊角 1錢 半(先煎)	鹹 寒 / 肝 心	平肝熄風 淸肝明目 淸熱解毒	1～3g
	釣鉤藤 3錢(後入)	甘微苦 凉 / 肝 心包	熄風止痙 淸熱平肝	10～12g
臣	桑葉 2錢(霜)	苦甘 寒 / 肺 肝	疏散風熱 淸肺潤燥 淸肝明目	5～9g
	菊花 3錢	辛甘苦 微寒 / 肺 肝	散風淸熱 平肝明目	3～9g
佐	白芍 3錢(生)	苦酸 微寒 / 肝	養血柔肝 緩中止痛 斂陰收汗	6～24g
	生地黃 5錢	大苦 大寒 / 心 肝 腎	淸熱生津 凉血止血	12～30g
	貝母 4錢(去心)	苦甘 微寒 / 肺 心	淸熱潤肺 化痰止咳	3～9g
	淡竹茹 5錢(先煎)	甘 微寒 / 肺 胃	淸熱化痰 除煩止嘔	6～10g
	茯神 3錢	甘淡 平 / 心 脾	寧心安神 利水	9～18g
使	甘草 8分(生)	甘 平 / 脾 胃 肺 心	調和諸藥 和中緩急 潤肺 解毒	3～10g

증상 분석

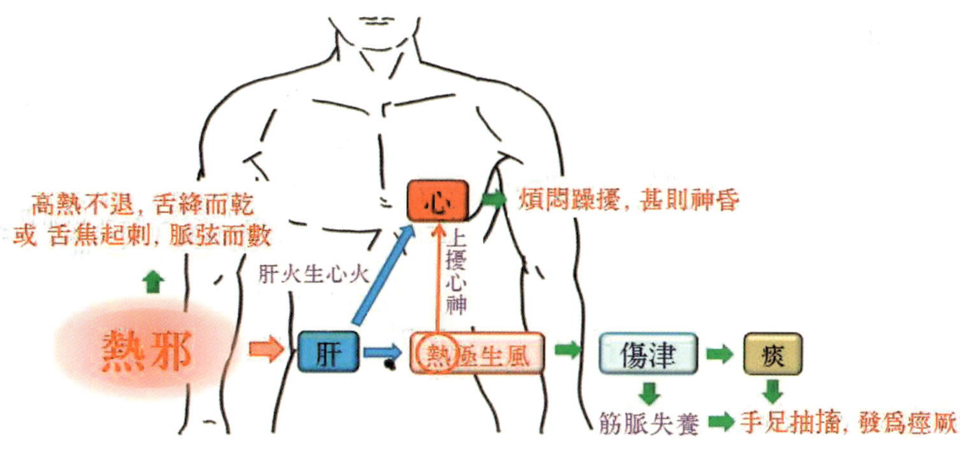

방제 해설

君

羚羊角 : 鹹寒淸熱 → ① 淸肝心熱 → ② 平肝熄風
角 → 散熱 ↗

釣鉤藤 : 苦寒瀉火 → ① 淸肝心熱 → ② 熄風止痙

		比類取象(類象筋) ＋ 甘寒生津 ↗
	臣	桑葉 ： 苦寒淸熱 → ① 疏散風熱(肺絡을 走하여 逐風熱) 甘寒滋陰 → ② 生津 菊花 ： 辛散輕淸 → ① 散風熱(頭目) 苦寒淸熱 → ② 淸熱解毒 甘寒滋陰 → ③ 滋肝陰
	佐	白芍 ： 酸 → 斂肝血 → ① 養血 ↘ 收斂 → ② 柔肝止痛 生地黃 ： 苦寒 → 淸熱 → ① 淸熱生津(血分) 川貝母 ： 甘寒滋陰 ＋ 寒淸熱 → ① 淸熱潤肺 苦降 → 助肅降 → ② 化痰止咳 竹茹 ： 寒淸熱 → 淸肺熱 → ① 淸肺化痰 茯神 ： 甘淡利濕 → ① 利水 → ② 寧心安神
	使	甘草(生) ： 寒淸熱 → ① 淸熱解毒 甘緩 → ② 調和諸藥
	白芍 ＋ 甘草 ： 酸甘化陰	
약리 작용	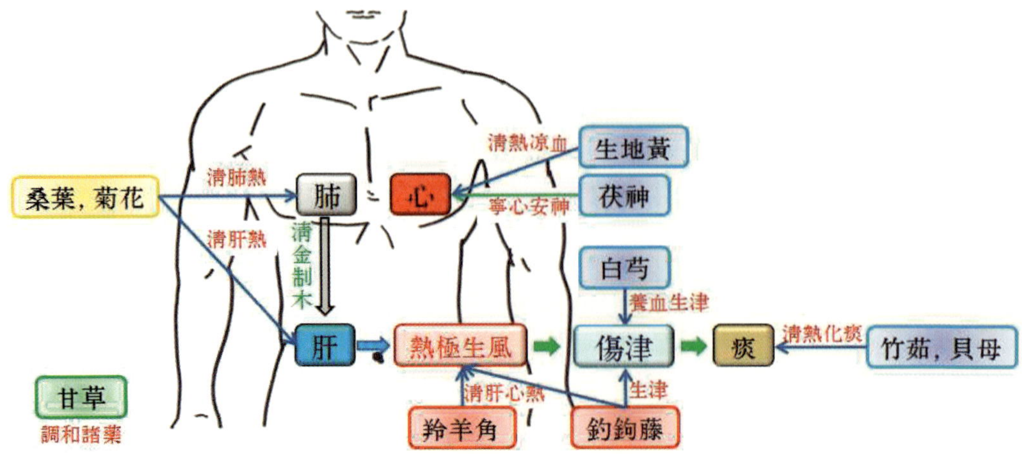	
참고	① 熱極生風 ＋ 傷陰한 者에게 적용 ② 방제의 구성 ： 平肝熄風 ＋ 淸熱 ＋ 養血 ＋ 祛痰 ＋ 安神 ③ 桑葉과 菊花의 배오 의의 ⇒ 散肺熱, 淸肝熱하여 羚羊角과 鉤鉤藤의 淸熱熄風을 助 ⇒ "淸金制木"之意 ④ 熱邪內閉로 인한 神志昏迷者는 安宮牛黃丸, 紫雪丹을 배합	

附	鉤藤飮	≪醫宗金鑑≫
效用	淸熱熄風 益氣解痙	

主治	**小兒天釣**. 壯熱驚悸 牙關緊閉 手足抽搐 頭目仰視等
組成	鉤藤 9g, 羚羊角 0.3g, 全蝎 0.9g, 人蔘 3g, 天麻 6g, 炙甘草 1.5g * 원서에는 약량 미기재
참고	熱極生風과 氣虛를 겸한 者에게 적용

鎭肝熄風湯 ≪醫學衷中參西錄≫

效用	鎭肝熄風 滋陰潛陽
主治	**肝陽上亢 肝風內動**. 頭目眩暈 目脹耳鳴 腦部熱痛 面色如醉 心中煩熱 或 時常噫氣 或 肢體漸覺不利 口面漸形喎斜 甚 或 眩暈顚仆 昏不知人 移時始醒 或 醒後不能復元 脈長有力

組成

君	懷牛膝 1兩	甘苦酸 平 / 肝 腎	補肝腎 强筋骨 活血祛瘀	10~15g
臣	生代磁石 1兩	苦 寒 / 肝 心	平肝潛陽 重鎭降逆 凉血止血	9~30g
	生龍骨 5錢(搗碎)	甘澁 微寒 / 心 肝	平肝潛陽 鎭驚安神 斂汗固精 止血澁腸	15~30g
	生牡蠣 5錢(搗碎)	鹹澁 微寒 / 肝 膽 腎	平肝潛陽 收斂固澁 補腎氣	15~30g
佐	生白芍 5錢	苦酸 微寒 / 肝	養血柔肝 緩中止痛 斂陰收汗	6~24g
	生龜板 5錢(搗碎)	鹹甘 微寒 / 肝 腎	滋陰潛陽 益腎健骨 養血補心	9~24g
	玄參 5錢	甘苦鹹 微寒 / 肺 腎 胃	養血滋陰 瀉火解毒	9~15g
	天門冬 5錢	甘苦 寒 / 肺 腎	滋陰潤燥 淸肺生津	6~12g
	川楝子 2錢(搗碎)	苦 寒 小毒 / 肝 胃 小腸	疏肝行氣止痛 殺蟲	4.5~9g
	生麥芽 2錢	甘微鹹 平 / 脾 胃 肝	行氣消食 健脾開胃 退乳消脹	9~15g
	茵蔯蒿 2錢	苦辛 微寒 / 脾 胃 肝 膽	淸濕熱 退黃疸	20~40g
使	甘草 1錢 半	甘 平 / 脾 胃 肺 心	調和諸藥 和中緩急 潤肺 解毒	3~10g

<table>
<tr><td>증상
분석</td><td colspan="2">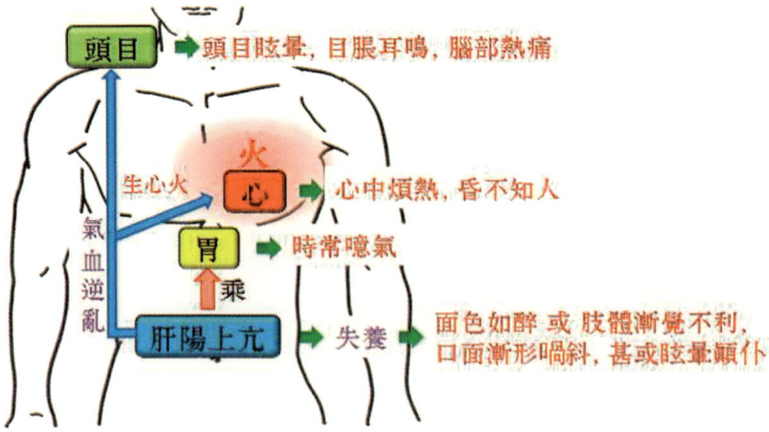
</td></tr>
<tr><td rowspan="4">방제
해설</td><td>君</td><td>懷牛膝 : (酒蒸) 甘溫益氣 → ① 補肝腎
甘酸化陰 ↗
(生) 苦降 → ② 引血下行
↘ ③ 活血袪瘀</td></tr>
<tr><td>臣</td><td>代磁石 : 質重 → ① 重鎭降逆(肝 胃)
龍骨 : 固澁 + 質重 → 斂肝氣 → ① 平肝潛陽
↘ ② 鎭驚安神
牡蠣 : 鹹寒滋陰 + 固澁 → 斂腎氣 → ① 益腎水
質重 → ② 平肝潛陽</td></tr>
<tr><td>佐</td><td>白芍 : 酸 → 斂肝血 → ① 養血
↘ 收斂 → ② 柔肝止痛
龜板 : 血肉有精之品 ──↓
鹹 + 甘寒滋陰 → ① 滋腎陰(益精)
質重 → ② 潛陽
玄參 : 寒淸熱 → ① 瀉浮游之腎火
入腎經 → ② 腎水를 上部로 引經
天門冬 : 苦寒淸熱 + 甘寒滋陰 → ① 淸肺滋陰
川楝子 : 苦降 → ① 疏肝理氣
苦寒淸熱 → ② 淸肝熱
生麥芽 : 鹹軟堅 → ① 消食和中 → ② 金石藥의 傷胃 방지
芽 → 生發之氣 → ③ 疏肝
茵蔯蒿 : 苦燥濕 + 寒淸熱 → ① 淸肝膽濕熱</td></tr>
<tr><td>使</td><td>甘草 : 甘緩 → ① 調和諸藥, ② 金石藥의 傷胃 방지</td></tr>
</table>

<table>
<tr><td>약리 작용</td><td>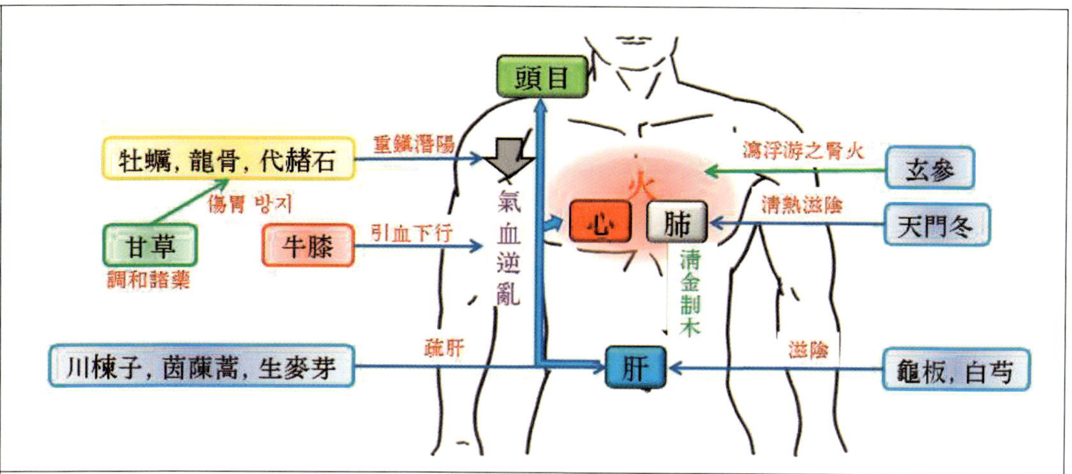
</td></tr>
<tr><td>참고</td><td>① 肝陽上亢으로 인한 肝風內動에 적용(임상에서 고혈압에 적용)
② 방제의 조성 : 平肝潛陽 + 滋陰 + 疏肝
③ 방제의 특징 : 標本兼顧(標 : 鎭肝熄風 本 : 滋養陰液)
④ 茵蔯蒿, 川楝子, 生麥芽의 배오 의의
ⓐ 淸泄肝陽之有餘
ⓑ 重鎭潛陽藥으로 인한 肝鬱을 疏
* 肝은 條達疏泄之性을 가짐 重鎭潛陽藥으로 인하여 이러한 성질을 상하면 '激發其反動之力'으로 증상 加重
ⓒ 麥芽는 甘草와 더불어 和胃調中하여 金石藥의 傷胃를 방지</td></tr>
</table>

附	建瓴湯 ≪醫學衷中參西錄≫
效用	鎮肝熄風 滋陰安神
主治	**肝腎陰虛 肝陽上亢證.** 頭目眩暈 耳鳴目脹 健忘 煩躁不安 失眠多夢 脈弦長而硬
組成	山藥・牛膝 각 1兩, 磁石 8錢, 龍骨・牡蠣・地黃 각 6錢, 白芍・柏子仁 각 4錢
참고	平肝熄風 + 寧心安神

天麻鉤藤飮 ≪雜病證治新義≫

效用	平肝熄風 清熱活血 補益肝腎				
主治	**肝陽偏亢 肝風上擾證.** 頭痛 眩暈 失眠多夢 或 口苦面紅 舌紅苔黃 脈弦 或 數				
組成	君	天麻 3錢	辛 平 / 肝	熄風止痙 平肝潛陽	3~10g
		鈞鉤藤 4錢 (後入)	甘 涼 / 肝 心包	息風止痙 清熱平肝	10~12g
	臣	石決明 6錢 (先煎)	鹹 寒 / 肝	平肝潛陽 淸肝明目	15~30g
		梔子 3錢	苦 寒 / 心 肝 肺 胃 三焦	瀉火除煩 淸熱利尿 凉血解毒	6~18g
		黃芩 3錢	苦 寒 / 肺 心 肝 大腸	淸熱燥濕 瀉火解毒 止血 安胎	6~12g
	佐	牛膝 4錢	甘苦酸 平 / 肝 腎	補肝腎 强筋骨 活血祛瘀	10~15g
		益母草 3錢	辛微苦 微寒 / 心 肝 膀胱	活血調經 利水消腫	9~30g
		杜冲 3錢	甘微辛 溫 / 肝 腎	補肝腎 强筋骨 安胎	6~9g
		桑寄生 3錢	苦甘 平 / 肝 腎	補肝腎 强筋骨 祛風濕 安胎元	9~15g
		夜交藤 3錢	甘微苦 平 / 心 肝	養心安神 祛風通絡	12~24g
		茯神 3錢(朱)	甘淡 平 / 心 脾	寧心安神 利水	9~18g

<table>
<tr><td>증상 분석</td><td colspan="2">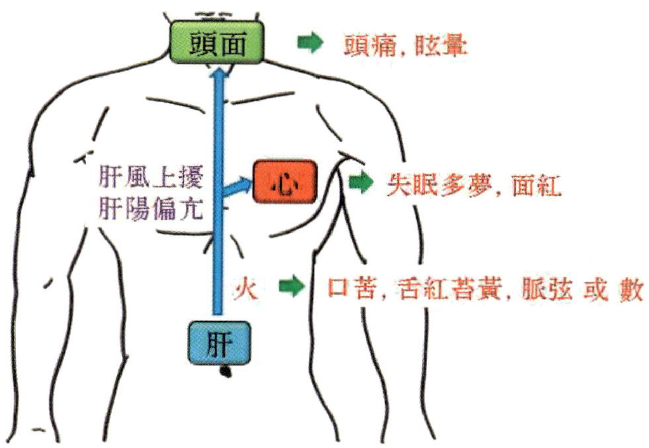
</td></tr>
<tr><td rowspan="3">방제 해설</td><td>君</td><td>天麻 : 辛行 → 通絡肝經 → ① 散肝經氣鬱虛風 → ② 熄風止痙
鈎鉤藤 : 苦寒瀉火 → ① 淸肝心熱 → ② 熄風止痙
比類取象(類象筋) + 甘寒生津 ↗</td></tr>
<tr><td>臣</td><td>石決明 : 寒淸熱 → 熱로 인한 風 → ① 淸熱祛風
鹹軟堅 → 風으로 인한 結 → ② 軟堅逐瘀
質重 → ③ 潛陽
梔子 : 苦寒淸熱 → ① 淸心熱 → 屈曲下行 → ② 淸熱利尿 → ③ 淸三焦之熱
黃芩(條芩) : 苦寒淸熱 → ① 淸肝熱</td></tr>
<tr><td>佐</td><td>牛膝 : 苦降 → ① 活血祛瘀
↘ ② 引血下行
益母草 : 辛行 → 散風 活血 → ① 活血祛瘀 → ② 利水
苦降 → 祛瘀消結 ↗
杜仲 : 甘溫益氣 → ① 補肝腎 → ② 强筋骨
桑寄生 : 甘潤滋陰 → ① 補肝腎 → ② 强筋骨
苦降 → 行氣血 → ③ 祛風濕 ↗
夜交藤 : 甘補 → ① 養心安神
苦降 → 行血 → ② 祛風通絡
朱茯神 : 淸熱安神</td></tr>
</table>

약리 작용	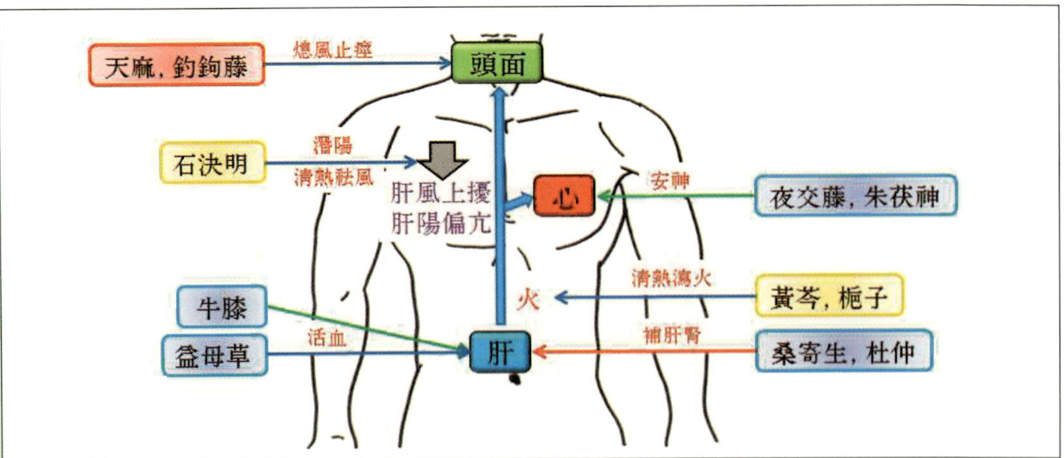
참고	① 肝陽上亢으로 인한 肝風上擾證에 적용 ② 방제의 조성 : 平肝熄風 + 淸熱 + 補肝腎 + 安神

阿膠鷄子黃湯 ≪通俗傷寒論≫

效用	滋陰養血 柔肝熄風				
主治	**邪熱久羈 陰血不足 虛風內動**. 筋脈拘急 手足瘈瘲 心煩不寐 或 頭目眩暈 舌絳少苔 脈細數				
組成	君	阿膠 2錢(烊冲)	甘 平 / 肺 肝 腎 心	補血滋陰 潤燥 止血	5~10g
		鷄子黃 2枚 (先煎代水)	甘 平 / 心 腎	滋陰潤燥 養血熄風	
	臣	生地黃 4錢	大苦 大寒 / 心 肝 腎	淸熱生津 凉血止血	12~30g
		白芍 3錢	苦酸 微寒 / 肝	養血柔肝 緩中止痛 斂陰收汗	6~24g
	佐	釣鉤藤 2錢	甘 凉 / 肝 心包	息風止痙 淸熱平肝	10~12g
		石決明 5錢(杵)	鹹 寒 / 肝	平肝潛陽 淸肝明目	15~30g
		牡蠣 4錢(杵)	鹹澁 微寒 / 肝 膽 腎	平肝潛陽 收斂固澁 補腎氣	15~30g
		茯神 4錢	甘淡 平 / 心 脾	寧心安神 利水	9~18g
		絡石藤 3錢	苦 微寒 / 心 肝 腎	祛風通絡 凉血消腫	8~16g
	使	甘草 6分(炙)	甘 平 / 脾 胃 肺 心	調和諸藥 和中緩急 潤肺 解毒	3~10g

<table>
<tr><td>증상 분석</td><td colspan="2">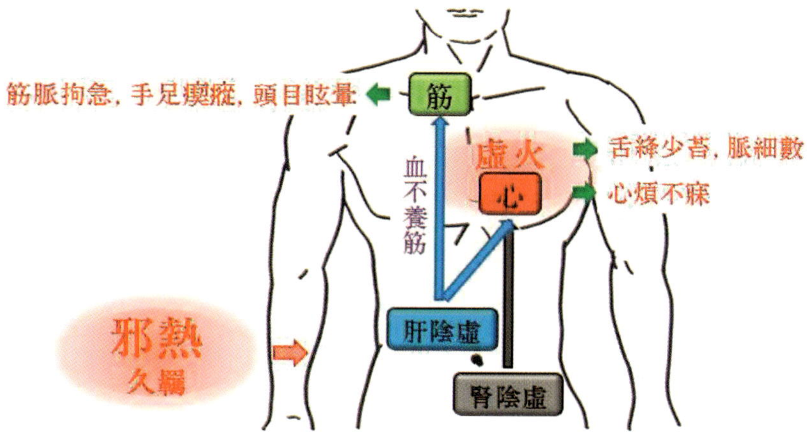
</td></tr>
<tr><td rowspan="4">방제 해설</td><td>君</td><td>阿膠 : 血肉有精之品
甘潤滋陰 → ① 補腎肝肺心陰 → ② 養血止血 → ③ 潤燥
鷄子黃 : 滋陰養血熄風</td></tr>
<tr><td>臣</td><td>乾地黃 : 苦寒 → 淸熱 → ① 淸熱生津(血分)
甘寒 → 滋陰 → ② 滋陰生津
白芍 : 酸 → 收斂 → ① 柔肝止痛
↘ 斂肝血 → ② 養血</td></tr>
<tr><td>佐</td><td>釣鉤藤 : 苦寒瀉火 → ① 淸肝心熱 → ② 熄風止痙
比類取象(類象筋) ↗
石決明 : 寒淸熱 → 熱로 인한 風 → ① 淸熱祛風
風으로 인한 結 → ② 軟堅逐瘀
質重 → ③ 潛陽
牡蠣 : 鹹寒滋陰 + 固澁 → 斂腎氣 → ① 益腎水
質重 → ② 平肝潛陽
茯神木 : 平肝安神
絡石藤 : 苦降 → ① 祛風通絡
寒淸熱 → ② 凉血消腫</td></tr>
<tr><td>使</td><td>甘草 : 甘緩 → ① 調和諸藥</td></tr>
</table>

<table>
<tr><td>약리 작용</td><td>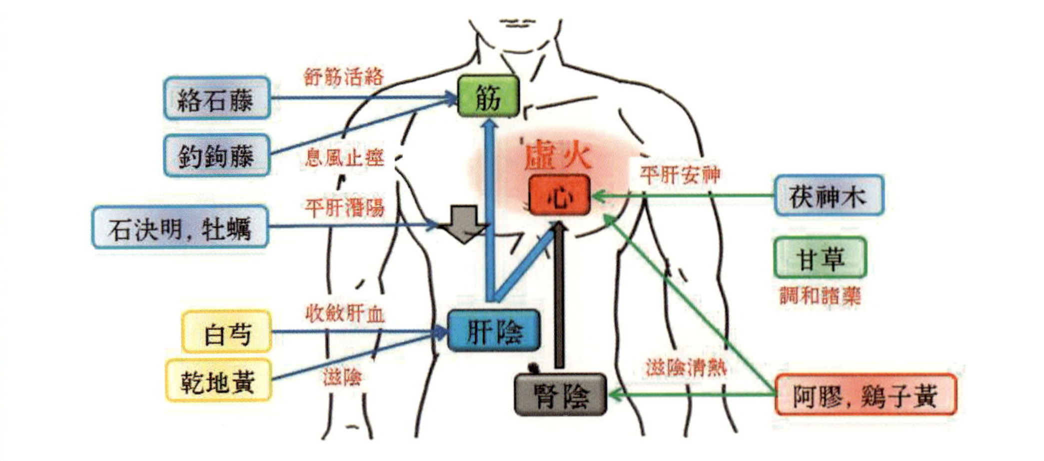
</td></tr>
<tr><td>참고</td><td>① 溫病後期에 熱傷陰血로 인한 虛風內動에 적용
② 방제의 조성 : 滋陰 + 平肝熄風 + 舒筋
③ 방제의 특징 : 標本兼顧 ⇒ 本(虛)에 치중
④ 生地黃보다 淸熱하고 養陰하는 乾地黃이 적합</td></tr>
</table>

大定風珠 ≪溫病條辨≫

效用	滋陰熄風				
主治	**陰虛風動證**. 手足瘛瘲 形消神倦 舌絳少苔 脈氣虛弱 時時欲脫者				
組成	君	阿膠 3錢	甘 平 / 肺 肝 腎 心	補血滋陰 潤燥 止血	5~10g
		鷄子黃 2枚	甘 平 / 心 腎	滋陰潤燥 養血熄風	
	臣	乾地黃 6錢	甘 寒 / 心 肝 腎	淸熱凉血 養陰生津	9~15g
		麥門冬 6錢	甘 微寒 / 心 肺	養陰潤肺 淸心除煩 益胃生津	6~12g
		白芍 6錢	苦酸 微寒 / 肝	養血柔肝 緩中止痛 斂陰收汗	6~24g
		龜板 4錢	鹹甘 微寒 / 肝 腎	滋陰潛陽 益腎健骨 養血補心	9~24g
		鱉甲 4錢	鹹 微寒 / 肝 腎	滋陰潛陽 軟堅散結 退熱除蒸	9~24g
	佐	火麻仁 2錢	甘 平 / 脾 胃 大腸	潤燥 滑腸 通便	9~15g
		牡蠣 4錢	鹹澁 微寒 / 肝 膽 腎	平肝潛陽 收斂固澁 補腎氣	15~30g
		五味子 2錢	酸鹹 溫 / 肺 心 腎	收斂固澁 益氣生津 補腎寧心	2~6g
	使	甘草 4錢 (炙)	甘 平 / 脾 胃 肺 心	調和諸藥 和中緩急 潤肺 解毒	3~10g

<table>
<tr><td>증상
분석</td><td colspan="2">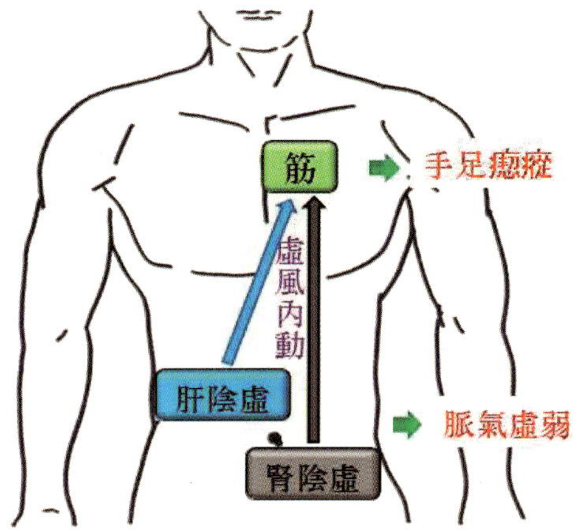
</td></tr>
<tr><td rowspan="6">방제
해설</td><td>君</td><td>阿膠 ： 血肉有精之品 ↓
甘潤滋陰 → ① 補腎肝肺心陰 → ② 養血止血 → ③ 潤燥
鷄子黃 ： 滋陰養血熄風</td></tr>
<tr><td>臣</td><td>熟地黃 ： 甘潤滋陰 → ① 滋腎陰 → ② 滋陰養肝
溫胃 → ③ 助腐熟
麥門冬 ： 甘潤寒 → 滋陰生津 → ① 滋補肺胃 → ② 滋陰淸熱
白芍 ： 酸 → 收斂 → ① 柔肝止痛
↘ 斂肝血 → ② 養血
龜板 ： 血肉有精之品 ↓
鹹 ＋ 甘寒滋陰 → ① 滋腎陰(益精)
質重 → ② 潛陽
鱉甲 ： 鹹寒淸熱 → ① 淸陰分之熱(肝實熱)
↘ 淸熱滋陰 ＋ 質重 → ② 滋陰潛陽</td></tr>
<tr><td>佐</td><td>麻子仁 ： 質潤 → ① 養陰潤燥
牡蠣 ： 鹹寒滋陰 ＋ 固澁 → 斂腎氣 → ① 益腎水
質重 → ② 平肝潛陽
五味子 ： 酸斂 → 入肺 → ① 收斂肺氣 → 斂肺陰
↘ 斂肺止汗 ↗
↘ 入腎 → ② 澁精固氣
③ 諸藥의 寒性을 佐</td></tr>
<tr><td>使</td><td>甘草 ： 甘緩 → ① 調和諸藥</td></tr>
<tr><td colspan="2">白芍・五味子 ＋ 甘草 ： 酸甘化陰 → 滋陰柔肝</td></tr>
</table>

약리 작용

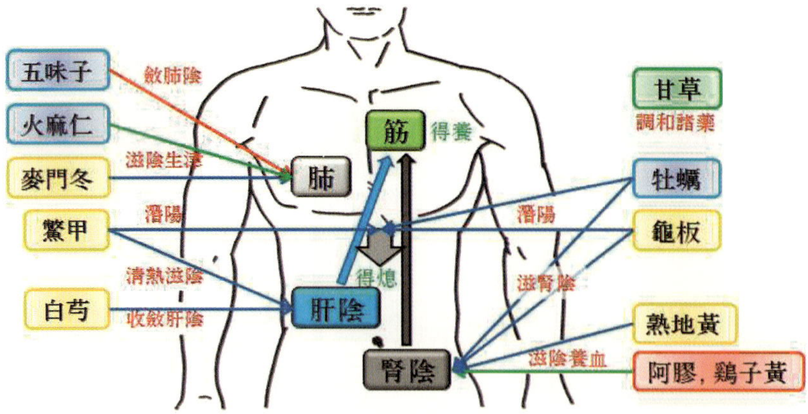

참고	① 陰虛로 인한 虛風內動에 적용 ② 방제의 특징 : 大量의 滋潤養陰之品 + 少量의 熄風之品 ⇒ 治病求本 ③ 加減復脈湯 ⊕ 鷄子黃, 龜板, 鱉甲, 牡蠣, 五味子 ④ 陰虛의 증상 위주이므로 滋陰力이 강한 熟地黃이 乾地黃보다 적합

附	小定風珠 ≪溫病條辨≫
效用	滋陰熄風
主治	**肝陰虛甚厥證**. 攪亂冲脈 呃逆 脈細弦
組成	鷄子黃 1枚, 眞阿膠 2錢, 龜板 6錢, 童便 1杯, 淡菜 3錢
附	三甲復脈湯 ≪溫病條辨≫
效用	滋陰復脈 潛陽熄風
主治	溫病邪熱久羈下焦 熱甚厥甚 心中憺憺大動 甚則心中痛 或 手足蠕動 舌絳少苔 脈細促者
組成	炙甘草・乾地黃・白芍 각 6錢, 麥門冬・牡蠣 각 5錢, 阿膠 3錢, 鱉甲 8錢, 龜板 1兩
참고	① 大定風珠 ⊖ 麻子仁, 五味子, 鷄子黃 ② 炙甘草湯에서 발전

地黃飮子 ≪黃帝素問宣明論方≫

效用	滋腎陰 補腎陽 開竅化痰				
主治	**瘖痱證**. 舌强不言 足廢 口乾不欲飮 沈細弱脈				
組成	君	熟地黃	甘 微溫 / 腎 肝	養血滋陰 補精益髓	12~30g
		巴戟天(去心)	甘辛 微溫 / 肝 腎	補腎陽 强筋骨 祛風濕	10~15g

	山茱萸	酸澁 微溫 / 肝 腎	補益肝腎 澀精固脫	6~12g
	肉從蓉(酒浸 焙)	甘鹹 溫 / 腎 大腸	補腎陽 益精血 潤腸通便	10~20g
臣	石斛	甘 微寒 / 胃 腎	益胃生津 滋陰清熱	6~12g
	附子(炮)	辛甘 大熱 / 心 脾 腎	回陽補火 散寒除濕	3~15g
	五味子	酸鹹 溫 / 肺 心 腎	收斂固澁 益氣生津 補腎寧心	2~6g
	肉桂	辛甘 大熱 / 腎 脾 膀胱	補元陽 暖脾胃 除積冷 通血脈	2~5g
	麥門冬(去心)	甘 微寒 / 心 肺	養陰潤肺 淸心除煩 益胃生津	6~12g
佐	石菖蒲	辛苦 溫 / 心 胃	化痰開竅 化濕行氣 祛風利痺 消種止痛	3~9g
	遠志(去心)	苦辛 微溫 / 肺 心 腎	寧心安神 祛痰開竅 消散癰腫	3~9g
	茯苓 각 등분	甘淡 平 / 脾 肺 心 腎	利水滲濕 健脾寧心	9~18g
使	生薑 5片	辛 溫 / 肺 脾 胃	解表散寒 溫中止嘔 化痰止咳	3~18g
	大棗 1枚	甘 溫 / 脾 胃	補脾和胃 益氣生津 調營衛 解藥毒	3~10g
	薄荷 5~7葉	辛 凉 / 肝 肺	宣散風熱 淸頭目 透疹	2~6g

증상 분석

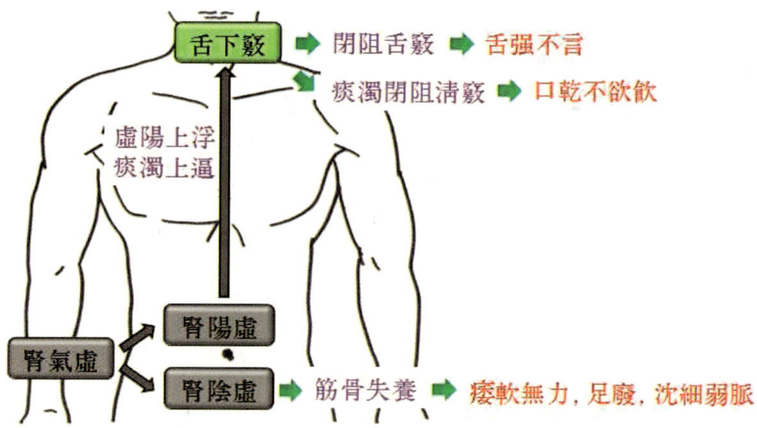

방제 해설

君

熟地黃 : 甘潤滋陰 → ① 滋腎陰 → ② 滋陰養肝
溫胃 → ③ 助腐熟

巴戟天 : 辛溫 → ① 補腎助陽

		辛行 → ② 祛風除濕 山茱萸 : 酸斂 → ① 收斂肝陰 澁 → 固澁 → ② 澁精固氣 肉蓯蓉 : 鹹溫 → ① 補腎陽 質潤 → ② 潤腸
	臣	麥門冬 : 甘潤寒 → 滋陰生津 → ① 滋補肺胃 → ② 滋陰淸熱 五味子 : 酸斂 → 入肺 → ① 收斂肺氣 → 斂肺陰 ↘ 斂肺止汗 ↗ ↘ 入腎 → ②澁精固氣 石斛 : 甘寒滋陰 → ① 補脾腎陰 → ② 淸虛熱 寒淸熱 ↗ 附子 : 大熱(少量炮製) → 少火生氣 → ① 補命門火 ↘ ② 逐寒 肉桂 : 大熱(少量) → 入腎 → ① 補命門之火 甘溫益氣 → 入脾 → ② 溫脾胃
	佐	石菖蒲 : 辛行 + 香走竄 → ① 開通心竅 香化濕 + 溫燥濕 → ② 化濕和胃 遠志 : 辛散溫通 → 補腎陽 → 補心陽 → ① 補火通心 → 寧心安神 甘溫益氣 ↗ 茯苓 : 甘淡滲濕 → 入脾胃 → ① 滲濕健脾
	使	生薑 + 大棗 : ① 甘味로 緩和 + 辛味로 壅滯 방지 ② 脾의 昇騰之氣를 助(脾 → 肺 → 四肢肌肉) ③ 滋膩藥의 壅滯를 방지 薄荷 : 辛行 → ① 疏肝
약리 작용	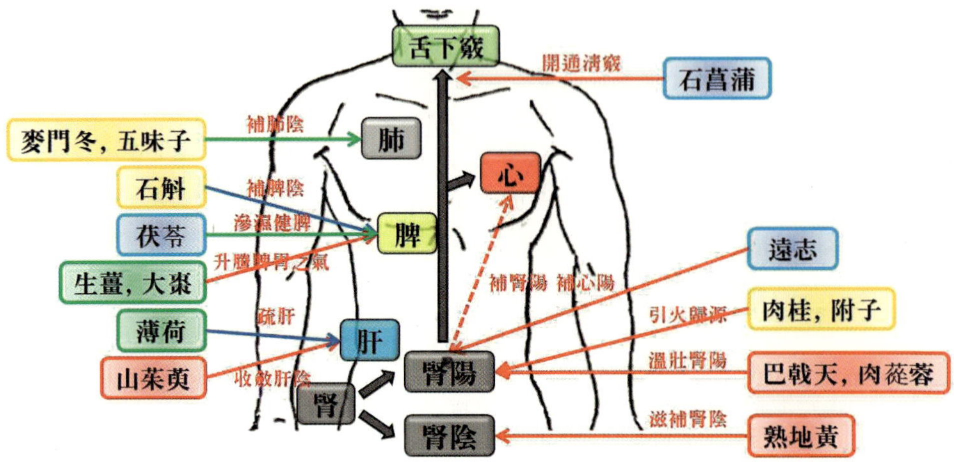	

참고	
	① 腎虛로 인한 瘖痱證에 적용(腎陰腎陽兩虛 + 痰阻竅道) ② 방제의 특징 ⓐ 上下幷治, 標本兼顧 ⇒ 治下, 治本 위주 ⓑ 陰陽幷補, 溫而不燥 ③ 복용 방법 : 약물을 세말하여 生薑, 大棗, 薄荷를 함께 달여 복용 ④ 瘖痱證 : 中風의 症候의 하나. 瘖은 言語不便 또는 言語不能을 뜻하며 痱는 四肢痿廢 運動不能을 의미함. 臨床上 虛實의 區別이 있는데 實證은 風痰阻塞에 起因하고 虛證은 腎虛하여 正氣가 上升하지 못하기 때문 ⑤ 引火歸源하여 腎陽을 補하는 肉桂, 附子와 滋腎陰하는 熟地黃이 배오되어 腎氣를 補하므로 君藥으로 보기도 함

平熄內風劑의 정리

방 제	羚羊鉤藤湯	鎭肝熄風湯	天麻鉤藤飮
병 기	熱極生風	肝陽化風	
효 능	凉肝熄風 增液舒筋	鎭肝熄風 滋陰潛陽	平肝熄風 淸熱活血 補益肝腎
방제조성	平肝熄風 + 淸熱 + 養血 + 祛痰 + 安神	平肝潛陽 + 滋陰 + 疏肝	平肝熄風 + 淸熱 + 補肝腎 + 安神
대표약물	羚羊角, 釣鉤藤, 桑葉, 菊花, 白芍	懷牛膝, 代赭石, 龍骨, 牡蠣, 白芍, 茵蔯蒿	天麻, 釣鉤藤, 石決明, 梔子, 黃芩
변증요점	高熱, 抽搐, 舌紅, 脈弦數	頭暈, 胸部脹痛, 面色如醉, 心中煩熱, 脈弦長有力	頭痛, 眩暈, 失眠
특 징	淸熱熄風力 우수	鎭肝潛陽力 우수	淸熱活血 + 安神

방 제	阿膠鷄子黃湯	大定風珠	地黃飮子
병 기	陰虛 → 虛風內動		腎陰腎陽兩虛 + 痰塞竅道 → 瘖痱證
효 능	滋陰養血 柔肝熄風	滋陰熄風	滋腎陰 補腎陽 開竅化痰
방제조성	滋陰 + 平肝熄風 + 舒筋	滋陰 + 熄風	補腎陰 + 補腎陽 + 開竅
대표약물	阿膠, 鷄子黃, 地黃, 白芍, 石決明, 釣鉤藤	阿膠, 鷄子黃, 乾地黃, 麥門冬, 龜板, 鱉甲	熟地黃, 巴戟天, 山茱萸, 肉蓯蓉, 附子, 肉桂
변증요점	手足瘈瘲, 頭目眩暈, 脈細數	神倦瘈瘲, 脈虛弱, 舌絳少苔	舌强不言, 足廢, 口乾不欲飮, 沈細弱脈
특 징	潛陽熄風力 우수	滋陰增液에 편중(治病求本)	腎陰腎陽을 雙補

15. 治燥劑

❀ 輕宣潤燥, 滋陰潤燥의 작용으로 燥證을 치료하는 방제

概說

① 立法 原則 : "治上焦如羽, 非輕不擧" ≪溫病條辨・雜說≫

② 燥證의 구분

구 분		대표증상		治 法	분 류
燥證	外燥(感受燥邪)	發熱惡寒, 口乾咽痛, 乾咳無痰, 咳嗽少痰		輕宣潤燥法	治燥劑
	內燥 (臟腑津液虧損)	上燥(肺－大腸)	乾咳少痰, 咽乾咯血, 便秘	滋陰潤燥法	
		中燥(胃)	口乾食少, 肌肉消瘦		
		下燥(腎)	消渴		

* 輕宣潤燥法 : 肺는 嬌臟으로 不耐寒熱하는 특징이 있어 治上焦如羽 非輕不擧의 원칙을 적용한다. 外燥는 강한 邪氣가 아니므로 瀉火 解表의 약을 쓰면 오히려 正氣를 상하므로 外燥를 치료할 때는 辛凉微苦하며 氣輕味薄한 약물을 위주로 하여 用量은 적게 전탕 시 짧게 끓여서 복용해야 한다.

③ 사용 시 주의사항

ⓐ 外燥와 內燥의 구분 外燥는 凉燥와 溫燥를 구분하여 치료

ⓑ 燥邪는 쉽게 化熱하며 傷津耗氣 ⇒ 淸熱, 益氣, 生津藥 배오

ⓒ 輕宣潤燥藥은 辛香耗氣, 苦燥傷陰하며 滋陰潤燥藥은 滋膩하여 助濕碍氣하므로 상호 배합하여 사용

生理・病理 짚고 넘어가기 : 燥邪

① 燥邪의 개념

外邪	개 념				생리 특성
燥邪	溫燥	가을에 外受 받는 溫熱邪로 熱邪보다는 弱	傷氣, 傷津	陽邪	① 乾燥枯涸(皮膚皸裂) ② 澁滯堅斂(脣乾, 咽乾, 口渴) ③ 쉽게 傷肺하며 腎은 燥를 惡 ④ 肺과 相應
	凉燥	가을에 外受 받는 寒凉邪로 寒邪보다는 弱	入裏化熱 → 傷津, 傷陰血		

② 外燥와 內燥의 관계

外燥 → 傷津液 ↗ 輕 : 化燥 ⇒ 外燥引動內燥
　　　　　　　↘ 重 : 陰血不足 ⇒ 虛熱內生

* 外燥는 津液을 傷하게 하여 그 정도가 輕하면 內燥를 引動하며 重하면 陰血을 傷하게 하여 虛熱을 발생케 함.

治燥劑의 종류 및 대표처방

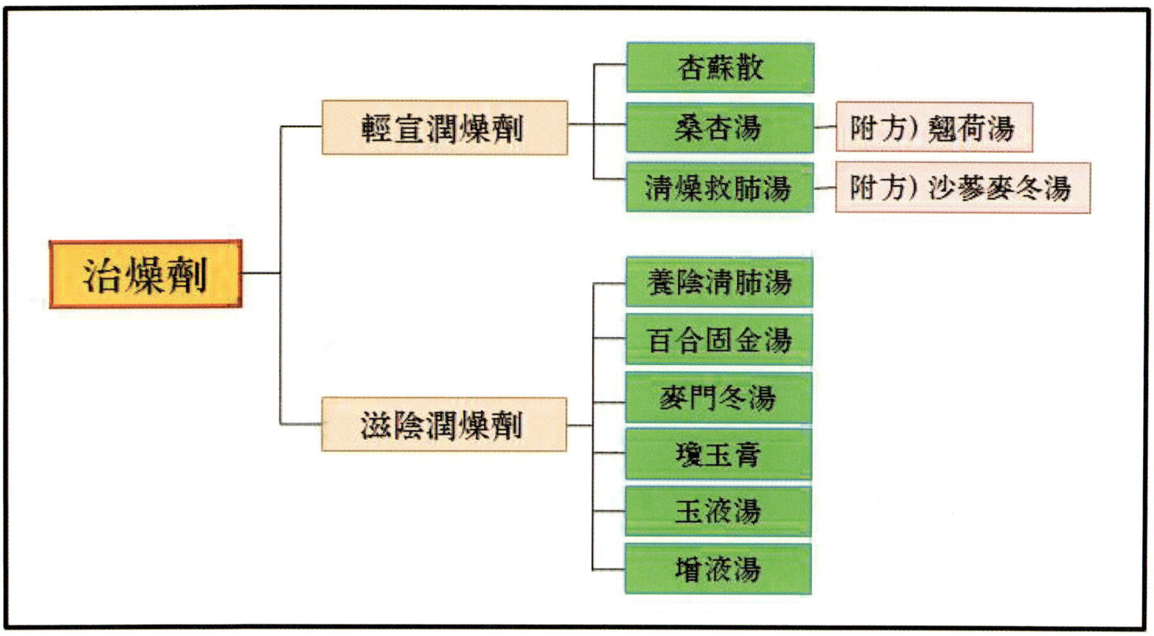

1) 輕宣潤燥劑

① 輕宣潤燥의 작용으로 外感凉燥 혹은 溫燥에 적용하는 방제

② 대표증상 : 外感凉燥－惡寒頭痛, 咳嗽鼻塞, 咽乾口燥
　　　　　　外感溫燥－身熱頭痛, 乾咳少痰, 氣逆喘急, 心煩口渴

③ 대표약물 : 外感凉燥－蘇葉, 桔梗, 前胡, 杏仁
　　　　　　外感溫燥－桑葉, 杏仁, 沙參, 麥門冬

杏蘇散 ≪溫病條辨≫

效用	輕宣涼燥 宣肺化痰
主治	**外感涼燥證.** 惡寒無汗 頭微痛 咳嗽痰稀 鼻塞咽乾 苔白脈弦

組成

君	杏仁 2錢	苦辛 微溫 / 肺 大腸	止咳平喘 潤腸通便	3～10g
	紫蘇葉 2錢	辛 香 溫 / 肺 脾	解表散寒 行氣和胃	3～9g
臣	前胡 2錢	苦辛 微寒 / 肺	祛痰降氣 宣散風熱	3～10g
	苦桔梗 2錢	辛苦 平 / 肺 心 胃	宣肺利咽 祛痰排膿	3～9g
	枳殼 2錢	苦酸 微寒 / 肺 脾 大腸	理氣寬中 行痰 消積	3～12g
佐	半夏 2錢	辛 溫 / 肺 胃 脾	化痰止嘔 燥濕降逆 消痞散結	4～12g
	橘皮 2錢	辛 溫 / 脾 胃 肺	理氣健脾 燥濕化痰	6～12g
	茯苓 2錢	甘淡 平 / 脾 肺 心	利水滲濕 健脾寧心	5～18g
使	生薑 2錢	辛 溫 / 肺 脾 胃	解表散寒 溫中止嘔 化痰止咳	3～18g
	大棗 2枚	甘 溫 / 脾 胃	補脾和胃 益氣生津 調營衛 解藥毒	3～10g
佐使	甘草 2錢	甘 平 / 脾 胃 肺 心	調和諸藥 和中緩急 潤肺 解毒	3～10g

증상분석

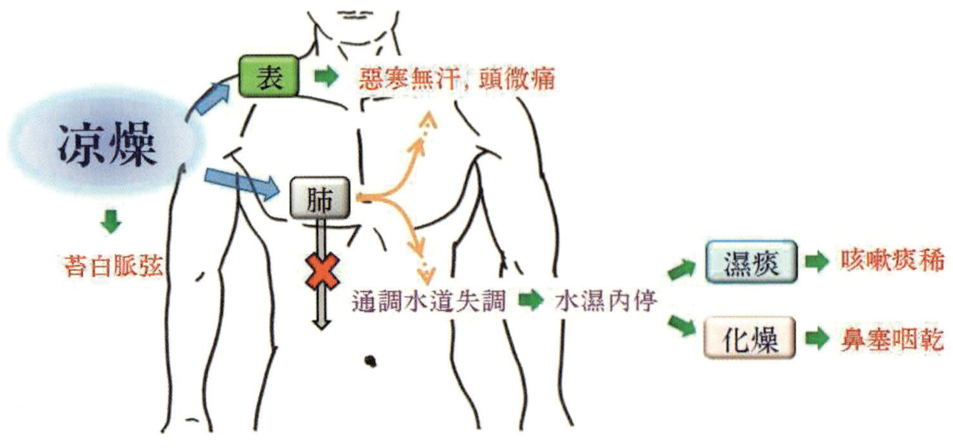

방제해설

君

杏仁 : 苦 → 降 → 助肅降 → ① 降氣平喘
微辛 → 升 → 助宣發 → ② 紫蘇葉을 助
溫潤 → ③ 潤燥

紫蘇葉 : 辛 香 → 散 → 疏肺 → ① 宣肺散寒
↘
辛行 → 入脾胃→ ② 理氣寬中

	臣	前胡 : 苦降 → 入肺 → ① 降氣消痰 辛散 → ② 宣散風熱 ③ 紫蘇葉, 杏仁의 溫性을 佐 桔梗 : 辛升 → 入肺 → 助宣發 → ① 開提肺氣 枳殼 : 苦降 → 入肺 → 助肅降 → ① 下氣寬胸 ⇒ 紫蘇葉, 杏仁의 宣肺를 助
	佐	半夏 : 辛溫 → 散 燥濕 → ① 散濕化痰 陳皮 : 辛微苦 → 苦辛通降 → 入肺脾 → ① 理氣健脾 辛散 → ② 化痰 ↙ 茯苓 : 甘淡滲濕 →入脾胃 → ① 滲濕健脾
	使	生薑 +大棗 : ① 甘味로 緩和 + 辛味로 壅滯 방지 ② 甘辛化陽 : 脾胃를 돕고 表로 가서 衛氣 도움 ③ 脾의 昇騰之氣를 助(脾 → 肺 → 四肢肌肉) ④ 大棗 – 補益營血 生薑 – 助衛發汗 → 營衛調和 ⑤ 生薑은 半夏毒 제거
	佐使	甘草 : 甘 → ① 調和諸藥 甘草 2兩 → ② 補脾胃 작용 ⇒ 佐使藥으로 사용
	紫蘇葉 + 杏仁 : 輕宣而溫潤, 宣肺而止咳 桔梗 + 枳殼 : 一升一降, 宣降肺氣	
약리 작용	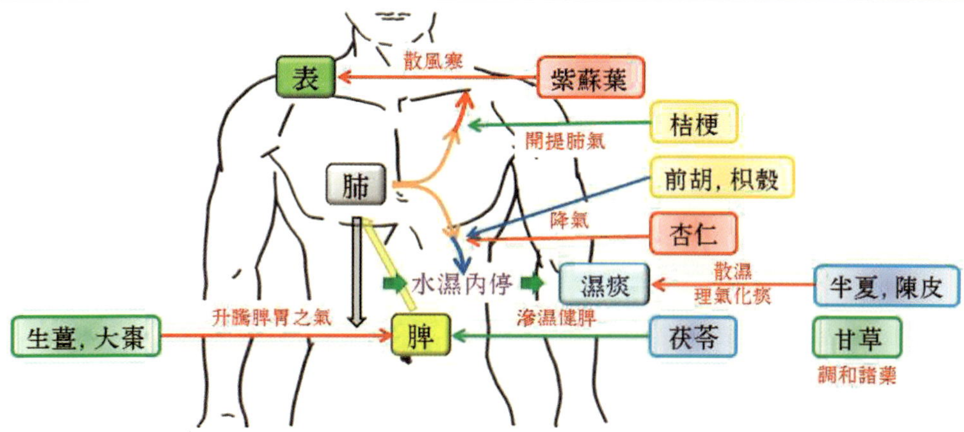	
참고	① 外感凉燥를 치료하는 대표방제 ② 參蘇飮 ⊖ 葛根, 人蔘, 木香 ⊕ 杏仁 ③ 방제의 특징 : 苦溫과 辛甘 배합 ≪素問・至眞要大論≫ "燥淫於內, 治以苦溫, 佐以甘辛" ⇒ 輕宣溫潤之法 ④ 半夏와 陳皮의 배오 의의 : ⓐ 肺로 들어가 散濕, 化痰 ⓑ 肺의 通調水道 실조가 脾의 運化水濕에 영향을 주어 나타나는 濕痰을 제거	

桑杏湯 ≪溫病條辨≫

效用	淸宣溫燥 潤肺止咳
主治	**外感溫燥證**. 身熱不甚 口渴 咽乾鼻燥 乾咳無痰 或 痰少而粘 舌紅 苔薄白而乾 脈浮數而右脈大

組成

君	桑葉 1錢	苦甘 寒 / 肺 肝	疏散風熱 淸肺潤燥 淸肝明目	5～9g
	杏仁 1錢 半	苦辛 微溫 / 肺 大腸	止咳平喘 潤腸通便	3～10g
臣	香豉 1錢	辛甘微苦 寒 / 肺 胃	疏散解表 除煩 宣發鬱熱	6～15g
	沙參 2錢	甘 微寒 / 肺 胃	養陰淸肺 祛痰止咳	9～15g
	貝母(象貝) 1錢	苦甘 微寒 / 肺 心	淸熱潤肺 化痰止咳	3～9g
佐	梔子皮 1錢	苦 寒 / 心 肝 肺 胃 三焦	瀉火除煩 淸熱利尿 凉血解毒	6～18g
	梨皮 1錢	甘澁 凉 / 心 肺	淸熱潤燥 生津止渴	9～15g

증상 분석

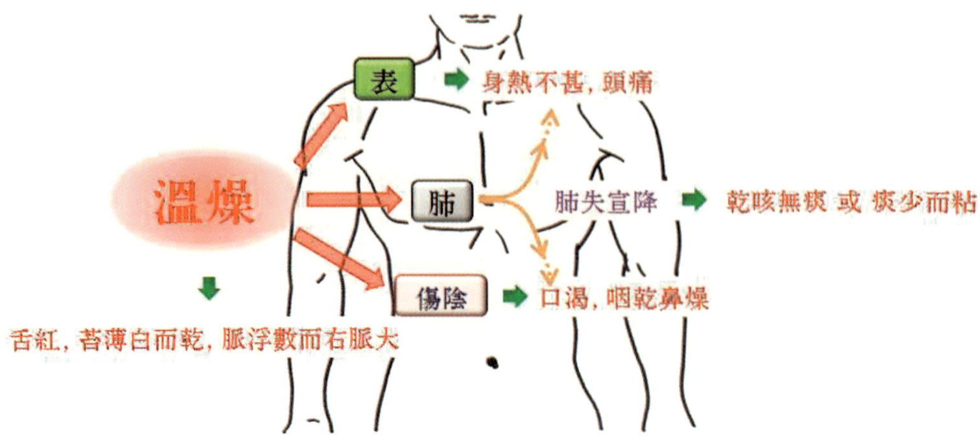

방제 해설

君	桑葉 : 質輕 + 苦寒淸熱 → ① 疏散風熱(肺絡을 走하여 逐風熱) 甘寒滋陰 → ② 生津 杏仁 : 苦降 → 助肅降 → ① 降氣平喘 微辛 → 升 → ② 助宣發
臣	香豉 : 辛散 → 宣肺 → ① 疏散解表 寒淸熱 → ② 宣鬱除煩 沙參 : 寒淸熱 + 甘寒滋陰 → ① 淸肺潤燥, 淸胃 貝母 : 甘寒滋陰 + 寒淸熱 → ① 淸熱潤肺 苦降 → 助肅降 → ② 化痰止咳

	佐	梔子 ： 苦寒淸熱 → ① 淸心熱 → 屈曲下行 → ② 淸熱利尿 → ③ 淸三焦之熱 梨皮 ： 淸熱潤燥, 化痰止咳
	豆豉 ＋ 梔子 ： 一宣一淸, 輕淸胸中之邪熱	
약리 작용	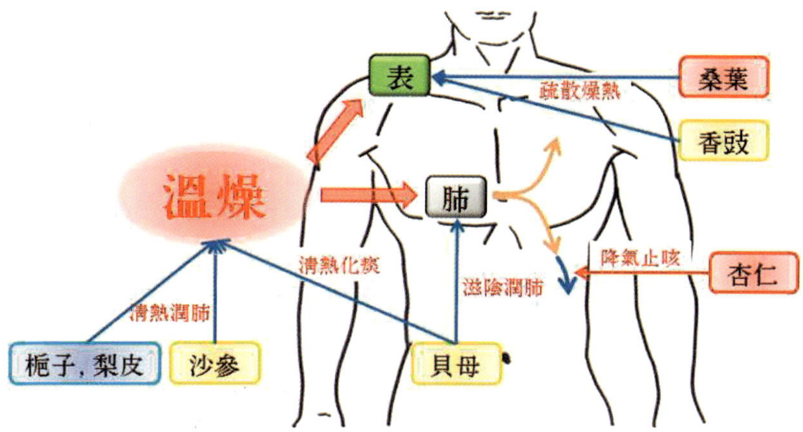	
참고	① 外感溫燥의 輕證을 치료하는 대표방제 ② 방제의 특징 ： 辛凉輕宣(桑葉, 豆豉)과 凉潤肺金 배오(沙參, 梨皮, 貝母) ⇒ 辛凉甘潤之法 ③ 방제의 구성 ： 輕宣 ＋ 潤肺 ④ 右脈大 ： 脈右寸主肺	

附	翹荷湯 ≪溫病條辨≫
效用	淸上焦氣分之燥熱
主治	燥氣化火 淸竅不利 耳鳴目赤 齦脹咽痛
組成	薄荷・連翹・黑梔皮 각 1錢 5分, 生甘草 1錢, 桔梗 2錢, 綠豆皮 2錢

淸燥救肺湯 ≪醫門法律≫

效用	淸燥潤肺 養陰益氣				
主治	**溫燥傷肺 氣陰兩傷證**. 頭痛身熱 乾咳無痰 氣逆 氣喘 咽喉乾燥 鼻燥 胸滿脇痛 心煩口渴 舌乾無苔 虛大數脈				
組成	君	冬桑葉 3錢	苦甘 寒 / 肺 肝	疏散風熱 淸肺潤燥 淸肝明目	5~9g
	臣	石膏 2錢 半	辛甘 大寒 / 肺 胃	解肌淸熱 除煩止渴	10~60g

		麥門冬 1錢 2分(去心)	甘 微寒 / 心 肺	養陰潤肺 淸心除煩 益胃生津	6~12g
	佐	人蔘 7分	甘微苦 微溫 / 脾 肺	大補元氣 固脫生津 安神	2~15g
	佐	胡麻仁 1錢(炒)	甘 平 / 肝 腎	補肝腎 益精血 潤燥滑腸	9~30g
	佐	眞阿膠 8分	甘 平 / 肺 肝 腎 心	補血滋陰 潤燥 止血	5~10g
	佐	杏仁 7分(去皮尖)	苦辛 微溫 / 肺 大腸	止咳平喘 潤腸通便	3~10g
	佐	枇杷葉 1片	苦 微寒 / 肺 胃	淸肺止咳 降逆止嘔	2~15g
	使	甘草 1錢	甘 平 / 脾 胃 肺 心	調和諸藥 和中緩急 潤肺 解毒	3~10g

증상분석

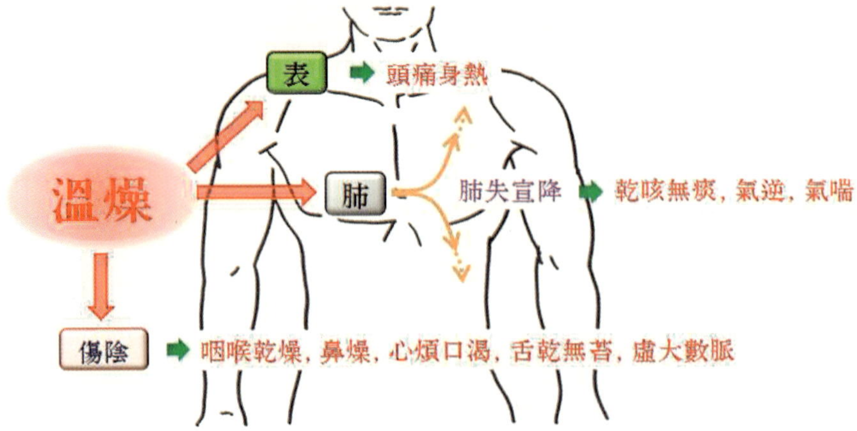

방제해설		
	君	桑葉 : 質輕 + 苦寒淸熱 → ① 疏散風熱(肺絡을 走하여 逐風熱) 甘寒滋陰 → ② 生津
	臣	石膏 : 辛散 → ① 肌表의 熱邪를 밀어냄(表熱) 甘 + 大寒 → 甘寒滋陰 : ② 津液 化生 大寒 → ③ 淸熱(裏熱) * 부작용 : 大寒으로 傷胃 麥門冬 : 甘潤寒 → 滋陰生津 → ① 滋補肺胃 → ② 滋陰淸熱
	佐	人蔘 : 甘溫益氣 → ① 補脾氣 → ② 大補元氣 胡麻仁 : 潤肺養陰 阿膠 : 血肉有精之品 ─┐ 甘潤滋陰 → ① 補腎肝肺心陰 → ② 養血止血 → ③ 潤燥 杏仁 : 苦降 → 助肅降 → ① 降氣平喘 微辛 → 升 → ② 助宣發 溫潤 → ③ 潤燥 枇杷葉 : 苦降 + 苦寒淸熱 → 助肅降 → ① 淸肺止咳

	使	甘草 : 甘 → ① 調和諸藥
	桑葉 + 石膏 : 一宣一淸, 淸宣肺中之燥熱 桑葉은 質輕하되 用量多, 石膏는 質重하되 用量少 ⇒ 桑葉의 輕宣을 장애하지 않음	
약리 작용	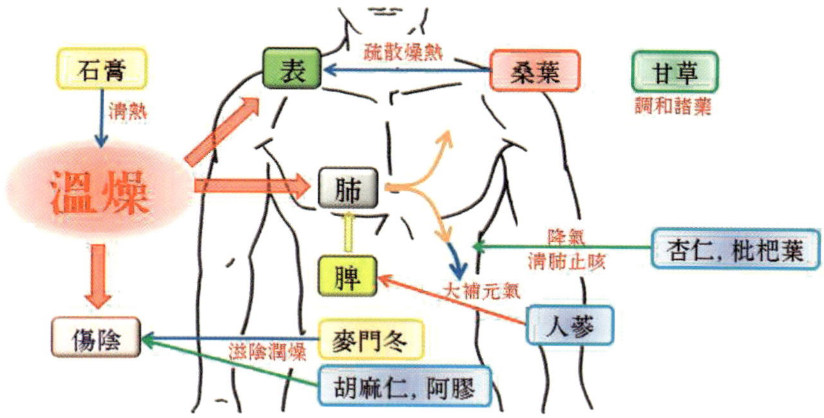	
참고	① 溫燥傷肺의 重證에 적용 ② 방제의 구성 : 輕宣 + 潤肺 + 滋陰 + 補氣 + 降氣 ③ 益氣滋陰藥의 배오 의의 : 溫燥邪로 인한 耗氣, 傷陰을 치료 ④ 人蔘・甘草의 배오 의의 : 培土生金 ⑤ 杏仁・枇杷葉의 배오 의의 : 燥熱이 甚하여 나타나는 氣逆과 喘의 증상을 치료	

附	沙參麥冬湯 ≪溫病條辨≫
效用	淸養肺胃 生津潤燥
主治	燥傷肺胃陰分 咽乾口渴 發熱 乾咳少痰
組成	沙參 3錢, 玉竹 2錢, 生甘草 1錢, 冬桑葉・生扁豆・花粉 각 1錢 5分, 麥門冬 3錢
참고	燥熱이 淸燥救肺湯보다 가볍고 養陰에 편중

輕宣潤燥劑의 정리

방 제	杏蘇散	桑杏湯	清燥救肺湯
병 기	外感凉燥證	外感溫燥證	
효 능	輕宣凉燥 宣肺化痰	淸宣溫燥 潤燥止咳	淸燥潤肺 養陰益氣
방제조성	輕宣 + 降氣 + 理氣化痰	輕宣 + 降氣 + 潤肺 + 淸熱	輕宣 + 潤肺 + 滋陰 + 補氣 + 降氣
대표약물	杏仁, 蘇葉, 前胡, 桔梗, 橘皮, 茯苓	桑葉, 杏仁, 香豉, 沙參, 貝母	桑葉, 石膏, 麥門冬, 阿膠, 杏仁
변증요점	惡寒無汗, 咳嗽痰稀, 頭痛鼻塞咽乾	身熱不甚, 乾咳少痰	身熱乾咳, 氣逆而喘, 口渴, 脈虛大而數
특 징	外感凉燥證의 대표방제	溫燥傷肺의 輕證에 적용	溫燥傷肺의 重證에 적용(淸熱滋陰力 强)

2) 滋陰潤燥劑

① 滋陰潤燥의 작용으로 臟腑津液不足의 內燥證을 치료하는 방제
② 대표증상 : 乾咳少痰, 嘔逆不食, 口中燥渴, 消渴, 大便燥結
③ 대표약물 : 麥門冬, 乾地黃, 百合

養陰淸肺湯 ≪重樓玉鑰≫

效用	養陰淸肺 解毒利咽			
主治	**白喉之陰虛燥熱證**. 喉間起白如腐 不易拭去 病變甚速 咽喉腫痛 初起 或 發熱 或 不發熱 鼻乾脣燥 或 咳 或 不咳 呼吸有聲 似喘非喘 脈數無力 或 細數			

組成				
君	大生地黃 2錢	大苦 大寒 / 心 肝 腎	淸熱生津 凉血止血	12～30g
臣	玄參 8分	甘苦鹹 微寒 / 肺 腎 胃	養血滋陰 瀉火解毒	9～15g
	麥門冬 1錢 2分	甘 微寒 / 心 肺	養陰潤肺 淸心除煩 益胃生津	6～12g
佐	牡丹皮 8分	辛苦 微寒 / 肝 心 腎	淸熱凉血 活血散瘀	6～12g
	貝母 8分	苦甘 微寒 / 肺 心	淸熱潤肺 化痰止咳	3～9g
	白芍 8分(炒)	苦酸 微寒 / 肝 脾	養血柔肝 緩中止痛 斂陰收汗	5～10g
	薄荷 5分	辛 凉 / 肝 肺	宣散風熱 淸頭目 透疹	2～6g
使	生甘草 5分	甘 平 / 脾 胃 肺 心	調和諸藥 和中緩急 潤肺 解毒	3～10g

<table>
<tr><td>증상
분석</td><td colspan="2">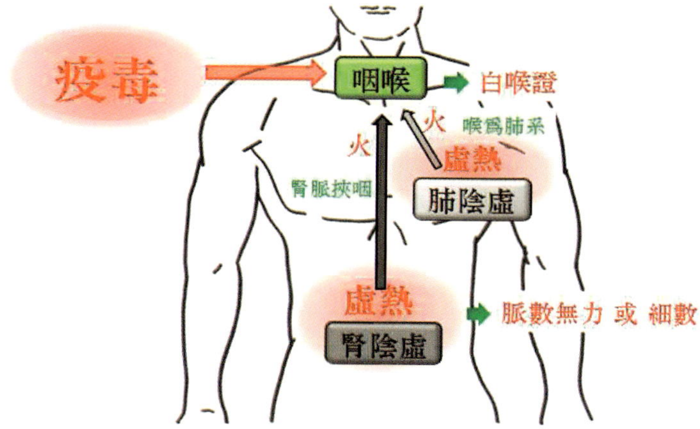
</td></tr>
<tr><td rowspan="4">방제
해설</td><td>君</td><td>熟地黃 : 甘潤滋陰 → ① 滋腎陰 → ② 滋陰養肝
溫胃 → ③ 助腐熟</td></tr>
<tr><td>臣</td><td>玄參 : 寒淸熱 → ① 瀉浮游之腎火
入腎經 → ② 熟地黃의 滋陰力을 咽喉로 引經
麥門冬 : 甘潤寒 → 滋陰生津 → ① 滋補肺胃 → ② 滋陰淸熱</td></tr>
<tr><td>佐</td><td>牡丹皮 : 苦寒淸熱 → ① 淸熱凉血(血中伏火)
辛散苦降 → ② 活血散瘀
貝母 : 甘寒滋陰 + 寒淸熱 → ① 淸熱潤肺
苦降 → 助肅降 → ② 化痰止咳
白芍 : 酸 → 斂肝血 → ① 養血
薄荷 : 辛香 → 散 → ① 宣散風熱(頭目, 咽喉)</td></tr>
<tr><td>使</td><td>生甘草 : 寒淸熱 → ① 淸熱解毒
甘 → ② 調和諸藥</td></tr>
<tr><td>약리
작용</td><td colspan="2">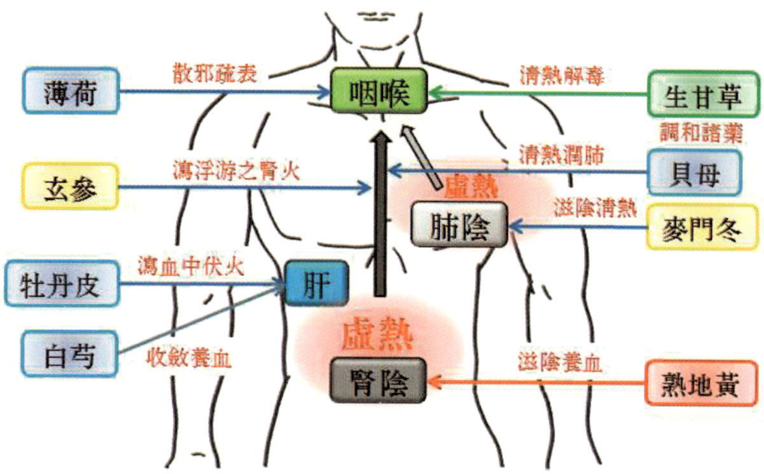
</td></tr>
</table>

참고	① 肺腎陰虛로 인한 白喉證(디프테리아)에 적용 ② 방제의 특징 : 養陰淸肺 위주 兼凉血散結 ③ 병증에 따라 大生地黃을 熟地黃으로 대체 사용

百合固金湯 ≪醫方集解≫

效用	養陰潤肺 化痰止咳				
主治	**肺腎陰虛證**. 咳痰帶血 咽喉燥痛 手足心熱 骨蒸盜汗 舌紅少苔 細數脈				
組成	君	生地黃 2錢	大苦 大寒 / 心 肝 腎	淸熱生津 凉血止血	12～30g
		熟地黃 3錢	甘 微溫 / 腎 肝	養血滋陰 補精益髓	12～30g
	臣	麥門冬 1錢 半	甘 微寒 / 心 肺	養陰潤肺 淸心除煩 益胃生津	6～12g
		百合 1錢	甘 寒 / 心 肺	養陰潤肺 淸心安神	6～12g
		貝母 1錢	苦甘 微寒 / 肺 心	淸熱潤肺 化痰止咳	3～9g
	佐	玄參 8分	甘苦鹹 微寒 / 肺 腎 胃	養血滋陰 瀉火解毒	9～15g
		當歸 1錢	辛甘 溫 潤 / 心 肝 脾	補血和血 調經止痛 潤燥滑腸	6～18g
		白芍藥 1錢(炒)	苦酸 微寒 / 肝 脾	養血柔肝 緩中止痛 斂陰收汗	5～10g
		桔梗 8分	辛苦 平 / 肺 心 胃	宣肺利咽 祛痰排膿	3～9g
	使	甘草 1錢(生)	甘 平 / 脾 胃 肺 心	調和諸藥 和中緩急 潤肺 解毒	3～10g
증상 분석	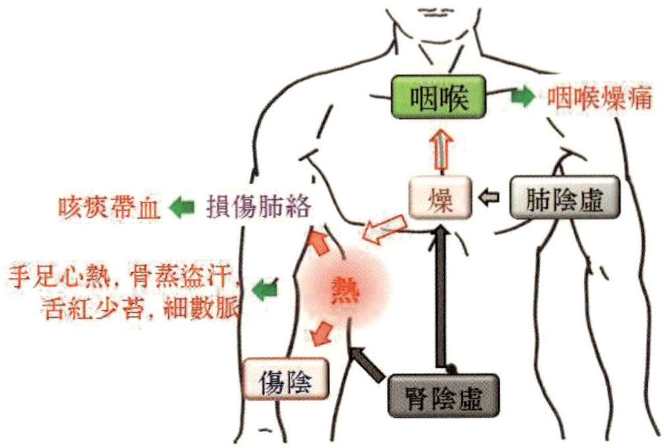				

방제해설	君	生地黃 : 苦寒 → 清熱 → ① 清心肺之熱 熟地黃 : 甘潤滋陰 → ① 滋腎陰 → ② 滋陰養肝 溫胃 → ③ 助腐熟
	臣	麥門冬 : 甘潤寒 → 滋陰生津 → ① 滋補肺胃 → ② 滋陰清熱 百合 : 甘潤 + 甘寒 → 滋陰 → ① 養陰潤肺 寒清熱 → ② 清心安神, ③ 化痰 貝母 : 甘寒滋陰 + 寒清熱 → ① 清熱潤肺 苦降 → 助肅降 → ② 化痰止咳
	佐	玄參 : 寒清熱 → ① 瀉浮游之腎火 入腎經 → ② 熟地黃의 滋陰力을 咽喉로 引經 當歸 : 甘溫益氣 → 益心氣 → ① 生血 辛行 → ② 活血止痛 白芍 : 酸 → 斂肝血 → ① 養血 → 肝木侮肺金 방지 桔梗 : 辛升 → 入肺 → 助宣發 → ① 開提肺氣 ↘ ② 載藥上行
	使	生甘草 : 寒清熱 → ① 清熱解毒 甘 → ② 調和諸藥
약리작용	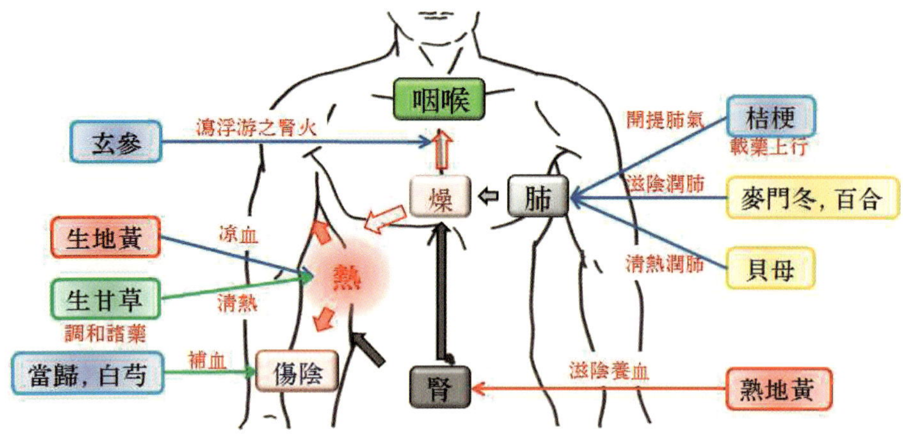	
참고	① 肺腎陰虛로 인한 咳嗽證에 적용 ② 방제의 구성 : 滋陰潤燥 + 涼血 + 補血 ③ 甘寒滋潤 약물이 많으므로 脾虛便溏 者는 愼用 ④ 方名의 유래 : 金水併調하여 虛火降, 肺金寧, 肺氣固, 諸證을 解除 ⇒ "百合固金湯"	

麥門冬湯 ≪金匱要略≫

效用	滋養肺胃 降逆和中
主治	1. **虛熱肺痿證**. 咳嗽氣喘 咽喉不利 咯痰不爽 或 咳唾涎沫 口乾咽燥 手足心熱 舌紅少苔 脈虛數 2. **胃陰不足證**. 嘔吐 納少 呃逆 口渴咽乾 舌紅少苔 脈虛數

組成

君	麥門冬 7升	甘 微寒 / 心 肺	養陰潤肺 清心除煩 益胃生津	6~12g
臣	人蔘 3兩	甘微苦 微溫 / 脾 肺	大補元氣 固脫生津 安神	2~15g
臣	粳米 3合	甘 平 / 脾 胃 心	固中 清熱 除煩	9~15g
臣	大棗 12枚	甘 溫 / 脾 胃	補脾和胃 益氣生津 調營衛 解藥毒	3~10g
佐	半夏 1升	辛 溫 / 肺 胃 脾	化痰止嘔 燥濕降逆 消痞散結	4~12g
佐使	甘草 2兩	甘 平 / 脾 胃 肺 心	調和諸藥 和中緩急 潤肺 解毒	3~10g

증상 분석

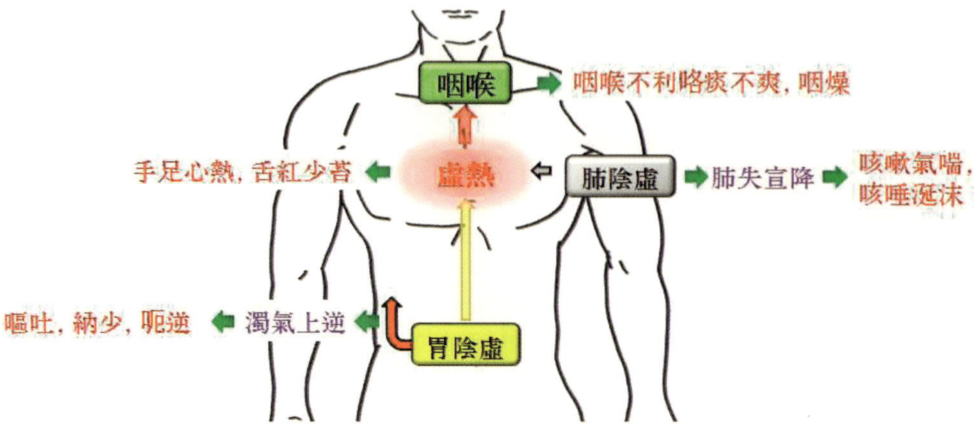

방제 해설

君	麥門冬 : 甘潤寒 → 滋陰生津 → ① 滋補肺胃 → ② 滋陰清熱 ③ 半夏의 溫燥한 성질을 제어
臣	人蔘 : 甘溫益氣 → ① 補脾氣 → ② 大補元氣 粳米 : 甘 → ① 益胃生津 大棗 : 甘溫益氣 → ① 益氣護胃 ⇒ 培土生金
佐	半夏 : 辛升 → 入胃 → 升淸而降濁 → ① 降胃逆 辛散 → ② 散濕化痰, ③ 麥門冬의 滋膩 壅滯 방지
佐使	甘草 : 甘 → ① 調和諸藥 甘草 2兩 → ② 補脾胃 작용 ⇒ 佐使藥으로 사용

<table>
<tr><td>약리 작용</td><td>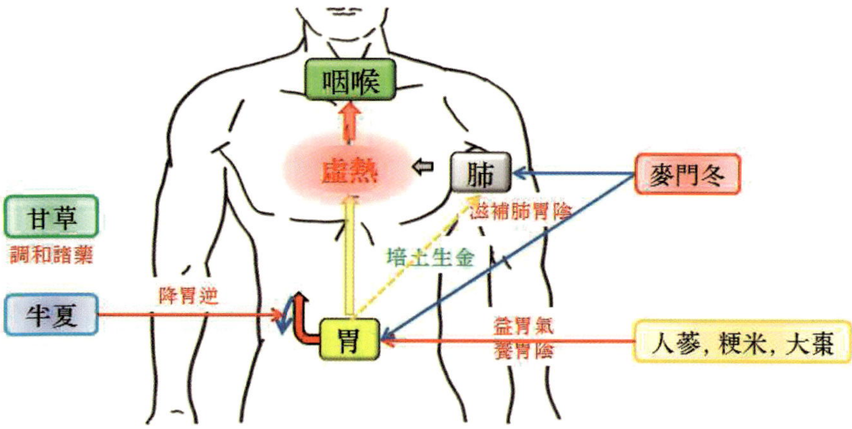
</td></tr>
<tr><td>참고</td><td>① 肺胃陰虛로 인한 肺痿證에 적용
② 麥門冬과 半夏의 배오 의의(7 : 1) : 潤燥降逆
ⓐ 麥門冬 得 半夏 : 滋而不膩
ⓑ 半夏 得 麥門冬 : 半夏의 燥性으로 인한 傷陰 방지 ⇒ 溫燥之性減 降逆散結之用存 ⇒ “去性存用”之法
③ 半夏의 배오 의의
ⓐ 降胃逆(升淸而降濁) → 降虛火를 助
ⓑ 脾胃 津液輸布 失調로 생성된 濕痰을 제거
ⓒ 甘膩藥의 壅滯를 방지</td></tr>
</table>

瓊玉膏 ≪洪氏集驗方≫

效用	滋陰潤肺 益氣補脾				
主治	**肺腎陰虧證**. 虛勞乾咳 咽燥咯血 肌肉消瘦 氣短乏力				
組成	君	生地黃 16斤	大苦 大寒 / 心 肝 腎	淸熱生津 凉血止血	12~30g
	臣	蜂蜜 10斤	甘 平 / 肺 脾 大腸	補中 潤燥 止痛 解毒	15~30g
	佐	人蔘 24兩	甘微苦 微溫 / 脾 肺	大補元氣 固脫生津 安神	2~15g
		茯苓 49兩	甘淡 平 / 脾 肺 心	利水滲濕 健脾寧心	5~18g

<table>
<tr><td>증상
분석</td><td colspan="2">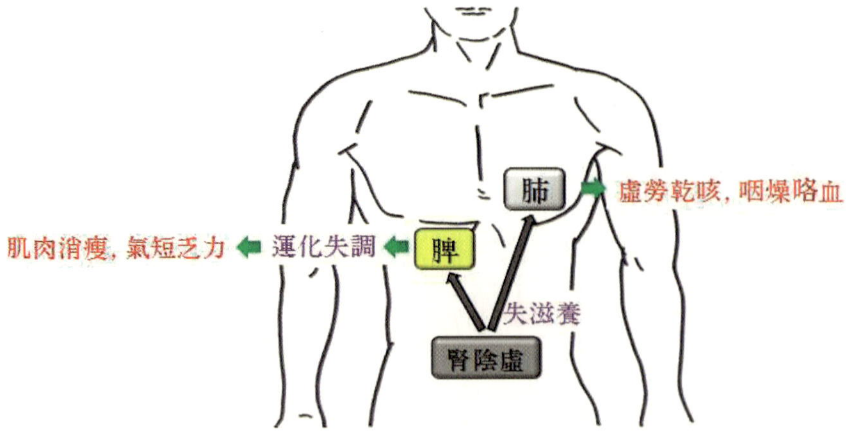
</td></tr>
<tr><td rowspan="4">방제
해설</td><td>君</td><td>熟地黃 : 甘潤滋陰 → ① 滋腎陰 → ② 滋陰養肝 → ③ 補五臟之陰(大量)
溫胃 → ④ 助腐熟</td></tr>
<tr><td>臣</td><td>蜂蜜 : 甘潤滋陰 → ① 補中 潤燥
甘緩 → ② 火急을 緩(陰虛虛熱로 인한 증상을 緩)</td></tr>
<tr><td>佐</td><td>人蔘 : 甘溫益氣 → ① 補脾氣 → ② 大補元氣
茯苓 : 甘淡滲濕 → 入脾胃 → ① 滲濕健脾, ② 滋膩藥의 壅滯를 佐</td></tr>
<tr><td colspan="2">熟地黃 + 蜂蜜 : 一補腎陰, 一潤肺燥, 金水相生之意, 壯水制火</td></tr>
<tr><td>약리
작용</td><td colspan="2">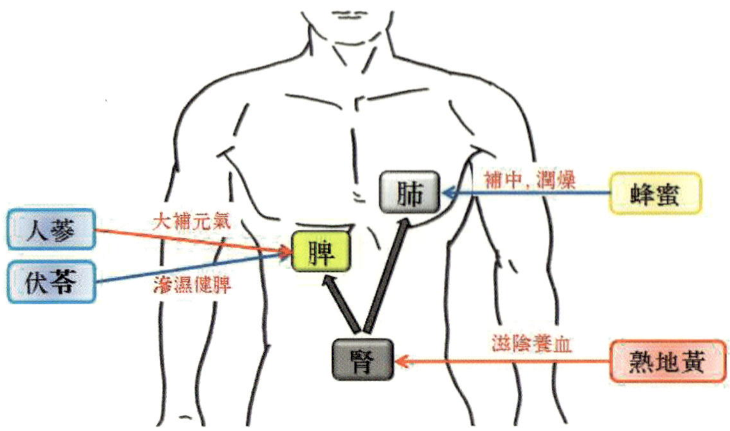
</td></tr>
<tr><td>참고</td><td colspan="2">① 肺腎陰虧損 → 元氣不足으로 인한 肺癆에 적용
② 방제의 특징 : ⓐ 氣陰雙補, ⓑ 藥性이 緩慢하여 久服 가능
③ 茯苓의 배오 의의
ⓐ 補中有瀉 : 대량의 滋陰藥 중 瀉 ⇒ 滋而不膩, 補而不滯
ⓑ 脾胃氣虛로 인한 水濕內停의 잠재적 병기를 치료
④ 人蔘과 茯苓의 배오 의의 : 益氣, 滲濕健脾 ⇒ 培土生金
⑤ 生地黃은 즙을 내어 사용하지만 약의 제조 과정(4일간 중탕)을 통하여 熟地黃과 비슷한 약효로 변화</td></tr>
</table>

玉液湯 ≪醫學衷中參西錄≫

效用	益氣生津 潤燥止渴
主治	**胃腎陰虛證**. 口渴引飮 小便頻數量多 小便混濁 困倦氣短 虛細無力脈

組成

	藥物	性味 / 歸經	效能	用量
君	山藥 1兩	甘 平 / 脾 肺 腎	補脾養胃 生津益肺 補腎澁精	15~30g
	黃芪 5錢	甘 溫 / 肺 脾	益衛固表 利水消腫 托毒 生肌	10~15g
臣	知母 6錢	苦 甘 寒 潤 / 肺 腎	清熱瀉火 生津潤燥	6~12g
	天花粉 3錢	酸甘微苦 寒 / 肺 胃	清熱生津 消腫排膿	10~15g
佐	葛根 1錢 半	辛甘 凉 / 胃 脾	發表解肌 解熱生津 昇陽止瀉	9~15g
	鷄內金 2錢	甘 平 / 脾 胃 小腸 膀胱	健胃消食 澁精止遺	3~9g
	五味子 3錢	酸鹹 溫 / 肺 心 腎	收斂固澁 益氣生津 補腎寧心	2~6g

증상분석

胃腎陰虛 → 元氣不升 → 氣不布津 : 口渴引飮, 飮而不解渴
↓ ↘ 失固澁 : 小便頻數量多, 小便混濁
困倦氣短, 虛細無力脈

방제해설

君
山藥 : 甘潤滋陰 → ① 補脾陰 → 止口渴
澁 → 固澁 → ② 固腎 → 縮小便
黃芪 : 甘溫益氣 → ① 補肺氣 → ② 益氣固表
↘ ③ 補脾氣
微辛體輕 → ④ 升陽 → 脾氣上昇而布津

臣
知母 : 苦寒 → 清熱 → ① 清肺腎伏熱 → 降火則滋陰 → ② 生津潤燥
天花粉 : 酸甘化陰 → ① 生津潤燥 → 止口渴
苦寒清熱 → ② 淸熱消腫

佐
葛根 : 辛升 → 升發脾胃淸陽之氣 → ① 昇陽止瀉
甘凉生津 → ② 生津止渴 ↙
鷄內金 : 比類取象 → 入脾胃 → ① 運脾消食 → 水穀을 津液으로 化
五味子 : 酸斂 → 入肺 → ① 收斂肺陰 → 生津
↘ 入腎 → ② 澁精固氣 → 縮小便

참고

① 胃腎陰虛로 인한 消渴病에 적용
② 黃芪와 葛根의 배오 의의 : 升發脾胃淸陽之氣, 津液을 輸布하여 止口渴
③ 五味子와 山藥의 배오 의의 : 補腎固精, 收斂陰津하여 縮小便

增液湯 ≪溫病條辨≫

效用	滋陰淸熱 潤燥通便
主治	**陽明溫病 津虧便秘證**. 大便秘結 口渴 舌乾紅 脈細數 或 沈而無力

組成					
	君	玄參 1兩	甘苦鹹 微寒 / 肺 腎 胃	養血滋陰 瀉火解毒	9~15g
	佐	麥門冬 8錢	甘 微寒 / 心 肺	養陰潤肺 淸心除煩 益胃生津	6~12g
		生地黃 8錢	大苦 大寒 / 心 肝 腎	淸熱生津 凉血止血	12~30g

증상분석	
	邪熱 → 傷津 → 液涸腸燥 : 便秘, 口渴, 舌乾紅

방제해설		
	君	玄參 : 寒淸熱 → ① 瀉浮游之腎火 質潤 → ② 潤腸
	佐	麥門冬 : 甘潤寒 → 滋陰生津 → ① 滋補肺胃 → ② 滋陰淸熱 熟地黃 : 甘潤滋陰 → ① 滋腎陰 → ② 滋陰養肝 溫胃 → ③ 助腐熟

참고

① 津虧便秘에 적용
② 병기의 특징 : 無水舟停(津涸腸燥로 인한 便秘)
③ 방제의 특징 : 대량의 滋陰藥 사용 ⇒ 助水行舟之法
④ 복용 후 12시간이 지나도 효과가 없으면 調胃承氣湯을 섞어 복용
⑤ 生地黃보다 甘潤滋陰하는 熟地黃이 적합
⑥ 便秘에 적용하는 처방

구 분	大承氣湯	大黃附子湯	五仁丸	濟川煎	增液湯
병 기	熱結便秘	寒積便秘	津枯, 血虛便秘	腎陽虛便秘	陰虛便秘
通便방법	瀉下	瀉下 + 祛寒	潤腸	補陽 + 潤腸	補陰
효 능	峻下熱結	溫陽散寒 瀉結行滯	潤腸通便	溫腎益精 潤腸通便	滋陰淸熱 潤燥通便
대표약물	大黃, 芒硝	大黃, 附子	桃仁, 杏仁	肉蓯蓉, 當歸, 升麻	玄參, 麥門冬, 地黃

滋陰潤燥劑의 정리

방　　제	養陰淸肺湯	百合固金湯	瓊玉膏
병　　기	肺腎陰虛 → 內燥證		
효　　능	養陰淸肺 解毒利咽	養陰潤肺 化痰止咳	滋陰潤肺 益氣補脾
방제조성	滋陰潤燥 ＋ 淸熱利咽	滋陰潤燥 ＋ 淸熱 ＋ 補血	滋陰潤燥 ＋ 補氣
대표약물	熟地黃, 玄參, 麥門冬, 牡丹皮, 薄荷	生・熟地黃, 麥門冬, 百合, 貝母, 當歸	生地黃, 蜂蜜, 人蔘, 茯苓
변증요점	喉間起白如腐, 不易拭去, 病變甚速, 咽喉脹痛	咳痰帶血, 咽喉燥痛	虛勞乾咳, 咽燥咯血, 肌肉消瘦, 氣短乏力
특　　징	肺腎陰虛로 인한 白喉證에 적용	肺腎陰虛로 인한 咳嗽證에 적용	肺腎陰虛로 인한 肺癆證에 적용

방　　제	麥門冬湯	玉液湯	增液湯
병　　기	肺胃陰虛 → 內燥證	胃腎陰虛 → 內燥證	陽明溫病 → 津虧便秘
효　　능	滋養肺胃 降逆和中	益氣生津 潤燥止渴	滋陰淸熱 潤燥通便
방제조성	滋補肺胃 ＋ 止嘔	益氣 ＋ 生津 ＋ 淸熱 ＋ 固澁	滋陰潤燥
대표약물	麥門冬, 人蔘, 粳米, 半夏, 大棗	山藥, 黃芪, 知母, 天花粉, 鷄內金	玄參, 麥門冬, 生地黃
변증요점	咳嗽氣喘, 咽喉不利, 咯痰不爽, 手足心熱, 嘔吐, 呃逆, 口渴咽乾	口渴引飮, 小便頻數量多, 小便混濁, 困倦氣短	大便秘結, 口渴, 舌乾紅
특　　징	肺腎陰虛로 인한 肺痿證에 적용 胃陰虛로 인한 胃濁上逆에 적용	肺腎陰虛로 인한 消渴證에 적용	無水舟停의 大便秘結을 治

16. 祛濕劑

❀ 祛風勝濕, 化濕, 燥濕, 利水, 通淋泄濁 작용으로 水濕病證을 치료하는 방제

概說

① 立法 原則 : "堅者削之, 客者除之, 結者散之, 留者攻之"《素問・至眞要大論》
⇒ 八法 중 消法에 屬

② 濕病의 구분

구 분		대표증상	祛濕의 방법	治 法
濕病	濕困脾胃證	胸腹痞滿, 嘔吐惡心, 腹痛, 食少體倦	芳香化濕	化濕和胃法
	濕熱證	肢重身熱, 胸悶腹脹, 黃疸, 熱淋, 下肢痿痺	苦燥濕	淸熱祛濕法
	水濕證	小便不利, 水腫, 癃閉, 淋濁, 泄瀉	甘淡利濕	利水滲濕法
	寒濕證	痰飮, 水腫, 痺症, 寒濕脚氣	溫燥濕	溫化水濕法
	外濕證	惡寒發熱, 頭身重痛, 腰膝頑痲痺痛, 脚氣足腫	辛散濕	祛風勝濕法

③ 사용 시 주의 사항

ⓐ 대부분 辛香溫燥苦燥 혹은 甘淡滲利之品 ⇒ 耗傷津液하므로 陰虛津虧者에게 愼用 ⇒ 滋陰藥와 배오

ⓑ 濕邪는 粘着하며 쉽게 氣機를 阻滯하므로 理氣藥과 배오 ⇒ "氣化濕亦化"

生理・病理 짚고 넘어가기 : 濕邪

① 濕邪의 개념

外邪	病 因		濕邪의 특성	대표증상
濕邪	外濕	外感濕邪(風・熱・寒과 挾雜)	① 粘體 ② 重濁 ③ 阻遏氣機 ④ 傷陽氣 ⑤ 脾와 상응	惡寒發熱, 頭身重痛, 腰膝頑痲痺痛, 脚氣足腫
	內濕	찬 음식, 음주 과다, 脾胃失運		口膩納呆, 頭身困重, 便溏, 小便不利, 水腫, 脘腹痞滿

② 濕과 관련 장부

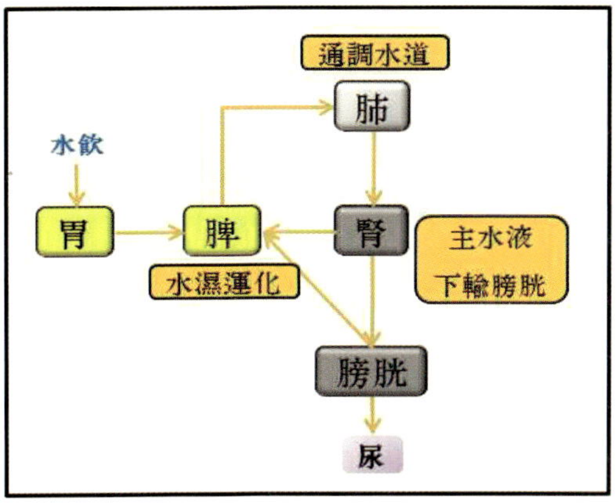

通調水道
肺
水飮
胃
脾
腎
主水液
下輸膀胱
水濕運化
膀胱
尿

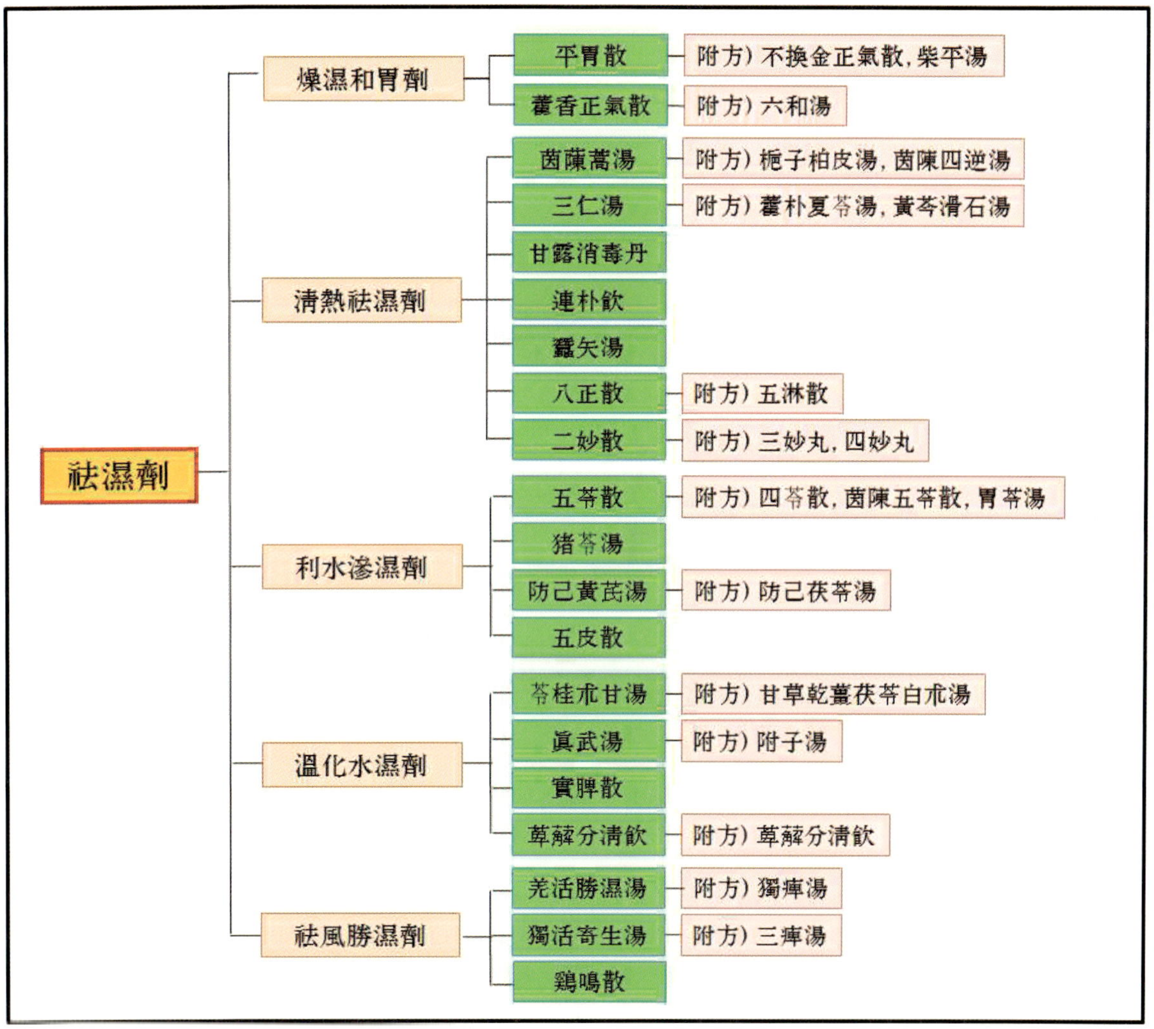

祛濕劑
燥濕和胃劑
平胃散
附方) 不換金正氣散, 柴平湯
藿香正氣散
附方) 六和湯
清熱祛濕劑
茵陳蒿湯
附方) 梔子柏皮湯, 茵陳四逆湯
三仁湯
附方) 藿朴夏苓湯, 黃芩滑石湯
甘露消毒丹
連朴飮
蠶矢湯
八正散
附方) 五淋散
二妙散
附方) 三妙丸, 四妙丸
利水滲濕劑
五苓散
附方) 四苓散, 茵陳五苓散, 胃苓湯
猪苓湯
防己黃芪湯
附方) 防己茯苓湯
五皮散
溫化水濕劑
苓桂朮甘湯
附方) 甘草乾薑茯苓白朮湯
眞武湯
附方) 附子湯
實脾散
萆薢分淸飮
附方) 萆薢分淸飮
祛風勝濕劑
羌活勝濕湯
附方) 獨痺湯
獨活寄生湯
附方) 三痺湯
鷄鳴散

1) 化濕(燥濕)和胃劑

① 芳香化濕, 辟穢祛濁의 작용으로 中焦脾胃濕濁證을 치료하는 방제
② 대표증상 : 胸腹痞滿, 嘔吐惡心, 腹痛, 食少體倦
③ 대표약물 : 蒼朮, 藿香, 白荳蔻

平胃散 ≪太平惠民和劑局方≫

效用	燥濕運脾 行氣和胃
主治	**濕滯脾胃證**. 脘腹脹滿 不思飮食 嘔吐惡心 噯氣呑酸 肢體沈重 怠惰嗜臥 舌苔白膩厚 緩脈

組成				
君	蒼朮 5斤(米泔浸)	辛苦 溫燥 香 / 脾胃	散濕 燥濕	6～10g
臣	厚朴 3斤 2兩 (薑汁製)	辛苦 溫 / 脾胃	行氣燥濕 消痰平喘 消積下氣	3～10g
佐	陳皮 3斤 2兩	辛 溫 / 脾胃 肺	理氣健脾 燥濕化痰	6～12g
使	甘草 30兩(炒)	甘 平 / 脾胃 肺 心	調和諸藥 和中緩急 潤肺解毒	3～10g
使	生薑 2片	辛 溫 / 肺 脾胃	解表散寒 溫中止嘔 化痰止咳	3～18g
使	大棗 2枚	甘 溫 / 脾胃	補脾和胃 益氣生津 調營衛 解藥毒	3～10g

증상분석

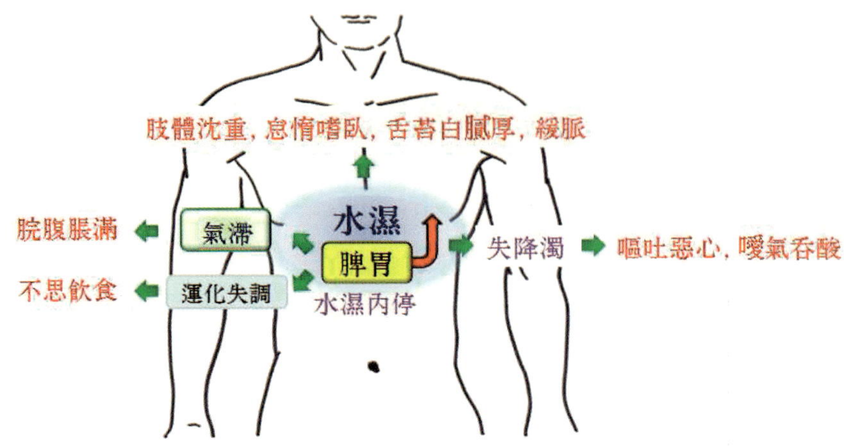

방제해설	
君	蒼朮 : 辛散 + 香化濕 → ① 祛風濕(頭表) 苦溫燥濕 → ② 健脾
臣	厚朴 : 辛散濕 + 苦溫燥濕 + 芳香化濕 → ① 祛濕滿 辛散苦降 → ② 祛實滿

	佐	陳皮 ： 辛微苦 → 苦辛通降 → 入肺脾 → ① 理氣健脾 辛散 → ② 化痰 ↙
	使	甘草 ： 甘 → ① 調和諸藥 甘補 → ② 補脾胃 작용 生薑 ： 辛升 → 升清而降濁 → ① 降逆止嘔 溫散 → ② 溫胃散寒 大棗 ： 甘溫益氣 → ① 補脾和胃
	生薑 ＋ 大棗 ： 辛甘化陽, 調和脾胃	
약리 작용	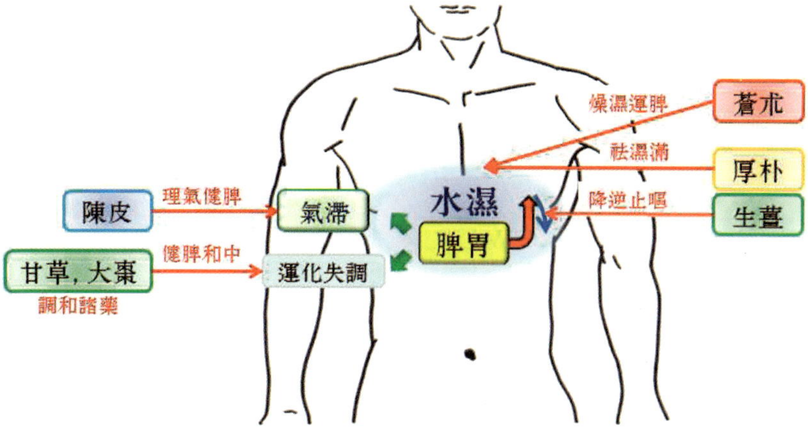 	
참고	① 中焦濕濁이 偏寒한 者에게 적용 ② 방제의 특징 ⓐ 苦辛芳香溫燥藥 배오 ： 苦降辛開 → 疏暢除滿, 芳香化濕 → 醒脾和胃 溫燥 → 燥濕健脾 ⓑ 약물의 포제 ・蒼朮 ： 米泔浸하여 사용 ⇒ 蒼朮의 燥熱之性 緩和, 健脾효능 增强 ・厚朴 ： 薑汁炒하여 사용 ⇒ 化濕 효능 增强 ⓒ 甘草・大棗의 배오 의의 ： 燥濕, 辛行으로 인한 中焦의 傷津液을 방지 ③ 方名의 유래 ： 濕滯中焦, 中土壅滿, 則濕土太過, 削平其過甚之濕土, 所謂平其不平, 故稱 "平胃散" ④ 복용 방법 ： 細末하여 生薑 2片과 大棗 2枚를 함께 달여 空腹에 熱服	

附	不換金正氣散	≪太平惠民和劑局方≫
效用	行氣化濕 和胃止嘔	
主治	**濕濁內停 兼有表寒證**. 流行性瘴疫 霍亂吐瀉	
組成	藿香・厚朴・蒼朮・陳皮・半夏・甘草 각 등분	

참고	① 化濕力, 止嘔力 增强 ② 平胃散 ⊕ 藿香, 半夏
附	柴平湯 《景岳全書》
效用	和解少陽 祛濕和胃
主治	**濕瘧.** 全身盡痛 手足沈重 寒多熱少 濡脈
組成	柴胡, 黃芩, 人蔘, 半夏, 甘草, 陳皮, 蒼朮, 厚朴 * 원서에는 약량 미기재
참고	平胃散 ⊕ 小柴胡湯

藿香正氣散 《太平惠民和劑局方》

效用	解表化濕 理氣和中
主治	**外感風寒濕 內傷濕滯證.** 霍亂吐瀉 惡寒發熱 頭痛 胸膈滿悶 脘腹疼痛 舌苔白膩 山嵐瘴瘧

組成					
組成	君	藿香 3兩	辛 微溫 /脾胃肺 芳香	芳香化濁 開胃止嘔 發表解暑	3~9g
	臣	半夏麯 2兩	辛 溫 / 肺 胃 脾	化痰止嘔 燥濕降逆 消痞散結	4~12g
		厚朴 2兩	辛苦 溫 / 脾胃	行氣燥濕 消痰平喘 消積 下氣	3~10g
	佐	紫蘇葉 1兩	辛 香 溫 / 肺脾	解表散寒 行氣和胃	3~9g
		白芷 1兩	辛 溫 / 肺 胃	散寒除濕 通竅止痛 消腫排膿	6~10g
		桔梗 2兩(苦)	辛苦 平 / 肺 心 胃	宣肺利咽 祛痰排膿	3~9g
		陳皮 2兩	辛 溫 / 脾 胃 肺	理氣健脾 燥濕化痰	6~12g
		大腹皮 1兩	辛 微溫 / 脾 胃 大小腸	下氣貫衆 行水消腫	4.5~9g
		茯苓 1兩	甘淡 平 / 脾 肺 心	利水滲濕 健脾寧心	5~18g
		白朮 2兩	苦甘 溫 / 脾 胃	燥濕健脾 止汗安胎	4~12g
	使	生薑 3片	辛 溫 / 肺 脾胃	解表散寒 溫中止嘔 化痰止咳	3~18g
		大棗 1枚	甘 溫 / 脾胃	補脾和胃 益氣生津 調營衛 解藥毒	3~10g
	佐使	甘草 2兩 半	甘 平 / 脾 胃 肺 心	調和諸藥 和中緩急 潤肺 解毒	3~10g

증상 분석		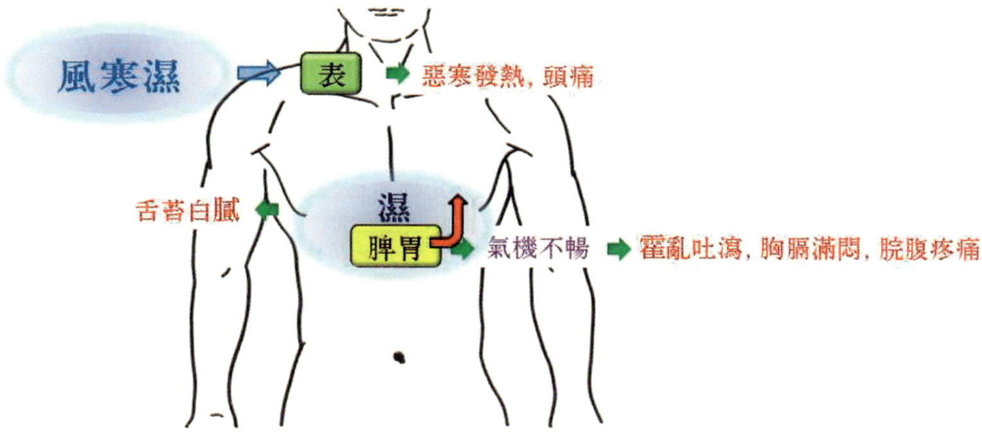
방제 해설	君	藿香 : 芳香 → ① 化濕 → ② 辟穢和中 辛散 → ③ 散風寒
	臣	半夏 : 辛溫 → 散 燥濕 → ① 散濕化痰 辛升 → 入脾胃 → 升淸而降濁 → ② 止嘔 厚朴 : 辛散濕 + 苦溫燥濕 + 芳香化濕 → ① 祛濕滿 辛散苦降 → ② 祛實滿
	佐	紫蘇葉 : 辛 香 → 散 → 疏肺 → ① 散風寒 ↘ 辛行 → 入脾胃 → ② 理氣寬中 白芷 : 辛 → 升散 : 入胃經 → ① 散風寒(陽明頭痛) 桔梗 : 辛升 →入肺 → 助宣發 → ① 開提肺氣 陳皮 : 辛微苦 → 苦辛通降 → 入肺脾 → ① 理氣健脾 辛散 → ② 化痰 ↙ 大腹皮 : 辛行 → ① 行氣消脹 ↘ ② 行水(大便으로 배출) 茯苓 : 甘淡滲濕 → 入脾胃 → ① 滲濕健脾 白朮 : 苦溫燥濕 → ① 燥濕健脾
	使	生薑 : 辛升 → 升淸而降濁 → ① 降逆止嘔 溫散 → ② 溫胃散寒 大棗 : 甘溫益氣 → ① 補脾和胃
	佐使	甘草 : 甘 → ① 調和諸藥 甘草 2兩 → ② 補脾胃 작용
	生薑 + 大棗 : 辛甘化陽, 調和脾胃	

약리 작용	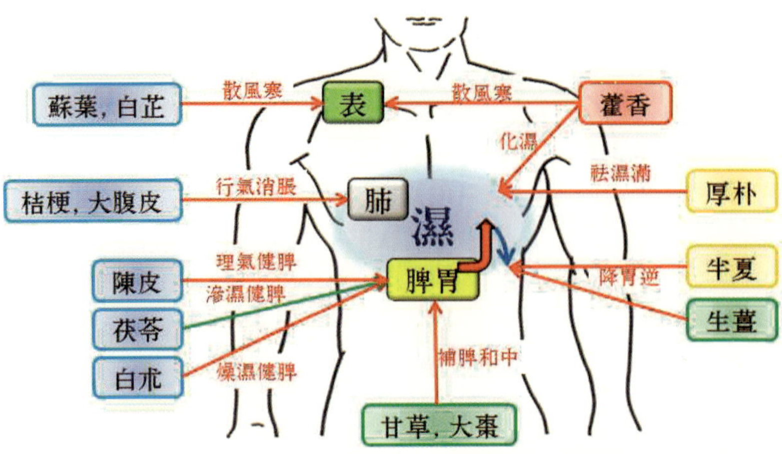
참고	① 內傷濕滯 + 外感風寒濕한 경우에 적용하는 방제 ⇒ 解表보다는 祛濕에 치중 ② 感受暑濕瘴氣, 단순 脾胃濕滯證에도 적용 가능 ⇒ 여름에 상용하나 사계절 사용 가능 ③ 방제의 특징 ⓐ 標本兼顧하되 標 위주, 扶正祛邪하되 祛邪 위주 ⓑ 解表와 疏裏 倂用 ④ 蒼朮이 아닌 白朮을 사용한 이유 : 化濕藥이 많이 배오되어 있으므로 燥濕健脾하는 白朮 사용 ⑤ 복용 방법 : 細末하여 生薑 3片과 大棗 1枚를 함께 달여 熱服 ⑥ 임상에서 胃腸性 감기에 多用

附	六和湯 ≪醫方考≫
效用	健脾化濕 升淸降濁
主治	**濕傷脾胃 暑濕外襲證**. 飮食不調 霍亂吐瀉 胸膈痞滿 舌苔白滑
組成	砂仁・半夏・杏仁・人蔘・白朮 각 1兩, 藿香・扁豆・赤茯苓・木瓜 각 2兩, 厚朴・甘草 각 4兩
참고	① 健脾에 偏重(人蔘이 君藥) ② 外邪가 없고 여름철 濕濁으로 인해 脾胃가 손상받아 나타나는 上吐下瀉에 적용

燥濕和胃劑의 정리

방 제	平胃散	藿香正氣散
병 기	濕滯脾胃證	內傷濕滯 + 外感風寒濕
효 능	燥濕運脾 行氣和胃	解表化濕 理氣和中
방제조성	燥濕 + 理氣	化濕 + 解表 + 理氣
대표약물	蒼朮, 厚朴, 陳皮, 甘草	藿香, 半夏曲, 厚朴, 紫蘇葉, 白芷
변증요점	脘腹脹滿, 舌苔厚膩	寒熱頭痛, 胸脘滿悶, 上吐下瀉
특 징	濕滯脾胃證을 치료하는 기본 방제	여름철 內傷生冷과 外感風寒濕에 상용

2) 淸熱祛濕劑

① 淸熱祛濕의 작용으로 濕熱外感이나 濕熱內蘊, 濕熱下注로 인한 諸證에 적용하는 방제
② 대표증상 : 肢重身熱, 胸悶腹脹, 黃疸, 熱淋, 下肢痿痺
③ 대표약물 : 茵蔯蒿, 薏苡仁, 梔子, 滑石

茵蔯蒿湯 ≪傷寒論≫

效用	淸熱 利濕 退黃				
主治	**濕熱黃疸**. 一身面目俱黃 黃色鮮明 腹微滿 口中渴 小便不利 舌苔黃膩 沈數脈				
組成	君	茵蔯蒿 6兩	苦辛 微寒 / 脾 胃 肝 膽	淸濕熱 退黃疸 利膽	20~40g
	臣	梔子 14枚	苦 寒 / 心 肝 肺 胃 三焦	瀉火除煩 淸熱利尿 涼血解毒	6~18g
	佐	大黃 2兩	大苦 大寒 / 脾 胃	瀉熱通腸 涼血解毒 逐瘀經痛	3~30g

증상 분석	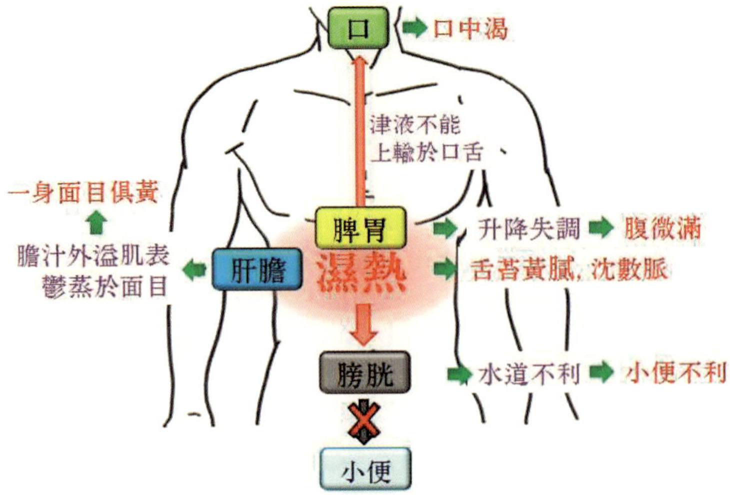	
방제 해설	君	茵蔯蒿 ： 苦燥濕 ＋ 苦寒淸熱 → ① 淸利濕熱 芳香走竄 → ② 舒脾而透表暢氣
	臣	梔子 ： 苦寒淸熱 → ① 淸心熱 → 屈曲下行 → ② 淸熱利尿(引濕熱下行) ③ 淸三焦之熱 ↙
	佐	大黃 ： 苦寒淸熱 → ① 瀉火瘀熱 → ② 通利二便 → 開濕熱下行出路
약리 작용	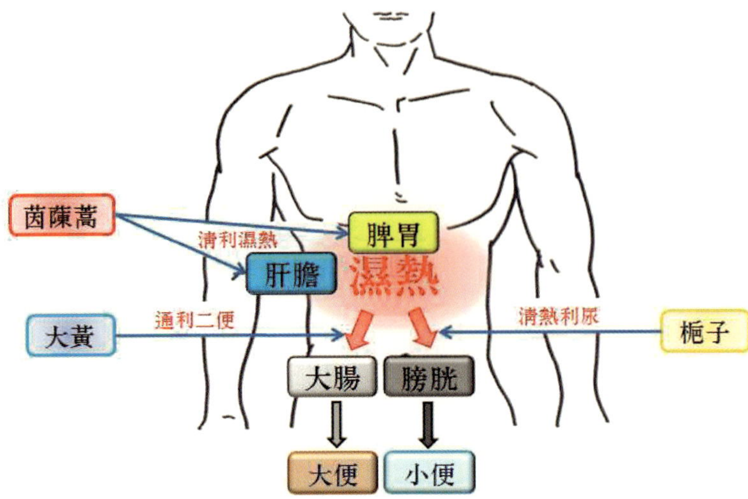	
참고	① 濕熱黃疸(陽黃)을 치료하는 대표방제 ② 陽黃의 특징 ： 一身面目俱黃(目, 面, 皮膚, 甚則黃汗), 黃色鮮明 ③ 방제의 특징 ：“寒凉苦燥通利”之法 → 淸熱燥濕, 宣壅開滯, 通利三焦 ④ 退黃의 방법 ：“小便當利, 尿如皂角汁狀, 色正赤, 一宿腹減, 黃從小便去也”	

附	梔子柏皮湯 ≪傷寒論≫
效用	淸熱利濕
主治	**傷寒身熱發黃.**
組成	梔子 15枚, 甘草(炙) 1兩, 黃柏 2兩
참고	淸熱力 强, 熱이 濕보다 많은 者에게 적용. 淸利작용이 茵蔯蒿湯에 미치지 못함

附	茵蔯四逆湯 ≪張氏醫通≫
效用	溫裏助陽 利濕退黃
主治	**陰黃.** 黃色晦暗 神倦食少 肢體逆冷 沈細無力脈
組成	茵蔯蒿・炮姜 각 1錢 5分, 附子・甘草 각 1錢
참고	① 寒濕內阻의 陰黃에 적용 ② 炮薑 附子의 熱性 〉 茵蔯蒿의 寒性 ⇒ 寒滅, 利濕 작용 存(去性存用)

三仁湯 ≪溫病條辨≫

效用	宣暢氣機 淸利濕熱				
主治	**濕溫初起 및 暑溫挾濕(邪在氣分)證.** 頭痛惡寒 身重疼痛 面色淡黃 胸悶不飢 午後身熱 舌白不渴 弦細濡脈				
組成	君	杏仁 5錢	苦辛 微溫 / 肺 大腸	止咳平喘 潤腸通便	3~10g
		白蔻仁 2錢	辛 溫 / 肺 脾 胃	化濕消痞 行氣溫中 開胃消食	3~8g
	臣	薏苡仁 6錢	甘淡 寒 / 脾 胃 肺	健脾滲濕 除痹止瀉 淸熱排膿	9~30g
		半夏 5錢	辛 溫 / 肺 胃 脾	化痰止嘔 燥濕降逆 消痞散結	4~12g
		厚朴 2錢	辛苦 溫 / 脾 胃	行氣燥濕 消痰平喘 消積下氣	3~10g
	佐	滑石 6錢(飛)	甘淡 寒 / 膀胱 肺 胃	利水通淋 淸熱解暑 祛濕斂瘡	10~15g
		通草 2錢	甘淡 微寒 / 肺 胃	淸熱利尿 通氣下乳	3~5g
		竹葉 2錢	辛苦 寒 / 心 肺 胃	淸熱除煩 生津 利小便	6~16g

<table>
<tr><td>증상 분석</td><td colspan="2">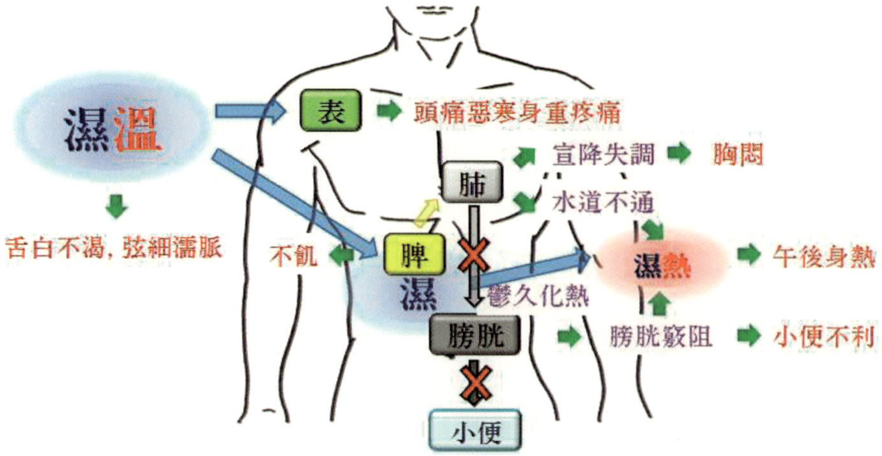
</td></tr>
<tr><td rowspan="3">방제 해설</td><td>君</td><td>杏仁 : 苦降 → 助肅降 → ① 降氣平喘 ↘
微辛 → 升 → ② 助宣發 → 通宣肺氣
白蔻仁 : 辛行 + 芳香化濕 → ① 行氣化 → 宣暢中焦</td></tr>
<tr><td>臣</td><td>薏苡仁 : 甘淡利濕 + 寒淸熱 → 入肺 → ① 利水淸肺熱
↘ 入脾 → ② 除濕熱
半夏 : 辛溫 → 散 燥濕 → ① 散濕化痰
厚朴 : 辛散濕 + 苦溫燥濕 + 芳香化濕 → ① 祛濕滿
辛散苦降 → ② 祛實滿</td></tr>
<tr><td>佐</td><td>滑石 : 甘淡利濕 + 寒淸熱 → ① 淸熱利尿(三焦)
甘寒生津 → ② 利水하되 不傷陰
通草 : 甘淡滲濕 → 助通調水道 → 引熱下行
寒淸熱 → ① 利水淸熱 ↙
竹葉 : 辛散熱 + 苦降 → ① 淸上焦熱 → ② 利小便
苦寒淸熱 → ③ 淸心除煩</td></tr>
<tr><td>약리 작용</td><td colspan="2">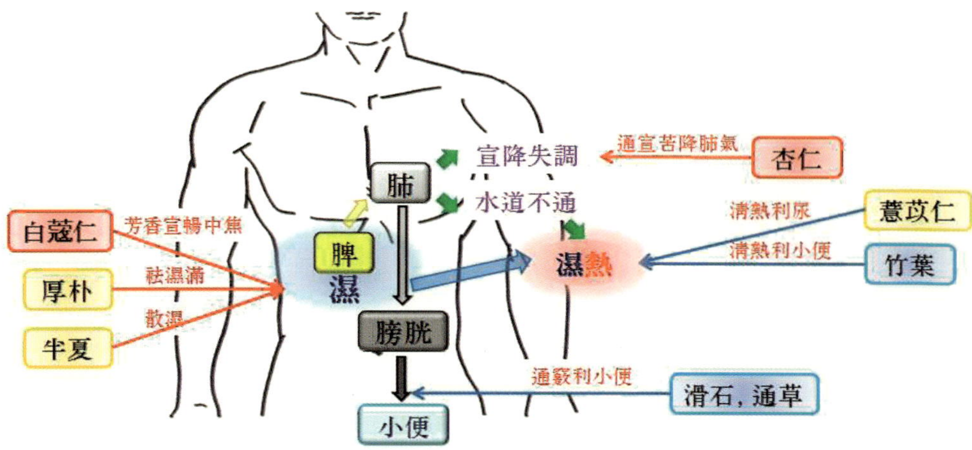
</td></tr>
</table>

참고	① 濕溫初起 邪가 氣分에 있고 濕重熱輕한 경우에 적용 ② 방제의 특징 ⓐ 宣暢氣機(白荳蔻, 杏仁) ⇒ 氣化則濕亦化 ⓑ 辛開, 苦降, 淡滲 ⇒ 宣化上濕, 運化中濕, 滲利下濕 ③ 滑石・通草・竹葉의 배오 의의 ⓐ 利濕淸熱하여 濕熱을 小便으로 제거 ⓑ 杏仁・半夏・厚朴의 溫燥를 방지 ④ 濕溫初起의 치료 禁忌 ⓐ 忌汗 : 頭痛惡寒, 身重疼痛을 傷寒으로 誤認하여 辛溫發汗하면 濕邪가 辛溫發表藥을 따라 蒸騰上逆 內蒙心竅 → 神昏, 耳聾耳鳴, 目瞑不欲言 ⓑ 忌下 : 中滿不飢를 食滯積滯로 誤認하여 瀉下하면 脾陽升發이 억제되어 脾氣下陷, 濕邪每乘勢內潰 → 大便泄瀉不止 ⓒ 忌潤 : 午後身熱을 陰虛午後潮熱로 誤認하여 滋陰하면 遏困脾陽, 膩滯氣機하여 濕邪成錮結하여 不解 → 病症纏綿不已

附	藿朴夏苓湯 ≪醫原≫
效用	解表化濕
主治	**濕溫初起**. 身熱惡寒 肢體倦怠 胸悶口膩 舌苔薄白 濡緩脈
組成	藿香 2錢, 半夏・澤瀉 1錢 半, 赤茯苓・杏仁・豬苓・淡豆豉 각 3錢, 薏苡仁 4錢, 白荳蔻・通草・厚朴 각 1錢,
참고	濕溫 初起의 表證이 비교적 뚜렷한 者에게 적용

附	黃芩滑石湯 ≪溫病條辨≫
效用	淸熱利濕
主治	發熱身痛 汗出熱解 渴不多飮 舌苔淡黃滑 緩脈
組成	黃芩・滑石・茯苓皮 각 3錢, 大腹皮 2錢, 白荳蔻仁・通草 각 1錢, 豬苓 3錢
참고	濕溫邪가 中焦에 있는 者에게 적용

甘露消毒丹 ≪溫熱經緯≫

效用	利濕化濁 淸熱解毒
主治	**濕溫時疫 邪在氣分證**. 發熱困倦 胸悶腹脹 肢酸咽腫 身黃 頤腫口渴 小便短赤 吐瀉 淋濁 舌苔淡白 厚膩 乾黃

組成	君	滑石 15兩(飛)	甘淡 寒 / 膀胱 肺 胃	利水通淋 清熱解暑 祛濕斂瘡	10~15g
		茵蔯蒿 11兩(綿)	苦辛 微寒 / 脾 胃 肝 膽	淸濕熱 退黃疸	20~40g
		黃芩 10兩(淡)	苦 寒 / 肺 心 肝 大腸	淸熱燥濕 瀉火解毒 止血 安胎	6~12g
	臣	木通 5兩	苦 寒 / 心 小腸 膀胱	淸熱利尿 通利血脈	3~9g
		射干 4兩	苦 寒 / 肺	淸熱解毒 消痰 利咽	3~9g
	佐	連翹 4兩	苦 微寒 / 心	淸熱解毒 消腫散結	6~12g
		薄荷 4兩	辛 凉 / 肝 肺	宣散風熱 淸頭目 透疹	2~6g
		貝母 5兩	苦甘 微寒 / 肺 心	淸熱潤肺 化痰止咳	3~9g
		藿香葉 4兩	辛 微溫 芳香 / 脾 胃 肺	芳香化濁 開胃止嘔 發表解暑	3~9g
		石菖蒲 6兩	辛苦 溫 / 心 胃	化痰開竅 化濕行氣 祛風利痺	3~9g
		白荳蔻 4兩	辛 溫 / 肺 脾 胃	行氣 化濕 健胃 溫胃止嘔	4~8g
방제 해설	君	滑石 : 淡滲利濕, 通竅利小便 茵蔯蒿 : 淸熱利濕 黃芩 : 淸熱瀉火, 燥濕			
	臣	木通 : 淸熱利尿 ⇒ 淸利작용 加强 射干 : 散結消腫			
	佐	連翹・薄荷 : 疏透上焦, 淸熱解毒 貝母 : 淸熱潤肺, 利水滲濕藥의 傷津液 방지 藿香・石菖蒲・白荳蔻 : 芳香化濁, 醒脾和中			
참고	① 濕溫時疫이 氣分에 있는 者에게 적용 ② 방제의 조성 : 苦寒淸熱 + 芳香化濕 + 淡滲利濕 ③ 濕보다 熱이 명확 : 身熱倦怠하지만 身熱不暢이나 身重의 증상은 없음				

蓮朴飮 ≪霍亂論≫

效用	淸熱化濕 理氣和中
主治	**濕熱霍亂**. 霍亂吐痢 胸脘痞悶 舌苔黃膩 小便短赤

組成					
組成	君	厚朴 2錢	辛苦 溫 / 脾 胃	行氣燥濕 消痰平喘 消積 下氣	3~10g
	臣	黃連 1錢	苦 寒 / 脾 胃 心 肝 膽 大腸	淸熱燥濕 瀉火解毒 瀉心除煩	2~5g
	佐	石菖蒲 1錢	辛苦 溫 / 心 胃	化痰開竅 化濕行氣 祛風利痺	3~9g
		半夏 1錢	辛 溫 / 肺 胃 脾	化痰止嘔 燥濕降逆 消痞散結	4~12g
		梔子 3錢	苦 寒 / 心 肝 肺 胃 三焦	瀉火除煩 淸熱利尿 凉血解毒	6~18g
		香豉 3錢	辛甘微苦 寒 / 肺 胃	疏散解表 除煩 宣發鬱熱	6~15g
		蘆根 2兩	甘 寒 / 肺 胃	淸熱生津 除煩止嘔 利尿	4~15g

증상 분석	濕熱伏於中焦 → 淸濁相混 → 昇降失調 : 霍亂吐痢, 胸脘痞悶 ↘ 舌苔黃膩, 小便短赤	
방제 해설	君	厚朴 : 辛散濕 + 苦溫燥濕 + 芳香化濕 → ① 祛濕滿 辛散苦降 → ② 祛實滿
	臣	黃連 : 苦燥濕 + 苦寒淸熱 → ① 淸胃濕熱 → ② 兼淸心濕熱
	佐	石菖蒲 : 芳香化濁醒脾 半夏 : 燥濕降逆和胃 梔子・香豉 : 淸宣鬱熱 蘆根 : 淸熱化濕, 和胃止嘔, 兼生津護液
참고	① 濕熱蘊伏으로 인한 霍亂吐瀉에 적용 ② 방제의 특징 : 苦降辛開 互用 ⇒ 調暢氣機, 疏暢除滿 ③ 霍亂吐瀉 : 上吐下瀉의 증상으로 전염성 霍亂이 아님 ④ 蘆根의 배오 의의 : 甘寒生津하여 上吐下瀉로 인한 傷津液을 補(단, 濕을 도울 수 있기 때문에 愼用)	

蠶矢湯 ≪霍亂論≫

效用	淸熱利濕 升淸降濁				
主治	濕熱內蘊 霍亂吐瀉 腹痛轉筋 口渴煩燥 舌苔黃厚 脈濡數				
組成	君	蠶砂 5錢(晩)	甘辛 溫 / 肝 脾 胃	祛風除濕 和胃化濁	12~20g
	臣	大豆黃卷 4錢	甘 平 / 脾 胃	淸解透表 除濕利氣	10~15g

		木瓜 3錢(陳)	酸 溫 / 肝 脾	舒筋活絡 和胃化濕	6~9g
	佐	半夏 1錢	辛 溫 / 肺 胃 脾	化痰止嘔 燥濕降逆 消痞散結	4~12g
		川黃連 3錢 (姜汁炒)	苦 寒 / 脾 胃 心 肝 膽 大腸	淸熱燥濕 瀉火解毒 瀉心除煩	2~5g
		黃芩 1錢	苦 寒 / 肺 心 肝 大腸	淸熱燥濕 瀉火解毒 止血 安胎	6~12g
		梔子 1錢 半 (焦)	苦 寒 / 心 肝 肺 胃 三焦	瀉火除煩 淸熱利尿 凉血解毒	6~18g
		通草 1錢	甘淡 微寒 / 肺 胃	淸熱利尿 通氣下乳	3~5g
		薏苡仁 4錢	甘淡 寒 / 脾 胃 肺	健脾滲濕 除痹止瀉 淸熱排膿	9~30g
		吳茱萸 3分 (泡淡)	辛 熱 / 肝 脾 胃 腎	散寒止痛 降逆止嘔 助陽止瀉	1.5~4.5g

증상분석	濕熱蘊伏 → 脾胃昇降失調 : 吐瀉霍亂 → 傷津 → 筋脈失養 : 腹痛轉筋 ↘ 口渴煩燥

방제해설	君	蠶沙 : 化濁歸淸, 引濁下趨
	臣	大豆黃卷 : 化濕升淸 木瓜 : 酸斂津液, 化濕和中, 理脾舒筋
	佐	半夏 : 燥濕降濁和胃 黃連・黃芩・梔子 : 淸熱燥濕 通草・薏苡仁 : 利濕下行 吳茱萸 : 黃連과 配合하여 降火止嘔力 강화

참고	① 濕熱蘊伏으로 인한 霍亂吐瀉와 吐瀉 후 傷津으로 나타나는 2차적 증상에 적용 ② 蓮朴飮보다 利濕, 舒筋止痛力이 强, 理氣寬胸除脹은 蓮朴飮이 우수

八正散 ≪太平惠民和劑局方≫

效用	淸熱瀉火 利水通淋
主治	**濕熱蘊於下焦證**. 熱淋 血淋 小便渾赤 小便澁痛 淋瀝不暢 癃閉不通 小腹急滿 口燥咽乾 舌苔黃膩 滑數脈

組成	君	萹蓄 1斤	苦 微寒 / 膀胱	利尿通淋 殺蟲 止痒	12~20g
		瞿麥 1斤 (石竹花)	苦 寒 / 心 小腸	利尿通淋 破血通經	9~15g

	臣	梔子仁 1斤	苦 寒 / 心 肝 肺 胃 三焦	瀉火除煩 清熱利尿 凉血解毒	6~18g
		大黃 1斤(煨焙)	大苦 大寒 / 脾 胃	瀉熱通腸 凉血解毒 逐瘀經痛	3~30g
	佐	車前子 1斤	甘 微寒 / 肝 腎 肺 小腸	清熱利尿 滲濕通淋 明目 祛痰	5~10g
		木通 1斤	甘淡苦 寒 / 心 小腸	清熱利尿 通淋血脈	3~10g
		滑石 1斤	甘淡 寒 / 膀胱 肺 胃	利水通淋 清熱解暑 祛濕斂瘡	10~15g
	使	甘草 1斤(炙)	甘 平 / 脾 胃 肺 心	調和諸藥 和中緩急 潤肺 解毒	3~10g

증상 분석

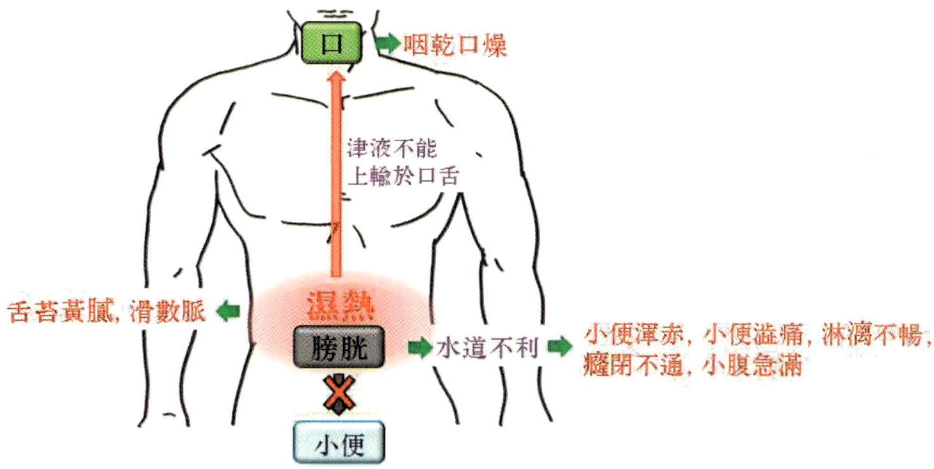

방제 해설		
	君	萹蓄 : 苦寒清熱 → ① 清利濕熱(膀胱) 瞿麥 : 苦寒清熱 → 清心利小腸 → ① 清利濕熱
	臣	梔子 : 苦寒清熱 → ① 清心熱 → 屈曲下行 → ② 清熱利尿 → ③ 清三焦之熱 大黃(煨焙) : 苦寒清熱 → ① 瀉火通便 → ② 通利二便
	佐	車前子 : 鹹寒清熱 → ① 清肺肝熱 → ② 明目 ↘ 助通調水道 → ③ 利水通淋 木通 : 甘淡利濕 → 入心 小腸 → ① 通竅利小便 苦寒清熱 → ② 清心熱 ↙ 滑石 : 甘淡利濕 + 寒清熱 → ① 清熱利尿(三焦) 甘寒生津 → ② 利水하되 不傷陰
	使	甘草梢 : 甘緩 → ① 緩急止痛, ② 調和諸藥 稍 → ③ 引經陰莖, ④ 苦寒滲利藥의 太過 제어

약리작용

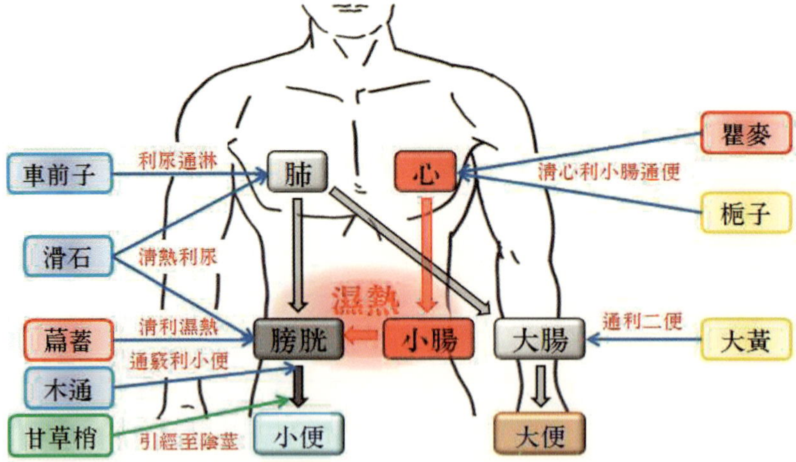

참고

① 濕熱蘊結膀胱으로 인한 熱淋에 적용(요도결석)
② 疏利下焦하되 三焦同治 ⇒ 淸利膀胱, 淸肺肅上源, 降心火利小腸, 泄濕熱走大腸 ⇒ "疏鑿分消"
③ 散劑로 하여 燈心을 넣고 달여서 溫服
④ 車前子와 滑石의 배오 의의
　ⓐ 利小便
　ⓑ 甘(鹹)寒 生津 : 苦寒傷陰, 利水藥의 傷陰의 부작용을 방지
⑤ 八正散 · 五淋散 · 小薊飮子의 비교

	八正散	小薊飮子	五淋散
공 통 점	濕熱蘊結膀胱 → 淋症		
차 이 점	熱淋 위주	血絡損傷으로 인한 血淋 위주	熱로 인한 血淋 위주
방제의 조성	利水通淋	凉血止血 + 收澁 + 利水 + 滋陰養血	淸熱凉血 + 養血 + 利水
대표약물	萹蓄, 瞿麥	小薊	赤芍, 梔子

附	五淋散 ≪太平惠民和劑局方≫
效用	淸熱凉血 利水通淋
主治	血淋澁痛 尿如豆汁 溺時澁痛 或 溲如砂石 臍腹急痛
組成	赤茯苓 6兩, 當歸 · 甘草 각 5兩, 赤芍藥 · 山梔子 각 20兩
참고	熱로 인한 血淋에 적용

二妙散 ≪丹溪心法≫

效用	清熱燥濕
主治	**濕熱走注證**. 筋骨疼痛 兩足痿軟 足膝紅腫熱痛 濕熱帶下 下部濕瘡 小便短黃 舌苔黃膩

組成				
君	黃柏 5錢(炒)	苦 寒 / 腎 膀胱 大腸	清熱燥濕 瀉火解毒 退虛熱	3~12g
佐	蒼朮 5錢(米泔浸炒)	辛苦 溫燥 香 / 脾胃	散濕 燥濕	6~10g

증상분석	感受外濕 → 筋脈遊走 → 關節, 下肢 : 筋骨疼痛, 兩足痿軟, 足膝紅腫熱痛, 濕熱帶下 脾失運化 → 濕熱蘊積 → 下注 ↗
방제해설 君	黃柏 : 苦寒淸熱 → ① 瀉腎中伏火 苦燥濕 → ② 除下焦濕熱
방제해설 佐	蒼朮 : 辛散 ＋香化濕 → ① 祛風濕(頭表) 苦溫燥濕 → ② 健脾, ③ 黃柏의 寒性을 佐
참고	① 濕熱下注의 기본 처방 ② 복용 방법 : 細末하여 탕으로 끓여 薑汁을 넣고 調服

附	三妙丸 ≪醫學正傳≫
效用	淸熱燥濕
主治	**濕熱下注之痿痹**. 兩脚痲木 火烙과 같은 熱
組成	黃柏 4兩, 蒼朮 6兩, 川牛膝 2兩
참고	① 복용 방법 : 空腹에 薑, 鹽湯으로 복용 ② 二妙丸 ⊕ 川牛膝(祛風濕 위주, 引血下行)

附	四妙丸 ≪成方便讀≫
效用	淸熱利濕
主治	**濕熱痿證**. 濕熱下注 兩足痲痿 腫痛
組成	黃柏・蒼朮・牛膝・薏苡仁 각 8兩
참고	① 利濕淸熱작용 增强 ② 二妙丸 ⊕ 懷牛膝(補肝腎 위주), 薏苡仁

清熱祛濕劑의 정리

방　제	茵蔯蒿湯	三仁湯	甘露消毒丹
병　기	濕熱黃疸	濕溫病	
효　능	清熱利濕 退黃	宣暢氣機 清利濕熱	利濕化濁 清熱解毒
방제조성	清熱利濕 ＋ 瀉下	理氣 ＋ 利濕	清熱 ＋ 芳香化濕 ＋ 淡滲利濕
대표약물	茵蔯蒿, 梔子, 大黃	杏仁, 白蔻仁, 薏苡仁, 厚朴, 半夏	滑石, 茵蔯蒿, 黃芩, 木通, 射干
변증요점	黃疸, 黃色鮮明, 腹微滿, 小便不利	頭痛惡寒, 身重疼痛, 胸悶不飢, 舌白不渴	身熱困倦, 口渴尿赤, 咽痛頭腫, 身黃胸悶, 吐瀉淋濁
특　징	濕熱黃疸의 기본 방제	濕溫初起(濕重熱輕)	濕溫時疫(熱>濕)

방　제	蓮朴飮	蠶矢湯	二妙散	八正散
병　기	濕熱霍亂(上吐下瀉)		濕熱下注證	
효　능	清熱化濕 理氣和中	清熱利濕 升清降濁	清熱燥濕	清熱瀉火 利水通淋
방제조성	清熱 ＋ 化濕 ＋ 理氣	利濕 ＋ 清熱 ＋ 舒筋	清熱 ＋ 祛濕	利水通淋 ＋ 瀉下
대표약물	厚朴, 黃連, 石菖蒲, 半夏	蠶沙, 大豆黃卷, 木瓜, 半夏, 黃連	黃柏, 蒼朮	萹蓄, 瞿麥, 梔子, 大黃, 車前子
변증요점	霍亂吐痢, 胸脘痞悶	霍亂吐瀉, 腹痛轉筋, 口渴煩燥	下肢痿軟, 下部濕瘡, 濕熱帶下	小便渾赤, 小便澁痛, 淋瀝不暢, 咽乾口燥
특　징	和胃止嘔 우수	霍亂轉筋 우수	濕熱下注 기본방	濕熱蘊結膀胱로 인한 熱淋을 治

3) 利水滲濕劑

① 利水滲濕의 작용으로 水濕內盛證을 치료하는 방제
② 대표증상 : 小便不利, 水腫, 癃閉, 淋濁, 泄瀉
③ 대표약물 : 茯苓, 豬苓, 澤瀉

五苓散	≪傷寒論≫
效用	利水滲濕 溫陽化氣
主治	1. **外有表證 內停水濕**. 頭痛發熱 煩渴欲飮 水入則吐 小便不利 舌苔白 浮脈 2. **水濕內停**. 水腫 泄瀉 小便不利 霍亂吐瀉 3. **痰飮**. 臍下動悸 吐涎沫 頭眩 短氣

組成

	藥材	性味 / 歸經	效能	用量
君	澤瀉 1兩 6銖	甘 寒 / 膀胱 腎	利小便 淸濕熱	6~9g
臣	豬苓 18銖	甘淡 平 / 腎 膀胱	利水滲濕	6~12g
	茯苓 18銖	甘淡 平 / 脾 肺 心	利水滲濕 健脾寧心	5~18g
佐	白朮 18銖	苦甘 溫 / 脾 胃	燥濕健脾 止汗安胎	4~12g
	桂枝 半兩	辛甘 溫 / 肌表 心 膀胱	發汗解肌 溫經通陽 助陽化氣	3~9g

＊ 1兩 ＝ 24銖

증상 분석

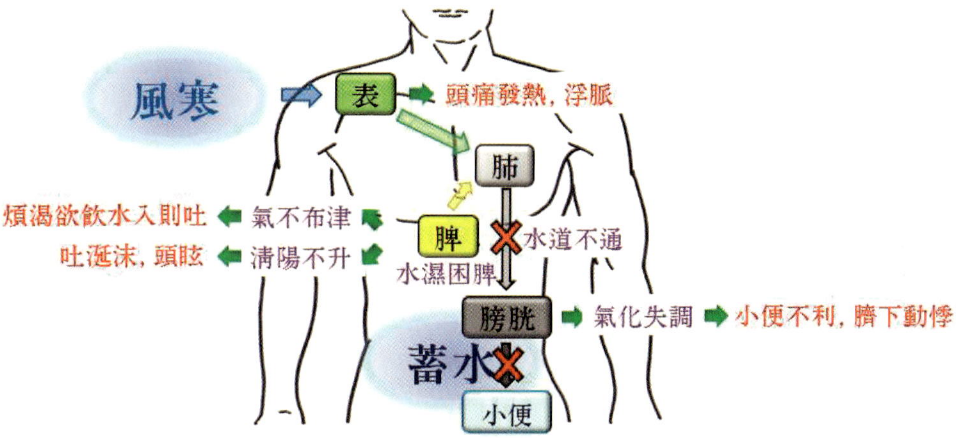

방제 해설

君	澤瀉 : 甘淡滲濕 → 入腎 → ① 利小便(腎濁을 泄) 寒淸熱 → ② 淸膀胱濕熱
臣	豬苓 : 甘淡滲濕 → 入腎 → ① 利水滲濕 茯苓 : 甘淡滲濕 → 入脾胃 → ① 滲濕健脾
佐	白朮 : 苦溫燥濕 → ① 燥濕健脾 桂枝 : 辛行 → ① 行氣血(解肌) → ② 散風寒 甘 → 辛甘化陽 → ③ 衛氣를 益 辛行 ＋ 溫通 → ④ 溫經通陽

茯苓 ＋ 白朮 : 滲濕 ＋ 燥濕 ⇒ 健脾力 增强

약리 작용	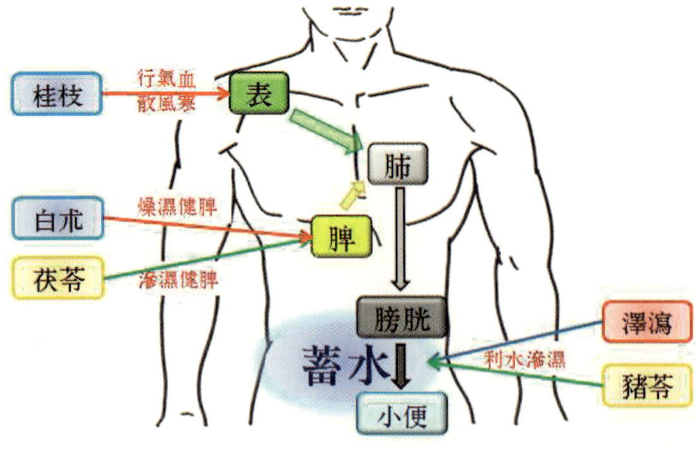
참고	① 太陽膀胱蓄水證에 적용 ② 白朮과 茯苓의 배오 의의 : 脾의 水濕運化 失調 → 水濕下注膀胱 ⇒ 甘淡滲濕 + 健脾 ③ 桂枝의 배오 의의 ⓐ 溫性으로 膀胱氣化를 助 ⓑ 行氣血하여 滲利藥의 行水布津을 助 ⓒ 太陽之表邪를 散 ④ 方中의 桂枝의 사용 : 《傷寒雜病論》의 출간 시기에는 肉桂와 桂枝를 구분하지 않음 ⓐ 外感風寒으로 인한 水濕內停에 적용할 때는 太陽之邪를 散할 수 있는 桂枝가 적합 ⓑ 脾腎陽虛로 인한 水濕內停에 적용할 때는 溫脾腎 할 수 있는 肉桂가 적합

附	四苓散	≪明醫指掌≫
效用	滲濕利水	
主治	**脾胃虛弱 水濕內停證**. 小便赤少 大便溏泄	
組成	白朮・茯苓・豬苓 각 1兩 半, 澤瀉 2兩 半	
참고	① 表證은 풀어지고 水濕內停한 者에게 적용 ② 五苓散 ⊖ 桂枝	
附	茵陳五苓散	≪金匱要略≫
效用	利濕退黃	
主治	濕熱黃疸 小便不利	
組成	茵陳蒿末 10分, 五等散 5分	
참고	① 黃疸病의 濕多熱少한 者에게 적용 ② 五苓散 ⊕ 茵陳蒿	

附	胃苓湯	≪丹溪心法≫
效用	祛濕和胃	
主治	水穀不消化 水腫 小便不利	
組成	五苓散・平胃散 각 3g	
참고	① 兼 中焦濕滯 ② 복용 방법 : 五苓散과 平胃散을 生薑, 大棗 달인 물로 空腹에 服用	

豬苓湯 ≪傷寒論≫

效用	利水淸熱養陰				
主治	1. **水熱互結證**. 小便不利 發熱 口渴欲飮 心煩不寢 咳嗽 嘔惡 下利 2. 血淋 小便澁痛 點滴難出 小腹滿痛				
組成	君	豬苓 1兩	甘淡 平 / 腎 膀胱	利水滲濕	6~12g
	臣	茯苓 1兩	甘淡 平 / 脾 肺 心	利水滲濕 健脾寧心	5~18g
		澤瀉 1兩	甘 寒 / 膀胱 腎	利小便 淸濕熱	6~9g
		滑石 1兩(碎)	甘淡 寒 / 膀胱 肺 胃	利水通淋 淸熱解暑 祛濕斂瘡	10~15g
	佐	阿膠 1兩(碎)	甘 平 / 肺 肝 腎 心	補血滋陰 潤燥 止血	5~10g

증상분석

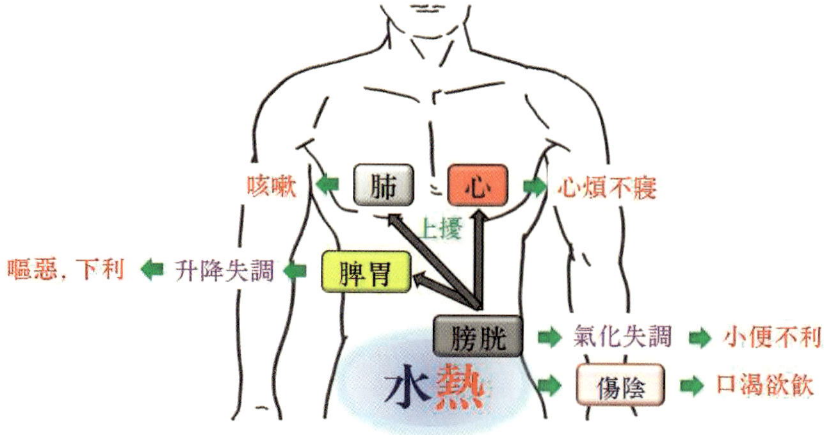

방제해설		
	君	豬苓 : 甘淡滲濕 → 入腎 → ① 利水滲濕
	臣	茯苓 : 甘淡滲濕 → 入脾胃 → ① 滲濕健脾 澤瀉 : 甘淡滲濕 → 入腎 → ① 利小便(腎濁을 泄) 寒淸熱 → ② 淸膀胱濕熱

		滑石 : 甘淡利濕 + 寒淸熱 → ① 淸熱利尿(三焦) 甘寒生津 → ② 利水하되 不傷陰 ⇒ 豬苓의 利水滲濕力 增强
	佐	血肉有精之品 ──┐ 阿膠 : 甘潤滋陰 → ① 補腎肝肺心陰 → ② 養血止血 ③ 滲利藥의 傷陰 방지
약리 작용	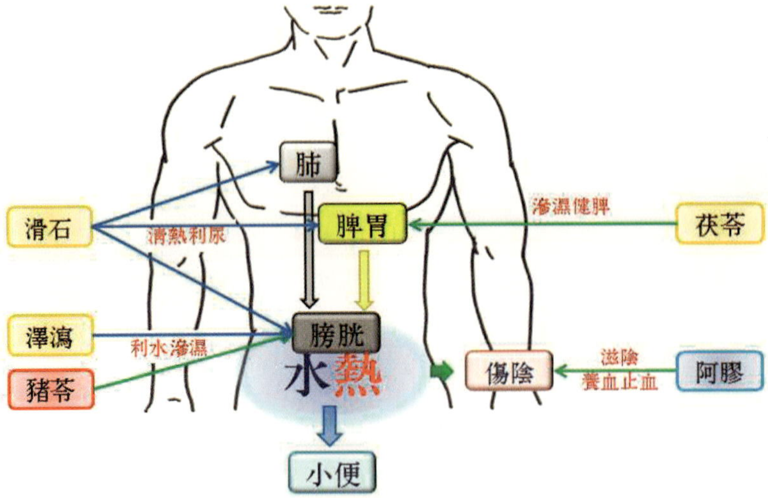	
참고	① 水熱互結로 인한 小便不利, 血淋에 적용 ② 방제의 조성 : 滲利 + 淸熱 + 滋陰 ③ 방제의 특징 : 利水와 滋陰 併用 ⇒ 利水하되 不傷陰, 滋陰하되 不斂邪 ④ 阿膠의 배오 의의 ⓐ 滋陰育陰하여 傷陰을 치료 ⓑ 滲利藥의 傷陰 방지 ⓒ 養血止血하여 熱傷血絡으로 인한 血淋 치료	

防己黃芪湯 ≪金匱要略≫

效用	益氣祛風 健脾利水				
主治	**表虛不固之風水 或 風濕證**. 汗出惡風 身重 小便不利 舌淡苔白 脈浮				
組成	君	防己 1兩	苦 辛 寒 / 膀胱 腎 脾 肺	祛風止痛 利水消腫	4.5~9g
		黃芪 1兩 1分	甘 微溫 / 肺 脾	益衛固表 利水消腫 補中益氣	15~30g
	臣	白朮 7錢 半	苦甘 溫 / 脾 胃	燥濕健脾 止汗安胎	4~12g
	佐	生薑	辛 溫 / 肺 脾 胃	解表散寒 溫中止嘔 化痰止咳	3~18g

		大棗	甘 溫 / 脾 胃	補脾和胃 益氣生津 調營衛 解藥毒	3~10g
	使	甘草 半兩(炒)	甘 平 / 脾 胃 肺 心	調和諸藥 和中緩急 潤肺 解毒	3~10g

증상분석

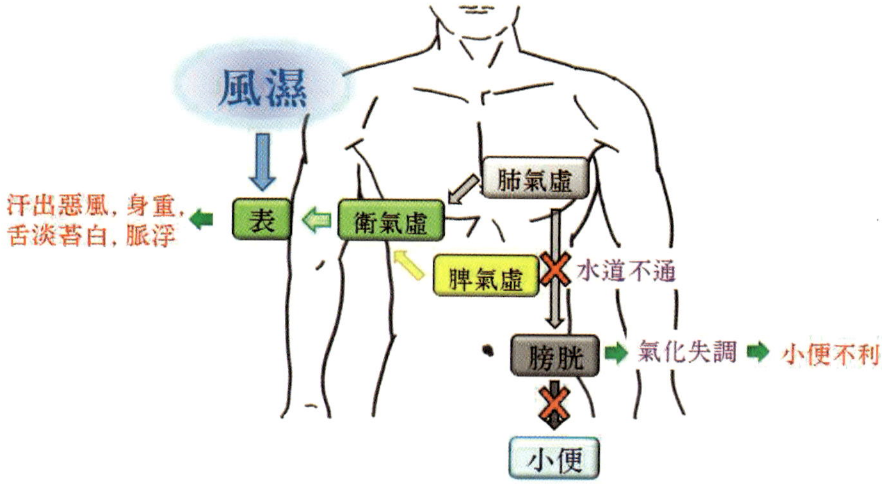

방제해설		
	君	防己 : 辛散+苦燥濕 → ① 祛風濕 苦寒淸熱 → ② 利水消腫 黃芪 : 甘溫益氣 → ① 補肺氣 → ② 益氣固表 ↘ ③ 補脾氣
	臣	白朮 : 苦溫燥濕 → ① 燥濕健脾 → 脾主四肢 → ② 黃芪의 작용을 助
	佐	生薑 + 大棗 : ① 甘味로 緩和 + 辛味로 壅滯 방지 ② 甘辛化陽 - 脾胃를 돕고 表로 가서 衛氣 도움 ③ 脾의 昇騰之氣를 助(脾 → 肺 → 四肢肌肉) ④ 大棗 - 補益營血 生薑 - 助衛發汗 → 營衛調和
	使	甘草 : 甘 → ① 調和諸藥

약리 작용	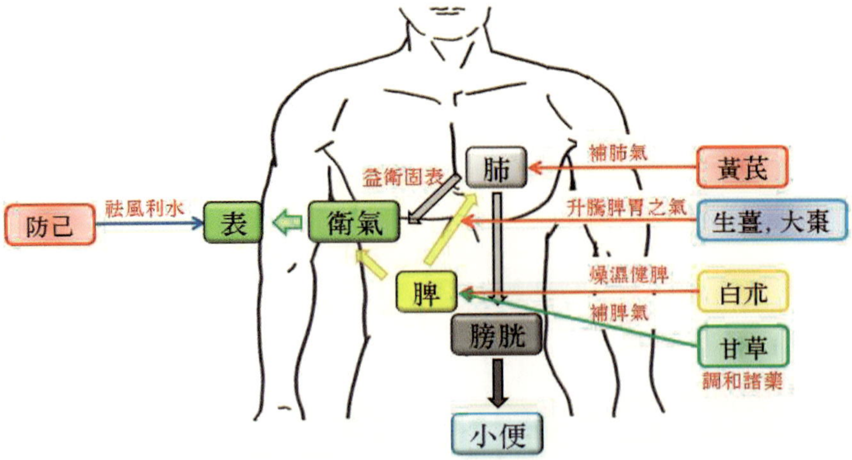
참고	① 脾肺氣虛 → 衛氣虛로 인한 感受風水, 風濕에 적용 ② 방제의 특징 : 標本兼顧 ⇒本治 위주

附	防己茯苓湯 ≪金匱要略≫
效用	益氣通陽利水
主治	皮水 四肢腫 水氣在皮膚中 四肢聶聶動者
組成	防己・黃芪・桂枝 각 3兩, 茯苓 6兩, 甘草 2兩
참고	水腫이 비교적 甚하고 陽虛를 겸한 者에게 적용

五皮散 ≪華氏中藏經≫

效用	利濕消腫 理氣健脾
主治	**脾虛濕盛**. 全身悉腫 肢體沈重 心腹脹滿 上氣喘急 小便不利 妊娠水腫 苔白膩 沈緩脈

組成				
君	茯苓皮 3錢	甘淡 平 / 脾 肺 心	利水滲濕 健脾寧心	5~18g
臣	大腹皮 3錢	辛 微溫 / 脾 胃 大・小腸	下氣貫衆 行水消腫	4.5~9g
	陳皮 3錢	辛 溫 / 脾 胃 肺	理氣健脾 燥濕化痰	6~12g
佐	桑白皮 3錢	辛 甘 寒 / 肺	瀉肺平喘 利水消腫	6~12g
	生薑皮 3錢	辛 溫 / 肺 脾 胃	解表散寒 溫中止嘔 化痰止咳	3~18g

증상 분석

　　　↗ 肺氣虛 → 通調水道 失調 : 小便不利, 上氣喘急
脾虛 → 運化失調 → 生濕痰 → 水濕泛濫肌肉 : 水腫
　　　　　　　　　↘ 濕鬱氣機 : 心腹脹滿

<table>
<tr><td rowspan="3">방제
해설</td><td>君</td><td>茯苓皮 ： 甘淡滲濕 → 入脾胃 → ① 滲濕健脾</td></tr>
<tr><td>臣</td><td>大腹皮 ： 辛行 → ① 行氣消脹
↘ ② 行水(大便으로 배출)
陳皮 ： 辛微苦 → 苦辛通降 → 入肺脾 → ① 理氣健脾
辛散 → ② 化痰 ↙</td></tr>
<tr><td>佐</td><td>桑白皮 ： 寒清熱 → ① 瀉肺伏火 → 助通調水道 → ② 利水消腫
生薑皮 ： 行表散水, 健脾化濕</td></tr>
<tr><td>참고</td><td colspan="2">① 脾虛濕盛의 皮水에 적용
② 比類取象 사용 ： 皮類 약물을 사용하여 皮水에 적용</td></tr>
</table>

利水滲濕劑의 정리

방　　제	五苓散	豬苓湯	防己黃芪湯	五皮散
병　　기	膀胱蓄水證	水熱互結證	衛氣虛 + 外感風濕 或 風水	脾虛濕盛
효　　능	利水滲濕 溫陽化氣	利水清熱養陰	益氣祛風 健脾利水	利濕消腫 理氣健脾
방제조성	利水 + 補氣 + 溫陽	滲利 + 清熱 + 滋陰	利水 + 補氣	利水
대표약물	澤瀉, 豬苓, 茯苓, 白朮	豬苓, 茯苓, 澤瀉, 滑石	防己, 黃芪, 白朮, 生薑	茯苓皮, 大腹皮, 陳皮
변증요점	① 頭痛發熱, 煩渴欲飮 ② 腹脹, 泄瀉, 痰飮	發熱, 口渴欲飮, 心煩不寢	身重, 浮腫, 汗出, 惡風	全身悉腫, 肢體沈重, 心腹脹滿, 上氣喘急
특　　징	太陽膀胱蓄水證에 적용	血淋에도 적용 가능	表虛濕盛者에게 적용	주로 皮水에 적용

4) 溫化水濕劑

① 溫助陽氣, 祛寒化濕의 작용으로 陽虛로 인한 水濕證을 치료하는 방제
② 대표증상 ： 痰飮, 水腫, 痺症, 寒濕脚氣
③ 대표약물 ： 乾薑, 桂枝, 附子, 茯苓

苓桂朮甘湯 ≪金匱要略≫

<table>
<tr><td>效用</td><td colspan="5">溫化痰飮 健脾利濕</td></tr>
<tr><td>主治</td><td colspan="5">中陽不足之痰飮. 胸脇支滿 目眩心悸 短氣而咳 舌苔白滑 弦滑脈</td></tr>
<tr><td rowspan="4">組成</td><td>君</td><td>茯苓 4兩</td><td>甘淡 平 / 脾 肺 心 腎</td><td>利水滲濕 健脾寧心</td><td>9～18g</td></tr>
<tr><td>臣</td><td>桂枝 3兩</td><td>辛甘 溫 / 肌表 心 膀胱</td><td>發汗解肌 溫經通陽 助陽化氣</td><td>3～9g</td></tr>
<tr><td>佐</td><td>白朮 2兩</td><td>苦甘 溫 / 脾 胃</td><td>燥濕健脾 止汗安胎</td><td>4～12g</td></tr>
<tr><td>佐使</td><td>甘草 2兩
(炙)</td><td>甘 平 / 脾 胃 肺 心</td><td>調和諸藥 和中緩急 潤肺 解毒</td><td>3～10g</td></tr>
<tr><td>증상
분석</td><td colspan="5">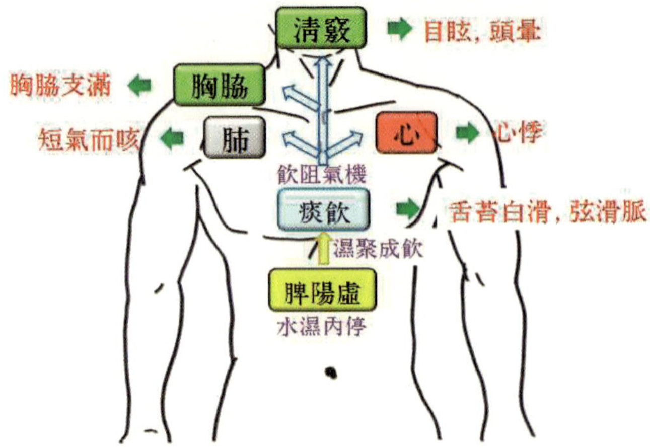
</td></tr>
<tr><td rowspan="4">방제
해설</td><td>君</td><td colspan="4">茯苓 : 甘淡滲濕 → 入脾胃 → ① 滲濕健脾 → 消除聚之痰飮</td></tr>
<tr><td>臣</td><td colspan="4">桂枝 : 辛甘化陽 → ① 溫陽化氣 → ② 平冲降逆</td></tr>
<tr><td>佐</td><td colspan="4">白朮 : 苦溫燥濕 → ① 燥濕健脾</td></tr>
<tr><td>佐使</td><td colspan="4">甘草 : 甘 → ① 調和諸藥
甘草 2兩 → ② 補脾胃 작용 ⇒ 佐使藥으로 사용</td></tr>
</table>

약리 작용	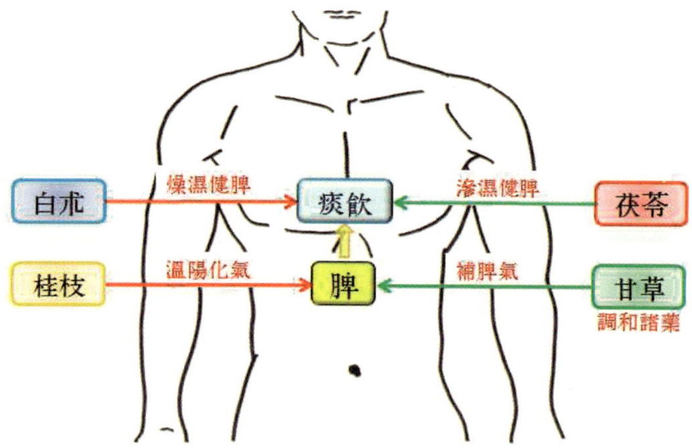
참고	① 脾陽虛로 인한 痰飮을 치료하는 상용방 ② 방제의 특징 : 溫而不燥, 利而不峻, 標本兼顧 ③ 치료원칙 : "病痰飮者, 當以溫藥和之" ≪金匱要略≫

附	甘草乾薑茯苓白朮湯 ≪金匱要略≫
效用	暖土勝濕
主治	**寒濕下侵之腎着病**. 身重腰下冷痛 腰重如帶五千錢 但飮食如故 口不渴 小便不利 舌淡苔白 脈沈遲 或 沈緩
組成	甘草 2兩, 乾薑·茯苓 각 4兩, 白朮 2兩
참고	苓桂朮甘湯 ⊖ 桂枝 ⊕ 乾薑

眞武湯 ≪傷寒論≫

效用	溫陽利水
主治	1. **陽虛水泛證**. 畏寒肢厥 小便不利 四肢沈重疼痛 腹痛下利 肢體浮腫 苔白不渴 沈脈 2. 太陽發汗太過 汗出不解 發熱 心下悸 頭眩 身瞤動

組成					
君	附子 1枚 (炮去皮)	辛 甘 大熱 / 心 脾 腎	回陽補火 散寒除濕	3~15g
臣	茯苓 3兩	甘淡 平 / 脾 肺 心	利水滲濕 健脾寧心	5~18g
	生薑 3兩	辛 溫 / 肺 脾 胃	解表散寒 溫中止嘔 化痰止咳	3~18g
佐	白朮 2兩	苦甘 溫 / 脾 胃	燥濕健脾 止汗安胎	4~12g
	芍藥 3兩	苦 酸 微寒 / 肝 脾	養血柔肝 緩中止痛 斂陰收汗	5~10g

<table>
<tr><td>증상
분석</td><td colspan="2">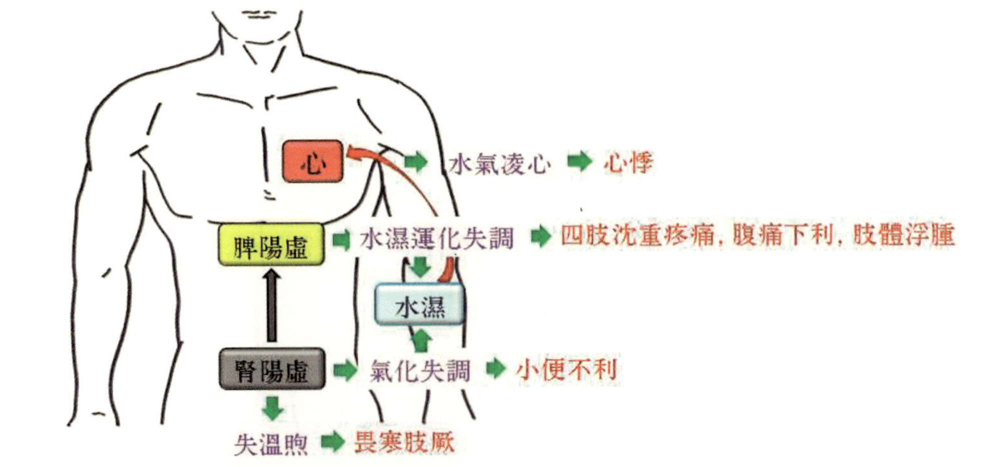
</td></tr>
<tr><td rowspan="4">방제
해설</td><td>君</td><td>附子 : 大熱(少量炮製) → 少火生氣 → ① 補命門火
↘ ② 逐寒</td></tr>
<tr><td>臣</td><td>茯苓 : 甘淡滲濕 → 入脾胃 → ① 滲濕健脾
生薑 : 辛散 + 溫胃 → ① 散寒行水</td></tr>
<tr><td>佐</td><td>白朮 : 苦溫燥濕 → ① 燥濕健脾
白芍 : 酸 → 收斂 → ① 柔肝止痛
↘ 斂肝血 → ② 養血
③ 附子의 溫燥之性을 제어</td></tr>
<tr><td colspan="2">附子 + 白芍 : 剛柔相濟, 溫經通痺 + 斂陰榮筋而不傷陰血 ⇒ 溫經護營</td></tr>
<tr><td>약리
작용</td><td colspan="2">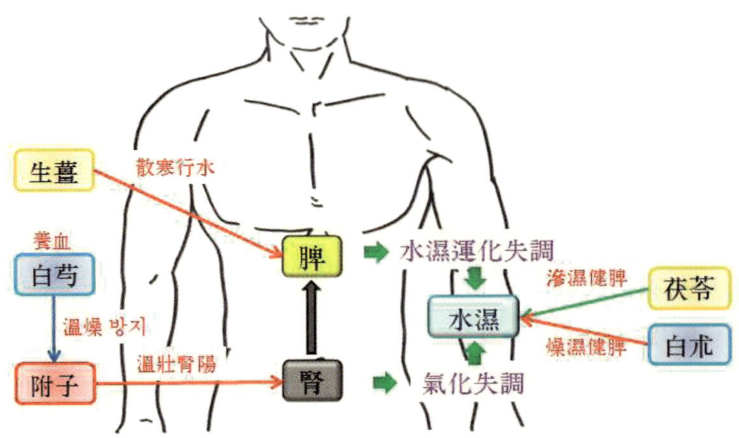
</td></tr>
<tr><td>참고</td><td colspan="2">① 脾腎陽虛로 水氣內停한 者 또는 水氣凌心에 적용(陽不化水의 病理)
② 白芍의 배오 의의
ⓐ 陽虛 → 陰虛(互根互用) ⇒ 收斂養血
ⓑ 辛熱滲利苦燥之品의 傷津液을 방지
ⓒ 緩急止痛 ⇒ 身瞤動 치료</td></tr>
</table>

附	附子湯 ≪傷寒論≫
效用	溫經助陽 祛寒化濕
主治	陽虛寒濕內侵 身體骨蒸疼痛 惡寒肢冷 苔白滑 沈微脈
組成	附子 2枚, 茯苓 3兩, 人蔘 2兩, 白朮 4兩, 芍藥 3兩
참고	① 眞武湯에 附子와 白朮 倍量, 加人蔘 ⇒ 健脾燥濕力 강화 ② 眞武湯 ⊕ 人蔘 ⊖ 生薑 ③ 眞武湯과 附子湯의 비교

구 분	陽虛 氣虛의 정도	病 邪	主 症
眞武湯	輕	水氣	身腫 心悸 小便不利
附子湯	重	寒濕	肢節冷痛

實脾散 ≪重訂嚴氏濟生方≫

效用	溫陽健脾 行氣利水				
主治	**脾腎陽虛 水氣內停之陰水**. 半身以下腫甚 手足不溫 口不渴 胸腹脹滿 大便溏薄 舌苔厚膩 脈沈遲				
組成	君	附子 1兩(炮)	辛甘 大熱 / 心 脾 腎	回陽補火 散寒除濕	3~15g
		乾薑 1兩(炮)	辛 熱 / 脾 胃 肺	溫中逐寒 回陽通脈	3~9g
	臣	白朮 1兩	苦甘 溫 / 脾 胃	燥濕健脾 止汗安胎	4~12g
		茯苓 1兩	甘淡 平 / 脾 肺 心 腎	利水滲濕 健脾寧心	9~18g
	佐	木瓜 1兩	酸 溫 / 肝 脾	舒筋活絡 和胃化濕	6~9g
		厚朴 1兩(薑製炒)	辛苦 溫 / 脾 胃	行氣燥濕 消痰平喘 消積 下氣	3~10g
		木香 1兩	辛苦 溫 / 脾 胃 大腸 三焦 膽	行氣止痛 健脾消食	3~10g
		大腹子(檳榔) 1兩	苦辛 溫 / 胃 大腸	驅蟲消積 降氣 行水 截瘧	6~15g
		草果仁 1兩	辛 溫 / 脾 胃	燥濕溫中 除痰截瘧	3~6g
	使	甘草 半兩(炒)	甘 平 / 脾 胃 肺 心	調和諸藥 和中緩急 潤肺 解毒	3~10g

<table>
<tr><td>증상 분석</td><td colspan="2">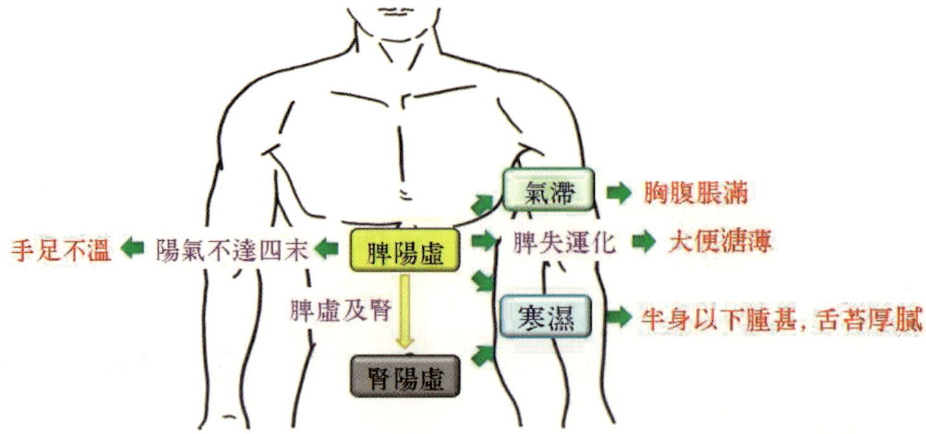
</td></tr>
<tr><td rowspan="4">방제 해설</td><td>君</td><td>附子 : 大熱(少量炮製) → 少火生氣 → ① 補命門火
↘ ② 逐寒
乾薑 : 熱 → 助陽 → 入脾 → ① 補脾陽 → 逐寒
⇒ 溫脾腎之陽氣 祛寒逐濕</td></tr>
<tr><td>臣</td><td>白朮 : 苦溫燥濕 → ① 燥濕健脾
茯苓 : 甘淡滲濕 → 入脾胃 → ① 滲濕健脾</td></tr>
<tr><td>佐</td><td>木瓜 : 醒脾化濕, 澁津斂液
厚朴 : 辛散濕 + 苦溫燥濕 + 芳香化濕 → ① 祛濕滿
辛散苦降 → ② 祛實滿
木香 : 苦降辛行 → 入脾 → ① 醒脾
檳榔 : 苦降 → ① 降氣(胃大腸) → ② 消積 行水
草果 : 辛散 + 溫燥濕 → ① 燥濕散寒</td></tr>
<tr><td>使</td><td>甘草 : 甘 → ① 調和諸藥</td></tr>
<tr><td>약리 작용</td><td colspan="2">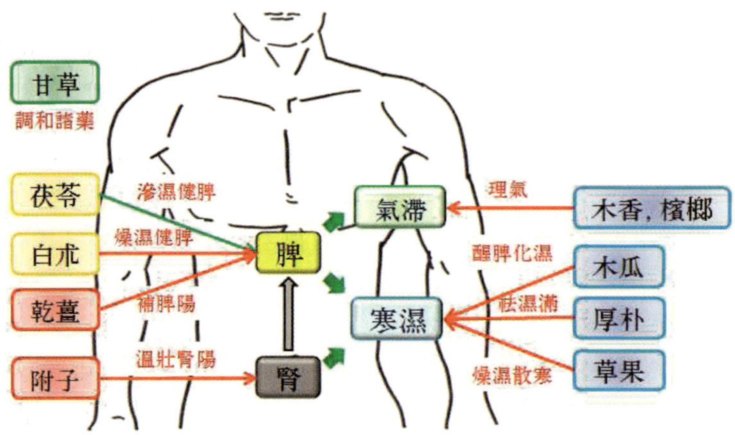
</td></tr>
<tr><td>참고</td><td colspan="2">① 脾腎兩虛(脾虛及腎)로 인한 陰水에 적용 ⇒ 脾陽虛 위주</td></tr>
</table>

② 방제의 조성 : 補脾腎陽 ⊕ 利濕 ⊕ 行氣
③ 복용 방법 : 生薑 5片과 大棗 1枚를 넣어 복용
④ 實脾散과 舟車丸의 비교
ⓐ 공통점 : 水腫脹滿을 치료
ⓑ 차이점 : 實脾散－陽虛水寒之陰水, 舟車丸－氣實水熱之陽水
⑤ 木瓜와 白芍의 구별
ⓐ 利水, 生津 : 木瓜 〉 白芍
ⓑ 斂陰, 補血 : 木瓜 〈 白芍
⇒ 方中 木瓜의 배오 의의 : ⓐ 利水, ⓑ 生津 → 利水藥, 溫燥藥의 傷津을 방지

萆薢分淸飮 ≪丹溪心法≫

效用	溫暖下元 利濕化濁
主治	**下焦虛寒之膏淋 白濁**. 小便頻數 渾濁不淸 白如米泔 凝如膏糊 舌淡苔白 脈沈

組成

君	萆薢	苦 平 / 肝 胃 膀胱	利濕濁 祛風濕	12～20g
臣	益智仁	辛 溫 / 脾 腎	溫脾 暖腎 固氣 澁精	3～9g
	烏藥	辛 溫 / 脾 肺 腎 膀胱	順氣止痛 溫腎散寒	3～9g
佐	石菖蒲 각 등분	辛苦 溫 / 心 胃	化痰開竅 化濕行氣 祛風利痺	3～9g
使	食鹽	鹹 寒 / 胃 腎 大·小腸	涌吐 淸熱凉血 解毒	3～6g

증상분석: 下焦虛寒 → 濕濁下注 : 小便頻數, 渾濁不淸, 白如米泔, 凝如膏糊

방제해설

君	萆薢 : 除濕利水, 分淸化濁
臣	益智仁 : 溫腎縮尿 烏藥 : 溫腎散寒, 行氣
佐	石菖蒲 : 燥濕化濁, 祛膀胱虛寒
使	食鹽 : 引經下焦

참고

① 虛寒으로 인한 白濁(白帶)에 적용
② 복용 방법 : 위 약재와 소금 한 웅큼을 넣고 달여 5錢을 식전에 복용
③ 膏淋 : 主要症狀은 小便이 混濁하여 쌀뜨물(米泔)과 같고 혹은 기름진 液體 같으며 排尿가 不暢. 尿道가 熱澁하면서 疼痛하는 것은 實證에 屬하며 不熱 不痛한 것은 虛證에 屬함. 實證은 대개 濕熱이 下注하여 膀胱에 蘊結되어 氣化作用이 안 되므로 津液을 制御하지 못한 所致이며 虛證은 대개 腎虛로 인해 津液을 蒸化하지 못하고 制約하지 못한 所致임

附	萆薢分淸飮 ≪醫學心悟≫
效用	淸熱利濕 分淸化濁
主治	白濁 膏淋 小便混濁 舌苔黃膩
組成	萆薢 2錢, 黃柏·石菖蒲 각 5分, 茯苓·白朮 각 1錢, 蓮子心 7分, 丹蔘·車前子 각 1錢 5分
참고	濕熱로 인한 白濁에 적용

溫化水濕劑의 정리

방 제	苓桂朮甘湯	眞武湯	實脾散	萆薢分淸飮 ≪丹溪心法≫
병 기	脾陽虛 → 痰飮	腎陽虛 → 脾陽虛 → 水腫	脾陽虛 → 腎陽虛 → 水腫	腎陽虛 → 白濁
효 능	溫化痰飮 健脾利濕	溫陽利水	溫陽健脾 行氣利水	溫暖下元 利濕化濁
방제조성	利水 + 溫陽 + 健脾	溫陽 + 利水 + 健脾	溫陽(脾腎) + 利濕 + 行氣	利水 + 溫陽 + 化濁
대표약물	茯苓, 桂枝, 白朮	附子, 茯苓, 生薑	乾薑, 附子, 白朮, 茯苓	萆薢, 益智仁, 石菖蒲
변증요점	短氣, 喘咳, 悸, 眩	畏寒肢厥, 身腫, 小便不利, 悸, 腹痛下利	半身以下腫甚, 手足不溫, 胸腹脹滿, 大便溏薄	小便頻數, 渾濁不淸, 白如米泔, 凝如膏糊
특 징	脾陽虛로 인한 痰飮을 치료하는 상용 방제	溫腎에 偏	溫脾에 偏	膏淋에 적용

5) 祛風勝濕劑

① 祛風散濕, 舒筋通絡, 宣痺止痛의 작용으로 外感風寒濕으로 肌表 또는 經絡筋骨의 痺症을 치료하는 방제
② 대표증상 : 惡寒發熱, 頭身重痛, 腰膝頑痲痺痛, 脚氣足腫
③ 대표약물 : 羌活, 獨活, 防風, 秦艽

羌活勝濕湯 ≪內外傷辨或論≫

效用	祛風勝濕
主治	**風濕在表之痺症.** 肩背痛 頭痛身重 腰脊疼痛 苔白浮脈

組成

	藥物	性味 / 歸經	效能	用量
君	羌活 1錢	辛 溫 / 膀胱 腎	散寒祛風 除濕止痛	3~9g
	獨活 1錢	苦辛 微溫 / 腎 膀胱	祛風除濕 痛痺解表止痛	3~10g
臣	藁本 5分	辛 溫 / 膀胱	祛風 散寒 除濕 止痛	3~9g
	防風 5分	辛甘 溫 / 膀胱 肝 脾	解表祛風 勝濕止痛	4.5~9g
佐	川芎 5分	辛 溫 / 肝 膽 心包	活血行氣 祛風止痛	4~12g
	蔓荊子 3分	辛苦 寒 / 膀胱 肝 胃	疏散風熱 淸利頭目	5~9g
使	甘草 5分(炙)	甘 平 / 脾 胃 肺 心	調和諸藥 和中緩急 潤肺解毒	3~10g

증상 분석

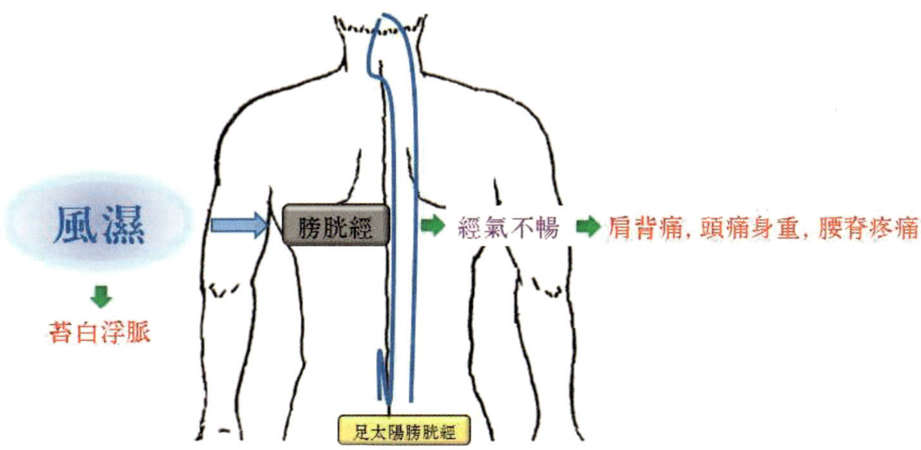

방제 해설

君	羌活 : 辛 → 升 → 達表 → ① 散風寒濕(上焦) 溫 → 燥濕 ↗ 獨活 : 苦溫燥濕 + 辛散 → 性下行 → ① 祛風除濕(下焦) → ② 止痛 ⇒ 祛一身上下之風濕而止痛
臣	藁本 : 辛散 + 溫通 → 入膀胱 → ① 散風寒濕(巓頂頭痛) 防風 : 辛散 + 溫通 → 入膀胱 → ① 散上焦風寒濕邪 → ② 勝濕止痛
佐	川芎 : 辛行溫通 → ① 理氣活血(諸頭痛・少陽頭痛) 蔓荊子 : 辛散質輕 → 入膀胱 → ① 升散除風(巓頂頭痛)
使	甘草 : 甘 → ① 調和諸藥

<table>
<tr><td>약리작용</td><td>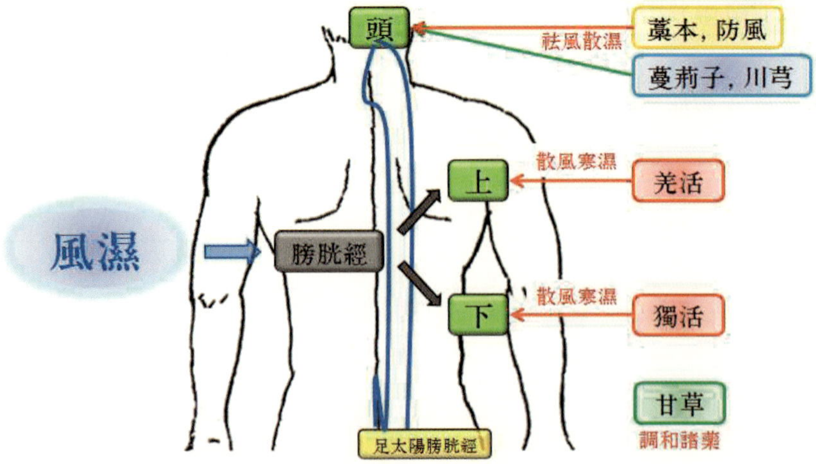
</td></tr>
<tr><td>참고</td><td>① 風濕在表 傷風頭痛者에게 적용 ⇒ 解表力이 비교적 弱
② 방제의 특징 : 用量 少 → 輕揚升散하여 微微發汗(汗과 함께 風濕을 排出)
③ 九味羌活湯과 羌活勝濕湯의 비교
ⓐ 공통점 : 肌表經絡風濕證에 적용
ⓑ 차이점 : 九味羌活湯－外感風寒濕 兼 內熱
羌活勝濕湯－風濕在表, 傷風頭痛</td></tr>
</table>

附	蠲痺湯 《百一選方》
效用	益氣和營 祛風勝濕
主治	**風濕痺痛**. 肩項臂痛 手足麻木
組成	羌活・薑黃・當歸・黃芪・赤芍藥・防風 각 1兩 半, 甘草 半兩
참고	營衛兩虛한 상황에서 外感風濕으로 인한 經絡의 痺症에 적용

獨活寄生湯 《備急千金要方》

效用	補肝腎 祛風濕
主治	**痺症日久 肝腎不足 氣血兩虛證**. 腰膝疼痛 肢節屈伸不利 麻木不仁 畏寒喜溫 心悸氣短 舌淡苔白 細弱脈

組成					
	君	獨活 3兩	苦辛 微溫 / 腎 膀胱	祛風除濕 痛痺解表止痛	3～10g
		桑寄生 2兩	苦甘 平 / 肝 腎	補肝腎 强筋骨 祛風濕 安胎元	9～15g
	臣	杜冲 2兩	甘微辛 溫 / 肝 腎	補肝腎 强筋骨 安胎	6～9g

		牛膝 2兩	甘苦酸 平 / 肝 腎	補肝腎 强筋骨 活血祛瘀	10~15g
		防風 2兩	辛甘 溫 / 膀胱 肝 脾	解表祛風 勝濕止痛	4.5~9g
		秦艽 2兩	苦辛 微寒 / 胃 肝 膽	祛風濕 止痺痛 清虛熱 清濕熱	3~9g
		細辛 2兩	辛 溫 / 肺 腎 心	祛風散寒 通竅止痛 溫肺化飮	1~3g
	佐	肉桂心 2兩	辛甘 大熱 / 腎 脾 膀胱	補元陽 暖脾胃 除積冷 通血脈	2~5g
		當歸 2兩	辛甘 溫 潤 / 心 肝 脾	補血和血 調經止痛 潤燥滑腸	6~18g
		芍藥 2兩	苦 酸 微寒 / 肝 脾	養血柔肝 緩中止痛 斂陰收汗	5~10g
		乾地黃 2兩	甘 寒 / 心 肝 腎	淸熱凉血 養陰生津	9~15g
		川芎 2兩	辛 溫 / 肝 膽 心包	活血行氣 祛風止痛	4~12g
		人蔘 2兩	甘微苦 微溫 / 脾 肺	大補元氣 固脫生津 安神	2~15g
		茯苓 2兩	甘淡 平 / 脾 肺 心	利水滲濕 健脾寧心	5~18g
	佐使	甘草 2兩	甘 平 / 脾 胃 肺 心	調和諸藥 和中緩急 潤肺 解毒	3~10g
증상 분석	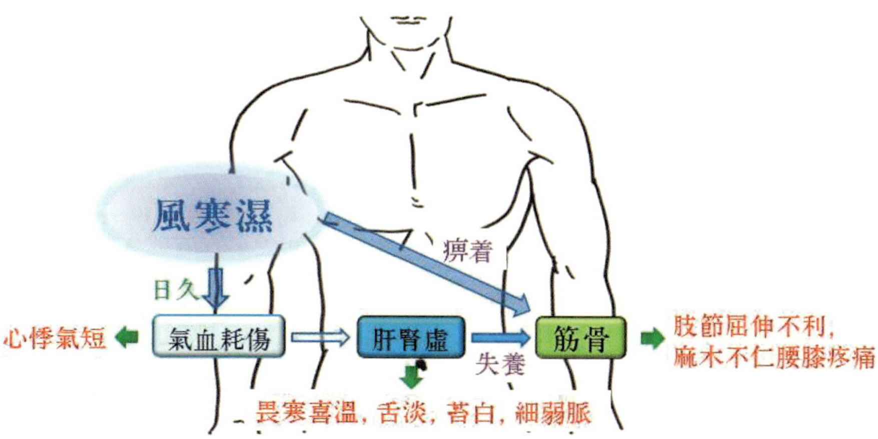				
방제 해설	君	獨活 : 苦溫燥濕 + 辛散 → 性下行 → ① 祛風除濕(下焦) → ② 止痛 桑寄生 : 甘補 → ① 補肝腎 苦降 → ② 祛風濕			
	臣	杜仲 : 甘溫益氣 → ① 補肝腎 → ② 强筋骨 牛膝 : 甘溫益氣 + 甘酸化陰 → ① 補肝腎			

<table>
<tr><td rowspan="3"></td><td></td><td>防風 : 辛散 + 溫通 → 入膀胱 → ① 散上焦風寒濕邪 → ② 勝濕止痛
秦艽 : 辛 → 散濕 → ① 祛風濕 → 通絡
細辛 : 辛散 → 入腎 → ① 散風寒 逐寒</td></tr>
<tr><td>佐</td><td>肉桂心 : 溫經散寒 溫通血脈
四物湯(當歸, 芍藥, 乾地黃, 川芎) : 補血調血
人蔘 : 甘溫益氣 → ① 補脾氣 → ② 大補元氣
茯苓 : 甘淡滲濕 → 入脾胃 → ① 滲濕健脾</td></tr>
<tr><td>佐使</td><td>甘草 : 甘 → ① 調和諸藥
甘草 2兩 → ② 補脾胃 작용 ⇒ 佐使藥으로 사용</td></tr>
<tr><td>약리 작용</td><td colspan="2">
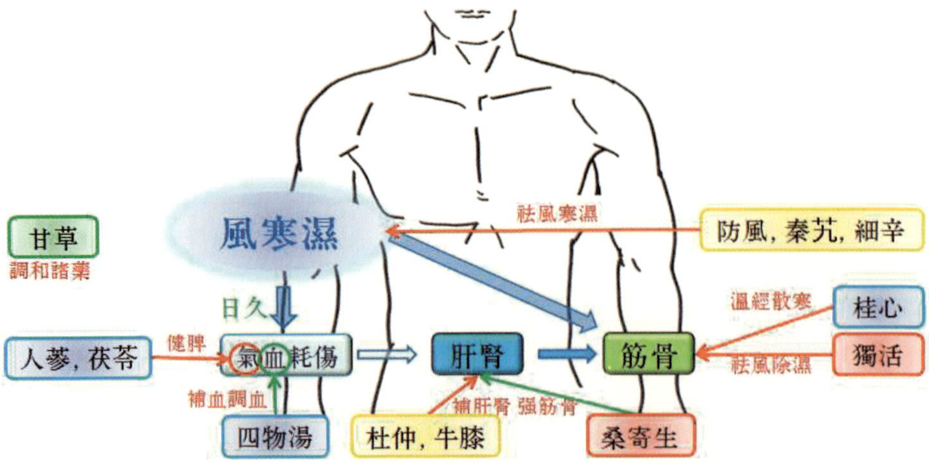

</td></tr>
<tr><td>참고</td><td colspan="2">① 痺症日久로 인한 肝腎不足, 氣血兩虛證에 적용
② 병기의 특징
ⓐ 邪氣와 正虛 併存
ⓑ 邪客부위 비교적 甚－下焦肝腎 및 筋骨
ⓒ 邪氣久滯經脈, 氣血不暢 ⇒ 筋骨失養
③ 방제의 조성 : 補肝腎 + 益氣 + 養血 + 祛風寒濕
④ 방제의 특징 : 補散併用 ⇒ 補肝腎 + 祛風濕
⑤ 養血活血藥의 배오 의의 : 治風先治血, 血行風自滅
⑥ 防風과 秦艽의 배오 의의 : 風藥中潤劑로 祛風勝濕하되 耗氣傷津之弊가 없음
⑦ 四君子湯에서 白朮을 減한 이유 : 白朮은 溫燥하여 傷陰을 우려하여 祛</td></tr>
</table>

附	三痺湯 ≪婦人良方≫
效用	益氣養血 祛風勝濕
主治	**痺症日久耗傷氣血證.** 手足拘攣 風痹
組成	續斷・杜冲・防風・桂心・細辛・人蔘・白茯苓・當歸・白芍藥・黃芪・牛膝・甘草 각 5分, 秦艽・生地黃・川芎・獨活 각 3分, 生薑
참고	獨活寄生湯 ⊖ 桑寄生 ⊕ 黃芪, 續斷, 生薑

鷄鳴散 ≪證治準繩≫

效用	行氣降濁 宣化寒濕				
主治	**寒濕脚氣.** 足脛腫重無力 痲木冷痛 不能行走 惡寒發熱 攣急上沖 胸悶泛惡 脚足痛不可忍 筋脈浮腫				
組成	君	檳榔 7枚	苦辛 溫 / 胃 大腸	殺蟲消積 降氣 行水 截瘧	6~15g
	君	木瓜 1兩	酸 溫 / 肝 脾	舒筋活絡 和胃化濕	6~9g
	臣	吳茱萸 3錢	辛 熱 / 肝 脾 胃 腎	散寒止痛 降逆止嘔 助陽止瀉	1.5~4.5g
	佐	紫蘇葉 3錢	辛 香 溫 / 肺 脾	解表散寒 行氣和胃	3~9g
	佐	桔梗 半兩	辛苦 平 / 肺 心 胃	宣肺利咽 祛痰排膿	3~9g
	佐	陳皮 1兩	辛 溫 / 脾 胃 肺	理氣健脾 燥濕化痰	6~12g
	使	生薑・薑皮 半兩	辛 溫 / 肺 脾 胃	解表散寒 溫中止嘔 化痰止咳	3~18g
증상 분석	腎氣虛 + 外感濕邪 ↗ 肌表 : 惡寒發熱 腎氣虛 + 外感濕邪 → 經絡阻滯 : 足脛腫重無力, 痲木冷痛, 不能行, 走脚足痛不可忍 腎氣虛 + 外感濕邪 ↘ 氣機不利 : 胸悶泛惡				
방제 해설	君	檳榔 : 下氣, 泄壅逐濕, 祛濕穢臭 木瓜 : 祛濕, 舒筋理脾			
	臣	吳茱萸 : 溫中散寒, 開降濁氣			
	佐	紫蘇葉 : 疏散風寒 桔梗 : 宣開肺氣, 外解寒熱 陳皮 : 理氣醒脾			
	使	生薑 : 溫胃散寒降逆 薑皮 : 散濕消腫			

<table>
<tr><td>참고</td><td>① 腎氣虛 + 外感寒濕으로 인한 寒濕脚氣의 대표방제
  * 濕熱脚氣 : 二妙散
② 방제의 특징
  ⓐ 苦降辛開 併用 : 開散氣 行濕濁
  ⓑ 下病上治 : 開上, 疏中, 導下
  ⓒ 복용 방법 : 새벽에 冷服(3～5회에 걸쳐서 복용)
③ 방제의 기원 : 중국의 장강 이남 다습한 지역에서 유래</td></tr>
</table>

祛風勝濕劑의 정리

방　제	羌活勝濕湯	獨活寄生湯	鷄鳴散
병　기	外感風濕 → 肌表	痺症日久 → 肝腎陰虛	腎氣虛 + 外感寒濕 → 寒濕脚氣
효　능	祛風勝濕	補肝腎 祛風濕	行氣降濁 宣化寒濕
방제조성	祛風 + 活血	補肝腎 + 益氣 + 養血 + 祛風寒濕	祛風濕 + 溫陽 + 理氣
대표약물	羌活, 獨活, 藁本, 防風, 川芎	獨活, 桑寄生, 杜仲, 牛膝, 防風	檳榔, 木瓜, 吳茱萸, 紫蘇葉, 陳皮
변증요점	肩背痛, 頭痛身重, 腰脊疼痛	腰膝疼痛, 肢節屈伸不利, 痲木不仁, 畏寒喜溫	足脛腫重無力, 痲木冷痛, 不能行走
특　징	風濕在表之痺症에 적용	邪氣와 正虛 併存 → 標本兼顧	寒濕脚氣를 치료하는 대표 방제

17. 祛痰劑

❀ 消除痰飮의 작용으로 痰飮證을 치료하는 방제

槪說

① 立法 原則 : "堅者削之, 客者除之, 結者散之, 留者攻之" ≪素問・至眞要大論≫
⇒ 八法 중 消法에 屬

② 痰證의 구분

구 분		病 機	대표증상	治 法
痰證	濕痰	脾陽不振 運化失調	色白質稀, 胸痞惡心, 肢體困倦, 頭眩心悸, 舌苔滑膩, 脈緩 或 弦	燥濕化痰法
	熱痰	邪熱內盛 煎熬津液成痰	咳痰黃稠, 面赤煩熱, 脈數口乾, 舌紅苔黃膩	淸熱化痰法
	燥痰	肺陰不足 液鬱爲痰	嗆咳氣促, 咯痰不利, 痰少而粘, 咽喉乾燥硬痛, 聲音嘶啞	潤燥化痰法
	寒痰	脾腎陽虛 寒飮內停	咳痰淸稀, 口中自覺, 有冷氣, 身寒肢冷, 舌淡苔滑, 脈沈	溫化寒痰法
	風痰	脾虛生痰 痰濁上擾	眩暈頭痛, 昏厥, 人事不省, 癲癎	治風化痰法

③ 사용 시 주의사항

ⓐ 濕熱燥寒風痰을 구분하여 治法을 선택

ⓑ 表邪未解 혹 痰多者에게는 壅滯留邪의 弊가 있는 滋潤之品 愼用

ⓒ 痰과 氣는 밀접한 관련 ⇒ 氣壅則痰聚, 氣順則痰消, 氣行則痰行 ⇒ 理氣藥 배오

祛痰劑의 종류 및 대표방제

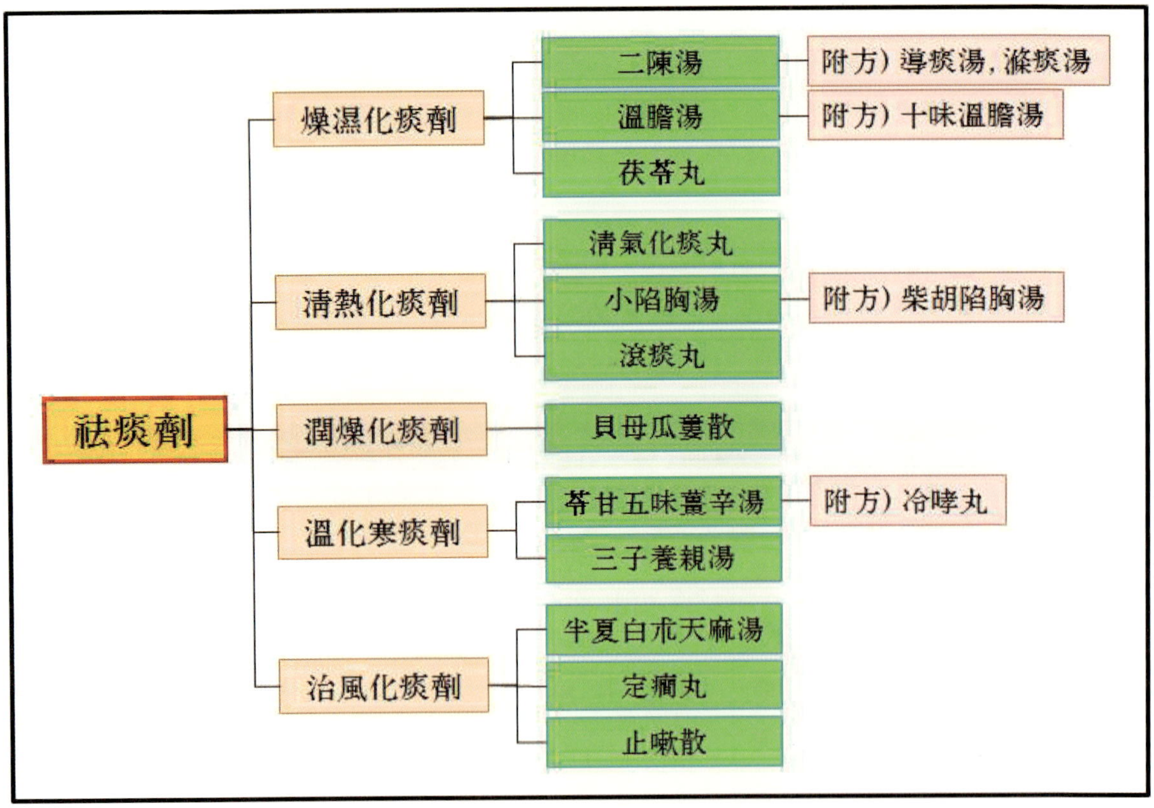

生理・病理 짚고 넘어가기 : 痰飮

① 痰飮의 개념 및 구분

ⓐ 개념 : 인체 水液代謝 障碍로 인하여 생성된 病理産物이자 發病因子

ⓑ 痰과 飮의 구분 : 異名而同類－水液代謝의 病理産物

- 痰 : 粘稠한 것
- 飮 : 淸稀한 것

② 痰飮의 분류

분 류			病 機	대표증상	治 法
痰飮	無形	怪病皆由痰成也	熱이 煎熬水津, 液聚而成痰	痰火擾心	開竅法
			水液이 積聚而成痰	痰迷心竅	
	有形	視之可見 觸之可及 聞之有聲	・脾肺腎의 장부실조로 인한 水濕內停, 久化痰飮 ・燥로 인한 水濕內停, 久成痰飮	咳嗽, 風痰上擾	祛痰法

* 痰病의 증상 : "痰在肺則咳, 在胃則嘔, 在頭則眩, 在心則悸, 在背則冷, 在脇則脹, 其變不可勝窮也" ≪醫方集解≫

③ 痰飮의 생성과 臟腑
 ⓐ 肺 : "肺爲貯痰之器" – 水之上源, 通調水道
 ⓑ 脾 : "脾爲生痰之源" – 水濕運化
 ⓒ 腎 : "腎爲生痰之根" – 主一身水液

1) 燥濕化痰劑

① 燥濕化痰의 작용으로 中焦濕痰證을 치료하는 방제
② 대표증상 : 痰多易咯, 胸脘痞悶, 嘔惡眩暈, 舌苔白膩 或 白滑
③ 대표약물 : 半夏, 陳皮, 天南星

二陳湯	≪太平惠民和劑局方≫				
效用	燥濕化痰 理氣和中				
主治	**濕痰證**. 咳嗽痰多 色白易咯 胸膈痞悶 惡心嘔吐 肢體困倦 頭眩心悸 舌苔白潤 滑脈				
組成	君	半夏 5兩	辛 溫 / 肺 胃 脾	化痰止嘔 燥濕降逆 消痞散結	4~12g
	臣	陳皮 5兩	辛 溫 / 脾 胃 肺	理氣健脾 燥濕化痰	6~12g
	佐	茯苓 3兩	甘淡 平 / 脾 肺 心 腎	利水滲濕 健脾寧心	9~18g
		生薑 7片	辛 溫 / 肺 脾 胃	解表散寒 溫中止嘔 化痰止咳	3~18g
		烏梅 1개	酸澁 平 / 肝 脾 肺 大腸	斂肺 澁腸 生津 安蛔	6~30g
	佐使	甘草 1兩 半(炙)	甘 平 / 脾 胃 肺 心	調和諸藥 和中緩急 潤肺 解毒	3~10g

증상 분석	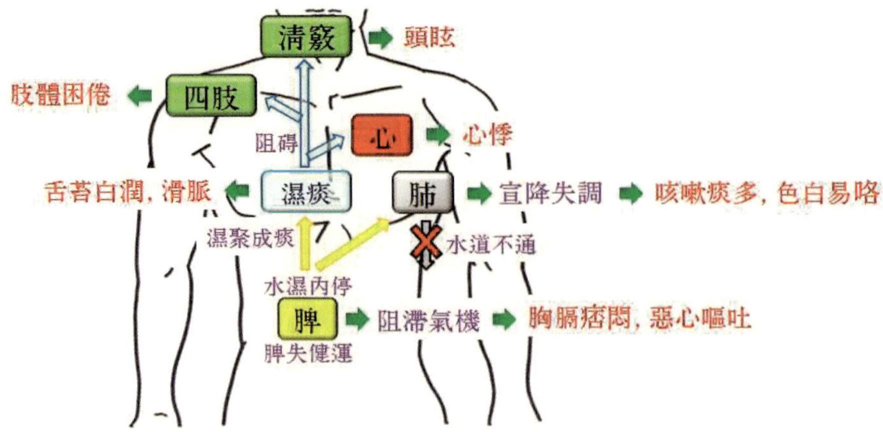	
방제 해설	君	半夏 : 辛溫 → 散 燥濕 → ① 散濕化痰 辛升 → 入脾胃 → 升淸而降濁 → ② 止嘔
	臣	陳皮 : 辛微苦 → 苦辛通降 → 入肺脾 → ① 理氣健脾 辛散 → ② 化痰 ↙
	佐	茯苓 : 甘淡滲濕 → 入脾胃 → ① 滲濕健脾 生薑 : 辛升 → 升淸而降濁 → ① 降逆止嘔, ② 半夏毒 제어 烏梅 : 酸斂 → ① 斂肺氣 → 半夏, 陳皮, 生薑의 辛散溫燥로 인한 耗傷肺氣를 방지
	佐使	甘草 : 甘 → ① 調和諸藥 甘補 → ② 補脾胃 작용
	半夏 + 烏梅 : 一散一收, 祛痰濁하되 傷肺하지 않음	
약리 작용	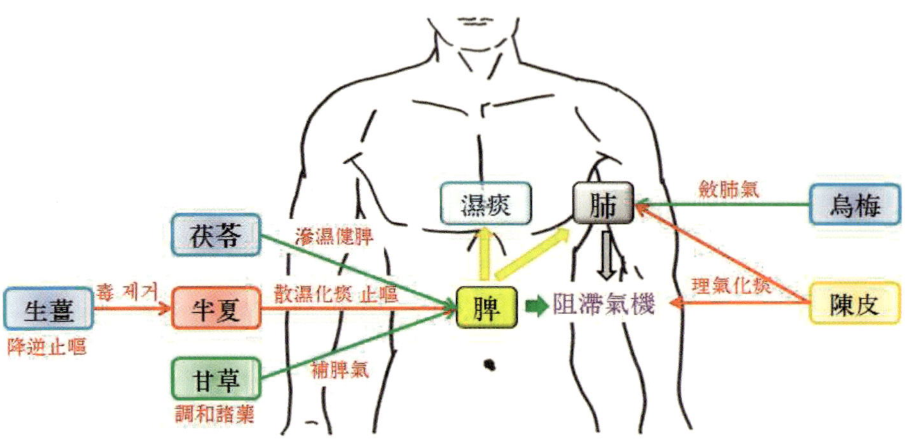	
참고	① 脾의 運化失調로 인한 濕痰에 적용하는 기본 처방 ② 二陳의 의미 : 半夏와 陳皮는 陳久者가 良 → 化痰작용 증강 祛痰하되 燥熱之患이 없고, 行氣하되 峻削之慮가 없음	

附	導痰湯 《婦人良方》
效用	燥濕祛痰 行氣開鬱
主治	**痰厥證**. 痰涎壅盛 頭痛眩暈 胸膈痞塞 咳嗽惡心 脇肋脹滿 頭痛嘔逆 喘急痰嗽 涕唾粘稠 舌苔厚膩 脈滑
組成	半夏 2錢, 南星・枳實・茯苓・橘紅 각 1錢, 甘草 5錢, 生薑 10片
참고	① 二陳湯 ⊖ 烏梅 ⊕ 天南星, 枳實 ② 燥濕化痰力이 二陳湯보다 强

附	滌痰湯 《濟生方》
效用	滌痰開竅
主治	**中風痰迷心竅**. 舌强不言 喉中痰鳴 轆轆有聲 舌苔白膩 脈沈滑 或 沈緩
組成	半夏・膽南星 각 2錢 2分, 橘紅・枳實・茯苓 각 2錢, 人蔘・菖蒲 각 1錢, 竹茹 7分, 甘草 5分, 生薑 大棗
참고	① 二陳湯 ⊖ 烏梅 ⊕ 天南星, 枳實, 人蔘, 石菖蒲, 竹茹, 大棗(導痰湯 ⊕ 人蔘, 石菖蒲, 竹茹, 大棗) ② 人蔘의 소량 배오 의의 : 扶正하여 滌痰을 助 ③ 滌痰開竅작용으로 中風痰迷心竅에 적용

溫膽湯 《三因極一病證方論》

效用	理氣化痰 淸膽和胃			
主治	**膽胃不和 痰熱內擾證**. 頭眩心悸 虛煩不眠 嘔吐呃逆 驚悸不寧 癲癎 苔白膩 脈弦滑			

組成					
	君	半夏 2兩	辛 溫 / 肺 胃 脾	化痰止嘔 燥濕降逆 消痞散結	4~12g
	臣	竹茹 2兩	甘 微寒 / 肺 胃	淸熱化痰 除煩止嘔	6~10g
		枳實 2兩(面炒)	苦辛酸 微寒 / 脾 胃	破氣散痞 瀉痰 消積	6~12g
		陳皮 3兩	辛 溫 / 脾 胃 肺	理氣健脾 燥濕化痰	6~12g
	佐	茯苓 1兩 半	甘淡 平 / 脾 肺 心	利水滲濕 健脾寧心	5~18g
		生薑 5片	辛 溫 / 肺 脾 胃	解表散寒 溫中止嘔 化痰止咳	3~18g
		大棗 1枚	甘 溫 / 脾 胃	補脾和胃 益氣生津 調營衛 解藥毒	3~10g
	使	甘草 1兩(炙)	甘 平 / 脾 胃 肺 心	調和諸藥 和中緩急 潤肺 解毒	3~10g

증상 분석	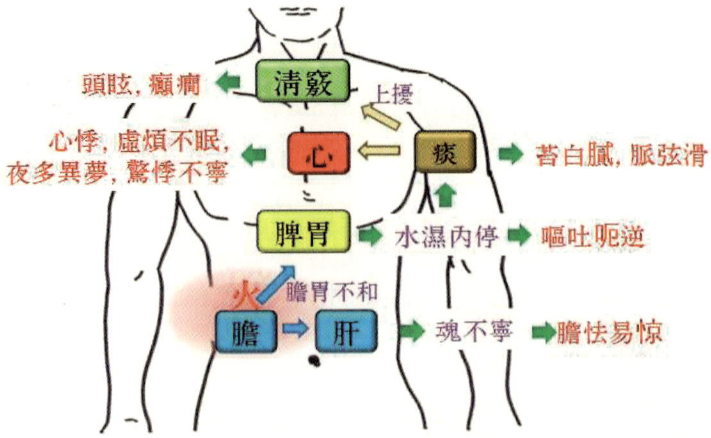	
방제 해설	君	半夏 : 辛溫 → 散 燥濕 → ① 散濕化痰 辛升 → 入脾胃 → 升淸而降濁 → ② 止嘔
	臣	竹茹 : 寒淸熱 → ① 淸熱化痰 → ② 除煩 ↘ 淸胃熱 → ③ 止嘔 枳實 : 苦降 → 助降濁 → ① 破氣除痞 → ② 化痰 辛散 + 酸磨積 → ③ 消積 陳皮 : 辛微苦 → 苦辛通降 → 入肺脾 → ① 理氣健脾 辛散 → ② 化痰 ↙
	佐	茯苓 : 甘淡滲濕 → 入脾胃 → ① 滲濕健脾 → 痰飮을 小便으로 排出 生薑 + 大棗 : ① 甘味로 緩和 + 辛味로 壅滯 방지, ② 脾의 昇騰之氣를 助 ③ 大棗 : 補益營血, ④ 生薑 : 止嘔 半夏毒 제어
	使	甘草 : 甘 → ① 調和諸藥
	半夏 + 竹茹 : 一溫一凉, 化痰和胃, 止嘔除煩	
약리 작용	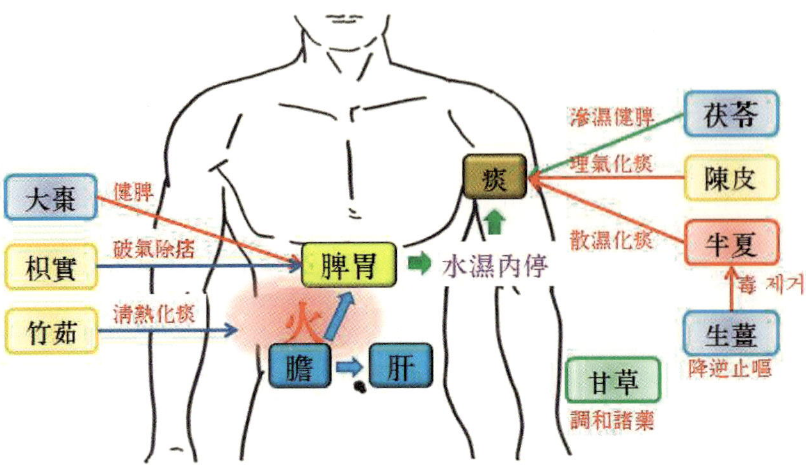	

참고	① 膽胃不和, 痰熱內擾證에 적용 ② 溫膽湯 ⊖ 竹茹, 枳實, 大棗 ⊕ 烏梅 ⇒ 二陳湯 ③ 膽의 특징 ⓐ 六腑이면서 奇恒之腑, 淸淨之腑, 不寒不溫(微溫), 性喜寧謐而惡煩擾 ⓑ 생리 : 藏淸汁 → 脾胃腐熟을 助 ⓒ 생리특성 : 少陽生發之氣 ④ 방제의 특징 : 不寒不燥, 理氣化痰하여 和胃 → 胃氣和降則 膽鬱得舒 ⑤ 方名의 의의 : 방의 효능은 淸膽 "和則溫也. 溫之者 實涼之也"

附	十味溫膽湯 ≪證治準繩≫
效用	化痰寧心
主治	心膽虛怯 觸事易驚 四肢浮腫 飮食無味 心悸煩悶 坐臥不安
組成	半夏・枳實・陳皮 각 2錢, 白茯苓 1錢 半, 酸棗仁・遠志・五味子・熟地黃・人蔘 각 1錢, 甘草(粉草) 半錢, 生薑 5片, 紅棗 1枚
참고	① 溫膽湯 ⊖ 竹茹 ⊕ 人蔘, 熟地黃, 遠志, 五味子, 酸棗仁 ② 祛痰 + 養血安神 작용

茯苓丸 ≪指迷方≫

效用	燥濕行氣 軟堅消痰				
主治	**痰停中脘證**. 兩臂疼痛 四肢浮腫 舌苔白膩 弦滑脈				
組成	君	半夏 2兩	辛 溫 / 肺 胃 脾	化痰止嘔 燥濕降逆 消痞散結	4~12g
	臣	茯苓 1兩	甘淡 平 / 脾 肺 心	利水滲濕 健脾寧心	5~18g
	佐	枳殼 半兩(麩炒)	苦酸 微寒 / 肺 脾 大腸	理氣寬中 行痰 消積	3~12g
	佐	風化朴硝 1分	鹹甘 寒 / 胃 大腸	瀉下 淸熱瀉火	10~15g
증상분석	痰停中脘 → 脾失運化 → 聚濕生痰 留於四肢 : 兩臂疼痛, 四肢浮腫 ↘ 舌苔白膩, 弦滑脈				
방제해설	君	半夏 : 辛溫 → 散 燥濕 → ① 散濕化痰 辛升 → 入脾胃 → 升淸而降濁 → ② 止嘔			
	臣	茯苓 : 甘淡滲濕 → 入脾胃 → ① 滲濕健脾 → 痰飮을 小便으로 排出			
	佐	風化朴硝 : 痰을 大便으로 排出 枳殼 : 苦降 → 入肺 → 助肅降 → ① 下氣寬胸			

참고	① 痰停中脘으로 인한 兩臂疼痛과 四肢浮腫에 적용 ② 복용 방법 : 糊丸을 만들어 生薑湯으로 복용 ⇒ 半夏毒 제거, 開胃化痰力 증강

燥濕化痰劑의 정리

방제	二陳湯	溫膽湯	茯苓丸
병기	脾失運化 → 濕痰	膽胃不和 → 痰熱內擾	痰停中脘
효능	燥濕化痰 理氣和中	理氣化痰 淸膽和胃	燥濕行氣 軟堅消痰
방제조성	祛痰 + 理氣	祛痰 + 理氣	祛痰 + 瀉下
대표약물	半夏, 陳皮, 茯苓, 甘草	半夏, 竹茹, 枳實, 陳皮, 茯苓	半夏, 茯苓, 枳殼, 朴硝
변증요점	咳嗽痰多, 色白易咯, 胸膈痞悶, 惡心嘔吐	虛煩不眠, 嘔吐惡逆, 驚悸癲癎	兩臂疼痛, 四肢浮腫, 舌苔白膩, 弦滑脈
비교	祛痰力의 비교 : 二陳湯 〈 溫膽湯 〈 茯苓丸		

2) 淸熱化痰劑

① 淸熱化痰의 작용으로 熱痰證을 치료하는 방제
② 대표증상 : 咳痰黃稠, 面赤煩熱, 脈數口乾, 舌紅苔黃膩
③ 대표약물 : 瓜蔞仁, 膽南星

淸氣化痰丸 《醫方考》

效用	淸熱化痰 理氣止咳				
主治	**痰熱咳嗽**. 咳嗽痰黃 咯痰不爽 胸膈痞滿 小便短赤 舌質紅 苔黃膩 滑數脈				
組成	君	膽南星 1兩 半	苦 凉 / 肝 肺 脾	淸熱化痰	3～9g
	臣	瓜蔞仁 1兩(去油)	甘微苦 寒 / 肺 胃 大腸	潤肺化痰 滑腸通便	10～15g
	臣	半夏 1兩 半	辛 溫 / 肺 胃 脾	化痰止嘔 燥濕降逆 消痞散結	4～12g
	臣	黃芩 1兩(酒炒)	苦 寒 / 肺 心 肝 大腸	淸熱燥濕 瀉火解毒 止血 安胎	6～12g
	佐	陳皮 1兩(去白)	辛 溫 / 脾 胃 肺	理氣健脾 燥濕化痰	6～12g

	枳實 1兩(麩炒)	苦辛酸 微寒 / 脾 胃	破氣散痞 瀉痰 消積	6~12g
	杏仁 1兩(去皮尖)	苦辛 微溫 / 肺 大腸	止咳平喘 潤腸通便	3~10g
	茯苓 1兩	甘淡 平 / 脾 肺 心	利水滲濕 健脾寧心	5~18g

<table>
<tr><td>증상
분석</td><td colspan="2">↗ 肺失 宣肅 : 咳嗽, 胸膈痞滿, 氣急
痰熱內阻 → 胃失 降濁 : 嘔惡
↘ 痰黃, 咯痰不爽, 小便短赤, 舌質紅, 苔黃膩, 滑數脈</td></tr>
<tr><td rowspan="3">방제
해설</td><td>君</td><td>膽南星 : 苦凉清熱 → ① 清熱化痰</td></tr>
<tr><td>臣</td><td>瓜蔞仁 : 寒清熱 + 質潤 → ① 清肺潤燥 → ② 化痰
半夏 : 辛溫 → 散 燥濕 → ① 散濕化痰
辛升 → 入脾胃 → 升淸而降濁 → ② 止嘔
③ 溫性으로 寒性藥을 제어
黃芩 : 苦寒清熱 → ① 清上焦之熱(肺・心)</td></tr>
<tr><td>佐</td><td>陳皮 : 辛微苦 → 苦辛通降 → 入肺脾 → ① 理氣健脾
辛散 → ② 化痰 ↙
枳實 : 苦降 → 助降濁 → ① 破氣除痞 → ② 化痰
辛散 + 酸磨積 → ③ 消積
杏仁 : 苦降 → 助肅降 → ① 降氣平喘
茯苓 : 甘淡滲濕 → 入脾胃 → ① 滲濕健脾 → 痰飮을 小便으로 排出</td></tr>
<tr><td>참고</td><td colspan="2">① 痰熱咳嗽에 적용
② 二陳湯 ⊖ 甘草, 烏梅 ⊕ 膽南星, 瓜蔞仁, 杏仁, 黃芩, 枳實
③ 방제의 조성 : 清熱 + 化痰 + 理氣
⇒ "氣有餘便是火, 液有餘便是痰. 故治痰者必先降其火, 治火者必順其氣也" - 汪昻
④ 복용 방법 : 薑汁으로 丸을 지어 溫水로 送下</td></tr>
</table>

小陷胸湯 ≪傷寒論≫

<table>
<tr><td>效用</td><td colspan="5">清熱化痰 寬胸散結</td></tr>
<tr><td>主治</td><td colspan="5">痰熱互結之結胸證. 心下(胃上脘)痞悶 按之則痛 或 心胸悶痛 咳痰黃稠 舌苔黃膩 滑數脈</td></tr>
<tr><td rowspan="3">組成</td><td>君</td><td>瓜蔞實 1枚</td><td>甘微苦 寒 / 肺 胃 大腸</td><td>清熱滌痰 寬胸散結
潤燥滑腸</td><td>10~20g</td></tr>
<tr><td>臣</td><td>黃連 1兩</td><td>苦 寒 / 脾 胃 心 肝 膽 大腸</td><td>清熱燥濕 瀉火解毒
瀉心除煩</td><td>2~5g</td></tr>
<tr><td>佐</td><td>半夏 半升</td><td>辛 溫 / 肺 胃 脾</td><td>化痰止嘔 燥濕降逆
消痞散結</td><td>4~12g</td></tr>
</table>

<table>
<tr><td>증상 분석</td><td colspan="2">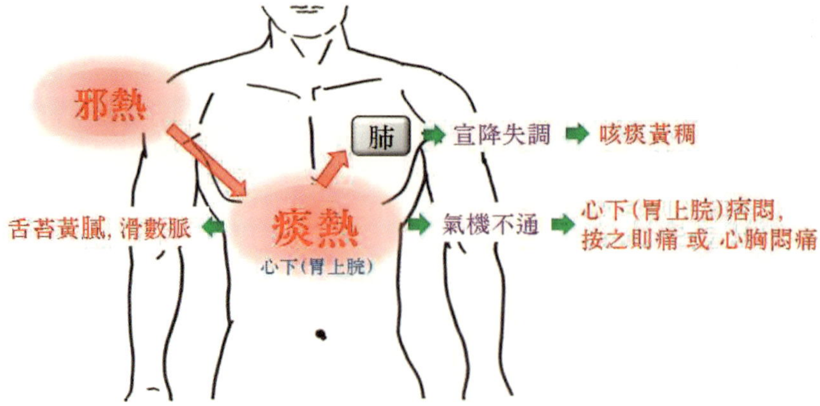
</td></tr>
<tr><td rowspan="4">방제 해설</td><td>君</td><td>瓜蔞 : 寒清熱 + 苦降 → 入肺 → ① 清熱滌痰
苦降 → 助肅降 → ② 寬胸散結</td></tr>
<tr><td>臣</td><td>黃連 : 苦寒清熱 → ① 清胃熱</td></tr>
<tr><td>佐</td><td>半夏 : 辛溫 → 散 燥濕 → ① 散濕化痰
辛升 → 入脾胃 → 升淸而降濁 → ② 止嘔
③ 瓜蔞 黃連의 寒性을 제어</td></tr>
<tr><td colspan="2">黃連 + 半夏 : 辛開苦降 清熱降火而 降逆化痰</td></tr>
<tr><td>약리 작용</td><td colspan="2">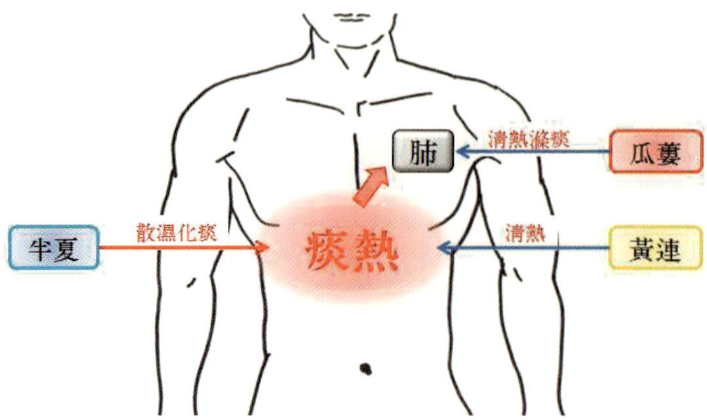
</td></tr>
<tr><td>참고</td><td colspan="2">① 痰熱이 心下(胃上脘)에 互結된 結胸證에 적용
② 大陷胸湯과 小陷胸湯의 비교
<table>
<tr><th>구 분</th><th>大陷胸湯</th><th>小陷胸湯</th></tr>
<tr><td>病 因</td><td>水熱互結</td><td>痰熱互結</td></tr>
<tr><td>病 位</td><td>心下(胃上脘) + 胸腹</td><td>心下(胃上脘)</td></tr>
<tr><td>病情 病勢</td><td>重 / 急</td><td>輕 / 緩</td></tr>
<tr><td>대표증상</td><td>心下(胃上脘)에서 少腹까지 硬滿而痛(劇甚)</td><td>胸脘痞悶 按之則痛</td></tr>
<tr><td>治 法</td><td>瀉熱逐水破結</td><td>清熱化痰散結</td></tr>
<tr><td>약 물</td><td>大黃, 芒硝, 甘遂</td><td>瓜蔞, 黃連, 半夏</td></tr>
</table></td></tr>
</table>

附	柴胡陷胸湯 ≪通俗傷寒論≫
效用	清熱化痰 寬胸開膈 和解少陽
主治	**邪陷少陽 痰熱結胸證**. 寒熱往來 胸膈痞滿 按之疼痛 嘔惡不食 目眩 或 咳嗽痰稠 口苦苔黃 弦數脈
組成	柴胡・桔梗 1錢, 薑半夏 3錢, 川連 8分, 黃芩・枳實 1錢 半, 瓜蔞仁 5錢, 生薑汁 4滴
참고	① 小柴胡湯(⊖ 人蔘, 甘草, 大棗) ⊕ 小陷胸湯 ⊕ 桔梗, 枳實 ② 少陽證과 小陷胸證을 겸한 者에게 적용

滾痰丸 ≪丹溪心法附余≫

效用	瀉火逐痰
主治	**實熱老痰證**. 癲狂驚悸 怔忡昏迷 咳喘痰稠 胸脘痞悶 眩暈耳鳴 繞項結核 口眼蠕動 不寢 骨節卒痛 大便秘結 舌苔黃厚 滑數有力脈

組成

君	礞石 1兩(火硝煅劑)	甘鹹 平 / 肺 心 肝	墮痰下氣 平肝鎭驚	6~10g
臣	大黃 8兩(酒蒸)	大苦 大寒 / 脾 胃	瀉熱通腸 凉血解毒 逐瘀經痛	3~30g
佐	黃芩 8兩(酒洗淨)	苦 寒 / 肺 心 肝 大腸	清熱燥濕 瀉火解毒 止血 安胎	6~12g
佐	沈香 半兩	辛苦 溫 / 腎 脾胃	行氣止痛 溫中止嘔 納氣平喘	1.5~4.5g

증상 분석

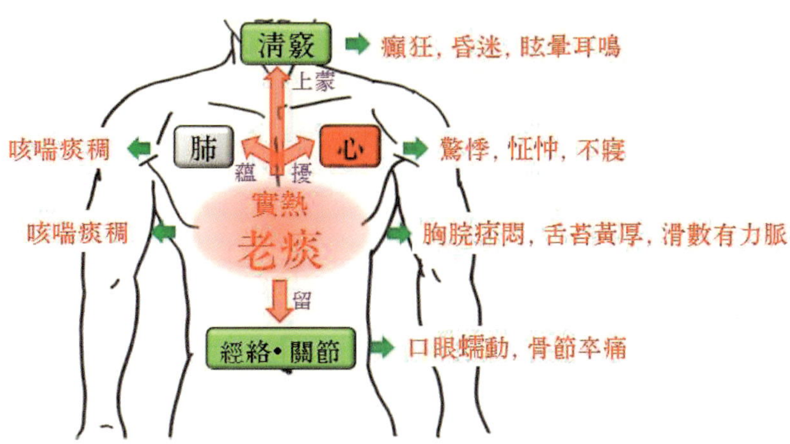

<table>
<tr><td rowspan="3">방제
해설</td><td>君</td><td>礞石 : 鹹軟堅 + 質重 → ① 軟堅墮痰下氣
↘ ② 平肝鎭驚</td></tr>
<tr><td>臣</td><td>大黃 : 大苦 → 下降 → ① 瀉有形之痰 ↘
大寒 → 淸熱 → ② 蕩滌實熱 → 開痰火下行之路</td></tr>
<tr><td>佐</td><td>黃芩 : 苦寒淸熱 → ① 淸上焦之熱(肺・心)
沈香 : 苦降 + 質重 → ① 降逆下氣
② 溫性으로 大黃・黃芩의 寒性을 제어</td></tr>
<tr><td>약리
작용</td><td colspan="2">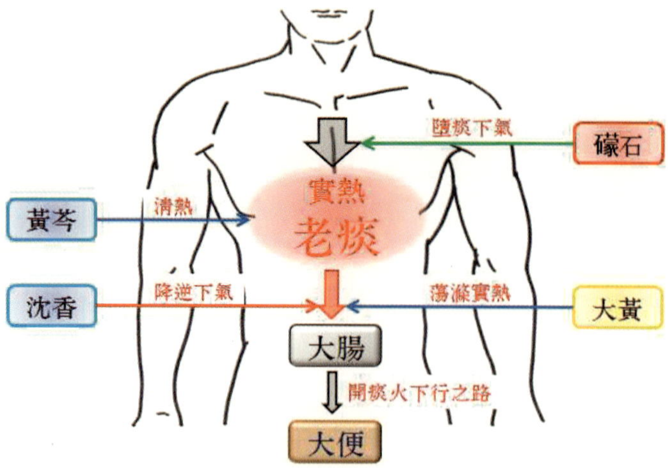
</td></tr>
<tr><td>참고</td><td colspan="2">① 實熱老痰에 적용(有・無形의 痰이 혼재)
② 沈香의 배오 의의 : 治痰必先順氣之法
③ 藥力이 비교적 강하므로 氣滯虛弱者에게 愼用</td></tr>
</table>

淸熱化痰劑의 정리

구 분	淸氣化痰丸	小陷胸湯	滾痰丸
병 기	痰熱咳嗽證	小結胸證	實熱老痰
효 능	淸熱化痰 理氣止咳	淸熱化痰 寬胸散結	瀉火逐痰
방제조성	淸熱 + 祛痰 + 理氣	淸熱 + 祛痰	淸熱 + 軟堅祛痰 + 下氣
대표약물	膽南星, 瓜蔞仁, 半夏, 黃芩, 陳皮	瓜蔞實, 黃連, 半夏	礞石, 大黃, 黃芩, 沈香
변증요점	咳嗽痰黃, 咯痰不爽, 胸膈痞滿, 小便短赤	心下(胃上脘)痞悶, 按之則痛 或 心胸悶痛	驚悸癲狂, 怔忡昏迷
특 징	痰熱이 肺胃에 있는 者에게 적용	痰熱이 心下(胃上脘)에 互結	有・無形의 痰이 혼재

3) 潤燥化痰劑

① 淸潤시키는 작용으로 燥痰證을 치료하는 방제
② 대표증상 : 嗆咳氣促, 咯痰不利, 痰少而粘, 咽喉乾燥硬痛, 聲音嘶啞
③ 대표약물 : 貝母, 瓜蔞

貝母瓜蔞散 ≪醫學心悟≫

<table>
<tr><td>效用</td><td colspan="5">潤肺淸熱 理氣化痰</td></tr>
<tr><td>主治</td><td colspan="5">燥痰咳嗽. 咳嗽嗆急 咯痰不爽 澁而難出 咽喉乾燥哽痛 苔白而乾</td></tr>
<tr><td rowspan="6">組成</td><td rowspan="2">君</td><td>川貝母 1錢 半</td><td>苦甘 微寒 / 肺 心</td><td>淸熱潤肺 化痰止咳</td><td>3~9g</td></tr>
<tr><td>瓜蔞 1錢</td><td>甘微苦 寒 / 肺 胃 大腸</td><td>淸熱滌痰 寬胸散結
潤燥滑腸</td><td>10~20g</td></tr>
<tr><td>臣</td><td>天花粉 8分</td><td>酸甘微苦 寒 / 肺 胃</td><td>淸熱生津 消腫排膿</td><td>10~15g</td></tr>
<tr><td rowspan="2">佐</td><td>茯苓 8分</td><td>甘淡 平 / 脾 肺 心</td><td>利水滲濕 健脾寧心</td><td>5~18g</td></tr>
<tr><td>陳皮 8分</td><td>辛 溫 / 脾 胃 肺</td><td>理氣健脾 燥濕化痰</td><td>6~12g</td></tr>
<tr><td>使</td><td>桔梗 8分</td><td>辛苦 平 / 肺 心 胃</td><td>宣肺利咽 祛痰排膿</td><td>3~9g</td></tr>
<tr><td>증상
분석</td><td colspan="5">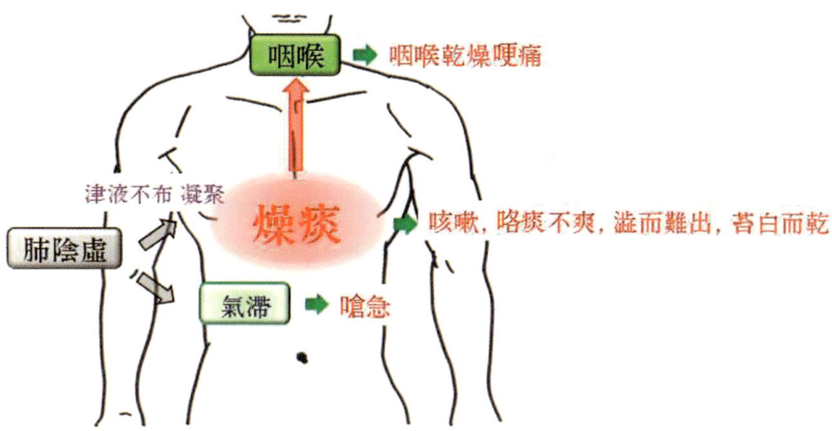
</td></tr>
<tr><td rowspan="3">방제
해설</td><td>君</td><td colspan="4">川貝母 : 甘寒滋陰 + 寒淸熱 → ① 淸熱潤肺
苦降 → 助肅降 → ② 化痰止咳
瓜蔞 : 寒淸熱 + 苦降 → 入肺 → ① 淸熱滌痰
苦降 → 助肅降 → ② 寬胸散結</td></tr>
<tr><td>臣</td><td colspan="4">天花粉 : 甘酸化陰 → ① 生津潤燥
苦寒淸熱 → ② 淸熱化痰</td></tr>
<tr><td>佐</td><td colspan="4">茯苓 : 甘淡滲濕 → 入脾胃 → ① 滲濕健脾 → 痰飮을 小便으로 排出</td></tr>
</table>

		陳皮 : 辛微苦 → 苦辛通降 → 入肺脾 → ① 理氣健脾 辛散 → ② 化痰 ↙
	使	桔梗 : 辛升 → 入肺 → 助宣發 → ① 開提肺氣 ↘ ② 載藥上行
약리 작용	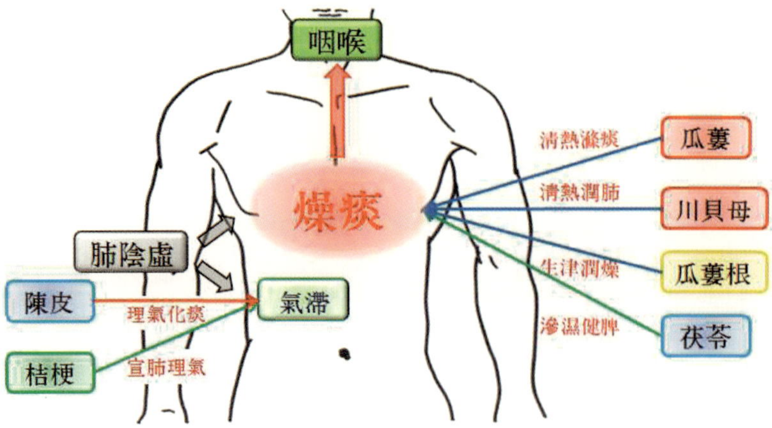	

참고

① 肺陰不足, 汗吐下 후 傷津液으로 인한 燥痰咳嗽에 적용

② 방제의 특징

ⓐ 淸而不寒, 潤而不膩

ⓑ 肺陰不足이지만 滋陰之品을 사용하지 않음 ⇒ 痰은 陰邪에 속해 滋陰하면 痰을 도와줄 수 있음

③ 貝母의 구분

구 분	川貝母	浙貝母
성 미	苦甘 微寒	苦 寒
공통효능	淸肺化痰止咳 → 治熱痰咳嗽	
차 이 점	兼 潤肺	淸火散結力 强

4) 溫化寒痰劑

① 溫陽散寒과 化痰의 작용으로 寒痰證을 치료하는 방제

② 대표증상 : 咳痰淸稀, 口中自覺有冷氣, 身寒肢冷, 舌淡苔滑, 脈沈

③ 대표약물 : 乾薑, 細辛, 白芥子, 半夏

苓甘五味姜辛湯 ≪金匱要略≫

效用	溫肺化飮				
主治	**寒飮內蓄**. 咳嗽痰多 清稀白色 喜唾涎沫 胸膈不快 舌苔白滑 弦滑脈				
組成	君	乾薑 3兩	辛 熱 / 脾 胃 肺	溫中逐寒 回陽通脈	3~9g
	臣	細辛 3兩	辛 溫 / 肺 腎 心	祛風散寒 通竅止痛 溫肺化飮	1~3g
		茯苓 4兩	甘淡 平 / 脾 肺 心	利水滲濕 健脾寧心	5~18g
	佐	五味子 半升	酸鹹 溫 / 肺 心 腎	收斂固澁 益氣生津 補腎寧心	2~6g
	佐使	甘草 3兩	甘 平 / 脾 胃 肺 心	調和諸藥 和中緩急 潤肺 解毒	3~10g

증상 분석

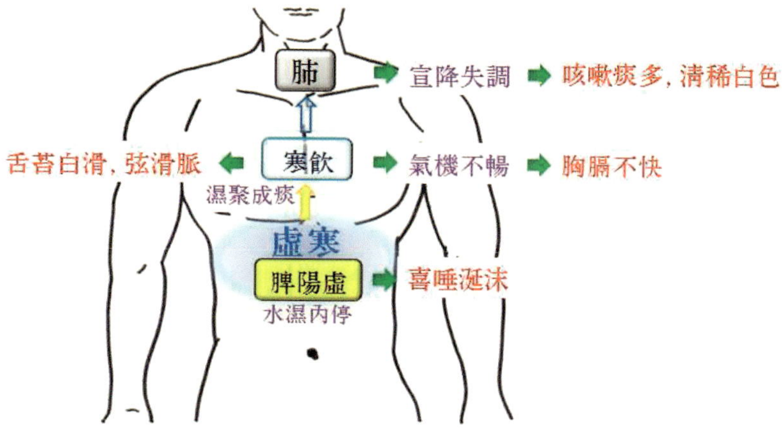

방제 해설

君	乾薑 : 熱 → 助陽 → 入脾 → ① 補脾陽 → 逐寒 ↘ 入肺 → ② 溫肺
臣	細辛 : 溫陽 → 入肺 → ① 溫肺化飮 辛散 → 入肺 → ② 散風寒 逐寒 茯苓 : 甘淡滲濕 → 入脾胃 → ① 滲濕健脾 → 痰飮을 小便으로 排出
佐	五味子 : 酸斂 → 入肺 → ① 收斂肺氣, ② 乾薑·細辛의 辛燥耗傷肺氣를 방지
佐使	甘草 : 甘 → ① 調和諸藥 甘草 3兩 → ② 補脾胃 작용 ⇒ 佐使藥으로 사용
	乾薑 + 細辛 + 五味子 : 一溫 一散 一收 → 散中有收, 開中有合, 得溫則痰飮祛, 祛邪不傷正, 斂肺不留邪

<table>
<tr><td>약리
작용</td><td>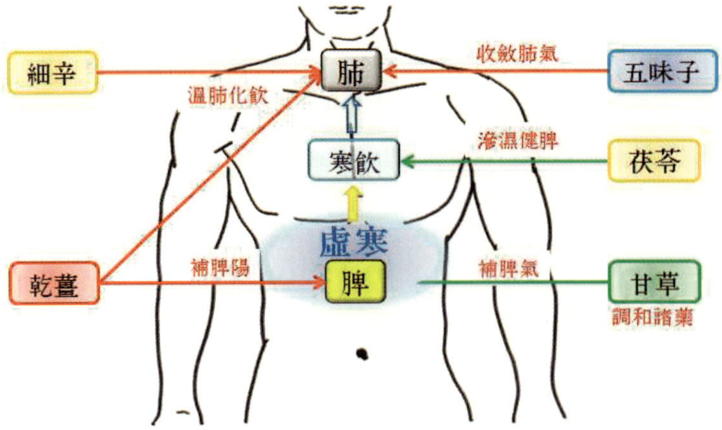
</td></tr>
<tr><td>참고</td><td>① 脾陽虛 → 寒飮內蓄으로 인한 咳嗽證에 적용
② 입법원칙 : "病痰飮者, 當以溫藥和之" ≪金匱要略≫ ⇒ 溫化化飮法
③ 小靑龍湯 : 苓甘五味薑辛湯 ⊖ 茯苓 ⊕ 麻黃, 桂枝, 半夏, 芍藥 ⇒ 溫肺化飮 兼解表散寒</td></tr>
</table>

附	冷哮丸 ≪張氏醫通≫
效用	散寒滌痰
主治	**寒痰哮喘**. 寒邪背受 胸膈痞滿 寄食
組成	麻黃・川烏・細辛・蜀椒・白礬・牙皁・半夏麯・陳膽星・杏仁・甘草 각 1兩, 紫菀茸・款冬花 각 2兩
참고	滌除寒痰의 峻劑

三子養親湯 ≪韓氏醫通≫

效用	降氣快膈 化痰消食
主治	**痰壅氣逆食滯證**. 咳嗽喘逆 痰多胸痞 食少難消 舌苔白膩 滑脈

組成				
君	白芥子 2錢	辛 溫 / 肺	溫肺祛痰 利氣散結 通絡止痛	3~9g
臣	蘇子 3錢	辛 溫 / 肺	止咳平喘 降氣消痰	3~9g
佐	菜菔子 3錢	辛甘 平 / 肺 脾 胃	消食除脹 降氣化痰	6~10g

<table>
<tr><td>증상
분석</td><td colspan="2">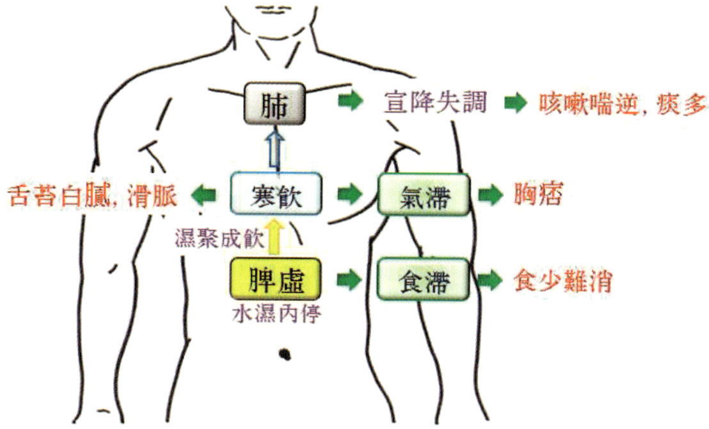
</td></tr>
<tr><td rowspan="3">방제
해설</td><td>君</td><td>白芥子 ： 溫陽 → ① 溫肺祛痰
辛散走竄 → ② 理氣散結 通絡</td></tr>
<tr><td>臣</td><td>蘇子 ： 辛升 → 宣肺而肅降 → ① 降氣平喘 → ② 消痰</td></tr>
<tr><td>佐</td><td>萊菔子 ： 辛行 → ① 消食除脹</td></tr>
<tr><td>약리
작용</td><td colspan="2">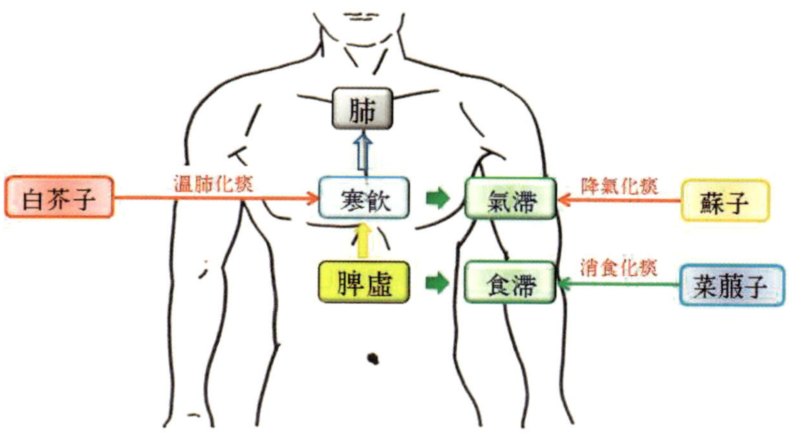
</td></tr>
<tr><td>참고</td><td colspan="2">① 노인의 脾虛로 인한 痰壅氣逆食滯證에 적용
② 병기 특징 ： 寒痰(痰多胸滿), 氣逆(咳喘), 食痰(食少便滯)
③ 방제의 특징 ： 病機에 따라 약물의 用量을 바꾸어 君藥으로 사용 治標 위주 ⇒ 복용 후 補脾藥 사용
④ 萊菔子의 포제 ： 辛辣한 성질이 重하여 破氣하며 升하는 성질을 가짐 ⇒ 炒用하여 사용(炒하면 降함)
⑤ 복용 방법 ： 微炒하여 빻아서 사용 ⇒ 辛散耗氣를 방지
⑥ 方名의 유래 ： 老人의 中氣虛弱으로 生痰飲 → 三子를 服用하여 祛痰飲하여 老人을 養 ⇒ 三子養親湯</td></tr>
</table>

溫化寒痰劑의 정리

방 제	苓甘五味薑辛湯	三子養親湯
병 기	脾陽虛 → 寒飮	脾虛 → 痰壅氣逆食滯證
효 능	溫肺化飮	降氣快膈 化痰消食
방제조성	溫陽 + 利水 + 斂肺	祛痰 + 理氣 + 消食
대표약물	乾薑, 細辛, 茯苓, 五味子	白芥子, 蘇子, 萊菔子
변증요점	咳嗽痰多, 淸稀白色, 喜唾涎沫, 胸膈不快	咳嗽喘逆, 痰多胸痞, 食少難消
특 징	脾陽虛 → 寒飮內蓄으로 인한 咳嗽에 적용	노인의 脾虛로 인한 痰壅氣逆食滯證에 적용

5) 治風化痰劑

① 疏風化痰, 熄風化痰의 효능으로 風痰證을 치료하는 방제
② 대표증상 : 眩暈頭痛, 昏厥, 人事不省, 癲癎
③ 대표약물 : 天麻, 半夏, 膽南星, 白殭蠶, 竹瀝

半夏白朮天麻湯 《醫學心悟》

效用	燥濕化痰 平肝熄風				
主治	**風痰上擾證**. 眩暈頭痛 胸膈痞悶 胸悶嘔惡 舌苔白膩 弦滑脈				
組成	君	半夏 1錢 半	辛 溫 / 肺 胃 脾	化痰止嘔 燥濕降逆 消痞散結	4～12g
		天麻 1錢	甘 平 / 肝	熄風止痙 平肝潛陽	3～10g
	臣	白朮 3錢	苦甘 溫 / 脾 胃	燥濕健脾 止汗安胎	4～12g
	佐	茯苓 1錢	甘淡 平 / 脾 肺 心	利水滲濕 健脾寧心	5～18g
		橘紅 1錢	辛 溫 / 脾 胃 肺	理氣健脾 燥濕化痰	6～12g
		生薑 1片	辛 溫 / 肺 脾 胃	解表散寒 溫中止嘔 化痰止咳	3～18g
		大棗 2枚	甘 溫 / 脾 胃	補脾和胃 益氣生津 調營衛 解藥毒	3～10g
	使	甘草 5分	甘 平 / 脾 胃 肺 心	調和諸藥 和中緩急 潤肺 解毒	3～10g

<table>
<tr><td>증상
분석</td><td colspan="2">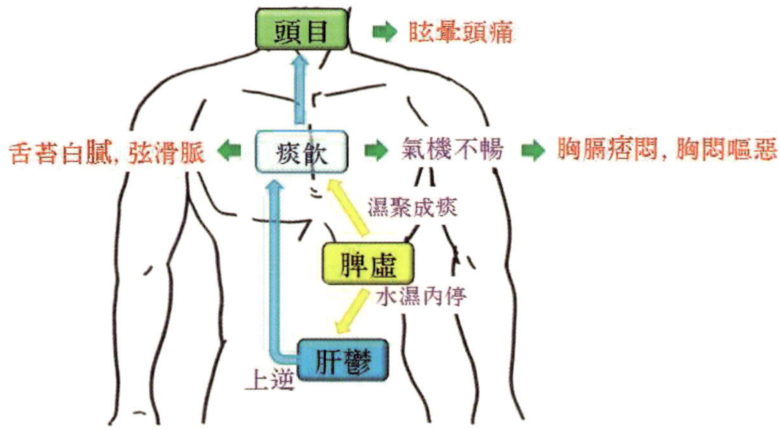
</td></tr>
<tr><td rowspan="4">방제
해설</td><td>君</td><td>半夏 : 辛溫 → 散 燥濕 → ① 散濕化痰
辛升 → 入脾胃 → 升淸而降濁 → ② 止嘔
天麻 : 辛行 → 通絡肝經 → ① 散肝經氣鬱虛風 → ② 熄風止痙</td></tr>
<tr><td>臣</td><td>白朮 : 苦溫燥濕 → ① 燥濕健脾</td></tr>
<tr><td>佐</td><td>茯苓 : 甘淡滲濕 → 入脾胃 → ① 滲濕健脾 → 痰飮을 小便으로 排出
陳皮 : 辛微苦 → 苦辛通降 → 入肺脾 → ① 理氣健脾
辛散 → ② 化痰 ↙
生薑 + 大棗
① 甘辛化陽으로 脾胃 도움
② 脾의 昇騰之氣를 助
③ 生薑 : 半夏毒 제어 止嘔力 강화</td></tr>
<tr><td>使</td><td>甘草 : 甘 → ① 調和諸藥</td></tr>
<tr><td>약리
작용</td><td colspan="2">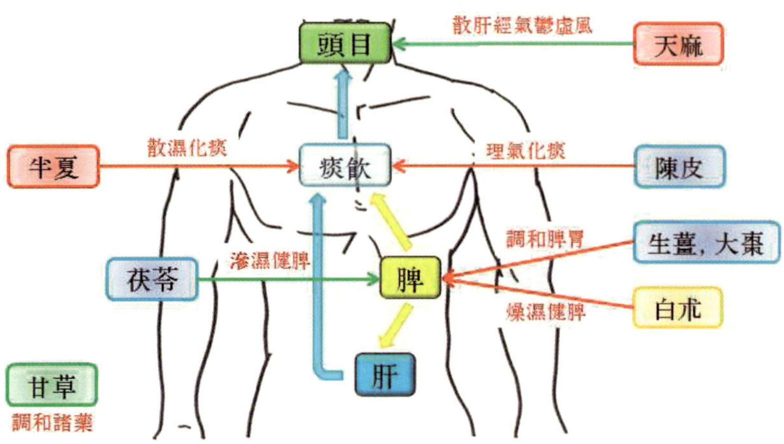
</td></tr>
<tr><td>참고</td><td colspan="2">① 風痰上擾證(氣痰上逆淸竅)에 적용(外風으로 인한 증상은 아님)
② 二陳湯 ⊖ 烏梅 ⊕ 天麻, 白朮, 大棗</td></tr>
</table>

	③ 天麻, 半夏, 白朮의 쓰임 ⓐ 天麻・半夏 :"足太陰痰厥頭痛, 非半夏不能療, 眼黑頭旋, 虛風內作, 非天麻不能除"≪脾胃論≫ ⓑ 白朮 :"白朮治眩, 非治眩也, 治痰飮與水耳"≪本經疏正≫

定癎丸 ≪醫學心悟≫

效用	滌痰熄風
主治	**風痰蘊熱之癎病**. 忽然發作 眩臥倒地 高下不省 目斜口歪 痰涎直流 叫喊作聲 甚則手足抽搐 舌苔白膩微黃 脈弦滑細數

組成

君	竹瀝	甘 寒 / 心 肺 胃	清熱滑痰 鎭痙通竅	30~50g
	膽南星 5錢	苦 凉 / 肝 脾	清熱化痰 息風定驚	3~9g
臣	全蠍 5錢	辛 平 有毒 / 肝	息風止痙 解毒散結 通絡止痛	3~6g
	白殭蠶 5錢 (甘草水洗炒)	辛鹹 平 / 肝 肺	熄風止痙 疏散風熱 化痰散結	3~10g
	天麻 1兩	甘 平 / 肝	熄風止痙 平肝潛陽	3~10g
佐	半夏 1兩 (姜汁炒)	辛 溫 / 肺 胃 脾	化痰止嘔 燥濕降逆 消痞散結	4~12g
	陳皮 7錢(洗)	辛 溫 / 脾 胃 肺	理氣健脾 燥濕化痰	6~12g
	茯苓 1兩(蒸)	甘淡 平 / 脾 肺 心	利水滲濕 健脾寧心	5~18g
	貝母 1兩	苦甘 微寒 / 肺 心	清熱潤肺 化痰止咳	3~9g
	麥門冬 2兩	甘 微寒 / 心 肺	養陰潤肺 淸心除煩 益胃生津	6~12g
	丹參 2兩 (酒蒸)	苦 微寒 / 心包 肝	活血祛瘀 除煩安神 凉血消癰	5~15g
	石菖蒲 5錢 (杵碎)	辛苦 溫 / 心 胃	化痰開竅 化濕行氣 消種止痛	3~9g
	朱砂 3錢 (細硏 水飛)	甘 微寒 大毒 / 心	鎭心安神 淸熱解毒	0.3~1.5g
	琥珀 5錢 (腐煮)	甘 平 / 心 肝 膀胱	定驚安神 活血散瘀 利尿通淋	1.5~3g
	燈心草 5錢(硏)	甘淡 微寒 / 心 肺 小腸	淸心火 利小便	1.5~2.5g

		遠志 7錢(甘草水洗)	苦辛 微溫 / 肺 心 腎	寧心安神 祛痰開竅 消散癰腫	3～9g
		茯神 1兩(去木蒸)	甘淡 平 / 心 脾	寧心安神 利水	9～18g
	使	甘草 5錢(水洗)	甘 平 / 脾 胃 肺 心	調和諸藥 和中緩急 潤肺 解毒	3～10g

증상분석	風痰蘊熱 → 上蒙清竅 : 癎病	
방제해설	君	竹瀝 : 清熱滑痰, 鎭痙利竅 膽南星 : 清火化痰, 鎭痙定癎
	臣	全蝎・白殭蠶・天麻 : 熄風止痙
	佐	二陳湯(㊀ 烏梅) : 燥濕化痰, 理氣健脾 貝母 : 清熱化痰潤肺 麥門冬 : 養陰潤燥 丹蔘・茯神 : 清心安神 朱砂・琥珀 : 鎭心安神 石菖蒲・燈心草・遠志 : 祛痰開竅, 寧心安神
	使	甘草 : 調和諸藥
참고	① 痰熱內擾로 인한 남녀소아 癎症에 적용 ② 제조 방법 : 竹瀝 1小碗과 薑汁 1잔에 甘草 4兩으로 달여 膏藥으로 만든 것과 彈子大로 丸을 지은 것을 辰砂로 옷을 입혀 복용	

止嗽散 《醫學心悟》

效用	止咳化痰 疏表宣肺				
主治	**外感咳嗽證**. 咳嗽咽痒 咯痰不爽 惡風發熱 舌苔薄白 脈浮緩				
組成	君	紫菀 2斤	辛苦微甘 溫 / 肺	潤肺下氣 消痰止咳	5～10g
		百部 2斤(蒸)	甘苦 微溫 / 肺	潤肺下氣上咳 殺蟲	6～12g
	臣	桔梗 2斤(炒)	辛苦 平 / 肺 心 胃	宣肺利咽 祛痰排膿	3～9g
		白前 2斤(蒸)	辛苦 微溫 / 肺	祛痰降氣 止咳	3～10g
	佐	陳皮 1斤	辛 溫 / 脾 胃 肺	理氣健脾 燥濕化痰	6～12g
		荊芥 2斤	辛 香 溫 / 肺 肝	解表散風 透疹	4.5～9g

	使	甘草 12兩 (炒)	甘 平 / 脾 胃 肺 心	調和諸藥 和中緩急 潤肺 解毒	3～10g

증상 분석	外感風邪 ↗ 犯肌表 : 惡風發熱, 舌苔薄白, 脈浮緩 ↘ 犯肺 → 肺實宣肅 : 咳嗽咽痒, 咯痰不爽	
방제 해설	君	紫菀·百部根 : 溫潤肺氣, 平調寒熱, 止咳化痰
	臣	桔梗·白前 : 宣利肺氣, 化痰止咳
	佐	陳皮 : 理氣化痰 荊芥 : 消風散邪
	使	甘草 : 調和諸藥
참고	① 風邪犯肺로 인한 新舊咳嗽證에 적용 ② 방제의 특징 : 溫而不燥, 潤而不膩, 散寒不助熱, 解表不傷正 ⇒ 宣暢肺氣 위주 兼解表	

治風化痰劑의 정리

방 제	半夏白朮天麻湯	定癎丸	止嗽散
병 기	風痰上擾證	風痰內擾 → 癎症	外感風邪 → 肺 → 咳嗽證
효 능	燥濕化痰 平肝熄風	滌痰熄風	止咳化痰 疏表宣肺
방제조성	祛痰 + 熄風 + 理氣	祛痰 + 熄風 + 重鎭 + 安神 + 開竅	潤肺 + 宣肺 + 理氣
대표약물	半夏, 天麻, 白朮, 茯苓, 橘紅	竹瀝, 膽南星, 全蝎, 白殭蠶, 天麻	紫菀, 百部根, 桔梗, 白前, 荊芥
변증요점	眩暈頭痛, 胸膈痞悶, 胸悶嘔惡	忽然發作, 眩臥倒地, 高下不省, 目斜口歪, 痰涎直流	咳嗽咽痒, 咯痰不爽, 惡風發熱
특 징	氣痰上逆淸竅의 眩暈에 적용	癎症에 적용	外感咳嗽를 치료하는 상용 방제

18. 消導化積劑

❀ 消食導滯 化積消癥의 작용으로 食積停滯證 치료하는 방제

概說

① 立法 原則 : "堅者削之" "結者散之" ⇒ 八法 중 消法에 屬

② 積病의 구분

구 분	病程과 病勢	대표증상	治 法
有形之積	病程短 病勢急重	大便秘結, 脘腹痞滿脹痛拒按	攻下法
	病程長 病勢不急	胸脘痞悶, 噯腐呑酸, 惡食嘔逆, 腹痛泄瀉	消導化積法

③ 사용 시 주의사항

ⓐ 積滯內停하면 氣機不暢 ⇒ 理氣藥 배오

ⓑ 積滯內停하면 傷脾胃 ⇒ 健脾藥 배오

ⓒ 緩磨漸消之劑로 주로 丸劑로 복용

ⓓ 克削之劑로 過用, 久服하면 傷正氣

消導化積劑의 종류 및 대표방제

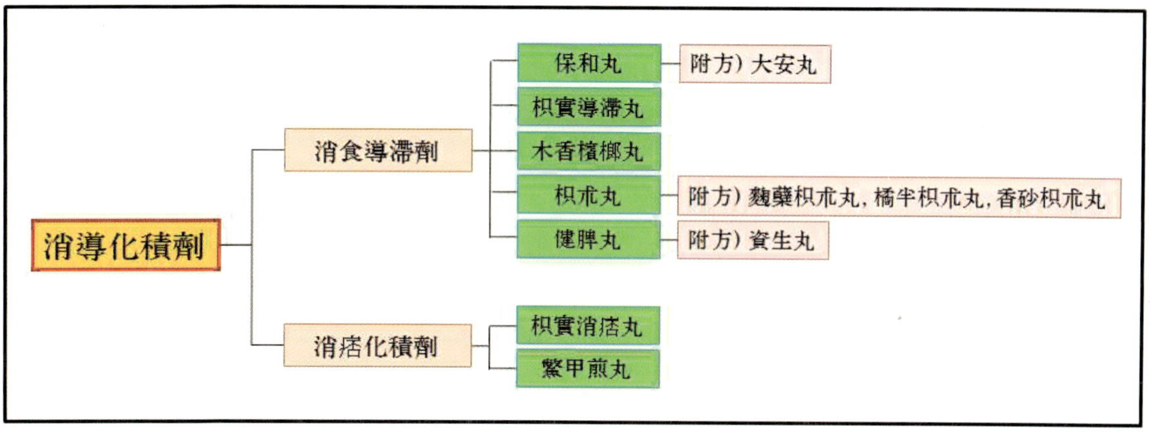

1) 消食導滯劑

① 消食和胃의 작용으로 食積證을 치료하는 방제
② 대표증상 : 胸脘痞悶, 噯腐呑酸, 惡心嘔逆, 腹痛泄瀉
③ 대표약물 : 山楂, 神麯, 萊菔子, 麥芽

保和丸 ≪丹溪心法≫

效用	消食和胃				
主治	**食滯胃脘證**. 脘腹痞滿脹痛 噯腐呑酸 惡心嘔逆 大便泄瀉 舌苔厚膩 滑脈				
組成	君	山楂 6兩	酸鹹甘 微溫 / 脾 胃 肝	消食健胃 行氣散瘀	9～12g
	臣	神麯 2兩	甘辛 溫 / 脾 胃	健胃和胃 消食調中	8～20g
		萊菔子 1兩	辛甘 平 / 肺 脾 胃	消食除脹 降氣化痰	6～10g
	佐	半夏 3兩	辛 溫 / 肺 胃 脾	化痰止嘔 燥濕降逆 消痞散結	4～12g
		陳皮 1兩	辛 溫 / 脾 胃 肺	理氣健脾 燥濕化痰	6～12g
		茯苓 3兩	甘淡 平 / 脾 肺 心	利水滲濕 健脾寧心	5～18g
		連翹 1兩	苦 微寒 / 心	淸熱解毒 消腫散結	6～12g

증상 분석

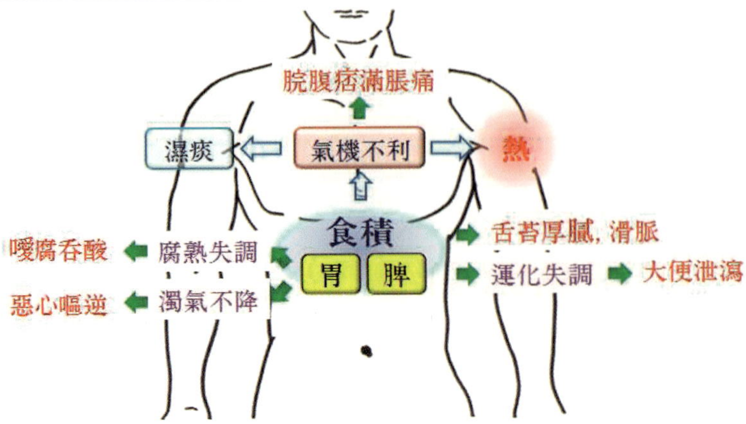

방제 해설	君	山楂 : 酸斂 → 收斂胃陰 → ① 消食化積(肉食油膩之積) 酸鹹消磨 → 袪胃中食積 ↗
	臣	神麯 : 甘溫益氣 → ① 健脾和胃 辛散 → ② 消食和中(酒肉陳腐之積) 萊菔子 : 辛行 → ① 消食除脹(麵食痰氣之積)
	佐	半夏 : 辛溫 → 散 燥濕 → ① 散濕化痰 辛升 → 入脾胃 → 升淸而降濁 → ② 止嘔 陳皮 : 辛微苦 → 苦辛通降 → 入肺脾 → ① 理氣健脾 辛散 → ② 化痰 ↙

		茯苓 : 甘淡滲濕 → 入脾胃 → ① 滲濕健脾 連翹 : 寒清熱(體輕) + 苦寒清熱 → ① 散熱(膈上의 熱) → 食積化熱을 清 ② 諸藥의 溫性을 제어
약리 작용	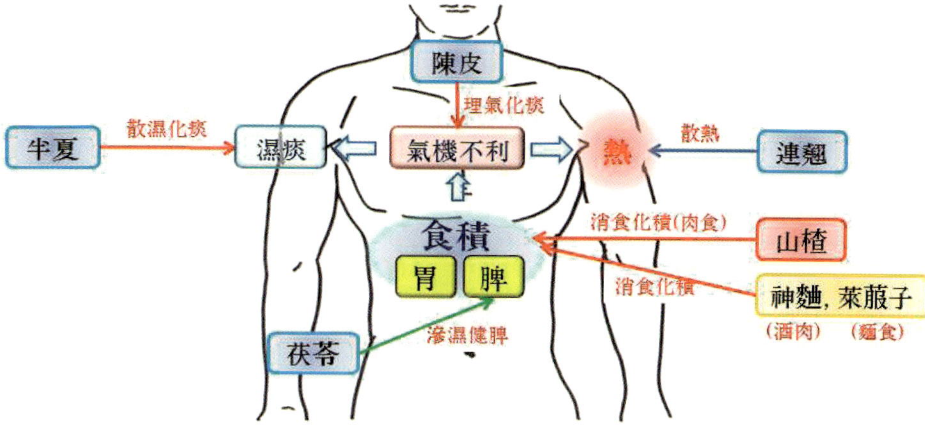	
참고	① 食積이 비교적 輕한 者에게 적용 ② 二陳湯(⊖ 甘草)과 連翹의 배오 의의 : 行氣, 祛濕, 化痰, 清熱함으로써 잠재적 병기를 치료 ③ 食積의 종류에 따라 君臣藥의 藥味를 조절, 잠재적 병기(滯, 熱, 濕, 痰)의 輕重에 따라 약물 가감 ⓐ 滯 : 木香・檳榔, ⓑ 熱 : 黃芩・黃連, ⓒ 濕 : 蒼朮・厚朴, ⓓ 痰 : 桔梗・枳殼 ④ 복용 방법 : 약물을 細末하여 梧桐子大의 餠丸을 만들어 白湯에 送下 (餠 : 小麥으로 만들어 醱酵시킨 것으로 消食和胃 작용을 增强)	

附	大安丸 ≪醫方集解≫
效用	消食健脾
主治	飮食不消 氣虛邪微 小我食積
組成	山楂 6兩, 神麯・白朮 각 2兩, 半夏・茯苓 각 3兩, 陳皮・連翹・萊菔子 각 1兩
참고	① 保和丸 ⊕ 白朮 ② 消中兼補 消食 + 健脾 ⇒ 소아 食積에 적용

枳實導滯丸 ≪內外傷辨或論≫

效用	消導化積 清熱祛濕
主治	**濕熱食積證** 脘腹脹痛 下痢泄瀉 或 大便秘結 小便短赤 舌苔黃膩 沈有力脈

組成	君	大黃 1兩	大苦 大寒 / 脾 胃	瀉熱通腸 凉血解毒 逐瘀經痛	3～30g
	臣	枳實 5錢(麩炒)	苦辛酸 微寒 / 脾 胃	破氣散痞 瀉痰 消積	6～12g
	佐	神麯 5錢(炒)	甘辛 溫 / 脾 胃	健胃和胃 消食調中	8～20g
		黃連 3錢	苦 寒 / 脾 胃 心 肝 膽 大腸	淸熱燥濕 瀉火解毒 瀉心除煩	2～5g
		黃芩 3錢	苦 寒 / 肺 心 肝 大腸	淸熱燥濕 瀉火解毒 止血 安胎	6～12g
		白朮 3錢	苦甘 溫 / 脾 胃	燥濕健脾 止汗安胎	4～12g
		茯苓 3錢	甘淡 平 / 脾 肺 心	利水滲濕 健脾寧心	5～18g
		澤瀉 2錢	甘 寒 / 膀胱 腎	利小便 淸濕熱	6～9g

증상 분석

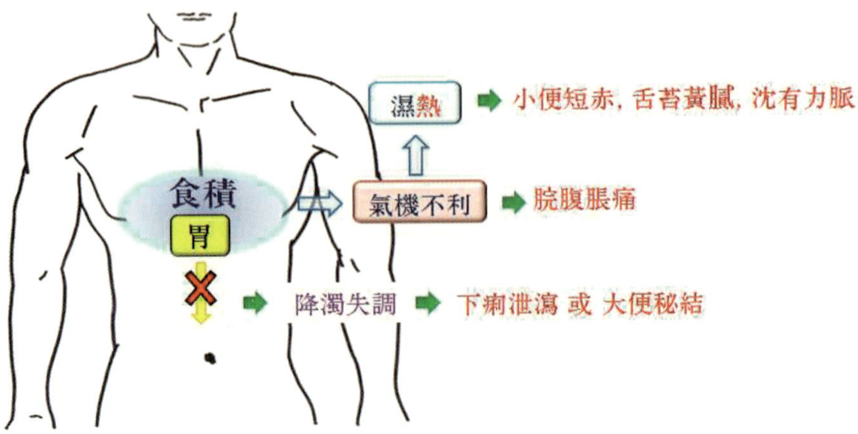

방제 해설	君	大黃 : 大苦 → 下降 → ① 瀉有形之積(氣分・血分) 大寒 → 淸熱 → ② 瀉熱
	臣	枳實 : 苦降 → 助降濁 → ① 破氣除痞 → ② 化痰 辛散 ＋ 酸磨積 → ③ 消積
	佐	神麯 : 甘溫益氣 → ① 健脾和胃 辛散 → ② 消食和中(酒肉陳腐之積) 黃連 : 苦寒淸熱 ＋ 苦燥濕 → ① 淸胃熱燥濕 黃芩 : 苦寒淸熱 ＋ 苦燥濕 → ① 淸上焦之熱燥濕 白朮 : 苦溫燥濕 → ① 燥濕健脾, ② 苦寒藥의 傷胃 방지 茯苓 : 甘淡滲濕 → 入脾胃 → ① 滲濕健脾 澤瀉 : 甘淡滲濕 → 入腎 → ① 利小便(腎濁을 泄) 寒淸熱 → ② 淸膀胱濕熱

약리 작용	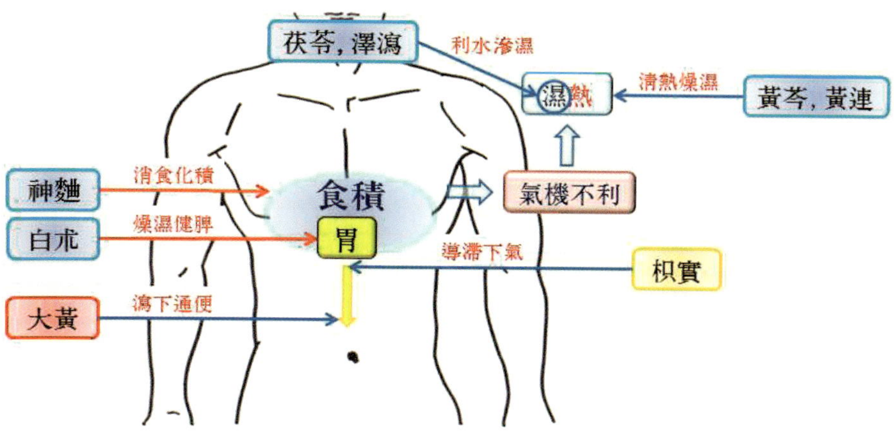
참고	① 濕熱食滯로 胃腸이 內阻한 者에게 적용 ② 방제의 조성 : 瀉下 + 消食 + 淸熱燥濕 + 利水 ③ 방제의 특징 : 瀉中有補 ⇒ 瀉 위주 ④ 下痢泄瀉에 瀉下藥 적용 ⇒ 通因通用法 ⑤ 細末하여 梧桐子大로 蒸餠丸을 만들어 湯浸한 것을 溫水로 食後에 送下

木香檳榔丸 ≪丹溪心法≫

效用	行氣導滯 攻積泄熱
主治	**積滯內停 濕蘊生熱證**. 脘腹痞滿脹痛 赤白痢疾 裏急後重 或 大便秘結 舌苔黃膩 沈實脈

組成					
	君	木香 1兩	辛苦 溫 / 脾 胃 大腸 三焦 膽	行氣止痛 健脾消食	3~10g
		檳榔 1兩	苦辛 溫 / 胃 大腸	殺蟲消積 降氣 行水 截瘧	6~15g
	臣	大黃 半兩	大苦 大寒 / 脾 胃	瀉熱通腸 凉血解毒 逐瘀經痛	3~30g
		牽牛子 2兩	苦 寒 / 肺 腎 大腸	瀉水通便 消痰滌飮 殺蟲攻積	3~10g
	佐	靑皮 1兩	苦辛 微溫 / 肝 膽	疏肝破氣 散結消痰	3~9g
		陳皮 1兩	辛 溫 / 脾 胃 肺	理氣健脾 燥濕化痰	6~12g
		黃連 1兩	苦 寒 / 脾 胃 心 肝 膽 大腸	淸熱燥濕 瀉火解毒 瀉心除煩	2~5g
		黃柏 1兩	苦 寒 / 腎 膀胱 大腸	淸熱燥濕 瀉火解毒 退虛熱	3~12g

莪朮 1兩(燒)	辛苦 溫 / 肝 脾	行氣破血 消積止痛	3～10g
香附子 2兩	辛苦 香燥 平 / 肝 脾 三焦	理氣解鬱 調經止痛	6～12g
枳殼 1兩	苦酸 微寒 / 肺 脾 大腸	理氣寬中 行痰 消積	3～12g

증상 분석

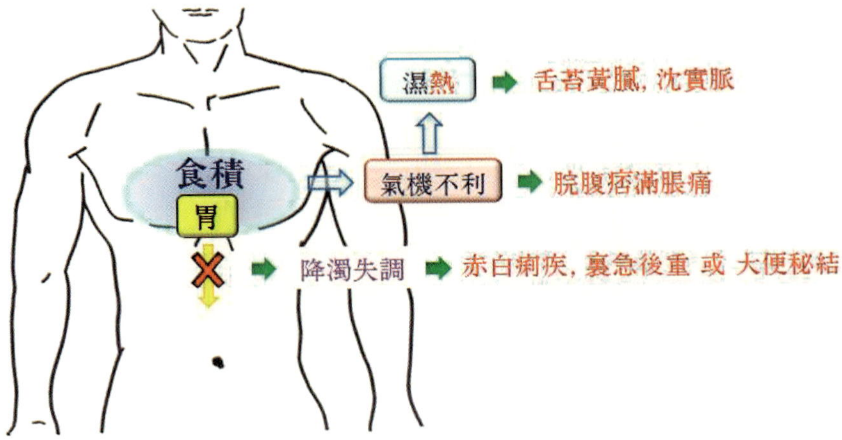

방제 해설

君	木香・檳榔 : 行氣導滯
臣	大黃・牽牛子 : 攻積瀉熱, 導滯通便
佐	青皮・陳皮 : 破結行氣 黃連・黃柏 : 淸熱燥濕 莪朮・香附子 : 行氣活血 枳殼 : 下氣寬腸

약리 작용

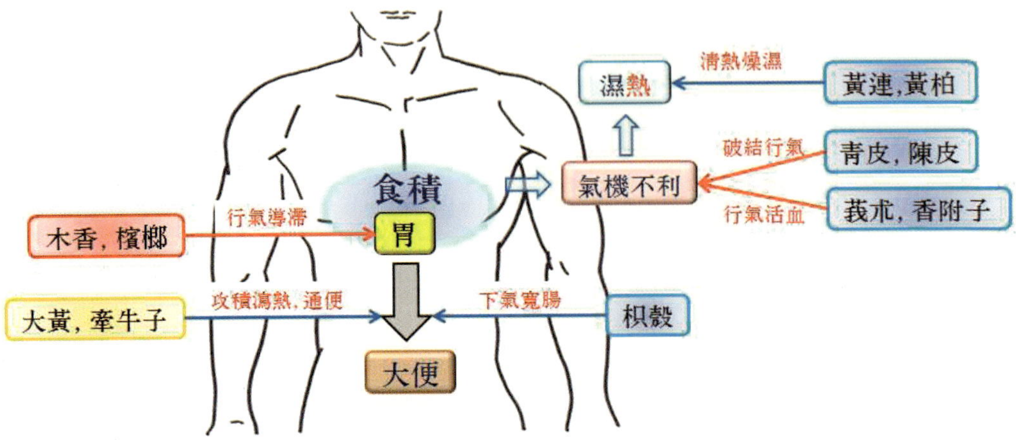

참고

① 攻積破氣力이 祛濕力보다 强 ⇒ 積滯가 심하고 腹滿脹痛한 者에게 적용
② 방제의 조성 : 瀉下 + 理氣(行氣, 破氣, 下氣) + 淸熱燥濕 + 活血
③ 下痢泄瀉에 瀉下藥 적용 ⇒ 通因通用法

枳朮丸 ≪脾胃論≫

효용	健脾消痞				
主治	**脾虛氣滯 飮食停聚**. 胸脘痞滿 不思飮食				
組成	君	白朮 2兩	苦甘 溫 / 脾 胃	燥濕健脾 止汗安胎	4~12g
	臣	枳實 1兩	苦辛酸 微寒 / 脾 胃	破氣散痞 瀉痰 消積	6~12g
	佐	荷葉	苦澁 香 平 / 心 肝 脾	祛暑化濕 升發陽氣 止血	3~9g
증상분석	脾胃虛 ↗ 氣機阻滯 : 胸脘痞滿 ↘ 運化失調 : 不思飮食				
방제해설	君	白朮 : 苦溫燥濕 → ① 燥濕健脾 → 脾의 運化를 助			
	臣	枳實 : 苦降 → 助降濁 → ① 破氣除痞 → ② 化痰 辛散 + 酸磨積 → ③ 消積			
	佐	荷葉 : 芳香 → ① 升中焦淸氣			
	荷葉 + 枳實 : 一升一降, 淸升降濁 ⇒ 脾胃之氣 調和				
참고	① 脾虛積滯에 적용 ② 약물을 細末하여 연잎을 넣어 지은 밥으로 梧桐子大로 丸을 만들어 白湯으로 送下 ⇒ 養脾胃하고 升淸陽하여 脾胃의 運化를 도움				

附	麯蘖枳朮丸 ≪醫學正傳≫
效用	健脾消食
主治	飮食太過로 인한 心腹滿悶不快
組成	枳實 2兩, 白朮·神麯·炒麥蘖 각 1兩
참고	枳朮湯(枳實 2兩, 白朮 1兩) + 神麯 ⇒ 消導力 강화
附	橘半枳朮丸 ≪醫學入門≫
效用	健脾化痰 理氣消痞
主治	飮食傷脾 停積痰飮 心胸痞悶
組成	枳實 2兩, 白朮·橘皮·半夏 각 1兩
참고	枳朮丸 ⊕ 橘皮, 半夏 ⇒ 理氣力, 祛痰力 강화
附	香砂枳朮丸 ≪攝生秘剖≫
效用	健脾行氣
主治	脾虛食少 宿食不消 胸脘痞悶
組成	白朮 1斤, 枳實 8兩, 木香·砂仁 각 1兩
참고	枳朮丸 ⊕ 木香, 砂仁 ⇒ 腐熟力 강화

健脾丸 ≪證治準繩≫

效用	健脾和胃 消食止瀉				
主治	**脾虛食積證**. 脾胃虛弱 食少難消 脘腹痞悶 大便溏薄 苔膩微黃 脈象虛弱				
組成	君	白朮 2兩 半(炒)	苦甘 溫 / 脾 胃	燥濕健脾 止汗安胎	4~12g
	臣	人蔘 1兩	甘微苦 微溫 / 脾 肺	大補元氣 固脫生津 安神	2~15g
		茯苓 2兩	甘淡 平 / 脾 肺 心 腎	利水滲濕 健脾寧心	9~18g
		山藥 1兩	甘 平 / 脾 肺 腎	補脾養胃 生津益肺 補腎澁精	15~30g
		肉荳蔻 1兩	辛 溫 / 脾 胃 大腸	溫中行氣 澁腸止瀉	3~9g
	佐	木香 7錢 半	辛苦 溫 / 脾 胃 大腸 三焦 膽	行氣止痛 健脾消食	3~10g
		陳皮 1兩	辛 溫 / 脾 胃 肺	理氣健脾 燥濕化痰	6~12g
		砂仁 1兩	辛 溫 / 脾 胃 腎	化濕開胃 溫脾止瀉 理氣安胎	3~9g
		神麯 1兩(炒)	甘辛 溫 / 脾 胃	健胃和胃 消食調中	8~20g
		麥芽 1兩(炒)	甘 平 / 脾 胃 肝	行氣消食 健脾開胃 退乳消脹	9~15g
		山楂 1兩(取肉)	酸甘 微溫 / 脾 胃 肝	消食健胃 行氣散瘀	9~12g
		黃連 7錢 半(酒炒)	苦 寒 / 脾 胃 心 肝 膽 大腸	淸熱燥濕 瀉火解毒 瀉心除煩	2~5g
	使	甘草 7錢 半	甘 平 / 脾 胃 肺 心	調和諸藥 和中緩急 潤肺 解毒	3~10g
증상 분석	↗ 氣機阻滯 : 脘腹痞悶 脾胃虛 : 脈象虛弱 ↘ 運化失調 : 食少難消, 大便溏薄 ↘ 生濕熱 : 苔膩微黃				
방제 해설	君	白朮 : 苦溫燥濕 → ① 燥濕健脾			
	臣	人蔘 : 甘溫益氣 → ① 補脾氣 → ② 大補元氣 茯苓 : 甘淡滲濕 → 入脾胃 → ① 滲濕健脾 山藥 : 甘潤滋陰 → ① 補脾陰 澁 → 固澁 → ② 止瀉 肉荳蔻 : 固澁 → 入大腸 → ① 澁腸止瀉 溫陽 + 辛行 → ② 溫中行氣 ↗			

	佐	木香 : 苦降辛行 → 入脾 → ① 醒脾 陳皮 : 辛微苦 → 苦辛通降 → 入肺脾 → ① 理氣健脾 辛散 → ② 化痰 ↙ 砂仁 : 辛行 + 香走竄 → 助升清降濁 → ① 行氣消脹 溫 → 入胃 → ② 助腐熟 神麯 : 甘溫益氣 → ① 健脾和胃 辛散 → ② 消食和中(酒肉陳腐之積) 麥芽 : 鹹軟堅 → ① 消食和中 山楂 : 酸斂 → 收斂胃陰 → ① 消食化積(肉食) 酸鹹消磨 → 祛胃中食積 ↗ 黃連 : 苦寒淸熱 → ① 淸胃熱, ② 兼淸心熱
	使	甘草 : 甘 → ① 調和諸藥
참고		① 脾虛食積에 적용 ② 병기의 특징 : 虛・實・滯・濕・熱 ③ 방제의 특징 : 消補兼施之劑, 補而不滯, 消不傷正 ⇒ 偏補 ④ 細末하여 蒸餠을 綠豆大로 丸을 만들어 陳倉米로 만든 米飮으로 送下 ⑤ 方名의 유래 : 四君子湯, 山藥 등 益氣健脾之品이 많아 補重於消하며 食積消脾自健 ⇒ 健脾丸 ⑥ 枳朮丸과 健脾丸 ⇒ 脾虛積滯에 적용 消補兼用 ⓐ 枳朮丸 : 健脾化積하면서 除痞 ⓑ 健脾丸 : 補脾消食力이 枳朮丸보다 强하며 겸하여 止瀉 작용을 가짐

附	資生丸 《先醒齊醫學廣筆記》
效用	健脾開胃 消食止瀉
主治	**陽明病之脈衰弱**. 胎元不固 脾虛失運 不思飮食 嘔吐泄瀉 小兒疰夏
組成	白朮・人蔘 각 3兩, 薏苡仁・白扁豆・蓮肉・山藥・芡實・ 白茯苓 각 1兩 半, 山楂肉・橘紅 각 2兩, 黃連 3錢, 白荳蔻仁・澤瀉 각 3錢 5分, 桔梗・藿香・甘草 각 5錢, 麥芽 1兩
참고	① 參苓白朮散 ⊕ 健脾丸(⊖ 神麯, 木香, 肉荳蔲를 藿香, 白荳蔲로 代用) ⊕ 芡實 ② 參苓白朮散보다 消食化滯力이 우수하며 健脾丸보다 醒脾化濕力이 우수

消食導滯劑의 정리

방 제	保和丸	枳實導滯丸	木香檳榔丸
병 기	飮食太過 → 食積 (脾胃不虛)	食滯 → 濕熱內生 (脾胃不虛)	
효 능	消食和胃	消導化積 淸熱祛濕	行氣導滯 攻積泄熱
방제조성	消食 + 理氣 + 淸熱	瀉下 + 消食 + 淸熱燥濕 + 利水	瀉下 + 理氣 + 淸熱燥濕 + 活血
대표약물	山楂, 神麴, 萊菔子, 半夏, 陳皮	大黃, 枳實, 神麴, 黃連, 黃芩	木香, 檳榔, 大黃, 牽牛子, 靑皮
변증요점	食積, 脘痞腹脹, 惡食噯腐	脘腹脹痛, 痞不滿, 下痢泄瀉 或 大便秘結	積滯重, 脘腹痞滿脹痛, 赤白痢疾, 裏急後重 或 大便秘結
특 징	消食化積의 통용 방제 약성이 비교적 和平	導滯 위주 攻破力 弱, 祛濕力 우수	導滯 위주 攻破力 强

방 제	枳朮丸	健脾丸
병 기	脾虛 → 食積	
효 능	健脾消痞	健脾和胃 消食止瀉
방제조성	健脾 + 破氣	健脾 + 消食 + 理氣 + 祛濕 + 淸熱
대표약물	白朮, 枳實, 荷葉	白朮, 人蔘, 茯苓, 神麴, 麥芽
변증요점	胸脘痞滿, 不思飮食	脾胃虛弱, 食少難消, 脘腹痞悶, 大便溏薄
특 징	消補兼施劑(偏本治) 健脾化積 + 除痞	消補兼施劑(偏本治) 健脾消食力 强 + 止瀉

2) 消痞化積劑

① 消痞化積의 작용으로 癥積痞塊證을 치료하는 방제
② 대표증상 : 兩脇癖積, 脘腹癥結, 攻撑作痛, 飮食少進, 肌肉消瘦
③ 대표약물 : 枳實, 鱉甲

枳實消痞丸 ≪蘭室秘藏≫

效用	消痞除滿 健脾和胃
主治	**脾虛氣滯 寒熱互結證.** 心下(胃上脘)痞滿 不欲飮食 倦怠乏力 大便不調 苔膩微黃

組成

	藥物	性味 / 歸經	效能	用量
君	枳實 5錢	苦辛酸 微寒 / 脾 胃	破氣散痞 瀉痰 消積	6~12g
臣	厚朴 4錢	辛苦 溫 / 脾 胃	行氣燥濕 消痰平喘 消積 下氣	3~10g
	黃連 5錢	苦 寒 / 脾 胃 心 肝 膽 大腸	淸熱燥濕 瀉火解毒 瀉心除煩	2~5g
	半夏 3錢(麯)	辛 溫 / 肺 胃 脾	化痰止嘔 燥濕降逆 消痞散結	4~12g
佐	人蔘 3錢	甘微苦 微溫 / 脾 肺	大補元氣 固脫生津 安神	2~15g
	白朮 2錢	苦甘 溫 / 脾 胃	燥濕健脾 止汗安胎	4~12g
	茯苓 2錢	甘淡 平 / 脾 肺 心	利水滲濕 健脾寧心	5~18g
	乾薑 1錢	辛 熱 / 脾 胃 肺	溫中逐寒 回陽通脈	3~9g
	麥芽 2錢(麯)	甘 平 / 脾 胃 肝	行氣消食 健脾開胃 退乳消脹	9~15g
使	甘草 2錢(炙)	甘 平 / 脾 胃 肺 心	調和諸藥 和中緩急 潤肺 解毒	3~10g

증상 분석

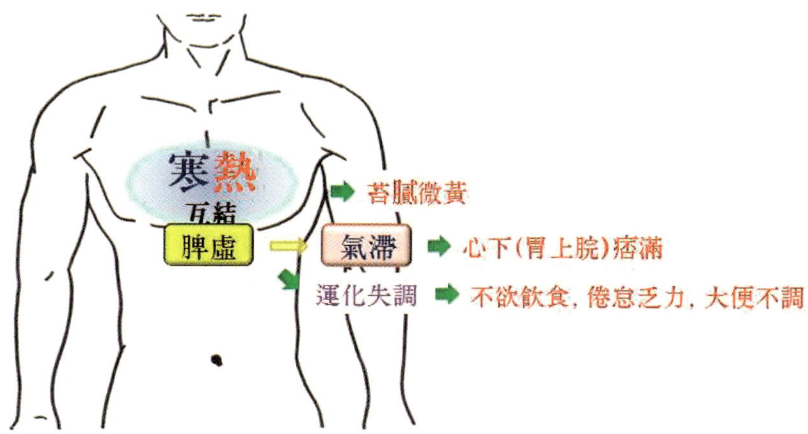

방제 해설

君	枳實 : 苦降 → 助降濁 → ① 破氣除痞 → ② 化痰 辛散 + 酸磨積 → ③ 消積

	臣	厚朴 : 辛散濕 + 苦溫燥濕 + 芳香化濕 → ① 祛濕滿 辛散苦降 → ② 祛實滿 黃連 : 苦寒清熱 + 苦燥濕 → ① 淸胃熱燥濕 → ② 兼淸心熱 半夏麯 : 散結和胃
	佐	四君子湯 : 益氣健脾 乾薑 : 熱 → 助陽 → 入脾 → ① 補脾陽 → 逐寒 麥芽 : 鹹軟堅 → ① 消食和中
	使	甘草 : 甘 → ① 調和諸藥
약리 작용	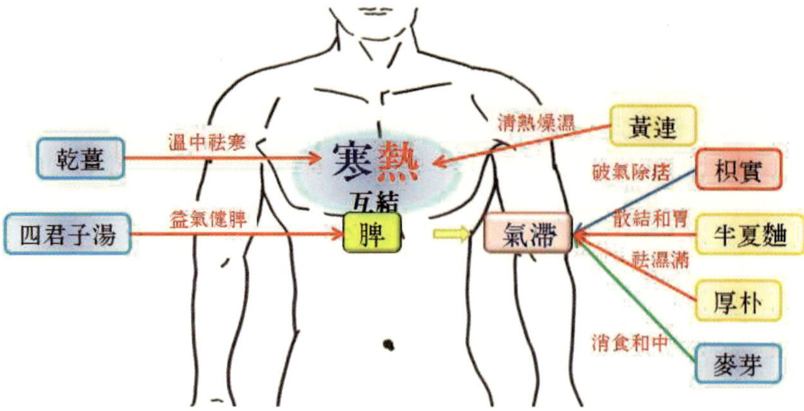	
참고	① 脾虛로 인한 氣滯에 寒熱互結한 者에게 적용 ② 半夏瀉心湯(⊖ 黃芩, 大棗) ⊕ 枳朮丸 ⊕ 麥芽, 茯苓, 厚朴 ③ 병기의 특징 : 虛實相兼, 寒熱錯雜 → 實多虛少, 熱中於寒 ④ 방제의 특징 ⓐ 攻補兼施 : 枳實, 厚朴의 用量이 四君子湯보다 많음 ⇒ 偏消 ⓑ 溫淸倂用 : 黃連의 用量이 乾薑보다 많음 ⇒ 偏淸	

鼈甲煎丸 ≪金匱要略≫

效用	行氣活血 祛濕化痰 軟堅消癥				
主治	**瘧疾日久不愈.** 症見脇下痞鞭成塊 成爲瘧母. 以及癥瘕積於脇下 推之不移 腹中疼痛 肌肉消瘦 食少 或 有閉經				
組成	君	鱉甲 12分 (炙)	鹹 微寒 / 肝 腎	滋陰潛陽 軟堅散結 退熱除蒸	9~24g
	臣	柴胡 6分	辛苦 微寒 / 肝 膽	和解表裏 疏肝 升陽	3~15g
		黃芩 3分	苦 寒 / 肺 心 肝 大腸	淸熱燥濕 瀉火解毒 止血 安胎	6~12g

	人蔘 1分	甘微苦 微溫 / 脾 肺	大補元氣 固脫生津 安神	2~15g
	乾薑 3分	辛 熱 / 脾 胃 肺	溫中逐寒 回陽通脈	3~9g
	半夏 1分	辛 溫 / 肺 胃 脾	化痰止嘔 燥濕降逆 消痞散結	4~12g
	桂枝 3分	辛甘 溫 / 肌表 心 膀胱	發汗解肌 溫經通陽 助陽化氣	3~9g
	芍藥 5分	苦酸 微寒 / 肝 脾	養血柔肝 緩中止痛 斂陰收汗	5~10g
	大黃 3分	大苦 大寒 / 脾 胃	瀉熱通腸 凉血解毒 逐瘀經痛	3~30g
	赤硝 12分	鹹苦 寒 / 胃 大腸	瀉熱通便 潤燥軟堅 清火消腫	5~15g
佐	厚朴 3分	辛苦 溫 / 脾 胃	行氣燥濕 消痰平喘 消積 下氣	3~10g
	射干(烏扇) 3分(炮)	苦 寒 / 肺	淸熱解毒 消痰 利咽	3~9g
	葶藶子 1分	辛苦 大寒 / 肺 膀胱	瀉肺平喘 行水消腫	3~9g
	桃仁 2分	苦甘 平 / 心 肝 大腸	活血祛瘀 潤腸通便	10~15g
	牡丹皮 5分	辛苦 微寒 / 肝 心 腎	淸熱凉血 活血散瘀	6~12g
	紫葳 3分	甘酸 寒 / 肝	凉血祛瘀	6~9g
	蜣螂 6分(熬)	鹹 寒 有毒 / 肝 胃 大腸	定驚 破瘀 通便 攻毒	1~3g
	蟅蟲 5分(熬)	鹹 寒 小毒 / 肝	破血逐瘀 續筋接骨	4~9g
	蜂窠 4分(炙)	甘 平 有毒 / 胃	攻毒祛風 殺蟲止痛	2.5~4.5g
	鼠婦 3分(熬)	酸 凉 / 肝	破血止痛 利尿 解毒	3~6g
	阿膠 3分	甘 平 / 肺 肝 腎 心	補血滋陰 潤燥 止血	5~10g
	瞿麥 3分	苦 寒 / 心 小腸	利尿通淋 破血通經	9~15g
	石葦 3分	甘 苦 微寒 / 肺 膀胱	利尿通淋 淸肺化痰 止血	6~12g

방제 해설		
	君	鱉甲 : 軟堅化癥
	臣	小柴胡湯 : 和解少陽 桂枝湯 : 調和營衛 大承氣湯(㊀ 枳實·甘草) 軟堅散結, 瀉下通便

	佐	厚朴・射干・葶藶子 : 行氣祛痰 桃仁・牡丹皮・紫葳・蜣螂・蟅蟲・蜂窠・鼠婦 : 活血化瘀, 祛乾 阿膠 : 養血 瞿麥・石韋 : 利水祛濕
참고	① 본래 겨드랑이 밑에 맺힌 瘧母를 치료하나 현대에는 뱃속의 癥瘕에 적용 ② 약물을 아궁이 속에서 태워 재를 만들어 淸酒에 담근 후 鱉甲을 넣고 푹 쪄서 즙을 취해 梧桐子大로 丸을 지어 空腹에 복용	

消痞化積劑의 정리

방　　제	枳實消痞丸	鱉甲煎丸
병　　기	脾虛 → 寒熱互結(氣滯)	虐病日久 → 脇下痞鞭成塊
효　　능	消痞除滿 健脾和胃	行氣活血 祛濕化痰 軟堅消癥
방제조성	理氣 + 健脾 + 淸熱 + 消食	軟堅 + 和解 + 瀉下 + 活血祛瘀 + 行氣 + 利水
대표약물	枳實, 厚朴, 黃連, 半夏, 人蔘	鱉甲, 柴胡, 黃芩, 人蔘, 乾薑
변증요점	心下(胃上脘)痞滿, 不欲飮食, 倦怠乏力, 大便不調	脇下痞鞭成塊, 推之不移, 腹中疼痛, 肌肉消瘦
특　　징	健脾力 弱, 行氣消痞 우수	脇下痞鞭成塊에 적용

19. 驅蟲劑

❀ 驅蟲 또는 殺蟲의 작용으로 人體의 寄生蟲病을 치료하는 방제

概說

① 立法 原則 : "堅者削之, 客者除之, 結者散之, 留者攻之"≪素問・至眞要大論≫
⇒ 八法 중 消法에 屬

② 驅蟲劑의 활용 범위

寄生蟲의 종류	蛔蟲, 蟯蟲, 條蟲, 鉤蟲, 血吸蟲, 姜片蟲, 絲蟲
기생 부위	腸道, 膽道, 血管, 皮膚, 肌肉, 肝, 腦, 眼球, 肺
驅蟲劑의 범위	주로 消化道에 있는 蛔蟲, 條蟲, 條蟲, 鉤蟲에 적용

③ 대표증상 : 臍腹疼痛, 面色萎黃 或 青 或 白, 生白斑, 赤絲, 夜寐齘齒, 胃脘嘈雜, 嘔吐淸水, 舌苔剝落, 脈乍大乍小

- 특수 증상
  - ⓐ 蛔蟲 : 耳鼻作痒, 脣內有紅白點
  - ⓑ 蟯蟲 : 肛門作痒
  - ⓒ 條蟲 : 便中白色蟲體切片
  - ⓓ 鉤蟲 : 嗜食異物, 面色萎黃, 面色浮腫, 心悸, 氣短

④ 대표약물 : 烏梅, 川椒, 雷丸, 檳榔, 鶴虱, 使君子, 蕪荑

⑤ 사용 시 주의 사항
- ⓐ 기름진 음식을 禁, 空腹에 복용
- ⓑ 驅蟲藥 중 毒性이 함유된 것이 있으므로 용량 과다에 주의
- ⓒ 攻伐作用이 있으므로 老人이나 虛弱者, 妊産婦에는 愼用
- ⓓ 脾胃虛弱者에게는 補氣藥 배오

驅蟲劑의 종류 및 대표방제

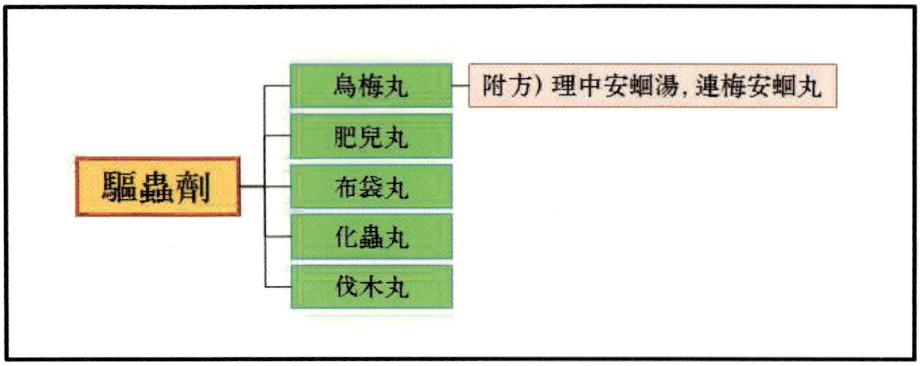

烏梅丸 ≪傷寒論≫

效用	溫臟安蛔				
主治	**臟寒蛔厥證.** 脘腹陣痛 煩悶嘔吐 時發時止 食入吐蛔 手足厥冷 腹痛 久痢 久瀉				
組成	君	烏梅 300枚	酸澁 平 / 肝 脾 肺 大腸	斂肺 澁腸 生津 安蛔	6~30g
	臣	蜀椒 4兩	辛 溫 有毒 / 脾 肺 腎	溫中散寒 除濕止痛 殺蟲 解魚蟹毒	2~6g
		細辛 6兩	辛 溫 / 肺 腎 心	祛風散寒 通竅止痛 溫肺化飮	1~3g
		桂枝 6兩	辛甘 溫 / 肌表 心 膀胱	發汗解肌 溫經通陽 助陽化氣	3~9g
		附子 6兩	辛甘 大熱 / 心 脾 腎	回陽補火 散寒除濕	3~15g
		乾薑 10兩	辛 熱 / 脾 胃 肺	溫中逐寒 回陽通脈	3~9g
		黃連 16兩	苦 寒 / 脾 胃 心 肝 膽 大腸	淸熱燥濕 瀉火解毒 瀉心除煩	2~5g
		黃柏 6兩	苦 寒 / 腎 膀胱 大腸	淸熱燥濕 瀉火解毒 退虛熱	3~12g
	佐	人蔘 6兩	甘微苦 微溫 / 脾 肺	大補元氣 固脫生津 安神	2~15g
		當歸 4兩	辛甘 溫 潤 / 心 肝 脾	補血和血 調經止痛 潤燥滑腸	6~18g
	使	蜂蜜	甘 平 / 肺 脾 大腸	補中 潤燥 止痛 解毒	15~30g

<table>
<tr><td>증상
분석</td><td colspan="2">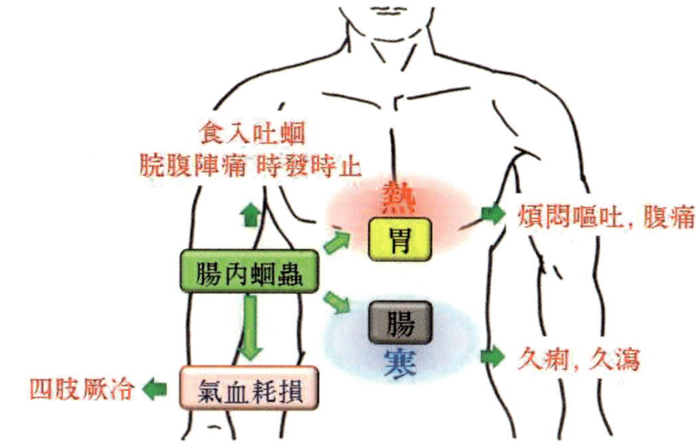
</td></tr>
<tr><td rowspan="4">방제
해설</td><td>君</td><td>烏梅 : 蛔得酸則靜 → ① 安蛔
酸澁 → 固澁 → ② 澁腸止瀉
酸斂 → ③ 斂陰生津</td></tr>
<tr><td>臣</td><td>蜀椒 : 辛散 + 溫陽 → ① 溫中散寒
辛辣痲醉 + 小毒 → ② 驅蟲
細辛 : 辛散 → 入腎 → ① 散風寒 逐寒
⇒ 辛可伏蟲
肉桂 : 大熱(少量) → 入腎 → ① 補命門之火
甘溫益氣 → 入脾 → ② 溫脾胃
附子 : 大熱(少量炮製) → 少火生氣 → ① 補命門火
↘ ② 逐寒
乾薑 : 熱 → 助陽 → 入脾 → ① 補脾陽 → 逐寒 ⇒ 溫腸하여 祛下寒
黃連 : 苦寒淸熱 → ① 淸胃熱
黃柏 : 苦寒淸熱 → ① 瀉腎中伏火
⇒ 苦可下蛔</td></tr>
<tr><td>佐</td><td>人蔘 : 甘溫益氣 → ① 補脾氣 → ② 大補元氣
當歸 : 甘溫益氣 → 益心氣 → ① 生血</td></tr>
<tr><td>使</td><td>蜂蜜 : 甘 → ① 調和藥性</td></tr>
</table>

약리 작용	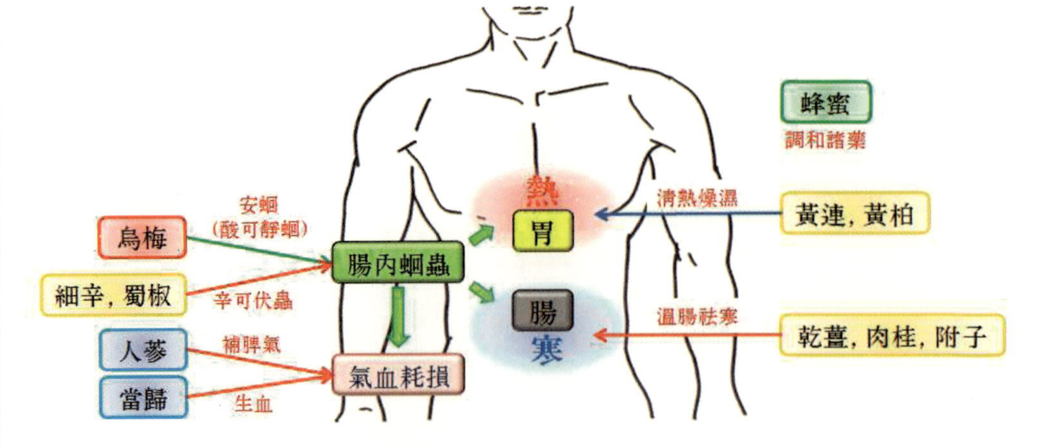
참고	① 傷寒論에서 胃熱腸寒의 蛔厥證을 치료하며 현대에 담도 회충병에 적용 ② 입법 원칙 : "蛔, 得甘則動, 得酸則靜, 得辛則伏, 得苦則下" ③ 방제의 특징 : 酸苦辛 併用, 寒溫兼治, 溫下淸上, 攻補兼施 ④ 복용 방법 : 酸醋에 烏梅를 담가 씨를 제거한 후 쌀에 넣고 쪄서 밥을 만들어 다른 약물과 합쳐 꿀과 섞어 梧桐子大로 만들어 1일 3회 식전에 10환씩 飮服 ⑤ 원방은 桂枝라고 기재되었으나 溫腎祛寒하는 肉桂가 적합

附	理中安蛔湯 ≪萬病回春≫
效用	溫中安蛔
主治	**中陽不振 蛔蟲腹痛**. 脾胃虛寒 便溏尿淸 腹痛腸鳴 四肢不溫 舌苔薄白 虛緩脈
組成	人蔘 7分, 白朮·茯苓 각 1錢, 川椒 3分, 烏梅·乾薑 각 5分
참고	中焦虛寒으로 인한 蛔動證에 적용

附	連梅安蛔湯 ≪通俗傷寒論≫
效用	淸熱安蛔
主治	**肝胃鬱熱 蟲積腹痛**. 不思飮食 食則吐蛔 煩燥 厥逆 面赤 口燥 舌紅 數脈身熱
組成	黃連 1錢, 川椒 10粒, 白雷丸 3錢, 烏梅肉 2枚, 川柏 8分, 檳榔 2枚
참고	肝火胃熱로 인한 蛔動證에 적용

肥兒丸 ≪太平惠民和劑局方≫

效用	健脾淸熱 殺蟲消積
主治	蟲積腹痛 面黃體瘦 肚腹脹滿 發熱口臭 大便稀溏

組成	君	神麯 10兩(炒)	甘辛 溫 / 脾 胃	健胃和胃 消食調中	8~20g
	臣	麥芽 5兩(炒)	甘 平 / 脾 胃 肝	行氣消食 健脾開胃 退乳消脹	9~15g
		黃連 10兩	苦 寒 / 脾 胃 心 肝 膽 大腸	淸熱燥濕 瀉火解毒 瀉心除煩	2~5g
	佐	肉荳蔻 5兩	辛 溫 / 脾 胃 大腸	溫中行氣 澁腸止瀉	3~9g
		使君子 5兩	甘 溫 / 脾 胃	驅蟲 消積	6~10g
		檳榔 5兩	苦辛 溫 / 胃 大腸	殺蟲消積 降氣 行水 截瘧	6~15g
		木香 2兩	辛苦 溫 / 脾 胃 大腸 三焦 膽	行氣止痛 健脾消食	3~10g
	使	猪膽汁	苦 寒 / 肝 膽 肺 大腸	淸熱潤燥 解毒	3~6g
증상분석	飮食不節 → 食積鬱熱 → 蘊濕生蟲 : 蟲積腹痛, 面黃體瘦, 肚腹脹滿, 發熱口臭, 大便稀溏				
방제해설	君	神麯 : 甘溫益氣 → ① 健脾和胃 辛散 → ② 消食和中			
	臣	麥芽 : 鹹軟堅 → ① 消食和中 黃連 : 苦寒淸熱 → ① 淸胃熱			
	佐	肉荳蔻 : 固澁 → 入大腸 → ① 澁腸止瀉 溫陽 + 辛行 → ② 溫中行氣 ↗ 使君子 : 殺蟲消積 檳榔 : 苦降 → ① 降氣(胃大腸) → ② 殺蟲消積 木香 : 苦降辛行 → 入脾 → ① 醒脾			
	使	猪膽汁 : 淸熱益陰			
참고	① 小兒疳積證에 적용 ② 방제의 조성 : 健脾 + 消積 + 淸熱 + 驅蟲 ③ 方名의 유래 : 邪去正復, 小兒得生長 ⇒ 肥兒丸 ④ 疳積 : 幼弱한 小兒에게 多發. 面黃하고 몸이 야위며 腹部膨脹하고 營養障碍가 되며 慢性消化不良을 수반함. 일반적 임상표현은 毛髮이 焦稀하고 손가락을 빨고 아무것이나 막 주워 먹으며 泄瀉를 하고 酸臭가 남. 發病原因은 대개 離乳가 너무 빨랐거나 飮食失節 病後失調 虫積 등의 要因과 有關하며 脾胃를 損傷해서 營養吸收가 障碍되어 發病				

布袋丸 ≪補要袖珍小兒方論≫

效用	驅蛔消疳 補養脾胃				
主治	體熱 腹脹大 發焦目暗 面黃肌瘦 頭髮枯焦 視力降下				
組成	君	使君子 2兩	甘 溫 / 脾 胃	驅蟲 消積	6～10g
	臣	蕪荑 2兩(炒)	苦辛 溫 / 脾 胃	驅蟲 消積	3～6g
		蘆薈 半兩	苦 寒 / 肝 胃 大腸	瀉下 淸肝火 殺蟲	2～5g
	佐	茯苓 半兩	甘淡 平 / 脾 肺 心	利水滲濕 健脾寧心	5～18g
		白朮 半兩	苦甘 溫 / 脾 胃	燥濕健脾 止汗安胎	4～12g
		人蔘 半兩	甘微苦 微溫 / 脾 肺	大補元氣 固脫生津 安神	2～15g
		夜明砂 2兩	辛 寒 / 肝	淸熱明目 散血消積	3～9g
	使	甘草 半兩	甘 平 / 脾 胃 肺 心	調和諸藥 和中緩急 潤肺 解毒	3～10g
증상분석	蟲疳日久 → 傷脾胃 → 氣機阻滯 : 腹脹大 ↓ ↘ 氣虛虛熱 : 體熱, 發焦目暗 耗傷氣血津液 : 面黃肌瘦, 頭髮枯焦, 視力降下				
방제해설	君	使君子 : 驅蛔消疳			
	臣	蕪荑 : 驅蛔消疳 蘆薈 : 淸鬱熱, 蟲體를 大便으로 排出			
	佐	四君子湯 : 補養脾胃 夜明砂 : 淸肝明目, 散積消疳			
	使	甘草 : 甘 → ① 調和諸藥			
참고	① 小兒蟲疳에 적용 ② 방제의 특징 : 攻補兼施, 祛邪不傷正 ③ 약물을 散劑로 만든 것을 猪肉湯으로 새벽에 空腹에 1회 복용				

化蟲丸 ≪太平惠民和劑局方≫

效用	驅殺腸中諸蟲				
主治	蟲積 發作時腹中疼痛 往來上下 其痛甚劇 嘔吐淸水 或 吐蛔蟲				
組成	君	鶴虱 50兩	苦辛 平 有毒 / 脾 胃	驅蟲消積	5～15g
	臣	苦楝根 50兩	苦 寒 有毒 / 肝 脾 胃	殺蟲 療癬	6～15g
		檳榔 50兩	苦辛 溫 / 胃 大腸	殺蟲消積 降氣 行水 截瘧	6～15g

	佐	鉛粉 50兩(炒)	辛 寒 有毒 / 腎	殺蟲消積 解毒	1~1.5g
		白礬 12兩 半	酸澁 寒 / 肺 脾 肝 大腸	止血止瀉 袪除風痰	1~3g
증상 분석	蟲在腸胃 → 蟲動 : 發作時腹中疼痛 ↘ 蟲擾胃腑 : 嘔吐淸水 或 吐蛔蟲				
방제 해설	君	鶴虱 : 殺蟲消積(蛔蟲, 蟯蟲, 絛蟲, 鉤蟲)			
	臣	苦楝皮 : 毆殺蛔蟲, 蟯蟲 → 緩解腹痛 檳榔 : 消積導滯 → 大便으로 蟲體를 排出			
	佐	鉛粉·白礬 : 殺蟲			
참고	① 腸道의 諸虫을 제거 ② 驅蟲藥으로만 구성 ⇒ 驅蟲力 强(鉛粉, 苦楝皮, 鶴虱은 有毒) ⇒ 久服 불가				

伐木丸

≪張三豊仙傳方≫에서 인용하여 ≪絳雪園古方選註≫에 기록

效用	消積 燥濕 瀉肝 驅蟲				
主治	面色萎黃 浮腫 心悸 氣促 肢倦無力				
組成	君	蒼朮 2斤(米泔水)	辛苦 溫燥 香 / 脾 胃	散濕 燥濕	6~10g
	臣	黃酒面麯 4兩(酒麯)	甘辛 溫 / 脾 胃	健胃和胃 消食調中	8~20g
	佐	皂礬 1斤	酸澁 寒 / 肺 脾 肝 大腸	解毒殺蟲 燥濕止痒 淸熱消痰	1~3g
방제 해설	君	蒼朮 : 燥濕健脾			
	臣	酒麯 : 消積			
	佐	皂礬 : 化濕瀉肝, 驅蟲			
참고	① 中焦의 食積, 濕滯의 蟲證에 적용 ② 약물을 細末로 하여 梧桐子大의 醋糊丸으로 만들어 술이나 米飮으로 送下 ③ 方名의 유래 : 肝에 歸經 瀉肝하여 肝木이 脾土를 克하는 것을 방지 ⇒ 伐木丸				

驅蟲劑의 정리

<table>
<tr><th>방 제</th><th>烏梅丸</th><th>肥兒丸</th><th>布袋丸</th></tr>
<tr><td>효 능</td><td>溫臟安蛔</td><td>健脾淸熱 殺蟲消積</td><td>驅蛔消疳 補養脾胃</td></tr>
<tr><td>방제조성</td><td>溫臟 + 補虛 + 淸熱 +
殺蟲</td><td>消食 + 殺蟲 + 淸熱 +
理氣</td><td>殺蟲 + 瀉下 + 健脾</td></tr>
<tr><td>대표약물</td><td>烏梅, 蜀椒, 細辛,
附子, 黃連</td><td>神麯, 麥芽, 黃連, 肉荳蔻,
使君子</td><td>使君子, 蕪荑, 蘆薈,
白朮, 人蔘</td></tr>
<tr><td>변증요점</td><td>脘腹陣痛, 煩悶嘔吐,
時發時止, 食入吐蛔,
手足厥冷, 腹痛</td><td>蟲積腹痛, 面黃體瘦,
肚腹脹滿, 發熱口臭,
大便稀溏</td><td>體熱, 腹脹大, 發焦目暗,
面黃肌瘦, 頭髮枯焦,
視力降下</td></tr>
<tr><td rowspan="2">특 징</td><td rowspan="2">上熱下寒의 蛔厥證에
적용</td><td colspan="2">蟲疳에 적용</td></tr>
<tr><td>脾虛에 鬱熱을 겸한者에 적용</td><td>中焦脾胃虛弱者에 적용</td></tr>
</table>

방 제	化蟲丸	伐木丸
효 능	除腸蟲驅殺	消積 燥濕 瀉肝 驅蟲
방제조성	殺蟲	燥濕 + 消積 + 驅蟲
대표약물	鶴虱, 苦楝根, 檳榔, 白礬	蒼朮, 酒麯, 皂礬
변증요점	蟲積, 發作時腹中疼痛, 往來上下, 其痛甚劇, 嘔吐淸水 或 吐蛔蟲	面色萎黃, 浮腫, 心悸, 氣促, 肢倦無力
특 징	腸의 諸蟲을 毆殺	中焦의 食積, 濕滯의 蟲證에 적용

20. 涌吐劑

❀ 痰涎, 宿食, 毒物을 催吐하는 작용으로 痰厥, 食積, 惡食毒物의 증상을 치료하는 방제

概說

① 立法 原則 : "其高者 因而越之" ⇒ 八法 중 吐法에 屬
② 적용증상 : 中風, 癲狂, 喉痺의 痰涎壅盛, 宿食停滯, 毒物停留
③ 대표약물 : 瓜蒂, 食鹽, 藜蘆
④ 사용 시 주의 사항
　ⓐ 작용이 峻猛하여 胃氣를 傷하므로 年老體弱者, 妊娠婦에게는 愼用
　ⓑ 복용 후 嘔吐가 멎지 않으면 薑汁, 冷粥, 冷水를 복용
　ⓒ 복용 후 바람을 피하여 吐 후 體虛로 인한 外感의 방지와 동시에 죽을 먹어 脾胃를 調理

涌吐劑의 종류 및 대표방제

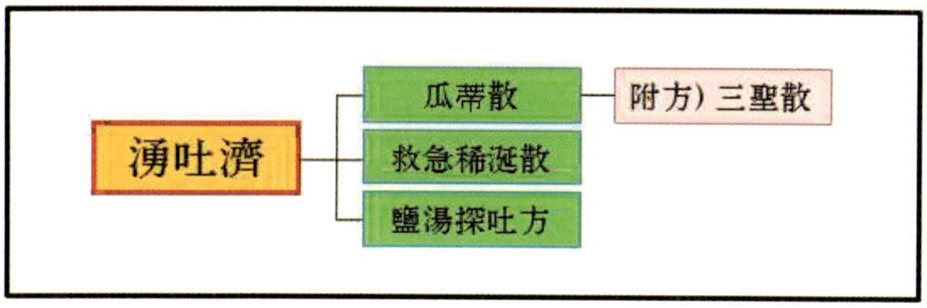

瓜蒂散	≪傷寒論≫			
效用	湧吐痰涎宿食			
主治	**痰涎宿食 壅滯胸脘證.** 胸中痞硬 懊憹不安 欲吐不出 氣上沖咽喉不得息 寸脈微浮			
組成	君	瓜蒂 1分(熬黃)	苦 寒 有毒 / 脾 胃	吐風痰宿食 瀉水濕停飮	2.5～5g
	臣	赤小豆 1分	甘酸 平 / 心 小腸	利水消腫 解毒排膿	9～30g
	佐	豆豉	辛甘微苦 寒 / 肺 胃	消散解表 除煩 宣發鬱熱	6～15g

<table>
<tr><td>증상
분석</td><td colspan="2">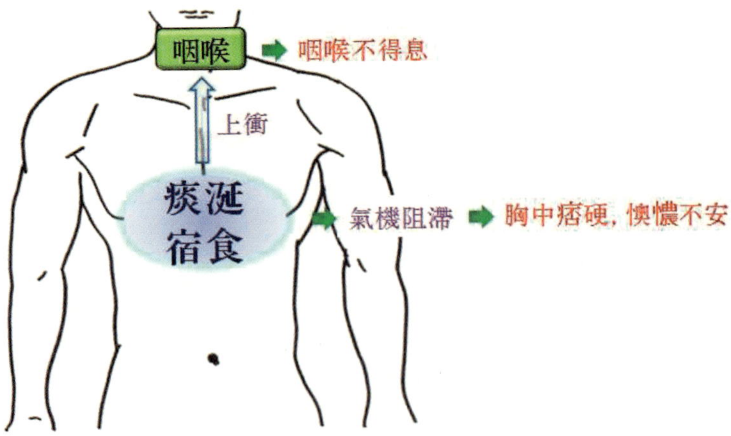
</td></tr>
<tr><td rowspan="4">방제
해설</td><td>君</td><td>瓜蒂 : 涌吐痰涎宿食</td></tr>
<tr><td>臣</td><td>赤小豆 : 祛濕, 除煩滿</td></tr>
<tr><td>佐</td><td>豆豉 : 宣解胸中邪氣</td></tr>
<tr><td colspan="2">瓜蒂 + 赤小豆 : 酸苦涌泄, 涌吐 촉진</td></tr>
<tr><td>약리
작용</td><td colspan="2">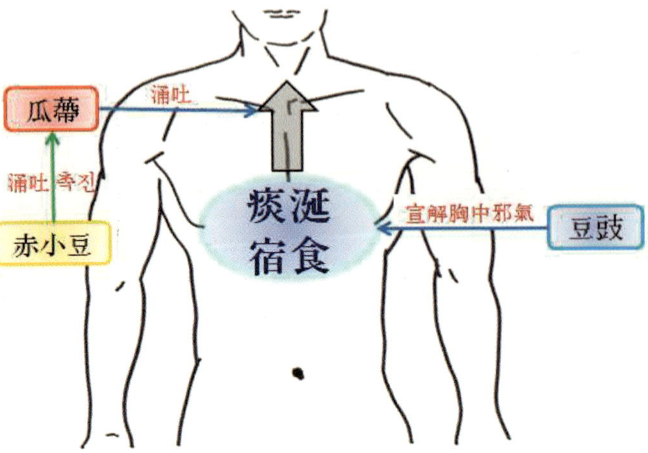
</td></tr>
<tr><td>참고</td><td colspan="2">① 痰涎이 胸膈에 壅塞되고 또는 宿食이 胃上脘에 停滯된 者에게 적용
② 亡血虛者, 宿食이 이미 胃腸에 들어가 痰涎이 胸膈에 없는 者에게는 禁用
③ 복용 방법 : 香豉를 熱湯으로 하여 즙을 취해 瓜蒂와 赤小豆를 細末한 것을 합쳐 溫服
④ 과량 복용으로 吐가 멎지 않으면 麝香이나 丁香末을 복용</td></tr>
</table>

附	三聖散 ≪儒門事親≫
效用	湧吐風痰
主治	**中風閉證**. 失音民亂 口眼喎斜 人事不省 牙關緊閉 浮滑實脈
組成	防風・瓜蒂 각 3兩, 藜蘆 1分～3兩

참고	① 中風閉證으로 인한 痰壅에 적용 ⇒ 瓜蒂散보다 涌吐 작용이 强 ② 吐가 멎지 않으면 葱白煎濃湯을 복용

救急稀涎散 ≪聖濟總錄≫

效用	開關湧吐
主治	**中風閉證**. 痰涎壅盛 喉中痰聲 氣閉不通 心神瞀悶 四肢不收 倒臥不省 口角似歪 脈象滑實有力 喉痺

組成				
君	猪牙皂角 4挺	辛鹹 溫 / 肺 大腸	祛痰開竅 散結消腫	1.5~5g
佐	白礬 1兩	酸澁 寒 / 肺 脾 肝 大腸	內服) 止血止瀉 祛除風痰	1~3g

방제해설	
君	皂角 : 通竅祛閉, 滌垢膩之痰濁
佐	白礬 : 化頑痰, 開閉催吐

참고	① 中風閉證으로 痰涎壅盛하여 呼吸이 불리한 者에게 적용 ② 化痰開竅에 偏, 涌吐之力은 弱

塩湯探吐方 ≪備急千金要方≫

效用	湧吐宿食
主治	宿食停滯 不消食 或 乾霍亂 欲吐不得吐 欲瀉不得瀉 心煩滿

組成				
君	食鹽 3升	鹹 寒 / 胃 腎 大小腸	涌吐 淸熱涼血 解毒	3~6g

방제해설	
君	食鹽 : 催吐

참고	① 宿食停滯 또는 乾霍亂으로 上下不通한 者에게 적용 ② 涌吐力이 약하므로 복용 후 손가락을 목구멍에 넣어 토하는 것 도와야 함 ③ ≪素問・至眞要大論≫ "鹹味涌泄爲陰"

涌吐劑의 정리

방 제	瓜蒂散	救急稀涎散	鹽湯探吐方
병 기	痰涎宿食 壅滯胸脘證	中風閉證	宿食停滯
효 능	湧吐痰涎宿食	開關湧吐	湧吐宿食
대표약물	瓜蒂, 赤小豆, 豆豉	皂角, 白礬	食塩
변증요점	胸中痞硬, 懊憹不安, 欲吐不出	痰涎壅盛, 喉中痰聲, 氣閉不通	宿食停滯, 不消食 或 乾霍亂 欲吐不得吐 欲瀉不得瀉
비 교	涌吐力의 비교 : 瓜蒂散 〉 稀涎散 〉 鹽湯探吐方		

21. 癰瘍劑

❀ 解毒消腫, 托裏排膿, 生肌斂瘡의 작용으로 癰疽瘡瘍을 치료하는 방제

概說

① 癰瘍의 종류 : 癰, 疽, 疔, 瘡, 丹毒, 流注, 癭, 瘤, 瘰癧

② 癰瘍의 구분

<table>
<tr><th colspan="2">구 분</th><th colspan="2">대표증상</th><th>治 法</th></tr>
<tr><td rowspan="3">癰瘍</td><td rowspan="2">外癰</td><td>陽證</td><td>腫形高起, 範圍局限, 根脚收縮, 皮膚紅赤, 灼熱</td><td rowspan="2">外癰劑</td></tr>
<tr><td>陰證</td><td>外形平平, 堅硬, 綿軟, 範圍鬆散</td></tr>
<tr><td>內癰</td><td colspan="2">肺癰, 腸癰</td><td>內癰劑</td></tr>
</table>

③ 癰瘍의 발전과정 : 初起 → 膿成 → 潰後

④ 癰瘍의 치료방법

구 분	정 의
消法	膿이 되지 않은 初起에 사용하여 毒散消腫케 하여 膿으로 되는 것을 방지
托法	癰瘍의 중기에 사용하여 內毒을 밖으로 나오게 하여 易潰와 易斂을 촉진
補法	癰瘍의 후기에 사용하여 氣充血實케 하여 潰處의 生肌收斂을 촉진

⑤ 사용 시 주의 사항

ⓐ 陽證과 陰證을 구분하고 癰瘍의 病位(上・中・下)를 분별하여 치료

ⓑ 體表의 癰瘍火毒이 왕성할 때는 溫補를 禁

癰瘍劑의 종류와 대표방제

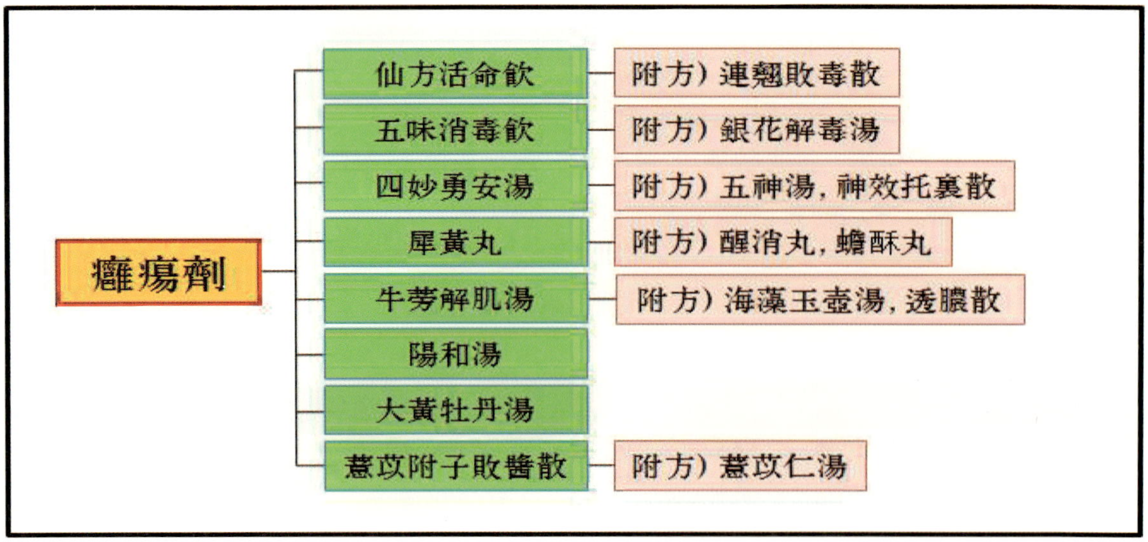

仙方活命飮 ≪校注婦人良方≫

效用	清熱解毒 消腫潰堅 活血止痛				
主治	**癰瘍腫毒初起**. 熱毒壅聚 紅腫焮痛 身熱冷寒 苔薄白黃 數有力脈				
組成	君	金銀花 3錢	甘 寒 / 心 肺 胃	清熱解毒 涼散風熱 凉血止痢	6~15g
	臣	防風 1錢	辛甘 溫 / 膀胱 肝 脾	解表祛風 勝濕止痛	4.5~9g
		白芷 1錢	辛 溫 / 肺 胃	散寒除濕 通竅止痛 消腫排膿	6~10g
		當歸尾 1錢	辛甘 溫 潤 / 心 肝 脾	補血和血 調經止痛 潤燥滑腸	6~18g
		赤芍藥 1錢	苦 微寒 / 肝	清熱凉血 散瘀止痛	6~12g
		乳香 1錢	辛苦 溫 / 心 肝 脾	活血止痛 消腫生肌	3~10g
		沒藥 1錢	苦 平 / 肝 脾	活血止痛 消腫生肌	3~10g
	佐	陳皮 3錢	辛 溫 / 脾 胃 肺	理氣健脾 燥濕化痰	6~12g
		貝母 1錢	苦甘 微寒 / 肺 心	清熱潤肺 化痰止咳	3~9g
		天花粉 1錢	甘微苦酸 微寒 / 肺 胃	清熱生津 消腫排膿	10~15g
		皂角刺 1錢(炒)	辛 溫 / 肝 胃	消腫排膿 祛風殺蟲	4~12g

		穿山甲 1錢(炙)	鹹 微寒 / 肝 胃	活血通經 下乳 消腫排膿 搜風通絡	3~10g
	使	甘草 1錢	甘 平 / 脾 胃 肺 心	調和諸藥 和中緩急 潤肺 解毒	3~10g

증상 분석	熱毒壅聚 → 氣滯血瘀 : 紅腫焮痛, 身熱冷寒, 苔薄白黃	
방제 해설	君	金銀花 : 寒淸熱 → ① 淸熱解毒 芳香 → ② 芳香逐穢 → 淸解氣分血分之熱毒
	臣	防風・白芷 : 疏散熱毒 當歸尾・赤芍・乳香・沒藥 : 活血祛瘀, 消種止痛 陳皮 : 理氣行滯
	佐	天花粉・貝母 : 淸熱化痰 皁角子・穿山甲 : 通行經絡, 透膿潰堅
	使	生甘草 : 寒淸熱 → ① 淸熱解毒 甘 → ② 調和諸藥
참고	① 瘡瘍腫毒 初起의 紅, 腫, 熱, 痛이 있는 者에게 적용 ⇒ 瘡癰之聖藥, 外科之首方 ② 방제의 조성 : 散邪解毒 + 活血散結 ③ 防風과 白芷의 배오 의의 ⓐ 火鬱發之 : 辛散之性으로 肌腠의 熱毒을 疏散 ⓑ 引經肌腠 ④ 복용 방법 : 술과 같이 달여서 복용	

附	連翹敗毒散 ≪傷寒全生集≫
效用	消散風熱 淸熱解毒
主治	傷寒無汗 耳下硬腫
組成	連翹・梔子・黃芩 각 9g, 羌活・當歸 각 8g, 玄參 12g, 薄荷・防風・桔梗・升麻 각 5g, 柴胡・川芎・牛蒡子 각 6g, 芍藥 10g, 紅花 6g * 원서에는 약량 미기재
참고	瘡瘍陽證初起에 적용

五味消毒飲 ≪醫宗金鑑≫

效用	淸熱解毒 消散疔瘡			
主治	**疔瘡初起**. 發熱惡寒 瘡形如粟 堅硬根深 狀如鐵釘 以及癰瘍癤腫 紅腫熱痛 舌紅苔黃 脈數			
組成 君	金銀花 3錢	甘 寒 / 心 肺 胃	淸熱解毒 凉散風熱 凉血止痢	6~15g
佐	紫花地丁 1錢 2分	苦辛 寒 / 心 肝	淸熱解毒 凉血消腫	15~30g
	紫背天葵子 1錢 2分	辛 微苦 澁 平	活血祛瘀	6~15g
	蒲公英 1錢 2분	苦甘 寒 / 肝 胃	淸熱解毒 消腫散結 利尿通淋	9~15g
	野菊花 1錢 2分	苦辛 微寒 / 肝 心	淸熱解毒 散風淸熱 平肝明目	9~15g
증상분석	熱毒蘊結肌膚 → 氣血壅滯 : 發熱惡寒, 瘡形如粟, 堅硬根深, 狀如鐵釘, 以及癰瘍癤腫, 紅腫熱痛			
방제해설 君	金銀花 : 寒淸熱 → ① 淸熱解毒 芳香 → ② 芳香逐穢 → 淸解氣分血分之熱毒			
佐	紫花地丁·紫背天葵, 蒲公英, 野菊花 : 淸熱解毒, 凉血消腫散結			
참고	① 疔瘡에 적용 ② 복용 방법 : 無灰酒를 가하여 달여 熱服한 후 이불을 덮어 땀을 냄 ⇒ 술로 通血脈케 하며 복용 후 땀을 냄으로써 肌表의 邪를 땀으로 排出(汗出則瘡已) ③ 仙方活命飮보다 淸熱解毒力 强, 疔毒疏散에 偏 ⇒ 淸熱解毒藥으로만 구성			

附 銀花解毒湯 ≪瘍科心得集≫

效用	淸熱解毒 瀉火凉血
主治	濕熱風火 癰疽疔毒
組成	金銀花, 地丁, 犀角, 赤茯苓, 連翹, 丹皮, 川連, 夏枯草 * 원서에는 약량 미기재
참고	癰疽疔瘡이 重한 者에게 적용

四妙勇安湯 ≪驗方新編≫

效用	清熱解毒 活血止痛				
主治	**熱毒熾盛之脫疽**. 患肢暗紅微腫灼熱 潰爛腐臭 疼痛劇烈 或 見發熱口渴 舌紅脈數				
組成	君	金銀花 3兩	甘 寒 / 心 肺 胃	清熱解毒 凉散風熱 凉血止痢	6~15g
	臣	玄參 3兩	甘苦鹹 微寒 / 肺 腎 胃	養血滋陰 瀉火解毒	9~15g
	佐	當歸 2兩	辛甘 溫 潤 / 心 肝 脾	補血和血 調經止痛 潤燥滑腸	6~18g
	使	甘草 1兩(生)	甘 平 / 脾 胃 肺 心	調和諸藥 和中緩急 潤肺解毒	3~10g
증상분석	熱毒蘊結 → 氣血凝滯 → 陰血虧損 : 患肢暗紅微腫灼熱, 潰爛腐臭, 疼痛劇烈 或 見發熱口渴				
방제해설	君	金銀花 : 寒清熱 → ① 清熱解毒 芳香 → ② 芳香逐穢 → 清解氣分血分之熱毒			
	臣	玄參 : 寒清熱 → ① 瀉浮游之腎火			
	佐	當歸 : 甘溫益氣 → 益心氣 → ① 生血 辛行 → ② 活血止痛			
	使	生甘草 : 寒清熱 → ① 清熱解毒 甘 → ② 調和諸藥			
참고	① 熱毒으로 인한 脫疽에 적용하며 현대에 열독형 혈전, 폐색성 맥관염, 혈관전색병변에 적용 ② 藥味는 적으나 藥量이 많으며 10제를 연달아 복용				

附	五神湯 ≪洞天奧旨≫
效用	清熱解毒 濕熱分利
主治	多骨癰 腿癰 委中毒 下肢丹毒
組成	茯苓・車前子 각 1兩, 金銀花 3兩, 牛膝 5兩, 紫花地丁 1兩
참고	濕熱證 치료
附	神效托裏散 ≪太平惠民和劑局方≫
效用	補益氣血 生肌 解毒
主治	腸癰 乳房癰 無名腫癰 憎寒壯熱
組成	忍冬草・黃芪 각 5兩, 當歸 1兩 2錢, 甘草(炙) 8兩
참고	補益氣血에 偏

犀黃丸 ≪外科全生集≫

效用	解毒消癰 化痰散結 活血祛瘀
主治	乳癌 橫痃 瘰癧 痰核 流注 肺癰 小腸癰

組成				
君	牛黃 3分	甘苦 凉 / 心 肝	清熱解毒 熄風止痙 豁痰開竅	0.2~0.5g
臣	麝香 1錢 半	辛 溫 / 心 脾	開竅醒神 活血散結 止痛 催産	0.03~1g
佐	乳香 1兩	辛苦 溫 / 心 肝 脾	活血止痛 消腫生肌	3~10g
佐	沒藥 1兩	苦 平 / 肝 脾	活血止痛 消腫生肌	3~10g
使	黃米飯 1兩	甘 溫 / 脾 胃 肺	補中和胃	40~70g

방제해설	
君	牛黃 : 淸熱解毒, 化痰散結
臣	麝香 : 竄痛疏散, 活血開癰
佐	乳香·沒藥 : 活血祛瘀, 消腫定痛
使	黃米飯 : 調養胃氣

참고	① 熱毒痰瘀壅滯로 인한 乳癌, 瘰癧 등에 적용. 현대에서는 임파결담, 다발성 농종에 적용 ② 복용 방법 : 黃米밥으로 丸을 만들어 햇볕에 말린 것을 陳酒로 送下

附 醒消丸 ≪外科全生集≫

效用	活血散結 解毒消癰
主治	紅腫癰毒
組成	乳香·沒藥 각 1兩, 麝香 1錢 半, 雄黃 5錢, 黃米 1兩
참고	犀黃丸보다 淸熱解毒力 弱, 陽證癰腫 치료

附 蟾酥丸 ≪外科正宗≫

效用	解毒消腫 活血定痛
主治	疔瘡 發背 腦疽 乳癰 附骨 臀腿
組成	蟾酥·雄黃 각 2錢, 輕粉 5分, 枯礬·寒水石·銅綠·乳香·沒藥·膽礬·麝香 각 1錢, 蝸牛 21個, 硃砂 3錢
참고	溫散에 偏, 癰과 疽 모두 치료

牛蒡解肌湯 ≪瘍科心得集≫

效用	疏風淸熱 凉血消腫
主治	**頸項痰毒 風熱牙痛 頭面風熱 兼表熱症.** 外癰 局部焮紅腫痛 汗少口渴 小便黃 浮數脈 苔白黃

<table>
<tr><td rowspan="10">組成</td><td>君</td><td>牛蒡子 10g</td><td>辛苦 寒 / 肺 胃</td><td>疏散風熱 宣肺透疹
解毒利咽</td><td>3~12g</td></tr>
<tr><td rowspan="3">臣</td><td>薄荷 6g</td><td>辛 凉 / 肝 肺</td><td>宣散風熱 清頭目 透疹</td><td>2~6g</td></tr>
<tr><td>荊芥 6g</td><td>辛 香 溫 / 肺 肝</td><td>解表散風 透疹</td><td>4.5~9g</td></tr>
<tr><td>連翹 10g</td><td>苦 微寒 / 心</td><td>清熱解毒 消腫散結</td><td>6~12g</td></tr>
<tr><td rowspan="5">佐</td><td>牡丹皮 10g</td><td>辛苦 微寒 / 肝 心 腎</td><td>淸熱凉血 活血散瘀</td><td>6~12g</td></tr>
<tr><td>梔子 10g</td><td>苦 寒 / 心 肝 肺 胃 三焦</td><td>瀉火除煩 淸熱利尿
凉血解毒</td><td>6~18g</td></tr>
<tr><td>夏枯草 12g</td><td>辛苦 寒 / 肝 膽</td><td>淸火 明目 散結 消腫</td><td>9~15g</td></tr>
<tr><td>玄參 10g</td><td>甘苦鹹 微寒 / 肺 腎 胃</td><td>養血滋陰 瀉火解毒</td><td>9~15g</td></tr>
<tr><td>石斛 12g</td><td>甘 微寒 / 胃 腎</td><td>益胃生津 滋陰淸熱</td><td>6~12g</td></tr>
<tr><td colspan="5">* 원서에는 약량 미기재</td></tr>
<tr><td rowspan="3">방제 해설</td><td>君</td><td colspan="4">牛蒡子 : 散頭面風熱</td></tr>
<tr><td>臣</td><td colspan="4">薄荷・荊芥 : 發汗解表
連翹 : 淸熱解毒, 散結消癰</td></tr>
<tr><td>佐</td><td colspan="4">丹皮・梔子・夏枯草 : 瀉火養血
玄參 : 瀉火解毒
石斛 : 滋陰淸熱</td></tr>
<tr><td>참고</td><td colspan="5">局部癰腫에 風熱表證을 겸한 者에 적용</td></tr>
</table>

附	海藻玉壺湯 ≪醫宗金鑑≫
效用	化痰輕堅 消散癭瘤
主治	**肝脾不調, 氣滯痰凝.** 石癭
組成	海藻・昆布・半夏・陳皮・靑皮・連翹・貝母・當歸・川芎・獨活・甘草節 각 1錢, 海帶 5分
참고	石癭에 적용(頸部癰腫과 유사) ⇒ 현대에는 갑상선선류와 갑상선종대 치료에 상용

附	透膿散 ≪外科正宗≫
效用	補氣益血 托毒潰膿
主治	內已成膿 外不已潰 漫腫無頭 酸痛熱脹
組成	生黃芪 4錢, 當歸 2錢, 川芎 3錢, 穿山甲 1錢, 皂角子 1錢 半

참고	① 氣血不足으로 인하여 膿液이 清稀하고 流出이 不暢한 者에게 적용 ② 방제의 특징 : 祛邪 + 扶正 ⇒ 托法

陽和湯 ≪外科全生集≫

效用	溫陽補血 散寒通滯				
主治	**陽虛寒凝之陰疽**. 貼骨疽 脫疽 流注 痰核 鶴膝風 등의 질환에 患處가 漫腫無頭 皮色不變 口中不渴 舌苔淡白 沈細脈				
組成	君	熟地黃 1兩	甘 微溫 / 腎 肝	養血滋陰 補精益髓	12～30g
	君	鹿角膠 3錢	甘 鹹 溫 / 肝 腎	補血 益精	4～12g
	臣	肉桂 1錢	辛甘 大熱 / 腎 脾 膀胱	補元陽 暖脾胃 除積冷 通血脈	2～5g
	臣	薑炭 5分	辛 溫 / 肺 脾 胃	解表散寒 溫中止嘔 化痰止咳	3～18g
	佐	麻黃 5分	辛微苦 溫 / 肺 膀胱	發汗散寒, 宣肺平喘, 利水消腫	3～12g
	佐	白芥子 2錢	辛 溫 / 肺	溫肺祛痰 利氣散結 通絡止痛	3～9g
	使	生甘草 1錢	甘 平 / 脾 胃 肺 心	調和諸藥 和中緩急 潤肺解毒	3～15g
방제 해설	君	熟地黃 : 溫補營血 鹿角膠 : 塡精補髓, 强壯筋骨			
	臣	炮薑, 肉桂 : 溫陽散寒, 宣通氣血			
	佐	麻黃 : 散寒通體 白芥子 : 化痰散結			
	使	甘草 : 調和諸藥, 淸熱解毒			
참고	陰寒證으로 인한 陰疽에 적용				

大黃牡丹湯 ≪金匱要略≫

效用	瀉熱破瘀 散結消腫
主治	**腸癰初起 濕熱瘀滯症**. 右小腹疼痛拒按 按之其痛如淋 甚則局部腫痞 或 右足屈而不伸 伸則痛劇 小便自調 或 時時發熱 自汗惡寒 舌苔薄膩而黃 脈滑數

組成	君	大黃 4兩	大苦 大寒 / 脾 胃	瀉熱通腸 凉血解毒 逐瘀經痛	3~30g
		牡丹皮 1兩	辛苦 微寒 / 肝 心 腎	淸熱凉血 活血散瘀	6~12g
	臣	芒硝 3合	鹹苦 寒 / 胃 大腸	瀉熱通便 潤燥軟堅 淸火消腫	5~15g
		桃仁 50個	苦甘 平 / 心 肝 大腸	活血祛瘀 潤腸通便	10~15g
	佐	冬瓜子 半斤	甘 凉 / 肺 大腸	淸肺化痰 消癰排膿 利濕	10~15g

방제 해설	君	大黃 : 大苦 → 下降 → ① 瀉腸中瘀熱結聚 ↘ ② 活血行血 大寒 → 淸熱 → ③ 淸解腸中熱毒 牡丹皮 : 苦寒淸熱 → ① 淸熱凉血(血中伏火) 辛散苦降 → ② 活血散瘀
	臣	芒硝 : 鹹 → 軟堅 → ① 軟堅熱積 苦 → 下降 → ② 軟堅된 積을 瀉下 桃仁 : 苦降 + 辛行 + 溫通 → 入肝心 → ① 破血通瘀 質潤 → ② 潤腸通便
	佐	冬瓜仁 : 性滑 + 寒淸熱 → ① 淸腸中濕熱 ↘ ② 排膿散結消腫
참고		① 腸癰初起에 적용(현대의 급성 충수염에 적용) ② 병기 : "腸癰者, 飢飽勞傷, 或生冷開進, 以致氣血壞違, 濕動痰生, 多致腸胃痞塞, 運化不通, 氣血凝滯而成" ≪外科正宗≫ ③ 입법 원칙 : "其下者, 引而竭之, 其實者, 散而瀉之" ≪素問・陰陽應象大論≫ "腸中旣結聚不散, 爲腫爲毒, 非用下法, 不能解散" ≪成方便讀≫ ④ 방제의 조성 : 瀉下 + 淸熱除濕 + 活血散瘀 ⇒ 淸熱瀉下, 逐瘀消腫의 峻劑 ⑤ 寒濕瘀滯로 인한 腸癰에는 禁用

薏苡附子敗醬散 ≪金匱要略≫

效用	排膿消腫
主治	**腸癰內已膿成**. 無熱 肌膚甲錯 腹皮急 如腫脹 按之濡軟 數脈

組成	君	薏苡仁 10分	甘淡 寒 / 脾 胃 肺	健脾滲濕 除痹止瀉 淸熱排膿	9~30g
	臣	敗醬 5分	辛苦 微寒 / 肝 胃 大腸	淸熱解毒 消腫排膿 祛瘀止痛	8~20g
	佐	附子 2分	辛甘 大熱 / 心 脾 腎	回陽補火 散寒除濕	3~15g

방제 해설	君	薏苡仁 : 甘淡利濕 + 寒清熱 → 入肺 → ① 利水清肺熱 ↘ 入脾 → ② 除脾濕熱
	臣	敗醬草 : 苦寒清熱 → ① 清熱解毒 苦降 → ② 消腫排膿 辛行 + 苦降 → ③ 祛瘀止痛
	佐	附子 : 大熱 → ① 逐寒, ② 諸藥의 寒性을 제어
참고		腸癰化膿이 된 者에게 적용

附	薏苡仁湯 ≪證治準繩·瘍醫≫
效用	利濕潤腸 活血止痛
主治	濕滯血瘀 腹中疼痛 脹滿不食 小便不利
組成	薏苡仁·瓜蔞仁 각 3錢, 牡丹皮·桃仁 각 2錢
참고	腸癰初起에 적용

癰瘍劑의 정리

방제	仙方活命飮	五味消毒飮	四妙勇安湯	犀黃丸
병기	熱毒 → 氣滯血瘀 → 癰瘍	熱毒 → 氣滯血瘀 → 疔瘡	熱毒 → 氣滯血瘀 → 脫疽	熱毒 → 氣滯血瘀 → 癰瘍
효능	清熱解毒 消腫潰堅	清熱解毒 消散疔瘡	清熱解毒 活血止痛	解毒消癰 化痰散結 活血祛瘀
대표약물	金銀花, 防風, 白芷, 赤芍	金銀花, 紫花地丁, 蒲公英	金銀花, 玄參, 當歸, 甘草	犀黃, 麝香, 乳香, 沒藥
특징	外癰의 陽證에 적용			

방제	牛蒡解肌湯	陽和湯	大黃牡丹湯	薏苡附子敗醬散
병기	局部癰腫 + 風熱表證	陽虛寒凝 → 陰疽	腸癰初起 濕熱瘀滯證	腸癰內已膿成
효능	疏風清熱 凉血消腫	溫陽補血 散寒通滯	瀉熱破瘀 散結消腫	排膿消腫
대표약물	牛蒡子, 薄荷, 荊芥, 連翹	熟地黃, 鹿角膠, 麻黃	大黃, 牡丹皮, 芒硝, 桃仁	薏苡仁, 牌將, 附子
특징	外癰의 陽證에 적용	外癰의 陰證에 적용	內癰에 적용	

麻黃湯의 加減 변화

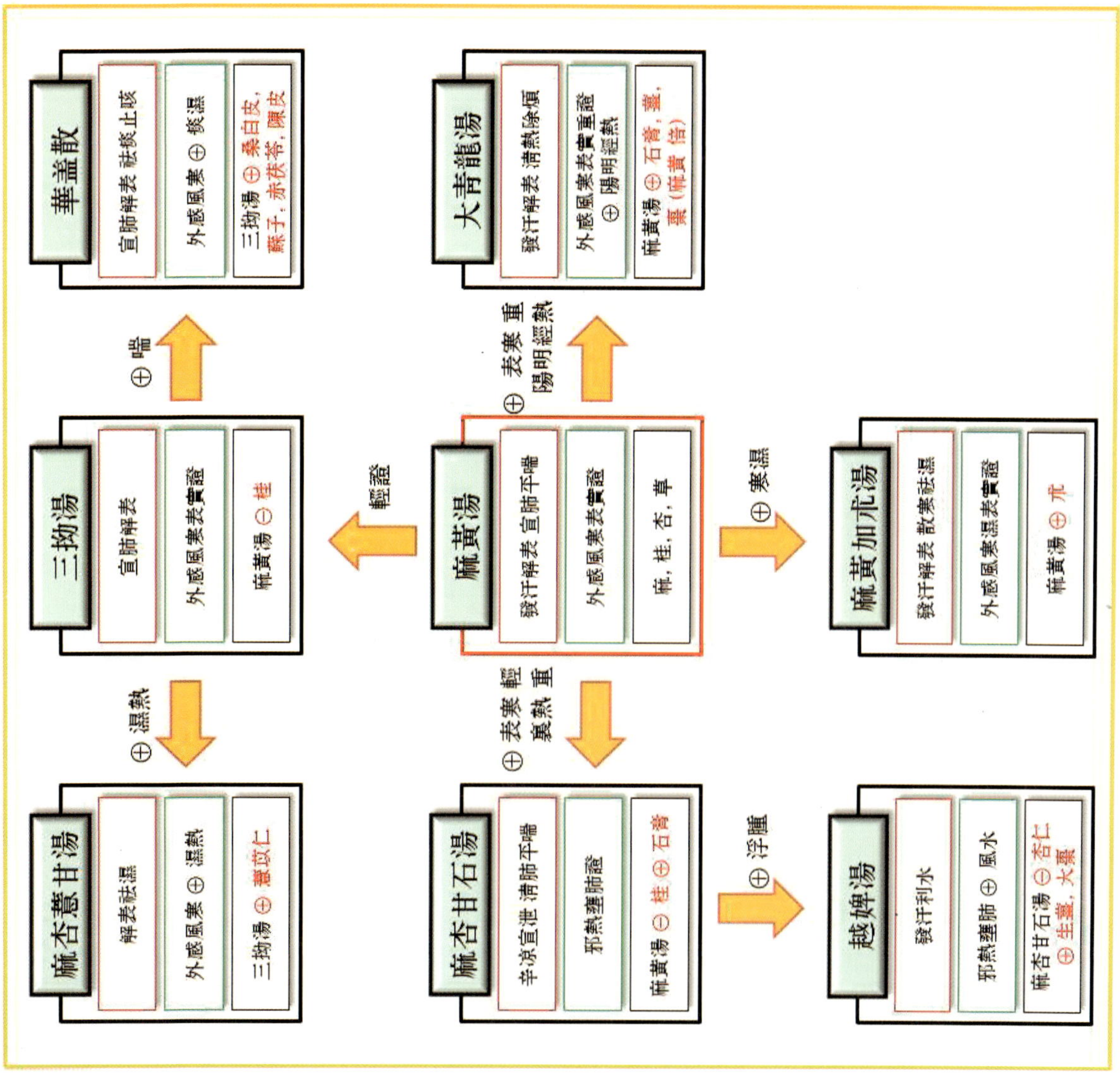

麻杏薏甘湯
解表祛濕
外感風寒 ⊕ 濕熱
三拗湯 ⊕ 薏苡仁
⊕ 濕熱
三拗湯
宣肺解表
外感風寒表實證
麻黃湯 ⊖ 桂
⊕ 喘
華蓋散
宣肺解表 祛痰止咳
外感風寒 ⊕ 痰濕
三拗湯 ⊕ 桑白皮, 蘇子, 赤茯苓, 陳皮
輕證
麻杏甘石湯
辛涼宣泄 清肺平喘
邪熱壅肺證
麻黃湯 ⊖ 桂 ⊕ 石膏
⊕ 表寒 輕 裏熱 重
麻黃湯
發汗解表 宣肺平喘
外感風寒表實證
麻, 桂, 杏, 草
⊕ 表寒 重 陽明經熱
大靑龍湯
發汗解表 清熱除煩
外感風寒表實重證 ⊕ 陽明經熱
麻黃湯 ⊕ 石膏, 薑, 棗 (麻黃 倍)
⊕ 浮腫
⊕ 寒濕
越婢湯
發汗利水
邪熱壅肺 ⊕ 風水
麻杏甘石湯 ⊖ 杏仁 ⊕ 生薑, 大棗
麻黃加朮湯
發汗解表 散寒祛濕
外感風寒濕表實證
麻黃湯 ⊕ 朮

桂枝湯의 加減 변화

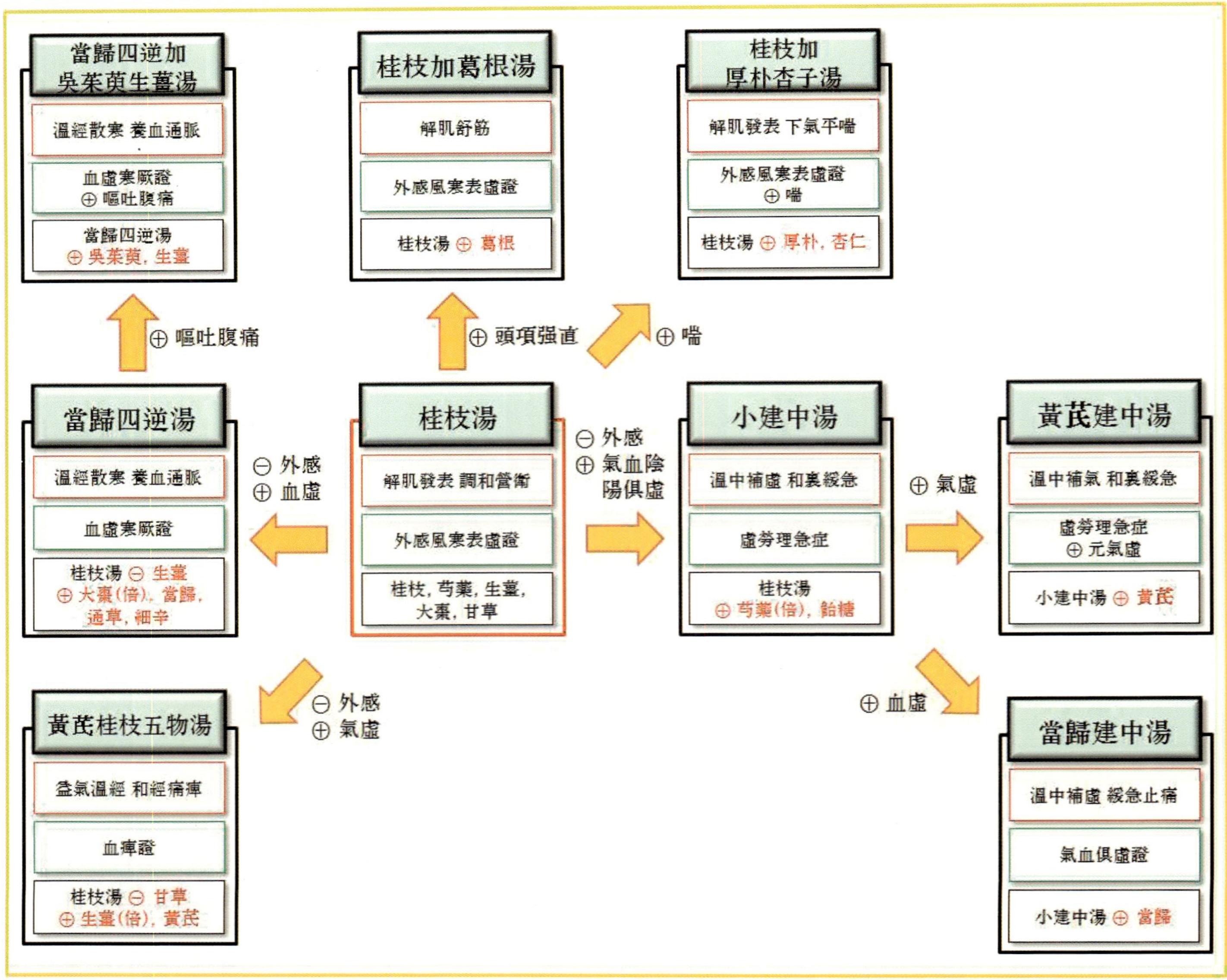
當歸四逆加吳茱萸生薑湯
溫經散寒 養血通脈
血虛寒厥證 ⊕ 嘔吐腹痛
當歸四逆湯 ⊕ 吳茱萸, 生薑
桂枝加葛根湯
解肌舒筋
外感風寒表虛證
桂枝湯 ⊕ 葛根
桂枝加厚朴杏子湯
解肌發表 下氣平喘
外感風寒表虛證 ⊕ 喘
桂枝湯 ⊕ 厚朴, 杏仁
⊕ 嘔吐腹痛
⊕ 頭項强直
⊕ 喘
當歸四逆湯
溫經散寒 養血通脈
血虛寒厥證
桂枝湯 ⊖ 生薑 ⊕ 大棗(倍), 當歸, 通草, 細辛
⊖ 外感 ⊕ 血虛
桂枝湯
解肌發表 調和營衛
外感風寒表虛證
桂枝, 芍藥, 生薑, 大棗, 甘草
⊖ 外感 ⊕ 氣血陰陽俱虛
小建中湯
溫中補虛 和裏緩急
虛勞理急症
桂枝湯 ⊕ 芍藥(倍), 飴糖
⊕ 氣虛
黃芪建中湯
溫中補氣 和裏緩急
虛勞理急症 ⊕ 元氣虛
小建中湯 ⊕ 黃芪
⊖ 外感 ⊕ 氣虛
⊕ 血虛
黃芪桂枝五物湯
益氣溫經 和經痛痺
血痺證
桂枝湯 ⊖ 甘草 ⊕ 生薑(倍), 黃芪
當歸建中湯
溫中補虛 緩急止痛
氣血俱虛證
小建中湯 ⊕ 當歸

大承氣湯의 加減 변화

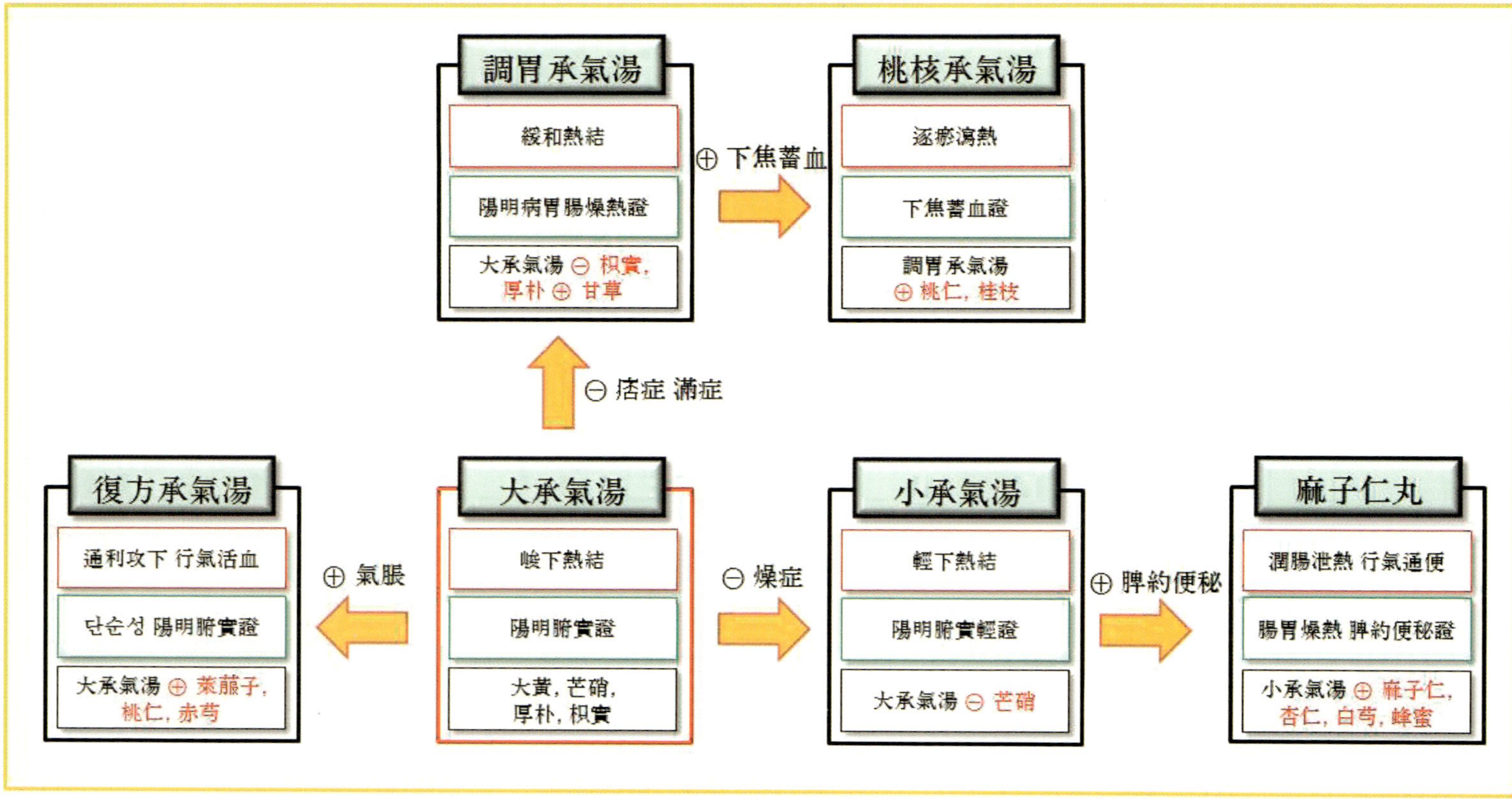
調胃承氣湯
緩和熱結
陽明病胃腸燥熱證
大承氣湯 ⊖ 枳實, 厚朴 ⊕ 甘草
⊕ 下焦蓄血
桃核承氣湯
逐瘀瀉熱
下焦蓄血證
調胃承氣湯 ⊕ 桃仁, 桂枝
⊖ 痞症 滿症
復方承氣湯
通利攻下 行氣活血
단순성 陽明腑實證
大承氣湯 ⊕ 萊菔子, 桃仁, 赤芍
⊕ 氣脹
大承氣湯
峻下熱結
陽明腑實證
大黃, 芒硝, 厚朴, 枳實
⊖ 燥症
小承氣湯
輕下熱結
陽明腑實輕證
大承氣湯 ⊖ 芒硝
⊕ 脾約便秘
麻子仁丸
潤腸泄熱 行氣通便
腸胃燥熱 脾約便秘證
小承氣湯 ⊕ 麻子仁, 杏仁, 白芍, 蜂蜜

小柴胡湯의 加減 변화

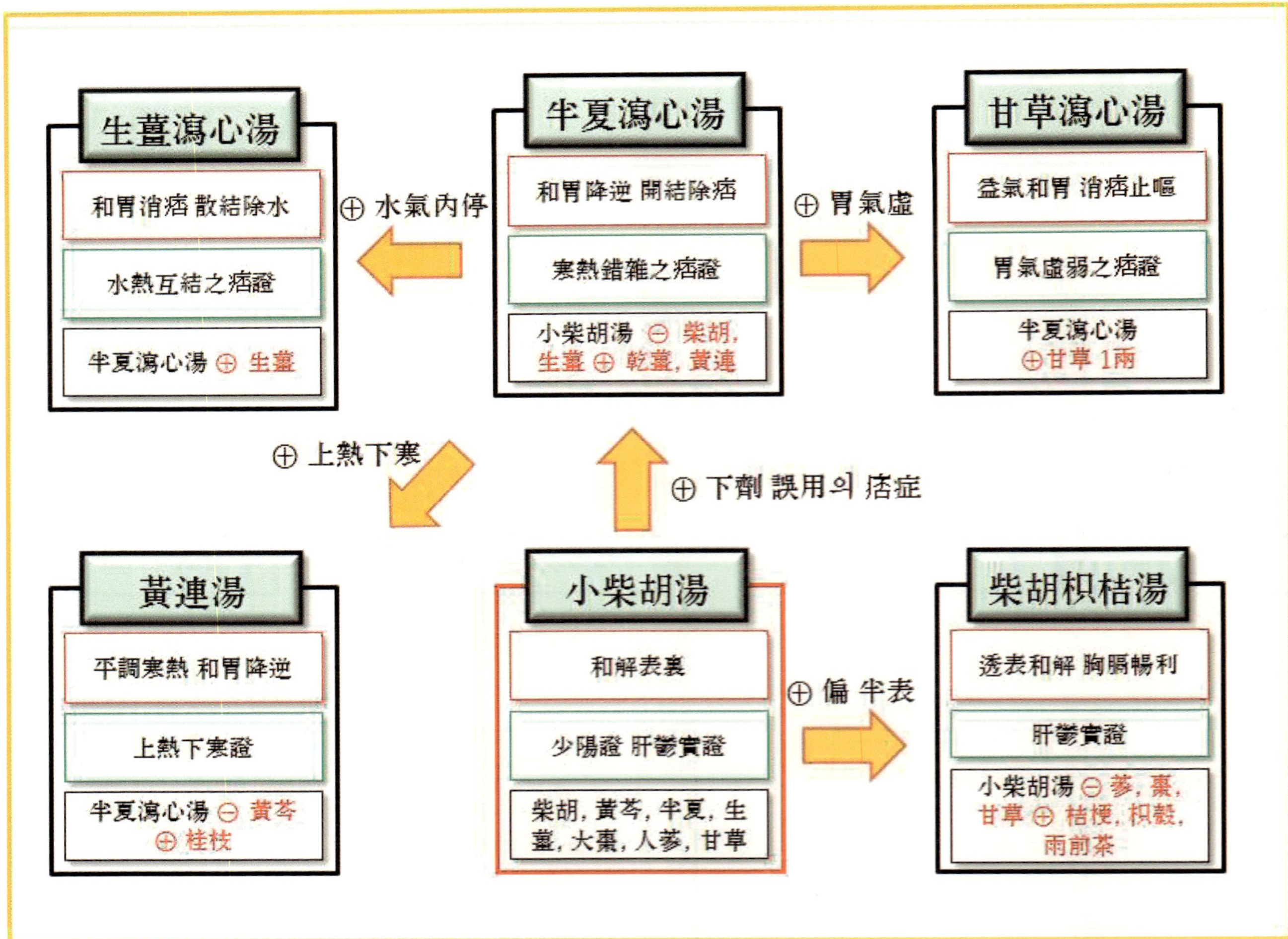
生薑瀉心湯
和胃消痞 散結除水
水熱互結之痞證
半夏瀉心湯 ⊕ 生薑
⊕ 水氣內停
半夏瀉心湯
和胃降逆 開結除痞
寒熱錯雜之痞證
小柴胡湯 ⊖ 柴胡, 生薑 ⊕ 乾薑, 黃連
⊕ 胃氣虛
甘草瀉心湯
益氣和胃 消痞止嘔
胃氣虛弱之痞證
半夏瀉心湯 ⊕甘草 1兩
⊕ 上熱下寒
⊕ 下劑 誤用의 痞症
黃連湯
平調寒熱 和胃降逆
上熱下寒證
半夏瀉心湯 ⊖ 黃芩 ⊕ 桂枝
小柴胡湯
和解表裏
少陽證 肝鬱實證
柴胡, 黃芩, 半夏, 生薑, 大棗, 人蔘, 甘草
⊕ 偏 半表
柴胡枳桔湯
透表和解 胸膈暢利
肝鬱實證
小柴胡湯 ⊖ 蔘, 棗, 甘草 ⊕ 桔梗, 枳殼, 雨前茶

四逆湯의 加減 변화

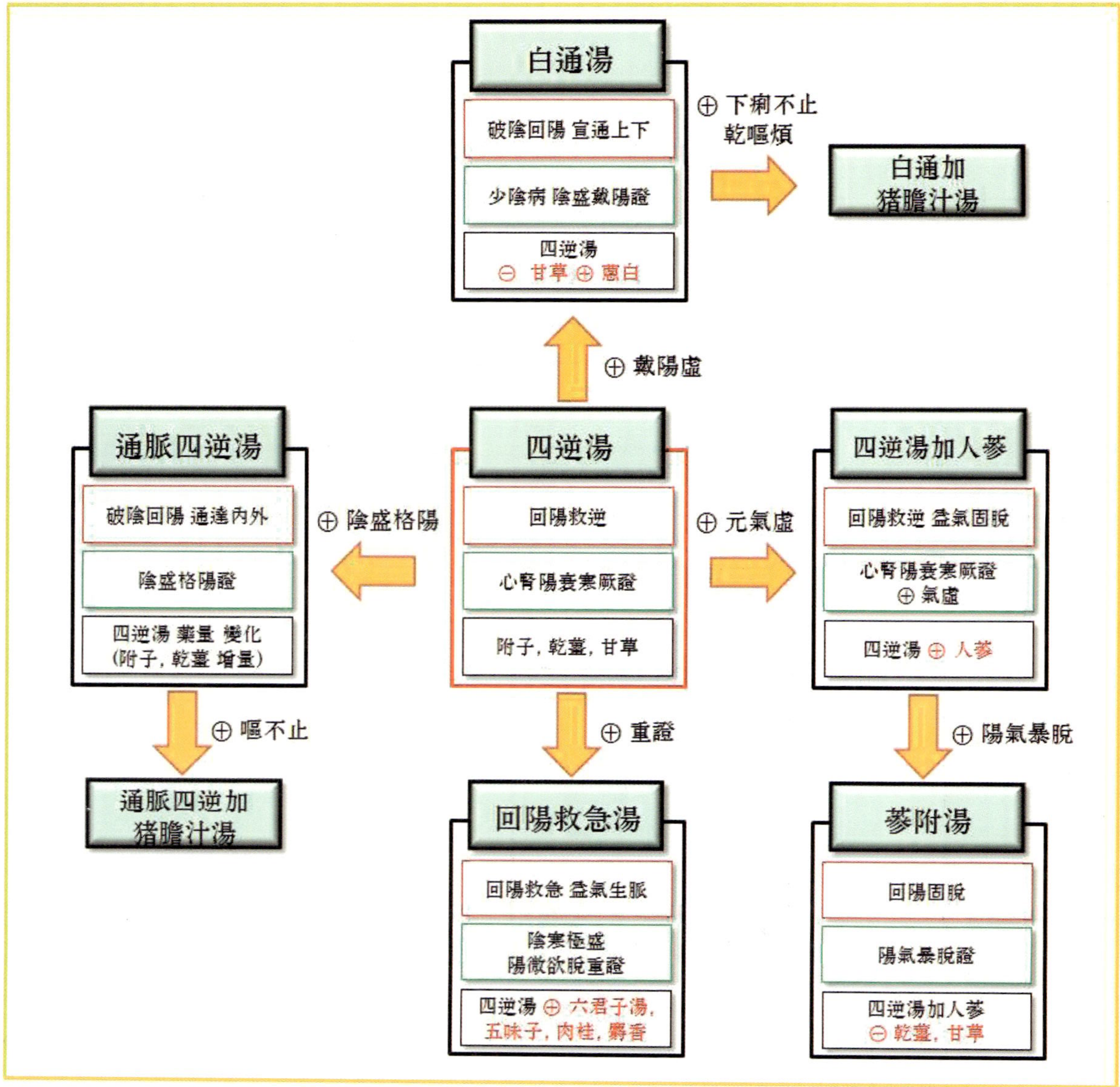
白通湯
破陰回陽 宣通上下
少陰病 陰盛戴陽證
四逆湯
⊖ 甘草 ⊕ 蔥白
⊕ 下痢不止
乾嘔煩
白通加
猪膽汁湯
⊕ 戴陽虛
通脈四逆湯
破陰回陽 通達內外
陰盛格陽證
四逆湯 藥量 變化
(附子, 乾薑 增量)
⊕ 陰盛格陽
四逆湯
回陽救逆
心腎陽衰寒厥證
附子, 乾薑, 甘草
⊕ 元氣虛
四逆湯加人蔘
回陽救逆 益氣固脫
心腎陽衰寒厥證
⊕ 氣虛
四逆湯 ⊕ 人蔘
⊕ 嘔不止
通脈四逆加
猪膽汁湯
⊕ 重證
回陽救急湯
回陽救急 益氣生脈
陰寒極盛
陽微欲脫重證
四逆湯 ⊕ 六君子湯,
五味子, 肉桂, 麝香
⊕ 陽氣暴脫
蔘附湯
回陽固脫
陽氣暴脫證
四逆湯加人蔘
⊖ 乾薑, 甘草

白虎湯의 加減 변화

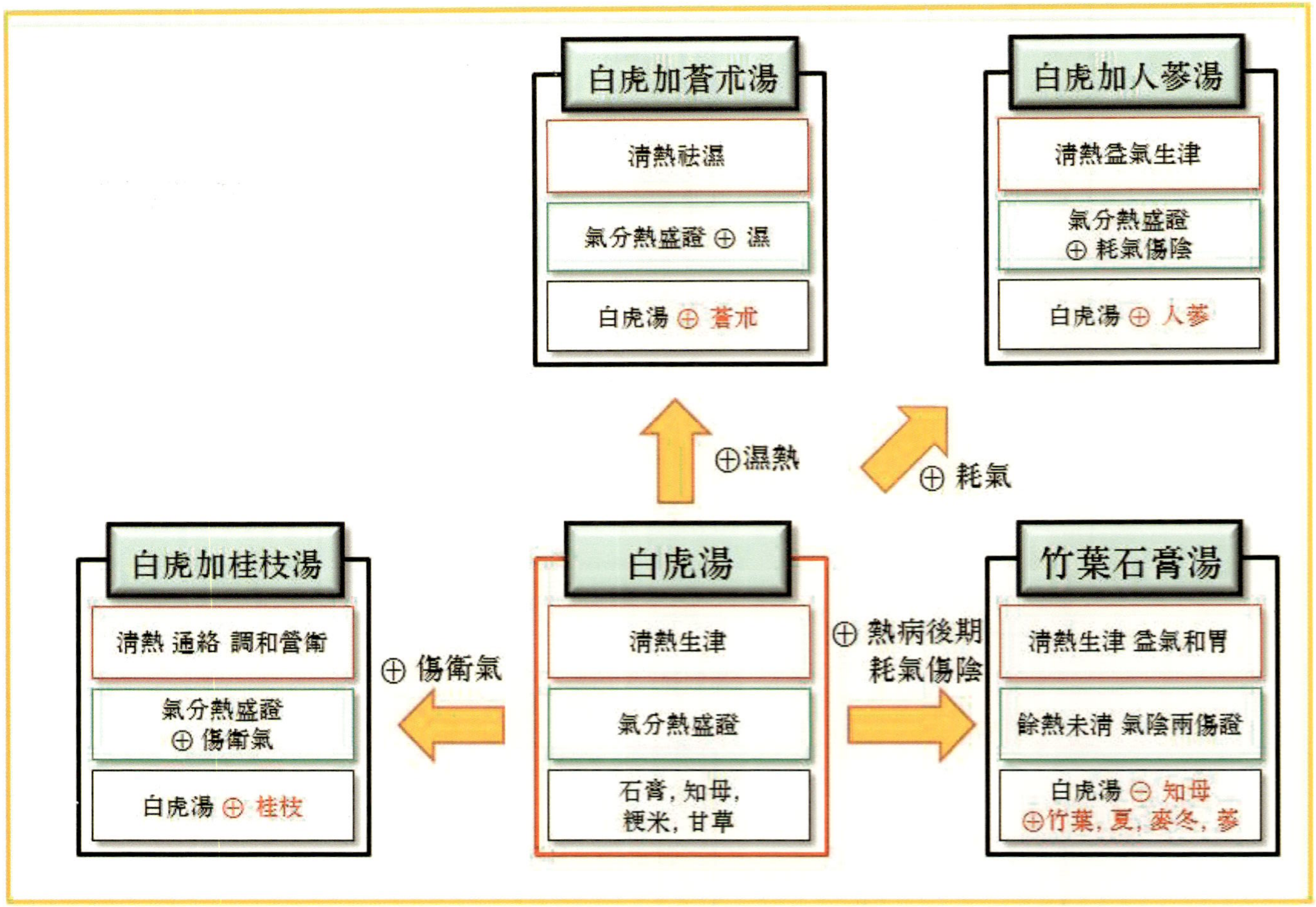
白虎加蒼朮湯
清熱祛濕
氣分熱盛證 ⊕ 濕
白虎湯 ⊕ 蒼朮
白虎加人蔘湯
清熱益氣生津
氣分熱盛證
⊕ 耗氣傷陰
白虎湯 ⊕ 人蔘
⊕濕熱
⊕ 耗氣
白虎加桂枝湯
清熱 通絡 調和營衛
氣分熱盛證
⊕ 傷衛氣
白虎湯 ⊕ 桂枝
⊕ 傷衛氣
白虎湯
清熱生津
氣分熱盛證
石膏, 知母,
粳米, 甘草
⊕ 熱病後期
耗氣傷陰
竹葉石膏湯
清熱生津 益氣和胃
餘熱未清 氣陰兩傷證
白虎湯 ⊖ 知母
⊕竹葉, 夏, 麥冬, 蔘

四君子湯의 加減 변화

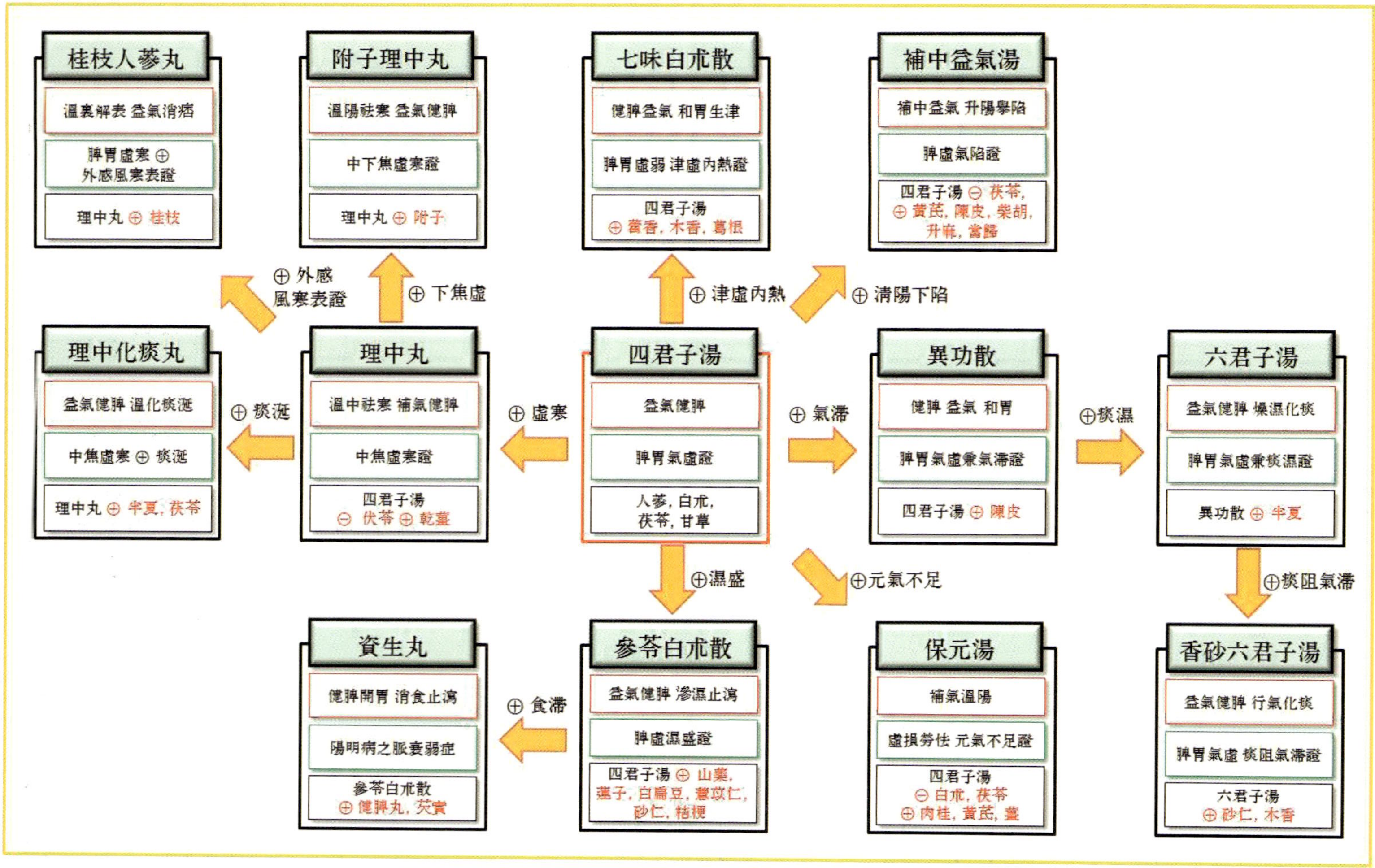
桂枝人蔘丸
溫裏解表 益氣消痞
脾胃虛寒 ⊕ 外感風寒表證
理中丸 ⊕ 桂枝
附子理中丸
溫陽祛寒 益氣健脾
中下焦虛寒證
理中丸 ⊕ 附子
七味白朮散
健脾益氣 和胃生津
脾胃虛弱 津虛內熱證
四君子湯 ⊕ 藿香, 木香, 葛根
補中益氣湯
補中益氣 升陽擧陷
脾虛氣陷證
四君子湯 ⊖ 茯苓, ⊕ 黃芪, 陳皮, 柴胡, 升麻, 當歸
⊕ 外感 風寒表證
⊕ 下焦虛
⊕ 津虛內熱
⊕ 淸陽下陷
理中化痰丸
益氣健脾 溫化痰涎
中焦虛寒 ⊕ 痰涎
理中丸 ⊕ 半夏, 茯苓
⊕ 痰涎
理中丸
溫中祛寒 補氣健脾
中焦虛寒證
四君子湯 ⊖ 伏苓 ⊕ 乾薑
⊕ 虛寒
四君子湯
益氣健脾
脾胃氣虛證
人蔘, 白朮, 茯苓, 甘草
⊕ 氣滯
異功散
健脾 益氣 和胃
脾胃氣虛兼氣滯證
四君子湯 ⊕ 陳皮
⊕痰濕
六君子湯
益氣健脾 燥濕化痰
脾胃氣虛兼痰濕證
異功散 ⊕ 半夏
⊕濕盛
⊕元氣不足
⊕痰阻氣滯
資生丸
健脾開胃 消食止瀉
陽明病之脈衰弱症
參苓白朮散 ⊕ 健脾丸, 芡實
⊕ 食滯
參苓白朮散
益氣健脾 滲濕止瀉
脾虛濕盛證
四君子湯 ⊕ 山藥, 蓮子, 白扁豆, 薏苡仁, 砂仁, 桔梗
保元湯
補氣溫陽
虛損勞怯 元氣不足證
四君子湯 ⊖ 白朮, 茯苓 ⊕ 肉桂, 黃芪, 薑
香砂六君子湯
益氣健脾 行氣化痰
脾胃氣虛 痰阻氣滯證
六君子湯 ⊕ 砂仁, 木香

腎氣丸의 加減 변화

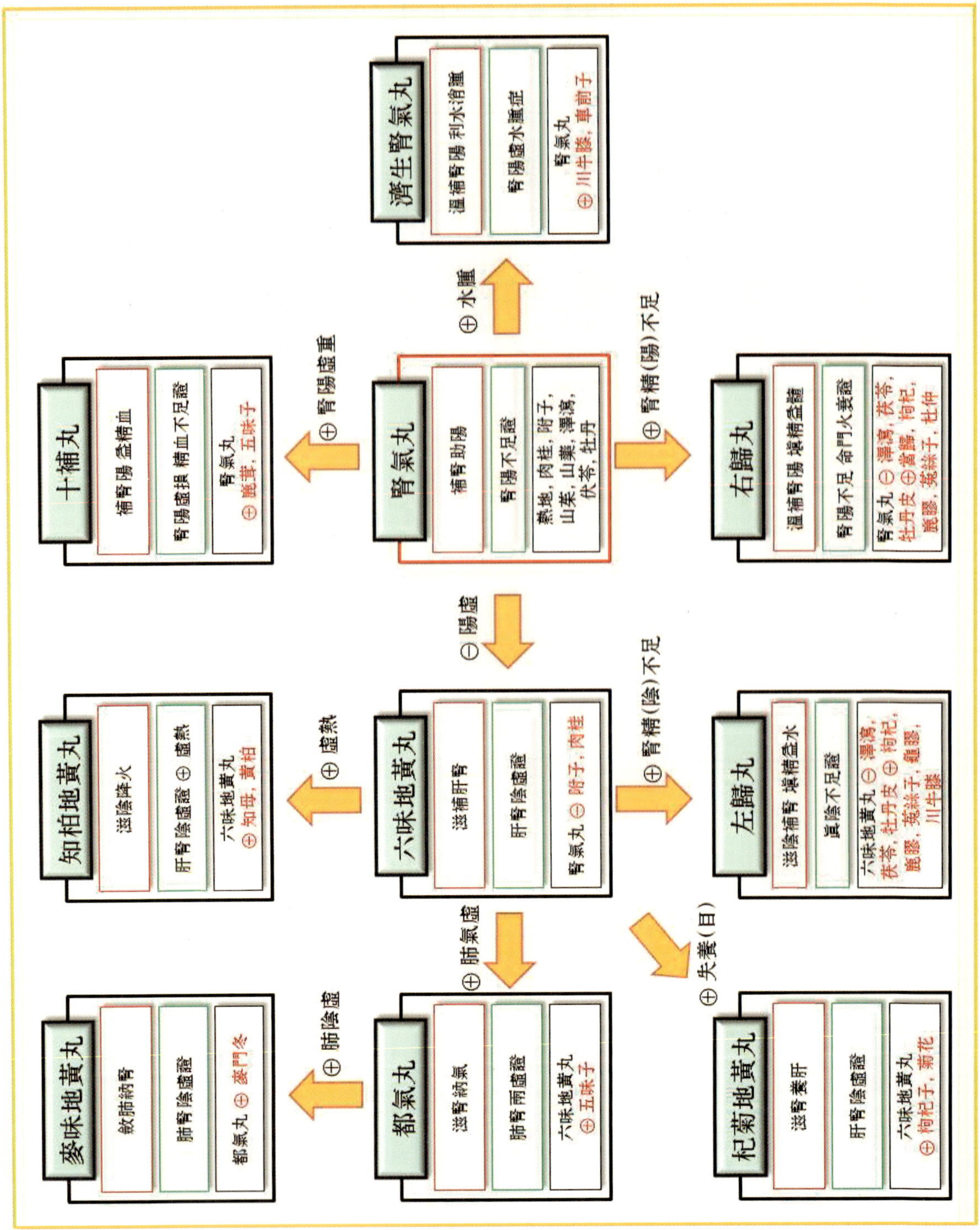
腎氣丸
補腎助陽
腎陽不足證
熟地, 肉桂, 附子, 山茱, 山藥, 澤瀉, 伏苓, 牡丹
⊕ 水腫
濟生腎氣丸
溫補腎陽 利水消腫
腎陽虛水腫症
腎氣丸 ⊕ 川牛膝, 車前子
⊕ 腎陽虛重
十補丸
補腎陽 益精血
腎陽虛損 精血不足證
腎氣丸 ⊕ 鹿茸, 五味子
⊕ 腎精(陽)不足
右歸丸
溫補腎陽 塡精益髓
腎陽不足 命門火衰證
腎氣丸 ⊖ 澤瀉, 茯苓, 牡丹皮 ⊕當歸, 枸杞, 鹿膠, 菟絲子, 杜仲
⊖ 陽虛
六味地黃丸
滋補肝腎
肝腎陰虛證
腎氣丸 ⊖ 附子, 肉桂
⊕ 虛熱
知柏地黃丸
滋陰降火
肝腎陰虛證 ⊕ 虛熱
六味地黃丸 ⊕ 知母, 黃柏
⊕ 腎精(陰)不足
左歸丸
滋陰補腎 塡精益水
眞陰不足證
六味地黃丸 ⊖ 澤瀉, 茯苓, 牡丹皮 ⊕ 枸杞, 鹿膠, 菟絲子, 龜膠, 川牛膝
⊕ 肺氣虛
都氣丸
滋腎納氣
肺腎兩虛證
六味地黃丸 ⊕ 五味子
⊕ 肺陰虛
麥味地黃丸
斂肺納腎
肺腎陰虛證
都氣丸 ⊕ 麥門冬
⊕ 失養(目)
杞菊地黃丸
滋腎養肝
肝腎陰虛證
六味地黃丸 ⊕ 枸杞子, 菊花

膠艾湯의 加減 변화

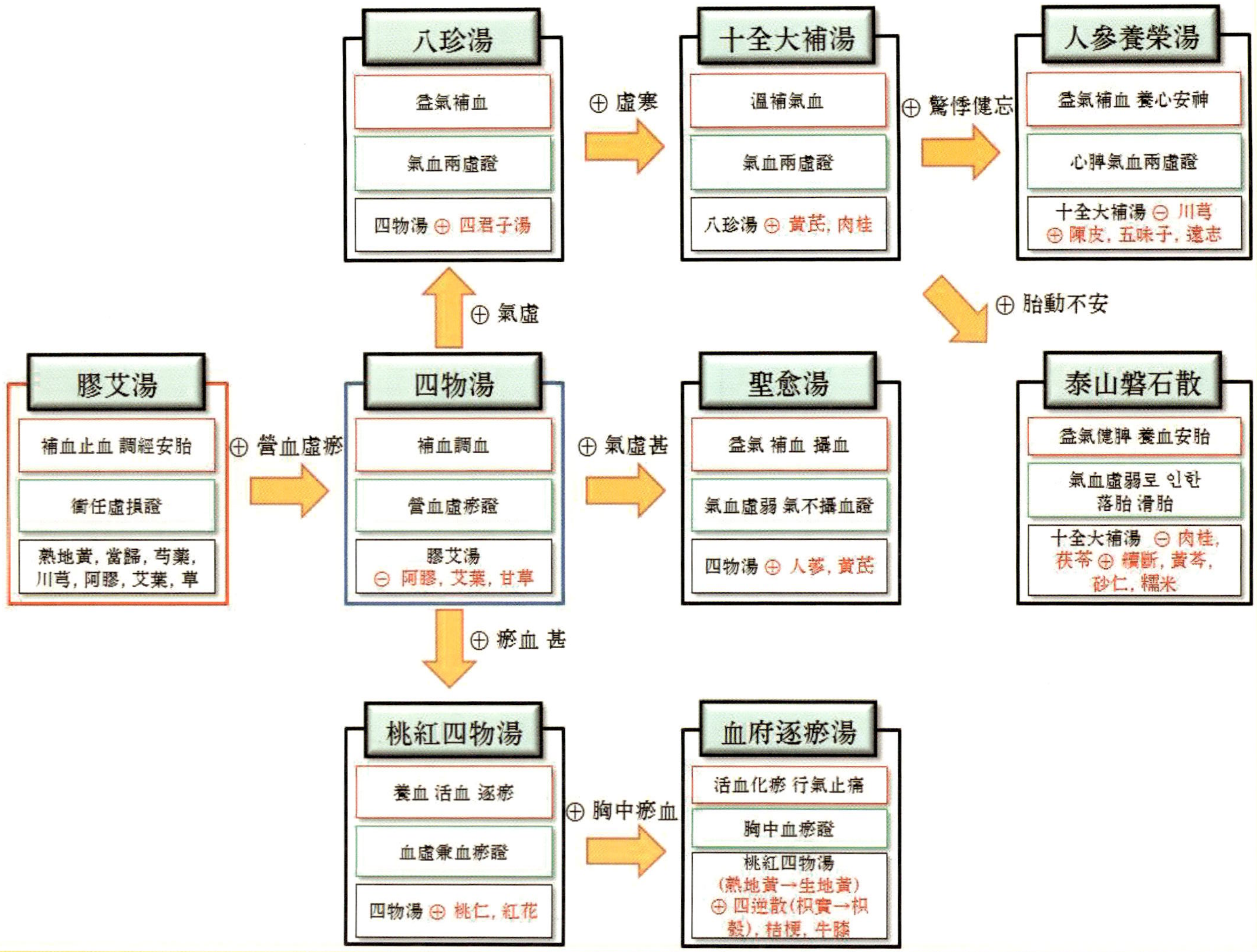
膠艾湯
補血止血 調經安胎
衝任虛損證
熟地黃, 當歸, 芍藥, 川芎, 阿膠, 艾葉, 草
⊕ 營血虛瘀
四物湯
補血調血
營血虛瘀證
膠艾湯 ⊖ 阿膠, 艾葉, 甘草
⊕ 氣虛
八珍湯
益氣補血
氣血兩虛證
四物湯 ⊕ 四君子湯
⊕ 虛寒
十全大補湯
溫補氣血
氣血兩虛證
八珍湯 ⊕ 黃芪, 肉桂
⊕ 驚悸健忘
人參養榮湯
益氣補血 養心安神
心脾氣血兩虛證
十全大補湯 ⊖ 川芎 ⊕ 陳皮, 五味子, 遠志
⊕ 胎動不安
泰山磐石散
益氣健脾 養血安胎
氣血虛弱로 인한 落胎 滑胎
十全大補湯 ⊖ 肉桂, 茯苓 ⊕ 續斷, 黃芩, 砂仁, 糯米
⊕ 氣虛甚
聖愈湯
益氣 補血 攝血
氣血虛弱 氣不攝血證
四物湯 ⊕ 人參, 黃芪
⊕ 瘀血 甚
桃紅四物湯
養血 活血 逐瘀
血虛兼血瘀證
四物湯 ⊕ 桃仁, 紅花
⊕ 胸中瘀血
血府逐瘀湯
活血化瘀 行氣止痛
胸中血瘀證
桃紅四物湯 (熟地黃→生地黃) ⊕ 四逆散(枳實→枳殼), 桔梗, 牛膝

五苓散의 加減 변화

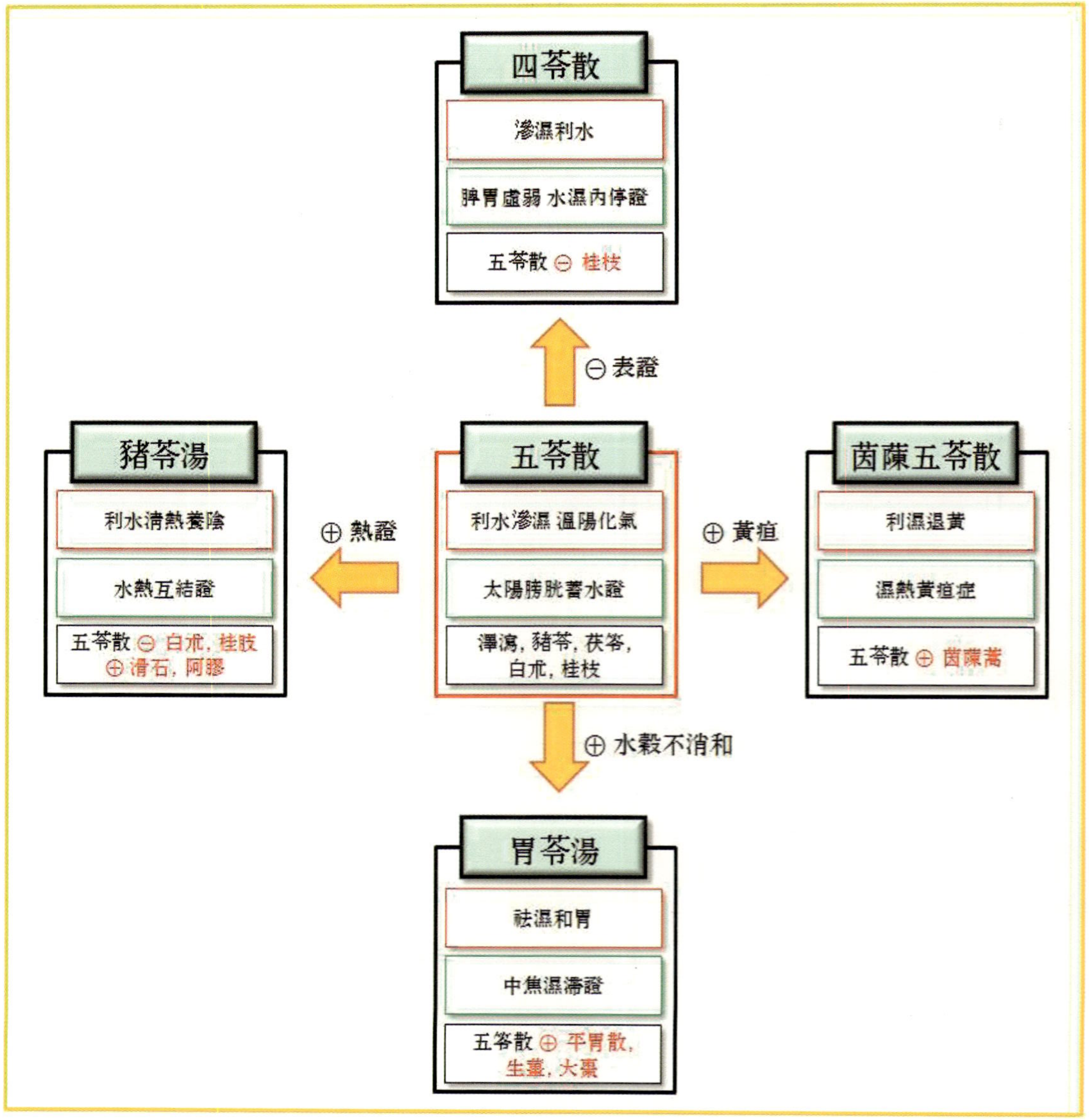
四苓散
滲濕利水
脾胃虛弱 水濕內停證
五苓散 ⊖ 桂枝
⊖ 表證
五苓散
利水滲濕 溫陽化氣
太陽膀胱蓄水證
澤瀉, 豬苓, 茯苓, 白朮, 桂枝
⊕ 熱證
豬苓湯
利水淸熱養陰
水熱互結證
五苓散 ⊖ 白朮, 桂枝 ⊕ 滑石, 阿膠
⊕ 黃疸
茵蔯五苓散
利濕退黃
濕熱黃疸症
五苓散 ⊕ 茵蔯蒿
⊕ 水穀不消和
胃苓湯
祛濕和胃
中焦濕滯證
五苓散 ⊕ 平胃散, 生薑, 大棗

溫膽湯의 加減 변화

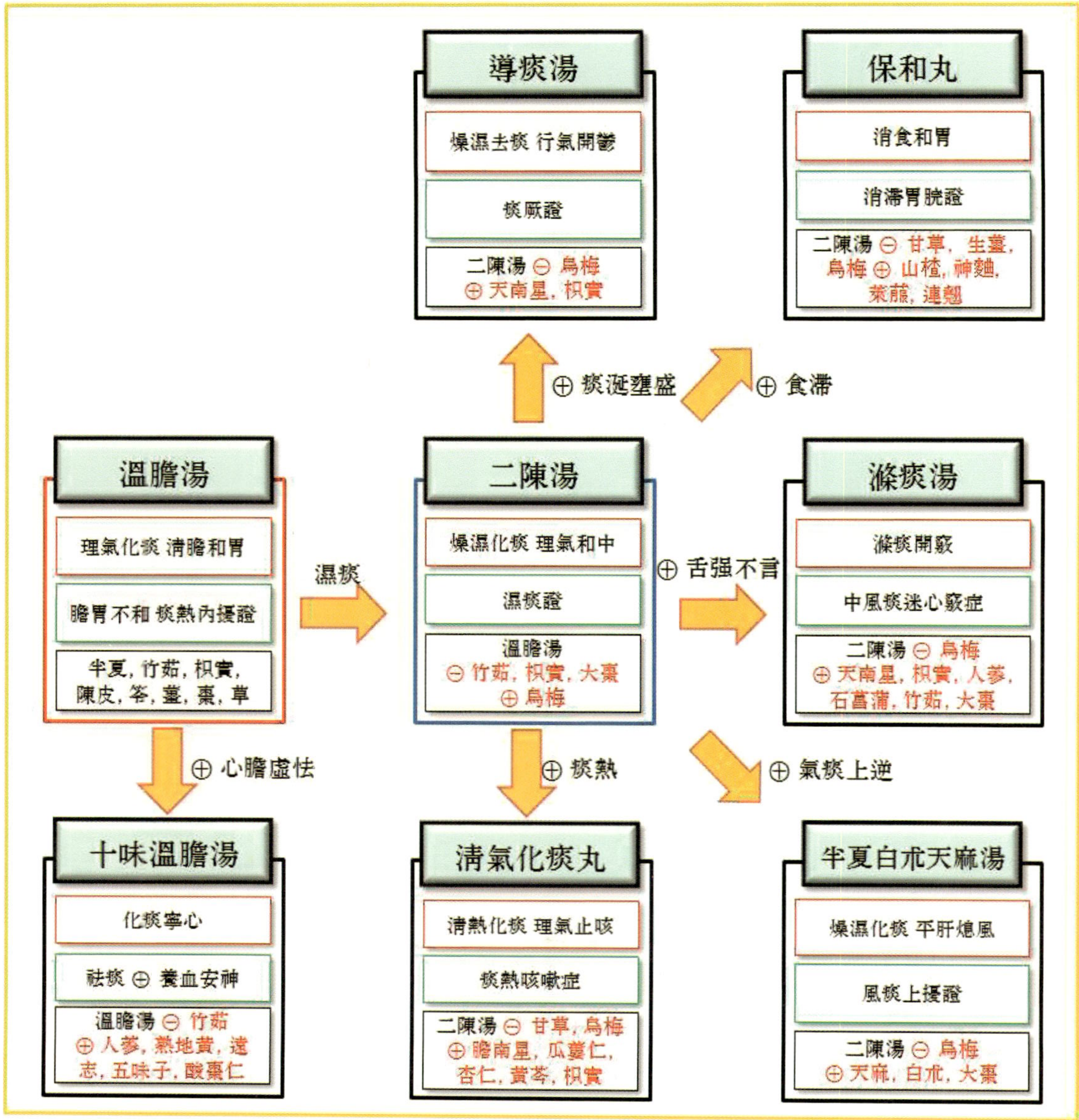

導痰湯
燥濕去痰 行氣開鬱
痰厥證
二陳湯 ⊖ 烏梅
⊕ 天南星, 枳實
保和丸
消食和胃
消滯胃脘證
二陳湯 ⊖ 甘草, 生薑, 烏梅 ⊕ 山楂, 神麴, 菜菔, 連翹
⊕ 痰涎壅盛
⊕ 食滯
溫膽湯
理氣化痰 淸膽和胃
膽胃不和 痰熱內擾證
半夏, 竹茹, 枳實, 陳皮, 苓, 薑, 棗, 草
濕痰
二陳湯
燥濕化痰 理氣和中
濕痰證
溫膽湯
⊖ 竹茹, 枳實, 大棗
⊕ 烏梅
⊕ 舌强不言
滌痰湯
滌痰開竅
中風痰迷心竅症
二陳湯 ⊖ 烏梅
⊕ 天南星, 枳實, 人參, 石菖蒲, 竹茹, 大棗
⊕ 心膽虛怯
⊕ 痰熱
⊕ 氣痰上逆
十味溫膽湯
化痰寧心
祛痰 ⊕ 養血安神
溫膽湯 ⊖ 竹茹
⊕ 人參, 熟地黃, 遠志, 五味子, 酸棗仁
淸氣化痰丸
淸熱化痰 理氣止咳
痰熱咳嗽症
二陳湯 ⊖ 甘草, 烏梅
⊕ 膽南星, 瓜蔞仁, 杏仁, 黃芩, 枳實
半夏白朮天麻湯
燥濕化痰 平肝熄風
風痰上擾證
二陳湯 ⊖ 烏梅
⊕ 天麻, 白朮, 大棗

찾아보기

아

자